本书获 2018 年贵州省出版传媒事业发展专项资金资助

贵州中草药资源图典

第一卷

孙庆文 主编

贵州出版集团
贵州科技出版社

图书在版编目（CIP）数据

贵州中草药资源图典.第一卷 / 孙庆文主编. —— 贵
阳：贵州科技出版社，2020.1
ISBN 978 - 7 - 5532 - 0708 - 7

Ⅰ.①贵… Ⅱ.①孙… Ⅲ.①中草药—贵州—图谱
Ⅳ.① R282-64

中国版本图书馆 CIP 数据核字（2018）第 287546 号

出版发行	贵州出版集团　贵州科技出版社
地　　址	贵阳市中天会展城会展东路 A 座（邮政编码：550081）
网　　址	http://www.gzstph.com
出 版 人	熊兴平
经　　销	全国各地新华书店
印　　刷	天宇万达印刷有限公司
版　　次	2020 年 1 月第 1 版
印　　次	2020 年 1 月第 1 次
字　　数	500 千字
印　　张	31.5
开　　本	889 mm × 1194 mm　1/16
定　　价	298.00 元

天猫旗舰店：http://gzkjcbs.tmall.com

主编简介

孙庆文，男，1978年8月生，教授，现任贵州中医药大学药学院副院长，省级重点学科"生药学"学术带头人，兼任中华中医药学会中药资源学分会常务委员，中国植物学会药用植物及植物药专业委员会委员，国家基本药物中药原料资源动态监测和信息服务体系技术专家委员会委员，中国民族医药学会苗医药分会理事，中国民族医药学会药用资源分会理事，贵州省民族医药学会理事，贵州省中医药学会理事，贵州省科技特派员。

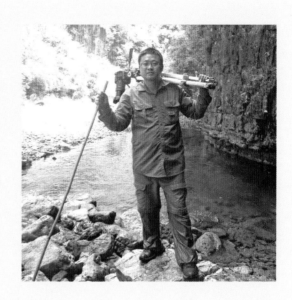

自2002年工作以来，主要从事中药资源和药用植物栽培方面的教学和科研工作，尤其热爱中草药资源的调查研究，曾到贵州省70多个县（市）开展中药民族药资源调查研究，并到云南、四川、湖南、重庆、广西、广东、福建、台湾、新疆等地进行中药资源考察。近20年来，拍摄药用植物照片40余万张。先后师从何顺志教授学习中药资源研究，师从蕨类植物学家王培善研究员学习蕨类植物，师从魏升华教授学习药用植物栽培，师从周汉华教授、王世清教授学习中药鉴定。主持国家级和省级科研项目10余项，作为主要完成人获贵州省科技进步一等奖1项、二等奖1项、三等奖2项，获中国民族医药学会学术著作奖一等奖1项、二等奖2项。曾作为主编出版《贵州民族常用天然药物》《贵州中药资源普查重点识别手册》《布依族药物彩色图谱》等著作6部，作为副主编出版《贵州石松类和蕨类植物志》《贵州药用蕨类植物》等著作7部，发表学术论文80余篇。2017年获"贵州省第十四届青年科技奖"，2018年获"贵州省优秀青年科技人才"称号。

贵州中草药资源图典（第一卷）
编 委 会

学术顾问： 何顺志

主 编： 孙庆文

副 主 编： 王 波 王泽欢 徐文芬

编 委：（按姓氏笔画排序）

万明香 王 波 王志威 王泽欢 王悦云 任得强

刘晓龙 孙庆文 严福林 李伟忠 何顺志 陆 祥

陈春伶 徐 丽 徐文芬 郭文凯 桑思宏 黄 园

黄仕清 黄春江 韩国营 谢军丽 蒲 翔 魏升华

摄 影： 孙庆文 王 波

前 言

 贵州省位于中国西南内陆云贵高原东部，全省地貌以高原山地、丘陵为主，喀斯特地形地貌极为典型，区域气候多样性特征十分明显，形成了"一山分四季，十里不同天"的立体气候。独特的生态、气候环境和物候条件孕育了极为丰富的药用资源，素有"黔地无闲草，夜郎多灵药"誉称。贵州作为全国著名的"四大中药材宝库"之一，是我国中草药资源最为丰富的区域之一，具有发展中医药产业得天独厚的资源禀赋。据本书编写团队2007年出版的《贵州中草药资源研究》，贵州拥有中草药资源4802种，其中药用植物4419种、药用动物301种、药用矿物82种。近10年来，本书编写团队继续在何顺志教授的带领下对贵州中草药资源进行深入调查研究，相继发现了上百种贵州地理分布新记录种和数十种药用植物新种。编写团队当年在编写《贵州中草药资源研究》的时候，考虑到一些栽培物种不一定具有延续性，因此未予收载。结合后期发现的药用植物新种和新记录种，现可以确定贵州已知的中草药资源种数达到5000多种。

 丰富的中草药资源有力支撑了贵州中药民族药产业的快速发展。十八大以来，党中央、国务院把中医药发展上升为国家战略，并作出了一系列重大决策部署，把中医药产业作为调整农业结构、增加农民收入、促进生态文明建设、打赢脱贫攻坚战的重要举措以及建设健康中国的重要内容予以支持推动。中共贵州省委、省人民政府立足贵州丰富的中草药资源和厚重的民族医药文化，把中药材产业作为全省重点发展的12个特色农业产业之一，中药材产业也逐渐成为贵州的扶贫产业、生态产业、大健康产业和富民产业。

 飞速发展的中医药产业依赖于厚重的医药文化及其相关科学研究。多年来，许多仁人志士对贵州的医药文化进行了不懈探索研究，并获得了丰硕成果，出版了一系列的重要专著，如《贵州中草药资源研究》《黔本草》《苗族医药》《贵州民族常用天然药物》《贵州药用蕨类植物》《贵州十大苗药》等，为贵州中医药产业的健康发展和相关研究奠定了坚实的基础。虽然有关贵州中草药资源的著作已有不少出版，但都是以文字的形式或仅从某个方面来展现贵州中草药资源，还缺少一部以图文并茂的形式科学全面展现贵州丰富中草药资源的著作。鉴于此，我们在《贵州中草药资源研究》的基础上编撰了《贵州中草药资源图典》，以此夯实贵州中草药资源研究的基石，丰富中医药文化宝库，为地方中草药资源的合理开发利用，促进经济、社会和生态和谐发展提供科学参考。

《贵州中草药资源图典》共计8卷，其中药用孢子植物1卷、药用种子植物6卷、药用动物和矿物共1卷。全套书以图文并茂的形式收载贵州中草药资源近3500种，每种以文字的形式记述"植物名称""别称""植物形态""生境及分布""采收加工""功能与主治""附注"等信息，并配以精美彩色图片1~4张，整套书的图片达到7000多张。药用动物、药用植物部分的编排以分类学的"科""属"为单位。物种的鉴定和名称依据《Flora of China》《中国植物志》《中国动物志》等权威著作开展。

早在2000年，本书编写团队就开始筹划编撰《贵州中草药资源图典》，近20年来，编写团队成员几乎踏遍了贵州的山山水水，野外实地调查行程超过80万公里，采集制作药用动植物标本3万余份，拍摄照片50余万张。通过对收集的资料加以整理，结合已有的文献资料，历经2年的编写，并经反复修改，《贵州中草药资源图典（第一卷）》于2020年得以问世，该卷收载药用藻类、菌类、地衣类、苔藓类、石松类和蕨类植物共447种。在编撰和出版的过程中，承蒙何顺志教授给予悉心指导和帮助；承蒙贵州中医药大学校领导杨柱教授、刘兴德教授、崔瑾教授、田维毅教授，以及贵州中医药大学药学院领导柴慧芳教授、周英教授、杨武德教授、韦伟副书记等同志的大力支持；承蒙中国科学院昆明植物研究所的马文章博士、王欣宇博士、吴刚博士等同志在苔藓类植物、真菌类植物、地衣类植物的鉴定过程中给予的大力支持和帮助；承蒙王培善教授、潘炉台教授、赵俊华教授对编写石松类和蕨类药用植物相关内容给予的大力支持；承蒙贵州科技出版社的熊兴平社长在出版过程给予的大力支持和帮助；在资料收集整理和标本制作的过程中，陈麒羽、祝久洁、刘趣、潘国吉、陈胤睿、孙开芬、徐仕娟、赵超等研究生参与了部分工作。谨此，一并表示衷心感谢！

由于本书涉及的植物类群较多，分类鉴定较为复杂，加之水平有限，错误和疏漏在所难免，不足之处，衷心欢迎广大读者批评指正！

编　者

2020年1月1日

目 录

CONTENTS

石松类植物

蕨类植物

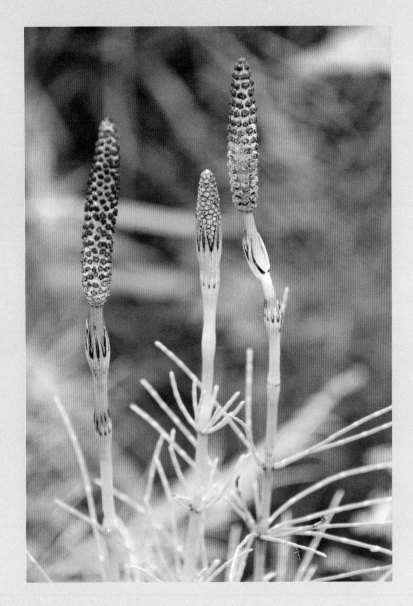

披散木贼 *Equisetum diffusum* D. Don

藻类植物

001～002

念珠藻科 Nostocaceae

藻体球形或片状，胶鞘发达，有异形胞，藻丝无顶端和基部之分，其末端不逐渐变为尖细。

植物名称： 念珠藻 *Nostoc commune* Vaucher

别称： 葛仙米、地耳、地木耳

植物形态： 藻体自由生长，最初为胶质球形，其后扩展成片状，宽可达10 cm，状如胶质皮膜，暗橄榄色或茶褐色，干后呈黑褐色或黑色。藻丝卷曲，仅在群体周缘的藻丝有明显的胶鞘，黄褐色，厚而有层理，并在横隔处收缢。

生境及分布： 生于夏秋雨后潮湿草地或湿水滩旁。分布于龙里、清镇、开阳、息烽等地。

采收加工： 夏秋雨后采收，洗净，晒干。

功能与主治： 藻体入药，清热明目，收敛益气。主治目赤红肿，夜盲，烫伤，久痢，脱肛。

附注： 民间草药。

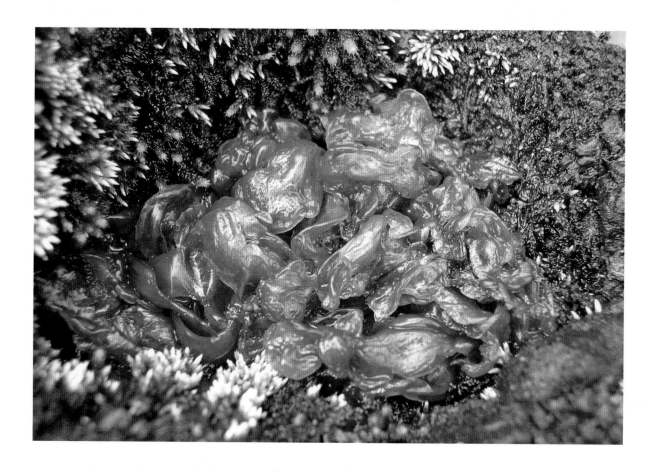

真菌类植物

003 ～ 064

肉座菌科 Shiraiaceae

有或无子座，如有则子座肉质，色泽鲜艳，埋生或表生于寄主的组织内，垫状、壳状、半球形或直立棒状。子囊果有真正的子囊壳壁，也为肉质并有鲜艳的色泽，埋生在子座内或表生在子座上，壁厚或薄膜质，有喙或具乳突，有或无孔口，有拟侧丝。子囊为单囊壁，壁薄，在顶部变厚，但不形成折光性的顶环或顶帽，遇碘不变蓝色，存留而不消解。子囊孢子无芽孔或芽缝，形状各异；孢子常8个。

植物名称：竹黄 *Shiraia bambusicola* Henn.

别称：竹花

植物形态： 子座较小，长1~4.5 cm，宽1~2.5 cm，形状不规则，多呈瘤状，初期表面色淡，较平滑，后期粉红色，可龟裂，内部粉红色肉质，后变为木栓质。子囊壳近球形，埋生子座内，直径480~580 μm。子囊长，含有6个单行排列的孢子，圆柱形，（280~340 μm）×（22~35 μm）。侧丝呈线形。孢子无色透明或近无色，堆集一起时柿黄色，两端稍尖，具纵横隔膜，长方椭圆形至近纺锤形，（42~92 μm）×（13~35 μm）。

生境及分布： 多生长在将衰败或已衰败的金刚竹属植物的枝干上。分布于梵净山及江口、关岭、赤水、习水等地。

采收加工： 清明前后采收，晒干。

功能与主治： 子座入药，化痰止咳，活血祛风，利湿。主治咳嗽痰多，百日咳，带下病，胃痛，风湿痹痛，小儿惊厥，跌打损伤。

附注：《新华本草纲要》收载品种。

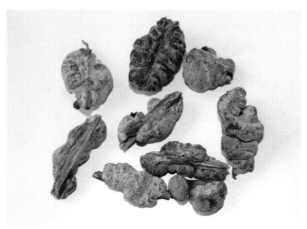
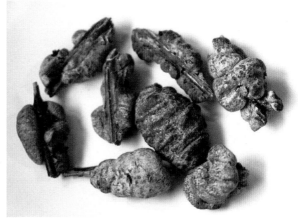

炭角菌科 Xylariaceae

通常有子座，无柄或有柄，常可直立。子囊果为子囊壳，埋生于子座内，通常暗色，有孔口（少数无孔口），有喙，单生或聚生。侧丝线形，分枝，成熟时有所消解。子囊单囊壁，壁薄，顶部常变厚并有顶环构造，遇碘变蓝色，大多柱形、棒状，较少球形，很少消解。子囊孢子单胞，呈褐色至黑色，卵形、椭圆形、纺锤形等，大多有芽缝，有时顶部有胶质的附属物，成黏团射出或溢出。

植物名称：黑柄炭角菌 *Xylaria nigripes* (Klotzsch) Cooke

别称： 地炭棍、乌灵参

植物形态： 子实体中等，通常单生，但有时分枝，分散或丛生地上。其地下部分连接着白蚁窝，高3.5～16 cm，早期白色，后变黑色。柄长1.5～7 cm，粗1～5 mm，头部有纵行皱纹。假根从柄基部延伸在地下可达23 cm，末端连接着菌核。菌核暗褐色至黑色，卵圆形。子囊圆柱形，有孢子部分（30～36 μm）×（3.5～4.2 μm）。子囊孢子褐色，不等边，椭圆形至半球形，（4～5.7 μm）×（2.5～3 μm）。

生境及分布： 生长在鸡枞菌死亡后废的白蚁窝上。分布于石阡、江口、荔波及贵阳等地。

采收加工： 春季、夏季挖出地下菌核后，洗去污物和砂粒，风干。

功能与主治： 菌核入药，安神，止血，降压。主治失眠，心悸，吐血，衄血，高血压，烫伤。

附注：《新华本草纲要》收载品种。

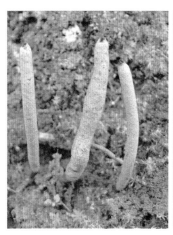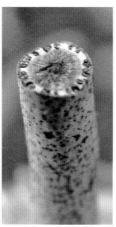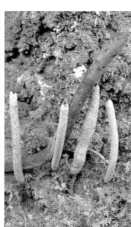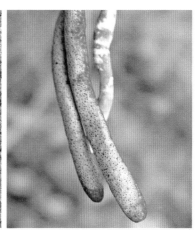

木耳科 Auriculariaceae

子实体呈胶质、蜡质、肉质，干燥时呈革质。子实层通常单面生，在子实体的腹面。以产生被横隔分为4个细胞的担子为特征。子实体形态多样，从简单的菌丝层到发育良好的、有菌盖和菌柄，或珊瑚状的子实体。

植物名称：木耳 *Auricularia auricula* (L.) Underw.

别称：黑木耳、耳子

植物形态：子实体一般较小，宽2～12 cm，浅圆盘形、耳形或不规则形，胶质，新鲜时软，干后收缩。子实层生里面，光滑或略有皱纹，红褐色或棕褐色，干后变深褐色或黑褐色。外面有短毛，青褐色。孢子无色，光滑，常弯曲，腊肠形，（9～17.5 μm）×（5～7.5 μm）。担子细长，有3横隔，柱形，（50～65 μm）×（3.5～5.5 μm）。

生境及分布：生于山地或庭院中的榆、赤杨、柳等阔叶树种的朽木上。分布于贵州各地。

采收加工：夏季、秋季采收，烘干。

功能与主治：子实体入药，补气养血，润肺止咳，止血，降压，抗肿瘤。主治气虚血亏，肺虚久咳，咳血，衄血，血痢，痔疮出血，崩漏，眼底出血，高血压，子宫颈癌等。

附注：《本草纲目》收载品种。产藏量较大，可开发利用。可引起木材腐朽。

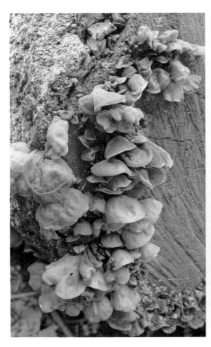 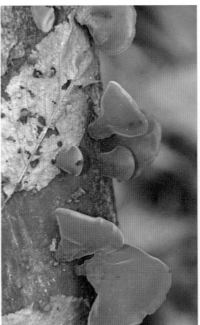 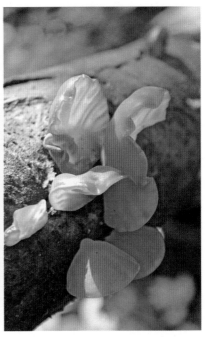

植物名称：皱木耳 *Auricularia delicata* (Mont. ex Fr.) Henn.

植物形态：子实体一般较小，直径1~7 cm，耳形或圆盘形，胶质，无柄，着生腐木上。子实层生里面，淡红褐色，有白色粉末，有明显皱褶并形成网格。外面稍皱，红褐色。担子3横隔，棒状，（40~45 μm）×（4~5 μm）。孢子透明无色，光滑，弯曲，圆筒形，（10~13 μm）×（5~6 μm）。

生境及分布：生于阔叶树的腐木上。分布于剑河、榕江、从江、三都、望谟、罗甸及贵阳等地。

采收加工：夏末采收，烘干。

功能与主治：子实体入药，补气养血，润肺止咳，止血，降压，抗肿瘤。主治气虚血亏，肺虚久咳，咳血，衄血，痔疮出血，崩漏，眼底出血，高血压，子宫颈癌等。

附注：《本草纲目》收载品种。在香菇段木栽培中，往往作为一种害菌出现。

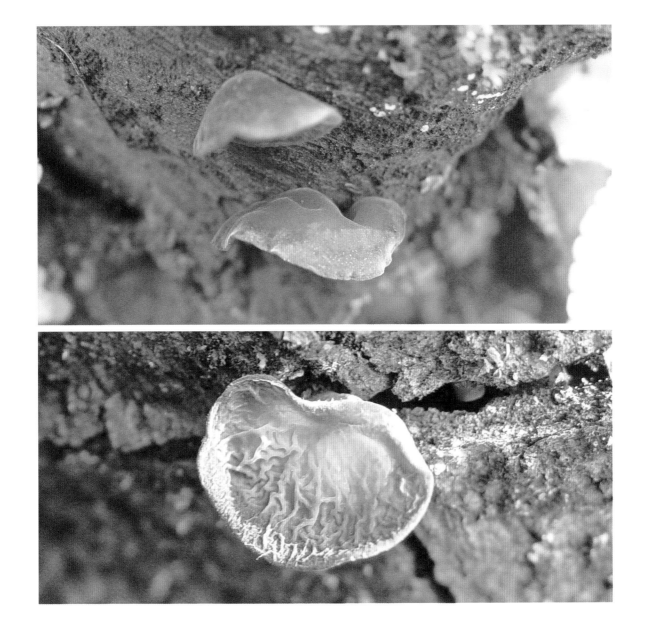

植物名称：**盾形木耳** *Auricularia peltata* Lloyd

　　植物形态：子实体一般较小，盘形、杯形或耳形，褐色至红棕褐色，胶质，软，背面着生，无柄或有柄，边缘游离或常联结在一起。上表面有毛，长70～80 μm，粗3～3.5 μm，透明无色至淡褐色。子实层生下表面，宽约150 μm，有无定形的草酸结晶分散于整个子实层中。担子无色，3横隔，具4个小梗，（35～45 μm）×（3.5～4 μm）。孢子腊肠形至圆柱形，（11～13 μm）×（5～5.6 μm）。

　　生境及分布：生于阔叶树的腐木上。分布于贵州各地。

　　采收加工：夏季采收，烘干。

　　功能与主治：子实体入药，益气强身，止血，活血，止痛。主治血崩，淋证，痢疾，跌打损伤，肠风下血。

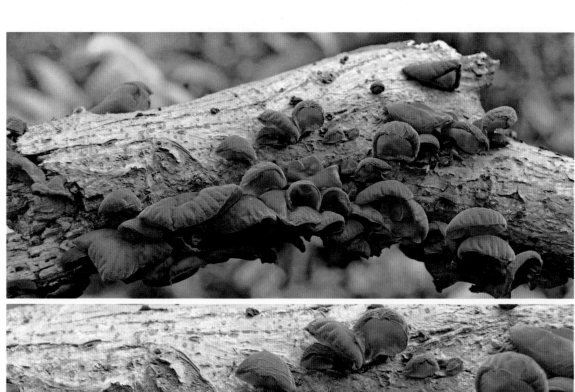

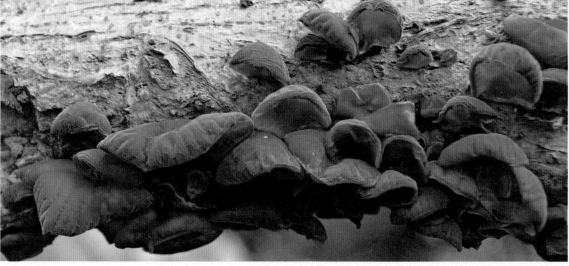

植物名称：毛木耳 *Auricularia polytricha* (Mont.) Sacc.

植物形态：子实体一般较大，直径2～15 cm，浅圆盘形、耳形或不规则形，有明显基部，胶质，无柄，基部稍皱，新鲜时软，干后收缩。子实层生里面，平滑或稍有皱纹，紫灰色，后变黑色。外面有较长茸毛，无色，仅基部褐色，（400～1100 μm）×（4.5～6.5 μm），常成束生长。担子3横隔，具4个小梗，棒状，（52～65 μm）×（3～3.5 μm）。孢子无色，光滑，弯曲，圆筒形，（12～18 μm）×（5～6 μm）。

生境及分布：生于阔叶树的腐木上。分布于贵州各地。

采收加工：夏季采收，烘干。

功能与主治：子实体入药，益气强身，止血，活血，止痛。主治血崩，淋证，痢疾，跌打损伤，肠风下血。

附注：《本草纲目》《中国药用真菌》收载品种。已广泛栽培。

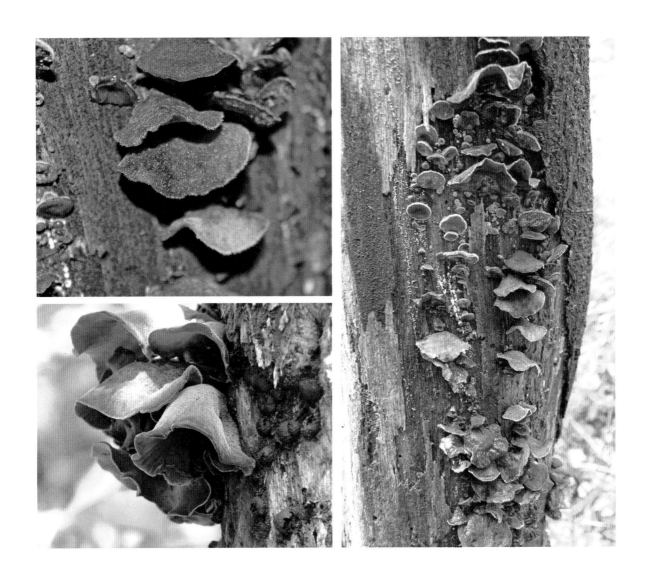

珊瑚菌科 Clavariaceae

子实体直立，向下生长的很少，稀弯曲向下或匍匐，单生或分枝，通常有柄。简单子实体圆柱形、圆锥形或棒状，有时具截锥形不孕顶端。子实层周生，表面平滑或具纵皱，或扩展到子实体的顶端。菌肉肉质，常脆，或近胶质、脆骨质以及干后角质，白色、淡白色或其他颜色。生殖菌丝薄壁，厚的很少，若为二体型，则包括骨架菌丝。除子实层里的薄囊体外，囊状体稀少。担子棒状，具2~4个孢子，稀6~8个。孢子有带色彩的内含物，壁平滑，一小部分具微小至粗糙的刺。

植物名称：菫紫珊瑚菌 *Clavaria zollingeri* Lév.

植物形态：子实体较小，高1.5~7.5 cm，最高达15 cm，肉质，密集成丛，基部常常相连在一起，每一个通常不分枝，有时顶部有二叉或多分叉的短枝，呈齿状；新鲜时呈艳丽的菫紫色、水晶紫色，向上部分较暗，基部渐褪色。菌肉浅紫色，很脆，味道温和，无异味。孢子白色，光滑，具一小尖，卵圆形或椭圆形，（7~8.6 μm）×（3.3~4.5 μm）。担子细长，具4个小梗，（45~60 μm）×（6.5~9 μm）。

生境及分布：生于林中地上。分布于铜仁等地。

采收加工：夏季、秋季采收，晒干。

功能与主治：发酵液抗结核菌。

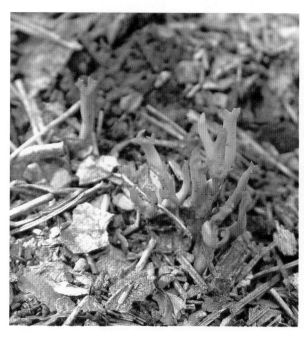
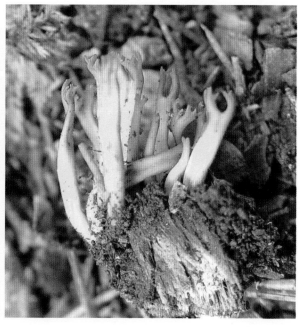

植物名称：细顶枝瑚菌 *Ramaria gracilis* (Pers.) Quél.

植物形态： 子实体小至中等，高3～10 cm，宽2～5 cm，多次分枝而密，上部分枝较短，白黄色，顶端小枝粗0.1～0.3 cm，小枝呈小齿状，2～3个一起似鸡冠状，下部赭黄色、黄褐色，基部色浅污白，被细茸毛。菌肉白色，质脆。孢子粗糙或小疣，浅黄色，椭圆形或近似宽椭圆形，（5～7 μm）×（3～4 μm）。担子无色，有锁状联合，长棒状，（25～38 μm）×（7～8 μm）。

生境及分布： 生于马尾松林中地上。分布于梵净山及贵阳等地。

采收加工： 夏季、秋季采收，晒干。

功能与主治： 子实体入药，抗肿瘤。

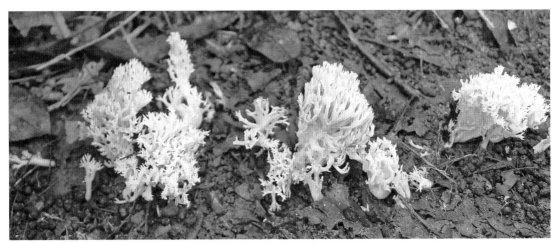

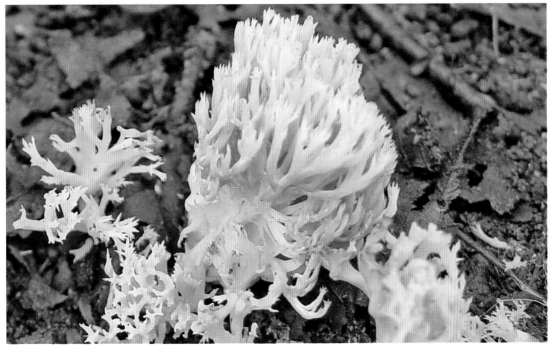

植物名称：**偏白枝瑚菌** *Ramaria secunda* (Berk.) Corner

　　植物形态：子实体中等至较大，高6～12 cm，宽3～6 cm，多枝，米黄色。菌柄短而粗壮，其向上分为多数主枝，然后少数分枝，顶端钝或稍尖。菌肉近白色，肉实，质脆。孢子色淡，常常粗糙，罕近光滑，往往具小尖，椭圆形，（8～15 μm）×（4～6 μm）。担子几无色，棒状，（40～65 μm）×（6.5～10 μm）。

　　生境及分布：生于马尾松林中地上。分布于铜仁、贵阳等地。

　　采收加工：夏季、秋季采收，晒干。

　　功能与主治：子实体入药，抗肿瘤。

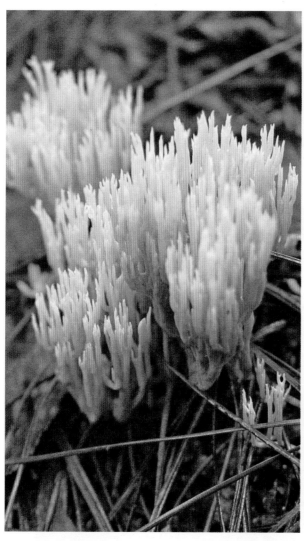
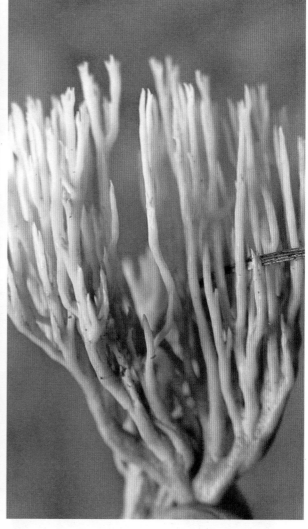

多孔菌科 Polyporaceae

子实体多种形状，平伏、带菌盖，有柄或无柄，一年生或多年生，肉质、革质、木栓质或木质。菌肉通常无色或褐色。菌丝体有一体型、二体型和三体型。子实层生于菌管内。菌管通常位于子实体下面，一般是管状、齿状或迷路状，它们紧密地联结在一起，有共同的管壁，有囊状体、刚毛、菌丝柱等不孕器官。担子棒状，有2~4个孢子。孢子有多种形状，无色至褐色，平滑。

植物名称：云芝 *Coriolus versicolor* (L.) Quél.

别称：彩绒革盖菌、杂色云芝

植物形态：子实体一般小至较大，菌盖直径1~8 cm，厚0.1~0.3 cm，平伏而反卷，扇形或贝壳状，往往相互连接在一起呈覆瓦状生长，革质，表面有细长茸毛和褐色、灰黑色、污白色等多种颜色组成的狭窄的同心环带，茸毛常有丝绢光彩；边缘薄，波浪状。菌肉白色。无菌柄。菌管白色、淡黄色，每毫米3~5个。孢子无色，圆柱形，（4.5~7 μm）×（3~3.5 μm）。

生境及分布：生地倒木上。分布于贵州各地。

采收加工：夏季、秋季采收，烘干。

功能与主治：子实体入药，健脾利湿，止咳平喘，清热解毒，抗肿瘤。主治慢性、活动性肝炎，肝硬化，慢性支气管炎，咽喉肿痛，类风湿性关节炎，白血病等。

附注：《中华人民共和国药典》收载品种。

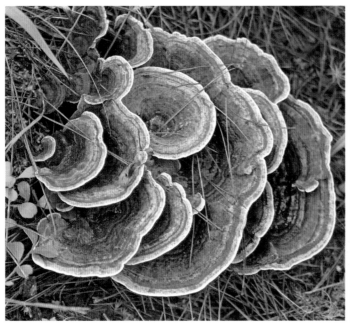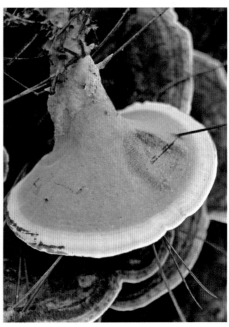

植物名称：硬皮层孔菌 *Fomes hornodermus* (Mont.) Cooke

别称：梓菌、硬壳层孔菌

植物形态：子实体中等至较大。菌盖（8～17 cm）×（10～21 cm），厚3～6 cm，扁平或蹄形，暗褐色至黑色，皮壳很硬，光滑，具棱纹，边缘钝。菌肉白色，后渐变为茶褐色，木质，硬，厚0.4～0.9 cm。菌管白色，管口小圆形，每毫米4～5个，分层，每年增长0.3～0.5 cm。菌丝壁厚，无锁状联合。孢子无色，光滑，卵圆形，（6～8 μm）×4 μm。

生境及分布：生于栎树等枯立木上。分布于贵州各地林区。

采收加工：夏季、秋季采收，去掉杂质，切片晒干。

功能与主治：子实体入药，定惊，止血，祛风止痒。主治小儿惊厥，咯血，皮肤瘙痒。

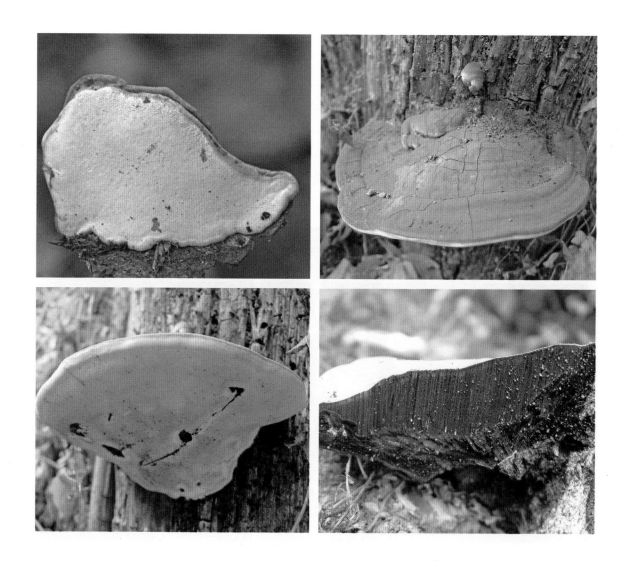

植物名称：红缘拟层孔菌 *Fomitopsis pinicola* (Sw.) P. Karst.

别称：松生拟孔菌

植物形态：子实体很大，马蹄形、半球形，甚至有的平伏而反卷，木质。菌盖直径2~4.6 cm，初期有红色、黄红色胶状皮壳，后期变为灰色至黑色，有宽的棱带；边缘钝，常保留橙色到红色；下侧无子实层。菌肉近白色至木材色，木栓质，有环纹。菌管白色至乳白色，管口圆形，每毫米3~5个。孢子无色，光滑，卵形、椭圆形，（5~7.5 μm）×（3~4.5 μm）。担子近无色，较短，棒状，（12.5~24 μm）×（6.5~8 μm）。

生境及分布：生于松、杉等针叶树腐木上，偶生于阔叶树上。分布于雷山及贵阳等地。

采收加工：夏季、秋季采收，去掉污物，切片晒干。

功能与主治：子实体入药，祛风除湿。主治风寒湿痹，关节疼痛。

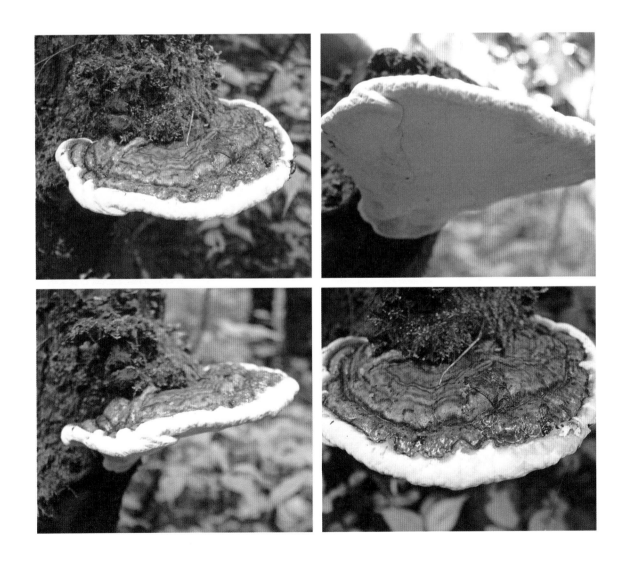

植物名称：鹿角灵芝 *Ganoderma amboinense* (Lam.) Pat.

植物形态：子实体小。菌盖长1.5~2.5 cm，宽1~2 cm，厚0.7~0.8 cm，半圆形或近匙形，红褐色，老后紫褐色，边缘淡褐色且下面不孕，表面光亮。菌肉木材色。菌管木材色或带褐色，长约0.5 cm，管口近圆形，每毫米4~5个。菌柄长9~25 cm，粗0.7~1 cm，似念珠状，常分枝呈鹿角状，黑褐色或深褐色，侧生，光滑，略扁。孢子浅褐色，内壁有小刺，双层壁，卵圆形，（8.7~10.4 μm）×（5.2~6.9 μm）。

生境及分布：生于阔叶树的腐木上。分布于贵州各地。

采收加工：夏季、秋季采收，烘干。

功能与主治：子实体入药，益气强身，止血，活血，止痛。主治血崩，淋证，痢疾，跌打损伤，肠风下血。

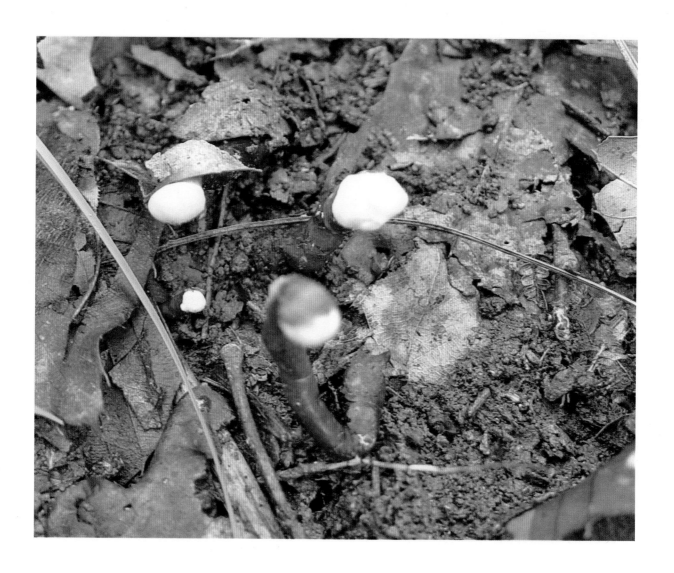

植物名称：树舌灵芝 *Ganoderma applanatum* (Pers.) Pat.

别称：老母菌、树灵芝、树舌

植物形态：子实体大或特大，无柄或几乎无柄。菌盖（5～35 cm）×（10～50 cm），厚1～12 cm，半圆形、扁半球形或扁平，基部常下延，表面灰色，渐变褐色，有同心环纹棱，有时有瘤，皮壳胶角质，边缘较薄。菌肉浅栗色，有时近皮壳暗褐色。菌管口圆形，每毫米4～5个。孢子褐色、黄褐色，卵形，（7.5～10 μm）×（4.5～6.5 μm）。

生境及分布：生于腐木上。分布于贵州各地。

采收加工：秋季采收，烘干。

功能与主治：子实体入药，止痛，清热，消积，止血，化痰。主治肺结核，食道癌。

附注：《中国药用真菌》收载品种。产藏量较大，可开发利用。

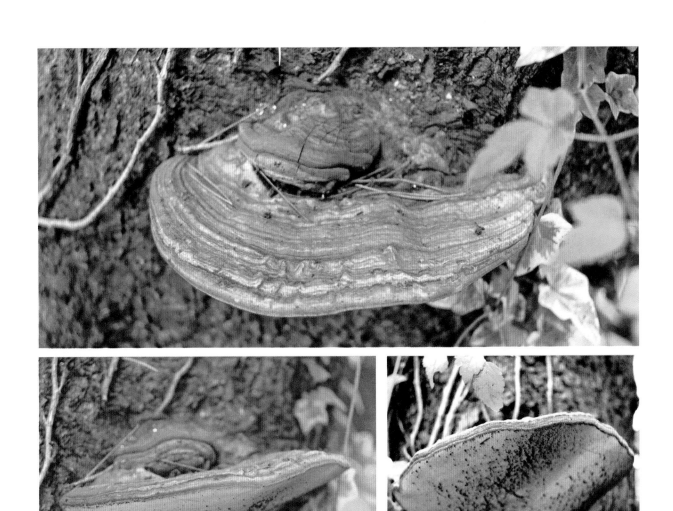

植物名称：白皮壳灵芝 *Ganoderma leucophaeum* (Mont.) Pat.

植物形态：子实体大，有时巨大。菌盖直径8～15（～23）cm，厚1.5～4 cm，半圆形或扇形，表面灰白色或浅灰褐色，干时色更浅，无光泽，有同心环纹及沟纹，边缘钝，幼时有白边。菌肉棕褐色或肉桂色，坚实，厚0.8～1.5 cm，有胶质层。菌管褐色，管口近圆形，每毫米4～5个。孢子浅褐色，内壁无小刺，卵圆形，（7.9～10.4 μm）×（4.5～6.9 μm）。

生境及分布：生于腐木上。分布于贵州各地。

采收加工：秋季采收，烘干。

功能与主治：子实体入药，止痛，清热，消积，止血，化痰。主治肺结核，食道癌。

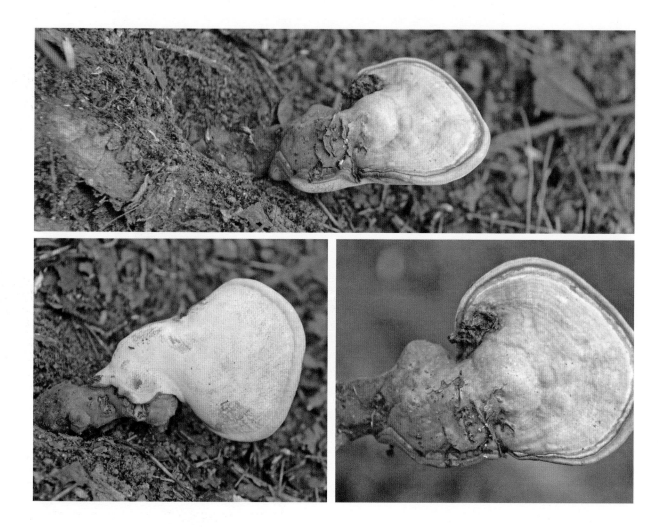

植物名称： 灵芝 *Ganoderma lucidum* (Curtis) P. Karst.

别称： 赤芝、灵芝草

植物形态： 子实体中等至较大或更大。菌盖直径5～15 cm，厚0.8～1 cm，半圆形、肾形或近圆形，木栓质，红褐色并有油漆光泽，具有环状棱纹和辐射状皱纹；边缘薄，往往内卷。菌肉白色至淡褐色。菌管初期白色，后期变浅褐色、褐色，每毫米3～5个。菌柄长3～15 cm，粗1～3 cm，侧生或偶偏生，紫褐色，有光泽。孢子褐色，卵形，（9～12 μm）×（4.5～7.5 μm）。

生境及分布： 生于林地下腐木上。分布于江口、雷山、册亨、清镇等地。

采收加工： 夏季、秋季采收，烘干。

功能与主治： 子实体入药，滋补，健脑，益胃，消炎，利水。主治胃痛，肾虚，肝炎，神经衰弱，头昏失眠，高血压，冠心病，慢性支气管炎，十二指肠溃疡等。

附注： 《本草纲目》《中华人民共和国药典》收载品种。近年来作为治疗癌症的辅助药。

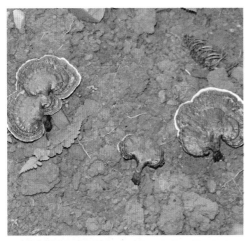

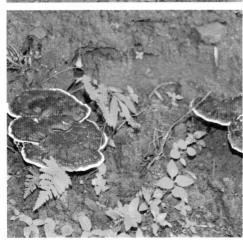

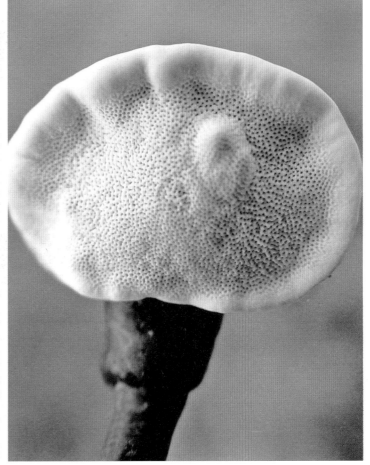

植物名称：密纹薄芝 *Ganoderma tenue* J. D. Zhao, L. W. Hsu et X. Q. Zhang

植物形态：子实体较小，一年生，木栓质。菌盖（5.5～7.5 cm）×（3.5～6 cm），厚0.2～0.4 cm，半圆形或近扇形，有的近肾形，紫褐色或近黑褐色，边缘处稍呈红褐色，表面具漆样光泽及明显的环纹，靠近边缘环纹稠密，基部纵皱显著；边缘薄而锐，内卷，呈波状。菌肉淡白色至木材色，厚0.1～0.2 cm，菌肉中有较多腹生孢子，直径10～14 μm，粗糙，淡褐色至褐色。菌丝无色至淡白色，稀分枝，直径1.5～6 μm，粗，有时顶端尖细，无横隔，无锁状联合，常厚壁。菌管污白色到污黄色，管口圆形至近圆形，每毫米5～6个，长5 mm。菌柄长1～3 cm，粗0.5～0.8 cm，侧生或稍呈背侧生，与菌盖接触处凸起。孢子卵形，（8.7～10.4 μm）×（5.7～6.9 μm）。

生境及分布：生于腐木上。分布于黎平等地。

采收加工：秋季采收，烘干。

功能与主治：子实体入药，宁心安神，解毒保肝。主治神经衰弱，心悸，失眠，急性、慢性肝炎。

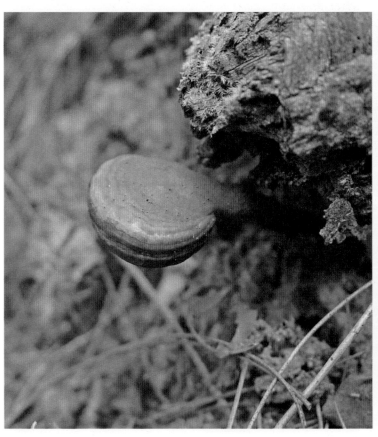
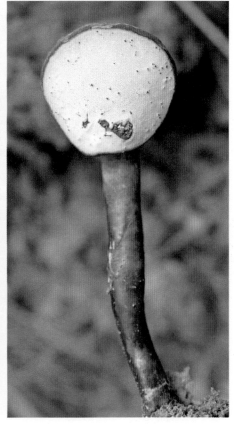

植物名称：硬皮树舌灵芝 *Ganoderma tornatum* (Pers.) Bres.

植物形态：子实体无柄，一年生，木栓质或木质。菌盖直径5～13 cm，厚约4 cm，半圆形或扇形，表面暗褐色或灰褐色，或带红褐色，无光泽，有明显环棱和环带，有时龟裂，边缘钝。菌肉棕褐色或肉桂色，硬，有黑色龟壳质层。菌管面褐色或黄褐色，管口略圆形，每毫米4～5个。孢子卵形、宽椭圆形，7μm×9μm。

生境及分布：生于树木桩上。分布于贵州各地。

采收加工：夏季、秋季采收，烘干。

功能与主治：子实体入药，止痛，清热，消积，止血，化痰。主治肺结核，食道癌。

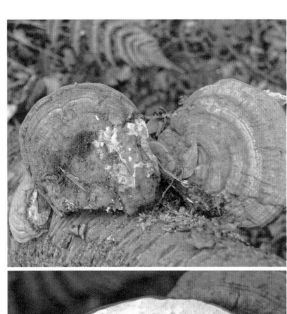

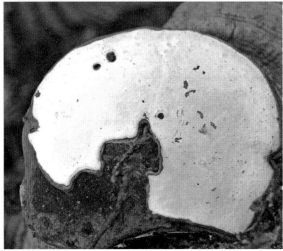

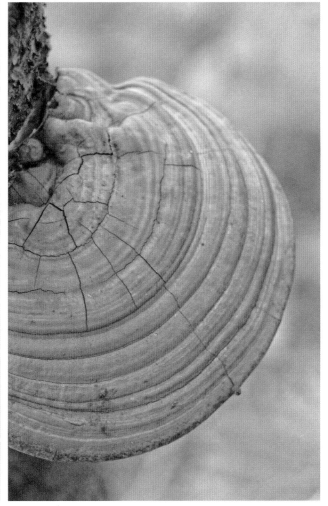

植物名称：热带灵芝 *Ganoderma tropicum* (Jungh.) Bers.

植物形态：子实体中等或较大，一年生，木栓质至木质。菌盖（2.5～8.5 cm）×（4.5～20 cm），厚0.5～3 cm，半圆形、近扇形、近肾形或近漏斗状，往往形状不规则，或有重叠的小菌盖，红褐色、紫红色至红褐色，表面具漆样光泽，中部色深，边缘有一条黄白色宽带。有同心环带。菌肉褐色，厚0.5～1.9 cm。菌丝淡褐色至褐色。菌管污白色或淡褐色，管口形状不规则，每毫米4～5个。菌柄长2～5.5 cm，粗1.2～4 cm，短粗，或近无柄，紫红色或紫褐色，至暗黑紫褐色，具光泽，侧生或偏生。孢子淡褐色，卵圆形或顶端平截形，（8.4～11.5 μm）×（5.2～6.9 μm）。

生境及分布：生于阔叶树的树桩上。分布于石阡等地。

采收加工：秋季采收，烘干。

功能与主治：子实体入药，滋补，强壮，抗肿瘤。主治冠心病。

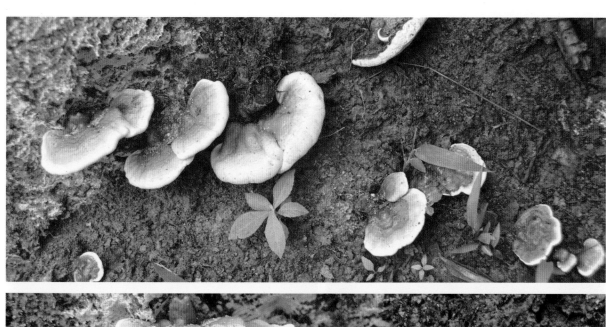

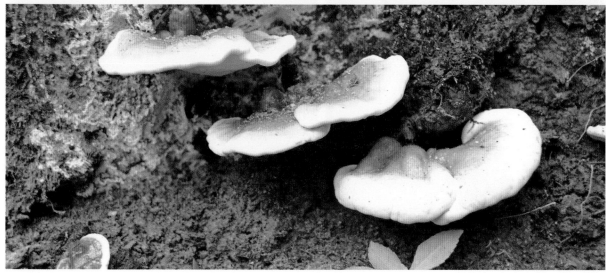

植物名称：松杉灵芝 *Ganoderma tsugae* Murrill

植物形态：子实体中等至大。菌盖直径6.5～21 cm，厚0.8～2 cm，半圆形、扁形、肾形，表面红色，皮壳亮，具漆样光泽，无环纹带，有的具不十分明显的环带和不规则的皱褶，边缘有棱纹，木栓质。菌肉白色，厚0.5～1.5 cm。菌管初白色，后变肉桂色、浅褐色，每毫米4～5个。菌柄长3～6 cm，粗3～4 cm，短而粗，有与菌盖相同的漆壳，侧生或偏生。孢子卵形，（9～11 μm）×（5.5～6.6 μm）。

生境及分布：生于林地下腐木上。分布于贵阳等地。

采收加工：秋季采收，烘干。

功能与主治：子实体入药，抗肿瘤。

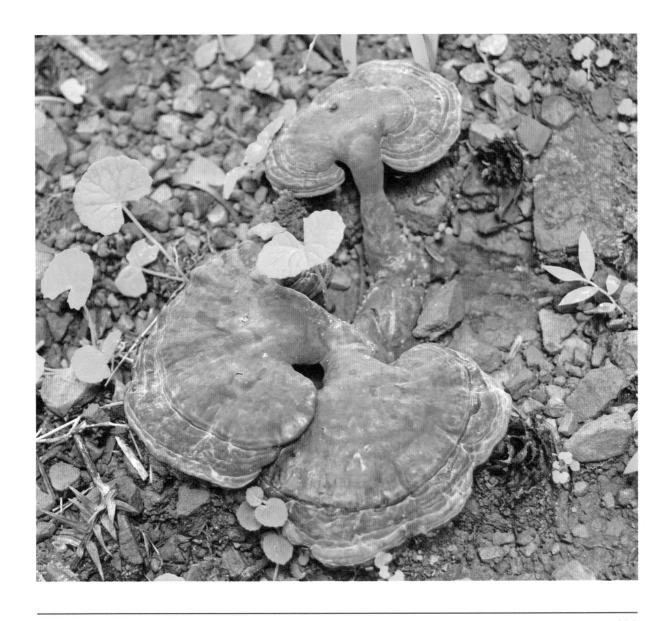

植物名称：薄条纹粘褶菌 *Gloeophyllum striatum* (Fr.) Murrill

植物形态：子实体较小。菌盖直径2～6 cm，厚2.5～3.5 cm，呈扇形，锈褐色至栗褐色，渐退至棕灰色，薄，柔韧，有近似的柄，覆瓦状或有时左右相连，有环纹及软而平伏的茸毛；边缘薄，波状或瓣裂。菌肉深咖啡色。菌褶同菌盖色，宽2～3 mm，褶间约0.5 mm，褶缘后期变锯齿状。孢子无色，光滑，圆柱形，（7～9 μm）×（2.5～3.5 μm）。

生境及分布：生于阔叶树的腐木上。分布于贵州各地。

采收加工：秋季采收，烘干。

功能与主治：子实体入药，祛风除湿，理气。主治风湿性关节炎等。

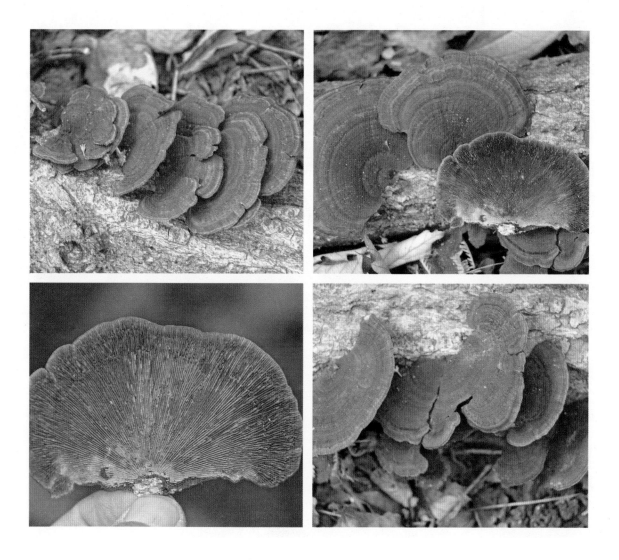

植物名称：硫黄菌 *Laetiporus sulphureus* (Bull.) Murrill

别称：硫色干酪菌

植物形态：子实体大型。初期瘤状，似脑髓状，以后长出一层层菌盖，覆瓦状排列，肉质，多汗，干后轻而脆。菌盖直径8～30 cm，厚1～2 cm，表面硫黄色至鲜橙色，有细茸毛或无，有皱纹，无环带；边缘薄而锐，波浪状至瓣裂。菌肉白色或浅黄色。菌管硫黄色，干后褪色，管口多角形，每毫米3～4个。孢子无色，光滑，卵形、近球形，（4.5～7 μm）×（4～5 μm）。

生境及分布：生于倒木上或枯立木上。分布于江口、石阡、黔西、雷山、剑河、荔波、道真、桐梓、绥阳及贵阳等地。

采收加工：全年均可采收，晒干。

功能与主治：子实体入药，主治男性性功能衰退以及某些妇科疾病。

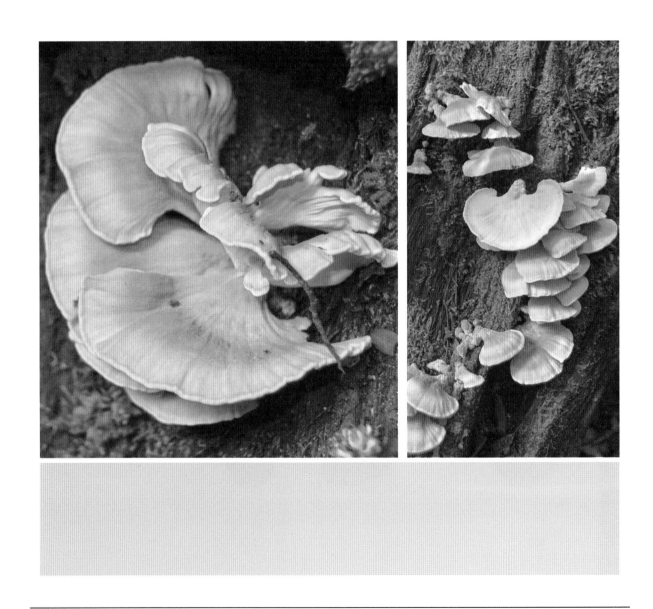

植物名称：雷丸 *Polyporus mylittae* Cooke et Massee

植物形态：子实体小。菌核直径0.8～5 cm，形态较多样，呈球形、扁圆形、椭圆形等，表面褐色、红褐色、棕褐色至黑褐色和黑色，有细皱纹，干燥后坚硬，有时还附有菌索。内部白色至灰白色或黄色。

生境及分布：生于竹林下竹根上。分布于贵州各地。

采收加工：下种后，第二年春末夏初采挖，除去杂质，晒干或烘干。

功能与主治：子实体入药，杀虫，消积。主治虫积腹痛，小儿疳积。

附注：《中华本草纲要》收载品种。

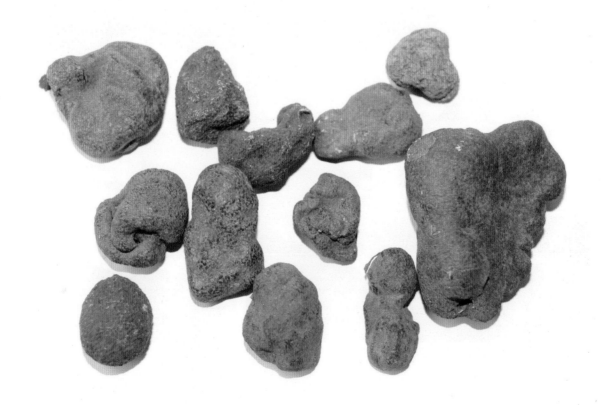

植物名称：猪苓 *Polyporus umbellatus* (Pers.) Fr.

别称：猪茯苓、野猪粪

植物形态：子实体大或很大，肉质，有菌柄，多分枝末端生圆形白色至浅褐色菌盖，一丛直径可达35 cm。菌盖直径1～4 cm，圆形，中部下凹近漏斗形，边缘内卷，被深色细鳞片。菌肉白色。菌管白色，干后草黄色，管口圆形或破裂呈不规则齿状，延生，每毫米2～4个。孢子无色光滑，一端圆形，一端有歪尖，圆筒形，（7～10 μm）×（3～4.2 μm）。

生境及分布：生于树根旁地上或腐木桩周围。分布于贵州各地。

采收加工：采收色黑质硬的老苓，晒干或烘干，除净泥土。

功能与主治：子实体入药，利水渗湿，抗肿瘤。主治小便不利，水肿胀满，泄泻，淋浊，带下病。

附注：国家三级保护野生药材。《本草纲目》《中华人民共和国药典》收载品种。

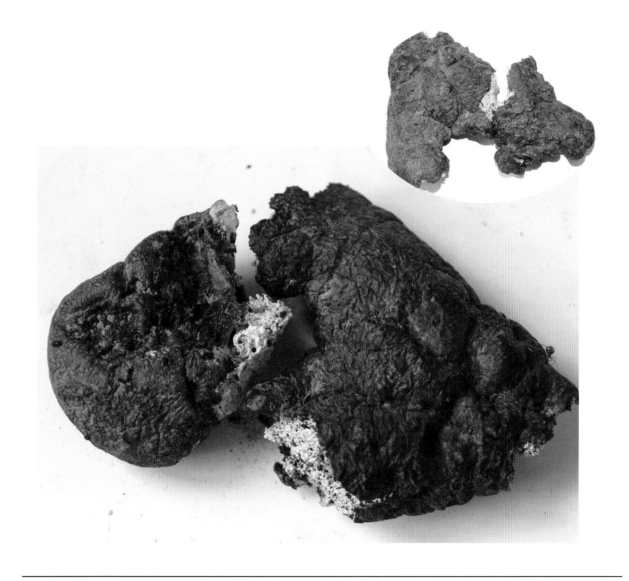

植物名称： *茯苓 Poria cocos* (Schwen.) F. A. Wolf

植物形态： 子实体巨大。菌核直径 20～50 cm，近球形或不规则块状，深褐色或暗棕褐色，内部白色或稍带粉红色，鲜时稍软，干时硬，表面粗糙，或多皱呈壳皮状、粉粒状。子实层白色，老后变浅褐色，生菌核表面，平伏，厚3～8 cm。菌管口多角形或不规则状或齿状，长0.5～1.5 cm。孢子长方形或近圆形，（7.5～8 μm）×（3～3.5 μm）。

生境及分布： 生于松树根上。分布于石阡、锦屏、龙里、荔波及毕节等地。

采收加工： 通常栽后8～10个月，菌核表皮颜色呈黄褐色，未出现白色裂缝时采收，除去泥沙，堆在室内盖稻草发汗，等水分干了，苓皮起皱后削去外皮，干燥。

功能与主治： 子实体入药，利水渗湿，健脾和胃，宁心安神。主治小便不利，水肿胀满，痰饮咳逆，呕吐，脾虚食少，泄泻，心悸不安，失眠健忘，白浊。

附注：《本草纲目》《中华人民共和国药典》收载品种。

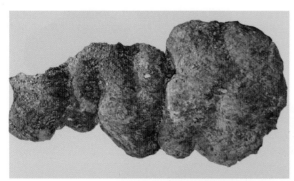

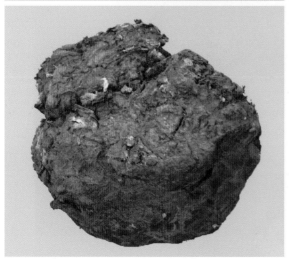

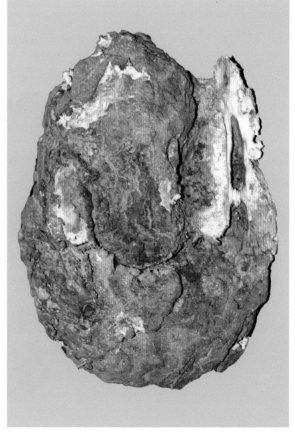

植物名称：朱红栓菌 *Trametes cinnabarina* (Jacq.) Fr.

别称：红孔菌

植物形态：子实体一般小或中等。菌盖直径2～11 m，厚0.5～1 cm，扁半球形，扁平，表面橙色至红色，后期稍褪色，变暗，无环纹，有细茸毛或无毛，稍有皱纹，无菌柄，新鲜时肉质，干后木栓质。菌肉橙色，有明显的环纹，遇氢氧化钾时变黑色。菌管红色，每毫米2～4个。担孢子无色，椭圆形，有的点形，一端尖并弯曲，（4.5～6 μm）×（1.5～3 μm）。担子棒状，具4个小梗。

生境及分布：生于倒木上。分布于贵州各地。

采收加工：春季、秋季采收，烘干。

功能与主治：子实体入药，清热除烦，消炎解毒，止血。主治风湿性关节炎，气管炎，外伤出血等。

附注：《中国药用真菌》收载品种。

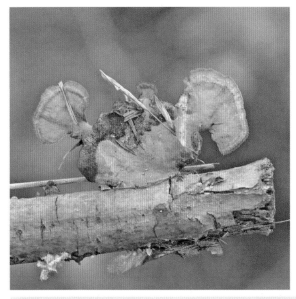
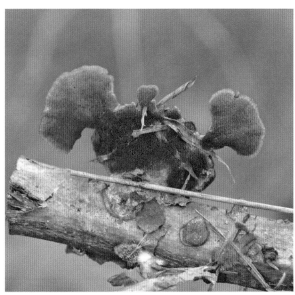

植物名称：**毛栓菌** *Trametes trogii* **Berk.**

植物形态：子实体小至中等，无菌柄，侧生，木栓质。菌盖（1.5～7.5 cm）×（2～13.5 cm），厚5～25 mm，半圆形，扁平，近薄片状，密被黄白色、黄褐色或深栗褐色粗毛束，有同心环带，老时退为灰白色或浅灰褐色，边缘较薄而锐。菌肉白色、木材色至浅黄褐色，干时变轻。厚菌管层，与菌肉同色同质，长2.5～15 cm，管口较大，圆形或广椭圆形，有时多弯曲，每毫米2～3个。孢子无色，透明，平滑，长椭圆形或圆筒形,（8.5～12.5 μm）×（2.8～4 μm）。担子呈短棒状，具4个小梗，（15～20 μm）×（5～6 μm）。

生境及分布：生于林中腐木上。分布于石阡等地。

采收加工：夏季、秋季采收，除去杂质，洗净，晒干。

功能与主治：子实体入药，祛风。主治风湿性关节炎等。

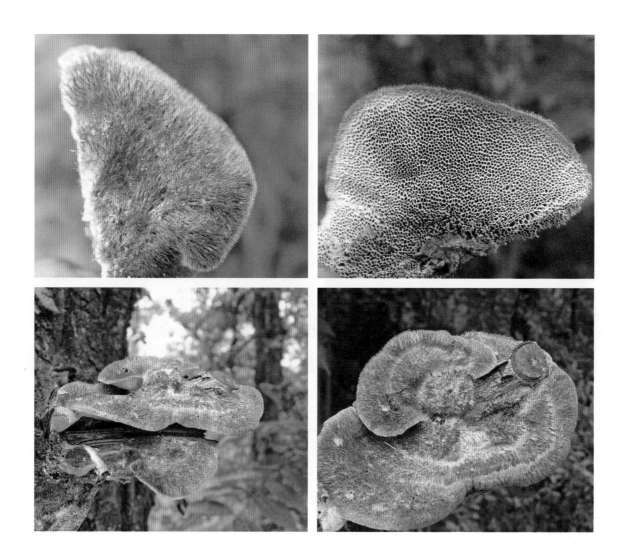

口蘑科 Tricholomataceae

子实体肉质，有时膜质或质韧。菌盖与菌柄组织连接。菌柄中生、偏生、侧生或无柄。菌褶弯生、直生或延生，很少离生。孢子白色、淡黄色、粉红色或红褐色，但在显微镜下无色或近无色。

植物名称：金针菇 *Flammulina velutipes* (Curtis) Singer

别称：冬菇、毛柄金钱菌

植物形态：子实体一般小。菌盖直径1.5～7 cm，幼时扁半球形，后渐平展，黄褐色或淡黄褐色，中部肉桂色，边缘乳黄色并有细条纹，较黏，湿润时黏滑。菌肉白色，较薄。菌褶白色至乳白色或微带肉粉色，弯生，稍密，不等长。菌柄长3 cm，具黄褐色或深褐色短茸毛，纤维质，内部松软，基部往往延伸似假根并紧靠在一起。孢子无色或淡黄色，光滑，长椭圆形，（6.5～7.8 μm）×（3.5～4 μm）。

生境及分布：生于倒木或树木根部。分布于石阡、雷山及贵阳等地。

采收加工：秋季、冬季采收，烘干。

功能与主治：子实体入药，疏肝，益肠胃，抗肿瘤。主治肝炎，慢性胃炎。

附注：可食用。人工栽培较广泛。

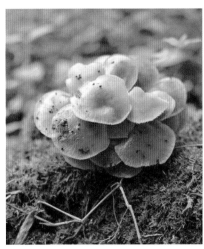 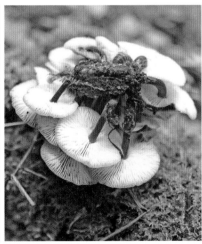 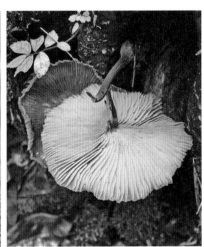

植物名称：香菇 *Lentinus edodes* (Berk.) Singer

植物形态：子实体较小至稍大。菌盖直径5～12 cm，可达20 cm，扁平球形至稍平展，表面浅褐色、深褐色至深肉桂色，有深色鳞片；边缘鳞片色浅至污白色，有毛状物或絮状物。菌肉白色，稍厚或厚，细密。菌褶白色，弯生，密，不等长。菌柄长3～8 cm，粗0.5～1.5 cm，中生至偏生，白色，常弯曲。菌环以下有纤毛状鳞片，纤维质，内实；菌环易消失，白色。孢子无色，光滑，椭圆形至卵圆形，（4.5～7 μm）×（3～4 μm）。

生境及分布：生于倒木上。分布于贵州各地。

采收加工：子实体长到七八分熟，边缘仍向内卷曲，菌盖尚未全展开时采收，烘干或晒干。

功能与主治：子实体入药，扶正补虚，健脾开胃，祛风透疹，化痰理气，解毒，抗肿瘤。主治正气衰弱，神倦乏力，消化不良，贫血，高血压，慢性肝炎，水肿，麻疹透发不畅，毒菇中毒。

附注：《本草纲目》收载品种。可食用。可人工栽培。

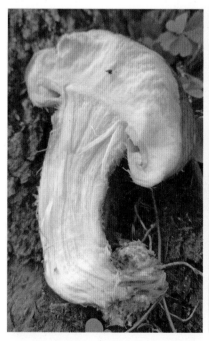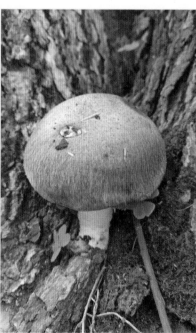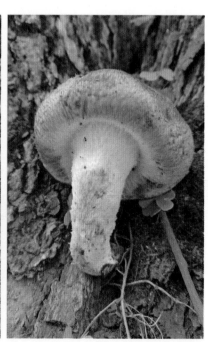

植物名称：**硬柄小皮伞** *Marasmius oreades* (Bolton) Fr.
别称：硬柄皮伞

植物形态：子实体较小。菌盖直径3～5 cm，扁平球形至平展，中部平或稍凸，浅肉色至深土黄色，光滑，边缘平滑或湿时稍显出条纹。菌肉近白色，薄。菌褶白色，离生，宽，稀，不等长。菌柄长4～6 cm，粗0.2～0.4 cm，圆柱形，光滑，内实。孢子印白色。孢子无色，光滑，椭圆形，（8～10.4 μm）×（4～6.2 μm）。

生境及分布：夏季、秋季于草地上群生并形成蘑菇圈，有时生于林地上。分布于遵义、贵阳等地。

采收加工：夏季、秋季采收，烘干。

功能与主治：菌索入药，舒筋活络，止痛。主治腰腿疼痛，手足麻木，筋络不适。

附注：可食用。

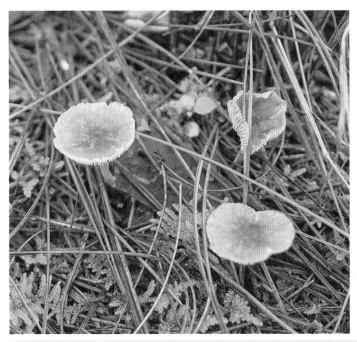
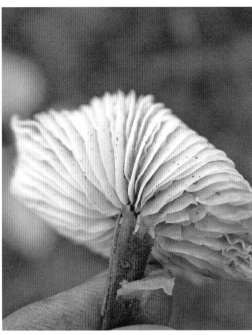

植物名称：长根奥德蘑 *Oudemansiella radicata* (Relhan) Singer

别称：长根菇金钱菌、长根小奥德蘑菇

植物形态：子实体中等至稍大。菌盖直径2.5～11.5 cm，半球形至渐平展，中部凸起或似脐状并有深色辐射状条纹，浅褐色或深褐色至暗褐色，光滑，湿润，黏。菌肉白色，薄。菌褶白色，弯生，较宽，稍密，不等长。菌柄长5～18 cm，粗0.3～1 cm，近柱状，浅褐色，近光滑，有纵条纹，往往扭转，表皮脆骨质，内部纤维质且松软，基部稍膨大且延生成假根。孢子无色，光滑，卵圆形至宽圆形，（13～18 μm）×（10～15 μm）。囊体近梭形，（75～175 μm）×（10～29 μm）。

生境及分布：生于林地上。分布于贵阳等地。

采收加工：夏季采收，烘干。

功能与主治：子实体入药，主治高血压等。

附注：可食用。可人工栽培。

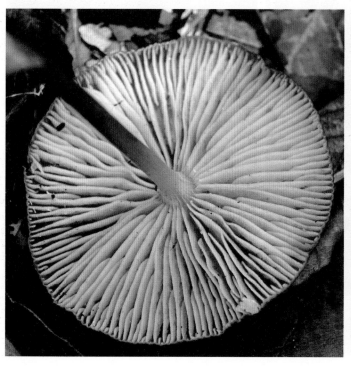
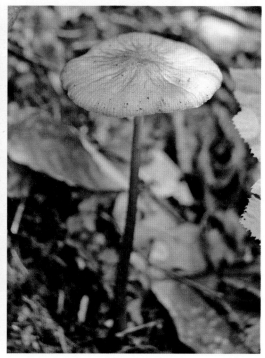

植物名称：侧耳 *Pleurotus ostreatus* (Jacq.) P. Kumm.

别称：冻菌

植物形态：子实体中等至大型，寒冷季节子实体色调变深。菌盖直径5～21 cm，扁半球形，后平展，有后檐，白色至灰白色、青灰色，有条纹。菌肉白色，厚。菌褶白色，延生，在菌柄上交织，稍密至稍稀。菌柄长1～3 cm，粗1～2 cm，短或无，侧生，白色，内实，基部常有茸毛。孢子无色，光滑，近圆柱形，（7～10 μm）×（2.5～3.5 μm）。

生境及分布：生于倒木上。分布于江口、石阡、雷山、榕江、荔波、绥阳及贵阳等地。

采收加工：夏季、秋季采收，烘干。

功能与主治：子实体入药，祛风散寒，舒筋活络，温肾壮阳，抗肿瘤。主治手足麻木，腰腿疼痛，筋络不适，阳痿遗精，腰膝无力。

附注：《新华本草纲要》收载品种。可食用。现人工栽培非常普遍，是重要栽培食用菌之一。

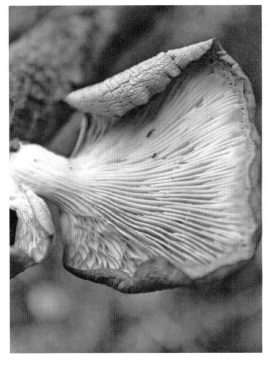
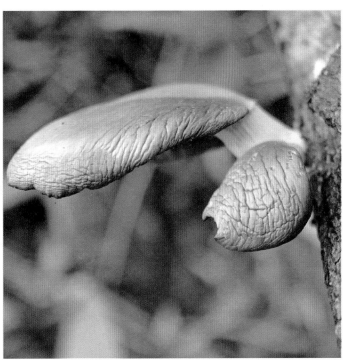

植物名称：鸡枞菌 *Termitomyces albuminosus* (Berk.) R. Heim

别称：伞把菇

植物形态：子实体较小至中等，有的较大。菌盖直径6～10 cm，幼时近锥形、斗笠形到扁平状，顶部较尖凸，浅灰色、污白色、浅灰褐色，中央灰褐色，成熟时或干时色加深，边缘开裂。菌肉白色，较致密。菌褶白色或带粉红色，离生，边缘近锯齿状，密，不等长。菌柄长8～15 cm，粗0.8～1.5 cm，白色，有细条纹，实心，基部稍膨大，向下延伸成根状且附有泥土呈褐黑色，假根长达20～45 cm，与白蚁巢相连。孢子近无色，光滑，椭圆形，（6～8.3 μm）×（4.5～5.8 μm）。褶侧和褶缘囊体近棒状。

生境及分布：生于林地上，其假根与地下白蚁窝相连。分布于贵阳等地。

采收加工：夏季采收，烘干。

功能与主治：子实体入药，益胃，安神。主治消化不良，心悸，肝炎，痔疮等。

附注：《本草纲目》收载品种。属著名食用菌。

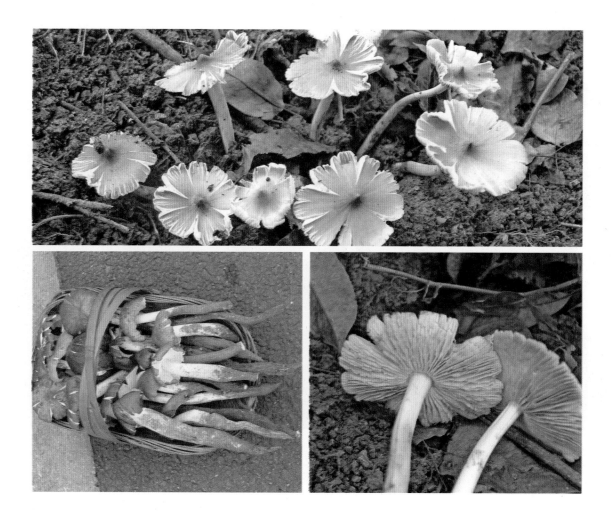

蘑菇科 Agaricaceae

子实体形态多样，菌盖大多数为伞形。伞形类群的菌褶常很薄，不附着在菌柄上；菌盖表面具鳞片或光滑，多少平坦或具脐状凸起；菌柄中间着生；菌环膜质。孢子印颜色变化较大，孢子表面光滑或具纹饰。淀粉度（即对梅尔泽试剂染色的敏感性）也是可变的。担子常小，有时可能有散布的囊孢子。

植物名称：野蘑菇 *Agaricus arvensis Schaeff.*

植物形态： 子实体中等至大型。菌盖直径6～20 cm，初半球形，后扁半球形至全平展，近白色，中部污白色，光滑，边缘常开裂，有时出现纵沟和细纤毛。菌肉白色，较厚。菌褶初期粉红色，后变褐色至黑褐色，离生，较密，不等长。菌柄长4～12 cm，粗1.5～3 cm，近圆柱形，与菌盖同色，初期中部实心，后变空心，伤不变色，有时基部略膨大。菌环双层，白色，膜质，较厚大，生菌柄上部，易脱落。孢子褐色，光滑，椭圆形至卵圆形，（7～9.5 μm）×（4.5～6 μm）。褶缘囊体淡黄色，近纺锤形，较稀疏，（25～37.8 μm）×（5～7 μm）。

生境及分布： 生于草地上。分布于石阡及遵义、贵阳等地。

采收加工： 春季、夏季、秋季采收，洗净，鲜用或晒干。

功能与主治： 子实体入药，祛风散寒，舒筋活络。主治风湿痹痛，腰腿疼痛，手足麻木。

附注：《中国药用真菌》收载品种。可食用。

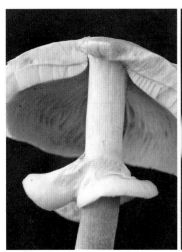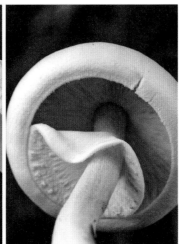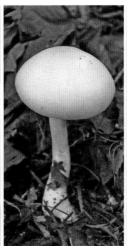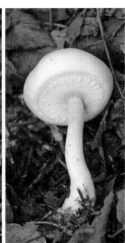

植物名称：头状马勃 *Calvatia craniiformis* (Schwen.) Fr. ex De Toni

植物形态：子实体小至中等，高4.5～7.5 cm，宽3.5～6 cm，陀螺形，不孕基部发达。包被2层，均膜质，很薄，紧贴在一起，淡茶色至酱色，初期具微细毛，逐渐光滑，成熟后上部开裂并成片脱落。孢子体黄褐色。孢子淡青色，上具极细的小毛，稍有短柄或短尖头，球形，直径2.8～4 μm。孢丝与孢子同色，长，有稀少分枝和横隔，粗1.7～6.1 μm。

生境及分布：生于针阔混交林中地上。分布于江口、石阡、荔波、绥阳及贵阳等地。

采收加工：夏季采收，烘干。

功能与主治：子实体入药，消肿止血，清肺利喉，解毒。主治外伤出血，慢性扁桃体炎，喉炎等。

附注：《本草纲目》收载品种。

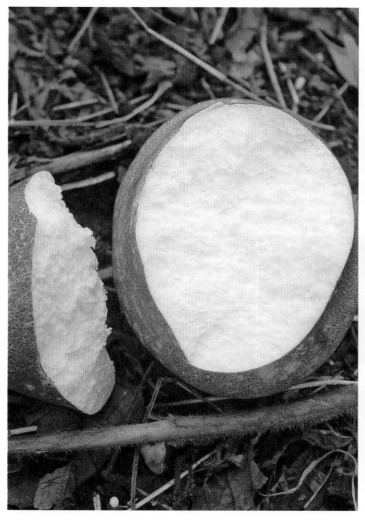
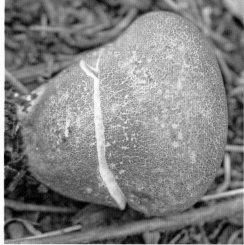
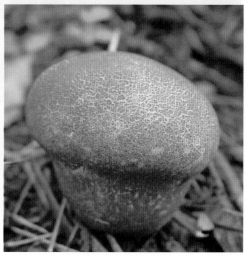

植物名称：墨汁鬼伞 *Coprinus atramentarius* (Bull.) Fr.

别称：鬼盖、狗屎苔、柳树蘑

植物形态：子实体小或中等。菌盖直径4 cm或更大些，初期卵形至钟形，当开伞时开始液化流墨汁状汁液，未开伞前顶部钝圆，有灰褐色鳞片，边沿灰白色具沟棱，似花瓣状。菌肉初期白色，后变灰白色。菌褶开始灰白色至灰粉色，最后成汁液，离生，很密，相互拥挤，不等长。菌柄长5～15 cm，粗1～2.2 cm，污白色，表面光滑，内部空心。孢子黑褐色，光滑，椭圆形至宽椭圆形，（7～10 μm）×（5～6 μm）。囊体圆柱形，多而细长。

生境及分布：生于林中树桩旁或草地上。分布于江口、石阡、雷山、都匀、荔波、贵定、龙里及贵阳等地。

采收加工：春季、夏季、秋季采收，洗净，立即煮熟，晒干或烘干。

功能与主治：子实体入药，益肠胃，化痰理气，解毒消肿。主治消化不良，咳嗽吐痰，小儿癫痫，气滞胀痛，无名肿毒。

附注：《本草纲目》收载品种。

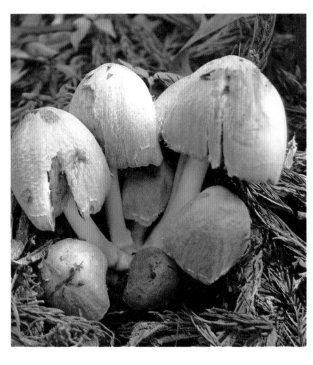
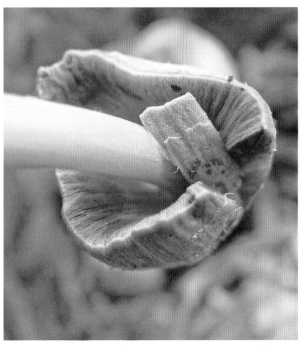

植物名称：绒白鬼伞 *Coprinus lagopus* (Fr.) Fr.

植物形态：子实体细弱，较小。菌盖直径2.5～4 cm，初期圆锥形至钟形，后渐平展，薄，初期有白色茸毛，后渐脱落，变为灰色，并有放射状棱纹达菌盖顶部，边缘最后反卷。菌肉白色，膜质。菌褶白色、灰白色至黑色，离生，狭窄，不等长。菌柄细长，长可达10 cm，粗0.3～0.5 cm，白色，质脆，中空，有易脱落的白色茸毛状鳞片。孢子黑色，光滑，椭圆形，（9～12.5 μm）×（6～9 μm）。褶侧囊体大，袋状。

生境及分布：生于肥土或林地上。分布于贵州各地。

采收加工：春季、夏季、秋季采收，洗净，立即煮熟，晒干或烘干。

功能与主治：抗肿瘤。

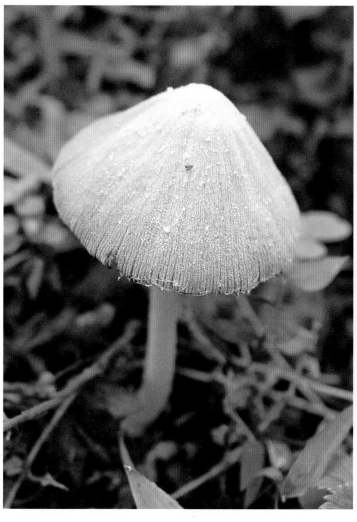

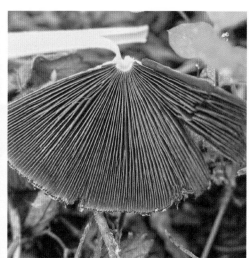

植物名称：褶纹鬼伞 *Coprinus plicatilis* (Curtis) Fr.

植物形态：子实体小。菌盖直径0.8 ~ 2.5 cm，初期扁半球形，后平展，褐色，浅棕灰色，中部近栗色，中部扇压，膜质，有辐射状明显的长条棱，光滑。菌肉白色，很薄。菌褶呈明显的离生，较稀，狭窄，生于菌柄顶端。菌柄长3 ~ 7.5 cm，粗1 ~ 3 cm，圆柱形，白色，中空，表面有光泽，脆，基部稍膨大。孢子黑色，光滑，宽卵圆形，（8 ~ 13 μm）×（6 ~ 10 μm）。有褶侧和褶缘囊体。

生境及分布：生于林中树桩旁或草地上。分布于贵州各地。

采收加工：春季、夏季、秋季采收，洗净，立即煮熟，晒干或烘干。

功能与主治：抗肿瘤。

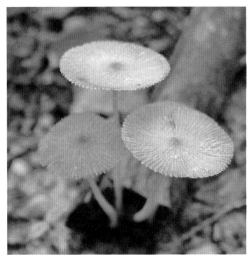

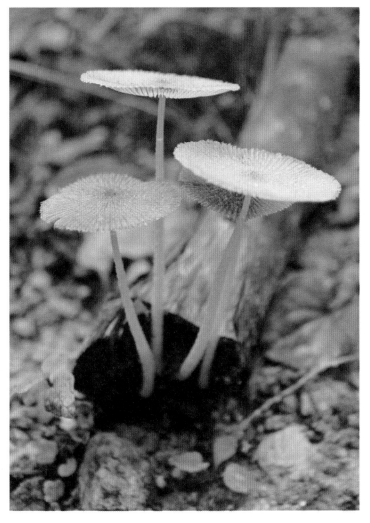

植物名称：脱皮马勃 *Lasiosphaera fenzlii* (Reichardt) Fenzl

植物形态：子实体中等至大，直径10～20 cm，高9～15 cm，近球形、扁球形。包被薄，易消失，外包被往往成块状并和内包被一起脱离；内包被浅烟色，薄，纸状，成熟后全部消失，遗失留下裸露的孢子体而随风滚动。孢子体灰色，可退为浅烟色，紧密，有弹性。孢子褐色，有小刺，球形，直径4.6～6 μm。孢丝浅褐色，长，分枝，相互交错在一起，粗2～4.5 μm。

生境及分布：生于草地上。分布于德江、沿河、水城、盘州及遵义等地。

采收加工：夏季采收，烘干。

功能与主治：子实体入药，清肺利咽，止血消肿，解毒。主治慢性扁桃体炎，喉炎，咳嗽失声，鼻出血，外伤出血等。

附注：《中华人民共和国药典》收载品种。

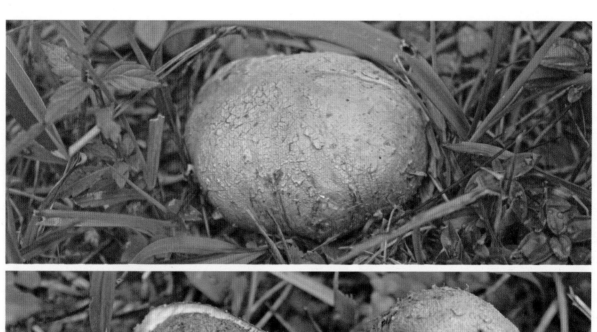

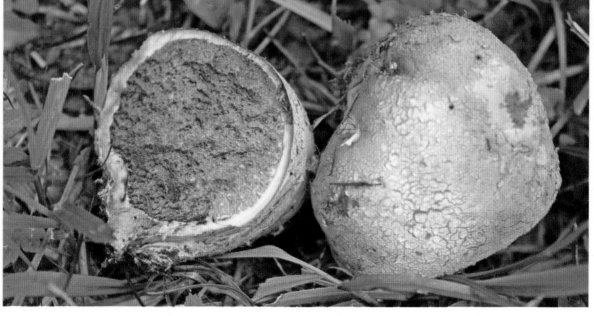

植物名称：粒皮马勃 *Lycoperdon asperum* (Lév.) Speg.

别称：柄孢小灰包

植物形态：梨形或陀螺形，不孕的基部发达，蜜黄色、茶色至浅烟色。外包被粉粒状，不易脱落，老熟后只有局部脱落；内包被光滑。孢子体青黄色，后变栗色。孢子初期青黄色，后变褐色，有短柄，膜上有小刺，球形，直径4～6μm。孢丝长，少分枝，与孢子同色，粗3～7μm。

生境及分布：生于草地上。分布于梵净山等地。

采收加工：夏季采收，烘干。

功能与主治：止血。主治鼻出血，外伤出血等。

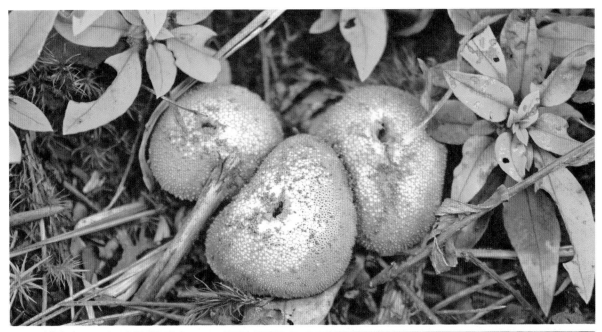

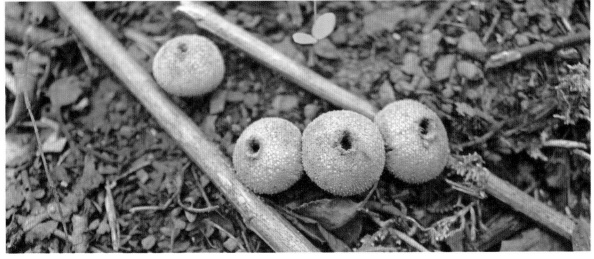

植物名称：网纹马勃 *Lycoperdon perlatum* Pers.

植物形态：子实体一般小，高3~8 cm，宽2~6 cm，倒卵形至陀螺形，初期近白色，后变灰黄色至黄色，不孕基部发达或伸长如柄。外包被由无数小疣组成，间有较大易脱的刺，刺脱落后显出淡色而光滑的斑点。孢子体青黄色，后变为褐色，有时稍带紫色。孢子淡黄色，具微细小疣，球形，3.5~5 μm。孢丝淡黄色至浅黄色，长，少分枝，粗3.5~5.5 μm，梢部约2 μm。

生境及分布：生于针阔混交林中地上。分布于江口、印江、石阡、雷山、黎平、龙里、瓮安、荔波、独山、正安、绥阳、桐梓、道真、余庆及安顺、贵阳等地。

采收加工：夏季采收，烘干。

功能与主治：子实体入药，清肺利咽，消肿止血。主治咽喉肿痛，外伤出血。

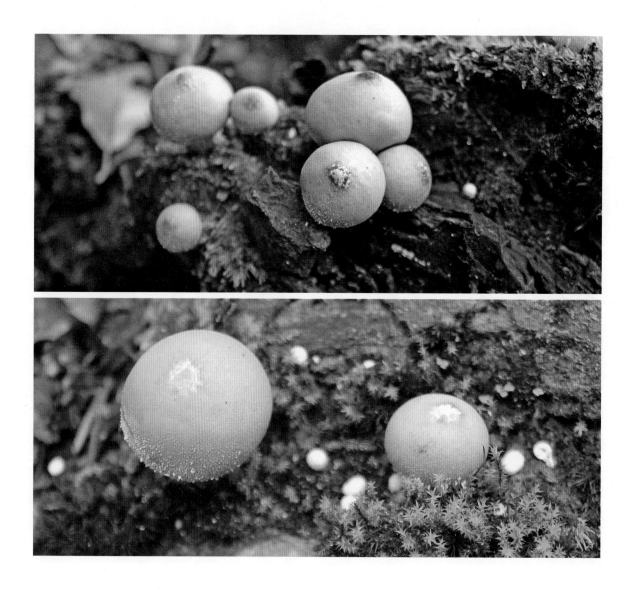

植物名称：小马勃 *Lycoperdon pusillum* **Batsch**

植物形态：子实体小，宽1~1.8 cm，高达2 cm，近球形，初期白色，后变土黄色及浅茶色，无不孕基部，由根状菌索固定于基物上。外包被由细小易脱落的颗粒组成；内包被薄，光滑，成熟时顶尖有小口，内部蜜黄色至浅茶色。孢子浅黄色，近光滑，有时具短柄，球形，3~4 μm。孢丝与孢子同色，分枝，粗3~4 μm。

生境及分布：生于针阔混交林中地上。分布于雷山及铜仁、贵阳等地。

采收加工：夏季采收，烘干。

功能与主治：清热解毒，止血，消肿。主治乳蛾，咽喉肿痛，外伤出血等。

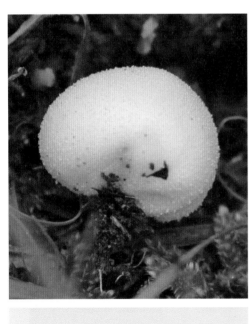

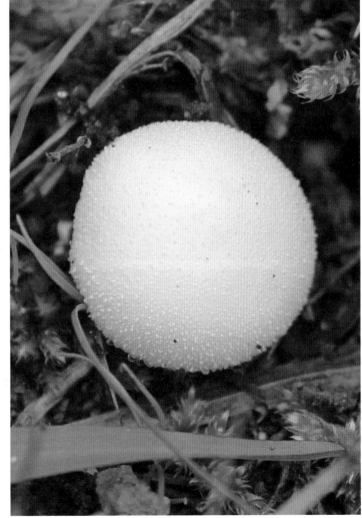

植物名称：**长柄梨形马勃** *Lycoperdon pyriforme* Schaeff. var. *excipuliforme* (Scop.) Desm.

植物形态：子实体小，高可达4～5 cm，近似圆筒形，不孕基部比梨形马勃更发达，长3～4 cm，由白色菌丝束固定于基物上。初期包被色淡，后呈茶褐色至浅烟色，外包被形成微细颗粒状小疣，内部橄榄色，后变为褐色。孢子橄榄色，平滑，含一大油珠，球形，直径3.5～4.5 μm。孢丝青色，绒状，分枝少，无隔膜，粗3.5～5.2 μm，末梢部约2 μm。

生境及分布：生于针阔混交林中地上。分布于铜仁等地。

采收加工：夏季、秋季采收，烘干。

功能与主治：子实体入药，止血，抗肿瘤。主治鼻出血，外伤出血等。

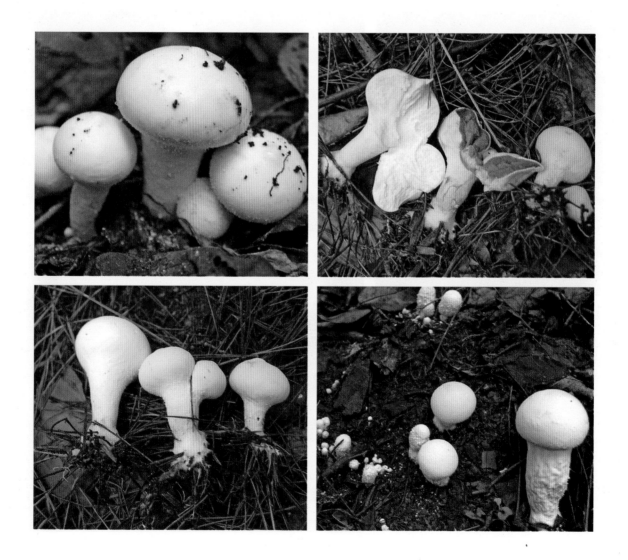

丝盖伞科 Inocybaceae

担子体伞形，中央或具突起，表面光滑或纤维丝状，少被鳞片。菌肉多为白色，薄，土腥味或无味。菌褶多为延生、弯生，白色、褐色或锈色。菌柄圆柱形，多与菌盖同色，少数种类具膜质环，易脱落。担子圆柱形至棒状，一般具4（稀2）个担子小梗。担孢子黄褐色至锈色，常近球形至椭圆形、杏仁形，多无色。褶缘囊体厚壁状或薄壁状，褶侧囊体有或无。

植物名称：黄丝盖伞 *Inocybe fastigiata* (Schaeff.) Quél.

植物形态：子实体较小，呈黄褐色。菌盖直径3～6 cm，一般呈钟形，开伞后中部凸起，谷黄色、黄褐色至深黄褐色，表面具辐射状条纹及丝光，后期边缘常开裂。菌肉白色。菌褶污黄色至黄褐色，弯生至近离生，稍密，不等长。菌柄较长，呈圆柱形，初期污白色后带褐色，长3～10 cm，粗0.4～1 cm，内部松软，基部稍有膨大。孢子淡锈色，椭圆形或肾形，光滑，（10～43.7 μm）×（6～8.1 μm）。无褶侧囊体。褶缘囊体棒状丛生，（30～38 μm）×（10～12 μm）。

生境及分布：生于林地上。分布于龙里及安顺、遵义、贵阳等地。

采收加工：夏季、秋季采收，晒干。

功能与主治：子实体入药，抗湿疹，抗肿瘤。

附注：有毒。

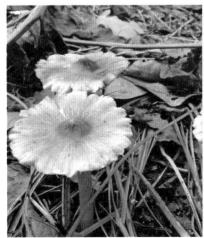 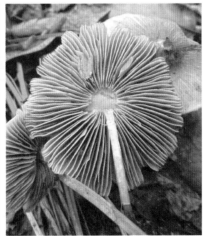 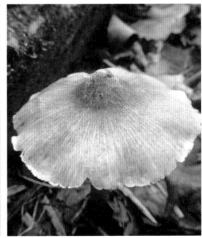

牛肝菌科 Boletaceae

子实体生于地上；颜色分明，呈红、黄、褐以至黑色；肉质，易腐烂；菌盖厚，菌柄生在菌盖中央；菌肉受伤时常变蓝色。子实层着生于菌管内，孢子多为长形，黄色。

植物名称：铅色短孢牛肝菌 *Gyrodon lividus* (Bull.) Sacc.

植物形态：子实体中等至较大或更大，肉质。菌盖直径3~8 cm，褐灰色、青褐色至暗褐红色，表面粗糙似有茸毛，边缘向内卷曲。菌肉黄白色，伤后变蓝色，中部厚，而菌盖边缘薄。菌柄一般短，长3~6 cm，粗0.4~1 cm，较盖色浅，肉实，表面近光滑。菌管黄绿褐色至青褐色，延生，辐射状排列，管口大小不等。孢子带黄色，光滑，往往内含一大油滴，近圆球形至宽卵圆形，（5~6 μm）×（2.8~3 μm）。褶侧囊体近梭形至近纺锤形，（33~40 μm）×（5~5.4 μm）。

生境及分布：生于针叶林或针阔混交林中地上。分布于石阡等地。

采收加工：夏季、秋季采收，烘干。

功能与主治：子实体入药，散寒止痛，消食。主治大骨节病，消化不良。

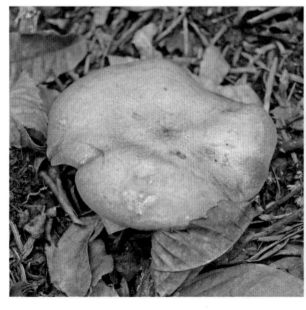
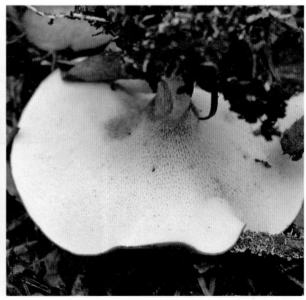

植物名称：褐圆孢牛肝菌 *Gyroporus castaneus* (Bull.) Quél.

植物形态：子实体小至中等。菌盖直径2~8 cm，扁半球形，后渐平展至下凹，淡红褐色至深咖啡色，干，有细微的茸毛。菌肉白色，伤后不变色。菌管白色，后变淡黄色，离生或近离生，管口每毫米1~2个。菌柄长2~8 cm，粗0.5~2 cm，近柱形，与菌盖同色，有微茸毛，上下略等粗，中空。孢子印淡黄色。孢子近无色，平滑，椭圆形或广椭圆形，（7~13 μm）×（5~6 μm）。褶侧囊体无色，顶端略圆钝或有长细颈，棒状或近纺锤形，（25~35 μm）×（7~8 μm）。

生境及分布：生于针阔混交林中地上。分布于贵州各地。

采收加工：夏季、秋季采收，烘干。

功能与主治：子实体入药，抗肿瘤。

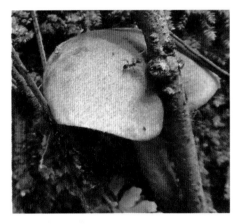

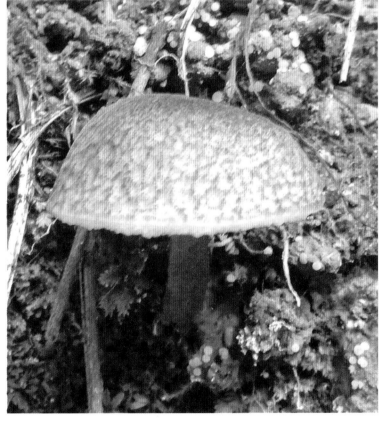

植物名称：褶孔牛肝菌 *Phylloporus rhodoxanthus* (Schwein.) Bres.

植物形态：子实体中等。菌盖直径3～11 cm，扁半球形，后平，中部稍下凹，土黄色、褐色或淡栗色，被茸毛或变光滑。菌肉淡黄色，厚。菌褶橘黄色，延生，较稀，不等长，褶间具横脉，有时形成褶孔。菌柄长3～5 cm，粗0.7～1.4 cm，圆柱形，上下略等粗或基部稍细，土黄色或橘黄色，上部有脉纹。孢子印淡黄褐色。孢子带淡黄色，椭圆形或近纺锤形，（10.4～13 μm）×（4.4～5.2 μm）。褶侧囊体无色，顶端常较细，常有黄色内含物，棒状，（50～81 μm）×（7～12 μm）。

生境及分布：生于林中地上。分布于贵州各地。

采收加工：夏季、秋季采收，烘干。

功能与主治：子实体入药，散寒止痛，消食。主治大骨节病，消化不良。

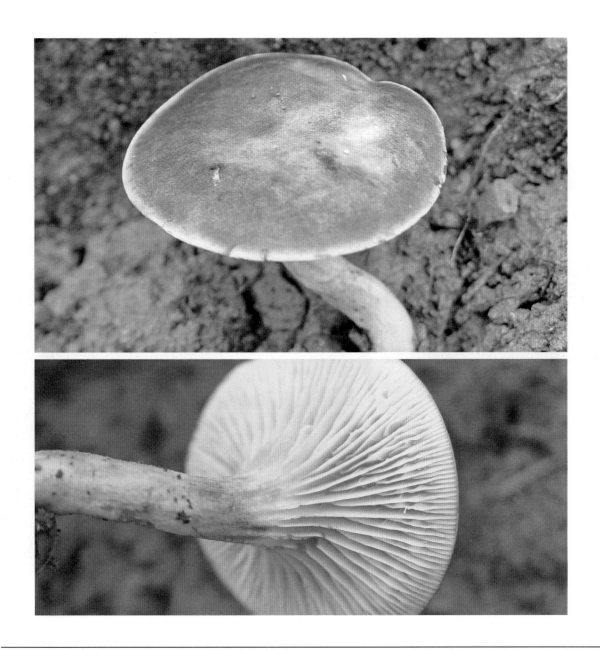

植物名称：**虎皮粘盖牛肝菌** *Suillus pictus* (Peck) Kuntze

植物形态：子实体中等。菌盖直径4～9.8 cm，扁半球形，淡黄褐色，满布土红褐色茸毛状鳞片，边缘有悬垂着的菌幕残片。菌肉淡土黄色，伤后微变红。菌管黄褐色，延生，辐射状排列，管口复式，角形，宽1～1.5 mm。菌柄长3～8 cm，粗1～2 cm，土褐色，粗糙，内实，菌柄上部有残存菌环，并有网纹。孢子无色到淡黄色，平滑，有时似有1～2个油滴，长椭圆形，（7.8～10.4 μm）×（3～4 μm）。褶缘囊体无色至淡褐色或褐色，有时弯曲，顶端钝或稍尖，棒状，（29～38 μm）×（7～10 μm）。

生境及分布：生于针阔混交林中地上。分布于贵州各地。

采收加工：秋季采收，烘干。

功能与主治：子实体入药，祛风散寒，舒筋活络。主治手足麻木，腰腿疼痛。

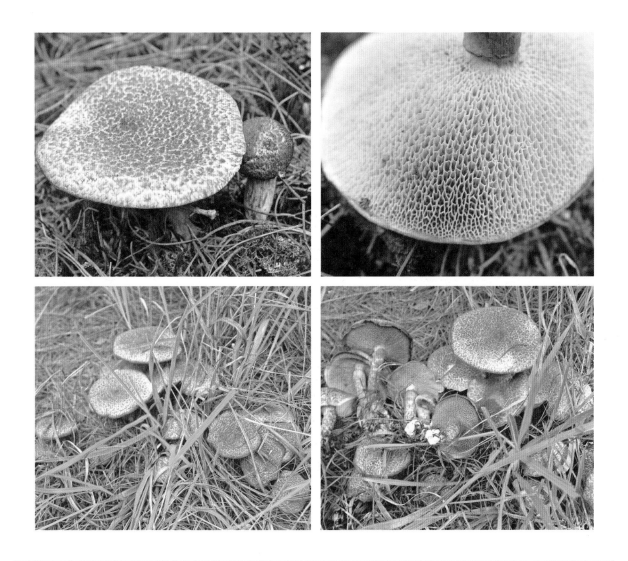

植物名称：混淆松塔牛肝菌 *Strobilomyces confusus* Singer

植物形态：子实体中等至较大。菌盖直径3~9.5 cm，扁半球形，老后中部平展，茶褐色至黑色，具小块贴生鳞片，中部的鳞片较密，且呈直立而较尖。菌肉白色，受伤后变红色。菌管长0.4~1.8 cm，灰白色至灰色，后变为浅黑色，在菌柄四周稍凹陷，管口多角形。菌柄肉实，白色，受伤时变红色，后变黑灰色，在菌环以上具网纹。菌幕薄，脱落后呈片状残留于菌盖边缘。孢子褐色，椭圆形至近球形，（10.5~12.5 μm）×（9.7~10.2 μm）。褶侧囊体棒状至近梭形，（32~61 μm）×（7.5~26 μm）。

生境及分布：生于林中地上。分布于铜仁等地。

采收加工：夏季采收，烘干。

功能与主治：子实体入药，祛风止痛。主治风湿性关节痛。

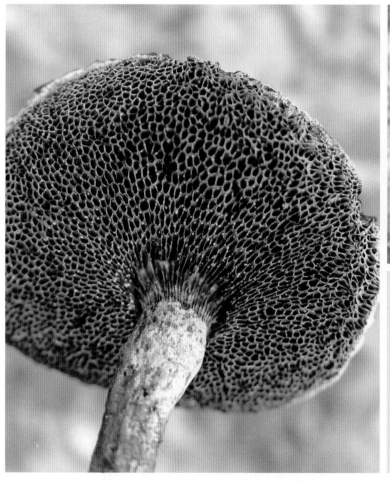

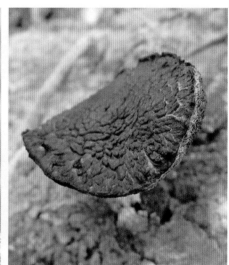

植物名称：**松塔牛肝菌** *Strobilomyces floccopus* (Vahl) P. Karst.

植物形态：子实体中等至较大。菌盖直径2～11.5 cm，初半球形，后平展，黑褐色至黑色或紫褐色，表面有粗糙的毡毛状鳞片或疣，直立，反卷，后菌幕脱落残留在菌盖边缘。菌管初污白色或灰色，后渐变为褐色或淡黑色，菌管层直生或稍延生，长1～1.5 cm，管口多角形，与菌管同色。菌柄长4.5～13.5 cm，粗0.6～2 cm，与菌盖同色，上下略等粗或基部稍膨大，顶端有网棱，下部有鳞片和茸毛。孢子淡褐色至暗褐色，有网纹或棱纹，近球形或略呈椭圆形，（8～12 μm）×（7.8～10.4 μm）。侧囊体褐色，两端色淡，棒形具短尖，近瓶状或一面稍鼓起，（26～85 μm）×（11～17 μm）。

生境及分布：生于针阔混交林中地上。分布于江口、石阡、黔西、龙里、绥阳、清镇、开阳等地。

采收加工：夏季采收，烘干。

功能与主治：子实体入药，祛风止痛。主治风湿性关节痛。

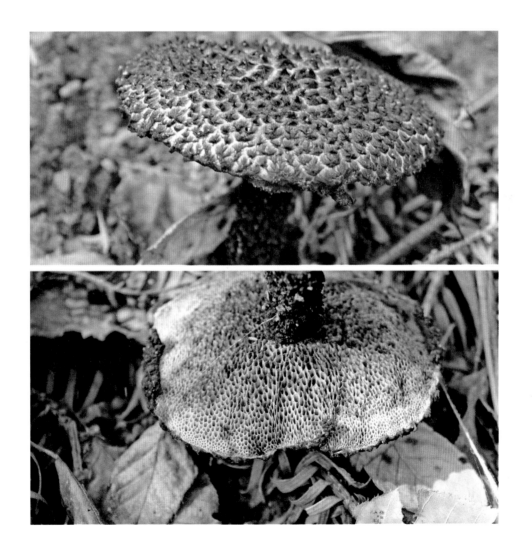

红菇科 Russulaceae

子实体肉质，脆，易腐烂，色泽鲜艳。菌盖、菌柄或菌褶的菌肉组织具球状胞。菌褶离生至延生。孢子印白色至深赭色。孢子在显微镜下无色至淡黄色，通常球形至宽椭圆形。菌柄通常中生，菌丝无锁状联合，常具有囊状体，有些种具油囊体或乳管和乳汁。

植物名称：白乳菇 *Lactarius piperatus* (L.) Pers.

别称：辣乳菇、羊脂菌

植物形态：子实体中等至大型，白色。菌盖直径5～18 cm，初期扁半球形，中央下凹呈脐状，最后呈漏斗状，表面光滑或平滑，不黏，无环带，边缘内卷后平展。菌肉白色，伤后变色不明显或淡黄色，厚，乳汁白色，味很辣。菌褶白色，延生，窄，很密，分叉。菌柄短粗，长2～6 cm，粗1～3 cm，等粗或向下渐细，无毛，内部实心。孢子印白色。孢子无色，有小疣或粗糙，近球形，（6.5～8.5 μm）×（5～6.5 μm），褶侧囊体和褶缘囊体顶部钝或锐，纺锤状或梭形至近柱形。

生境及分布：生于针阔混交林中地上。分布于铜仁、贵阳等地。

采收加工：夏季采收，烘干。

功能与主治：子实体入药，祛风散寒，舒筋活络。主治手足麻木，四肢抽搐，腰腿痛。

附注：《中国药用真菌》收载品种。可食用。

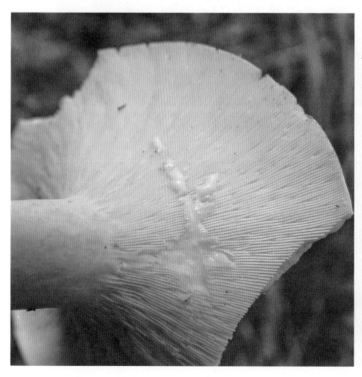

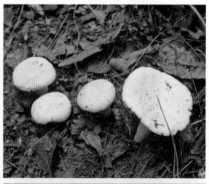

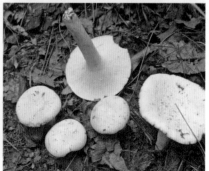

植物名称：多汁乳菇 *Lactarius volemus* (Fr.) Fr.

别称：奶浆菌

植物形态：子实体中等至较大。菌盖直径4～12 cm，幼时扁半球形，中部下凹呈脐状，伸展后似漏斗状，琥珀色至土红色，表面平滑，无环带，边缘内卷。菌肉白色，伤处渐变色，乳汁白色，不变色。菌褶白色或带黄色、褐黄色，直生至延生，稍密，分叉，不等长。菌柄长3～8 cm，粗1.2～3 cm，近圆柱形，同盖色，表面近光滑，内部实心。孢子印白色。孢子具小疣和网棱，近球形，（8.5～11.5 μm）×（8.3～10 μm）。褶侧囊体多，淡黄色，明显壁厚，近圆柱形、棱形，（35～110 μm）×（8～2.5 μm）。

生境及分布：生于针阔混交林中地上。分布于玉屏、石阡、江口、凯里、雷山、从江、剑河、榕江、威宁、黔西、兴义、安龙、兴仁、都匀、独山、荔波、瓮安、余庆、正安、绥阳及安顺、贵阳等地。

采收加工：夏季采收，烘干。

功能与主治：子实体入药，抗肿瘤。

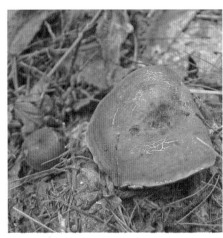

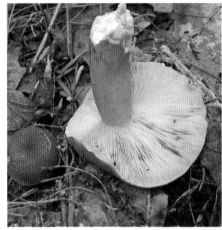

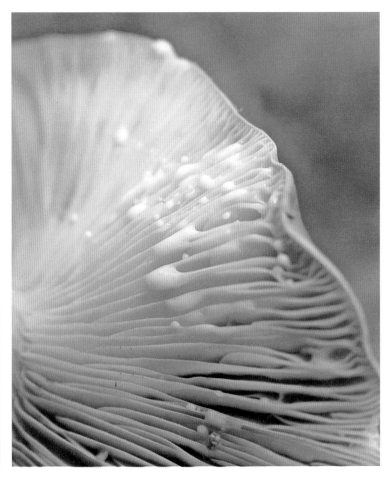

植物名称：红菇 *Russula lepida* Fr.

别称：青杠菌、美丽红菇

植物形态：子实体中等。菌盖直径4～9 cm，扁半形，后平展至中下凹，珊瑚红色或更鲜艳，可带苋菜红色，边缘有时为杏黄色，部分或全部退至粉肉桂色或淡白色，不黏，无光泽或绒状，中部有时被白粉，边缘无条纹。菌肉白色，厚，常被虫吃，味道及气味好，但嚼后慢慢有点辛辣味或薄荷味。菌褶白色，老后变为乳黄色，近盖缘处可带红色。菌柄白色，一侧或基部带浅珊瑚红色。孢子印浅乳黄色。孢子无色，近球形，（7.5～9 μm）×（7.3～8.1 μm）。褶侧囊体近梭形，（51～85 μm）×（8～13 μm）。

生境及分布：生于针阔混交林中地上。分布于江口、石阡、印江、松桃、凯里、雷山、榕江、剑河、册亨、兴义、兴仁、安龙、荔波、独山、都匀、福泉、龙里、正安、绥阳、余庆及贵阳等地。

采收加工：夏季采收，烘干。

功能与主治：子实体入药，抗肿瘤。

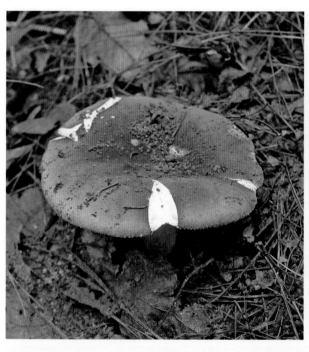
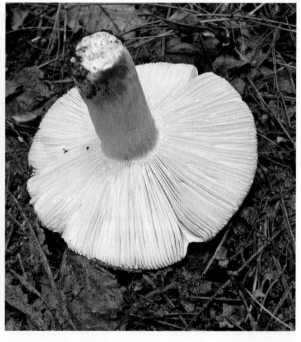

植物名称：绿菇 *Russula virescens* (Schaeff.) Fr.

别称：青头菌

植物形态：子实体中等至稍大。菌盖直径3～12 cm，初期球形，很快变扁半球形并渐伸展，中部常稍下凹，不黏，浅绿色至灰绿色，表皮往往斑状龟裂，老时边缘有条纹。菌肉白色。味道柔和，无特殊气味。菌褶白色，近直生或离生，较密，具横脉，等长。菌柄长2～9.5 cm，粗0.8～3.5 cm，中实或内部松软。孢子印白色。孢子无色，有小疣，可连成微细不完整之网纹，近球形至卵圆形或近卵圆形，（6.1～8.2 μm）×（5.1～6.7 μm）。褶侧囊体较少，梭形，有的顶端分叉，状如担子小梗。

生境及分布：生于针阔混交林中地上。分布于梵净山和石阡、江口、雷山、榕江、从江、台江、剑河、施秉、黔西、兴义、安龙、兴仁、龙里、贵定、都匀、独山、荔波、正安、绥阳、桐梓、道真、余庆及安顺、贵阳等地。

采收加工：夏季、秋季采收，烘干。

功能与主治：子实体入药，清热，明目，舒筋活络，泻肝火。主治视物不明，内热，气郁。

附注：《中国药用真菌》收载品种。产藏量较大，可开发利用。可食用。

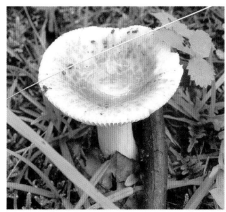
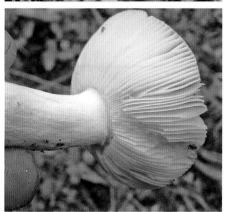
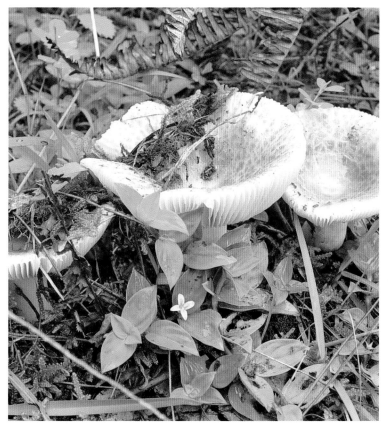

鬼笔科 Phallaceae

本科菌盖不成伞状。孢托（成熟子实体）一般为笔状，且为海绵质，顶部有钟形子层托，上有青绿色的孢子黏液物覆盖，成熟的孢子是包埋在包被内，等子实体破裂后才会裸露散发出孢子，多具有臭味以吸引苍蝇助其繁殖。

植物名称：短裙竹荪 *Dictyophora duplicata* (Bosc) E. Fisch.

植物形态： 子实体较大，高12～18 cm。菌托粉灰色，直径4～5 cm。菌盖高宽各3.5～5 cm，钟形，具显著网格，内含有绿褐色臭而黏的孢子液，顶端平，有一穿孔。菌幕白色，从菌盖下垂直3～5 cm，网眼圆形，直径1～4 mm。

生境及分布： 生于针阔混交林中地上。分布于威宁、兴仁及安顺、遵义、贵阳等地。

采收加工： 子实体成熟时采收，晒干或烘干。

功能与主治： 子实体入药，补气养阴，润肺止咳，清热利湿。主治肺虚热咳，喉炎，痢疾，高血压，高脂血症。

附注：《本草纲目》收载品种。可食用。

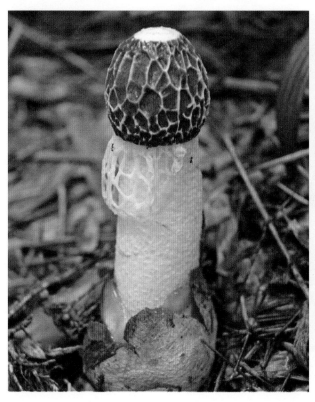
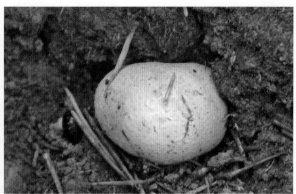
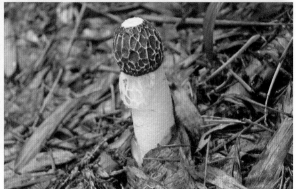

植物名称：红鬼笔 *Phallus rubicundus* (Bosc.) Fr.

别称：深红鬼笔

植物形态：子实体中等或较大，高10～20 cm。菌盖高1.5～3 cm，宽1～1.5 cm，近钟形，具网纹格，上面有灰黑色恶臭的黏液，浅红至橘红色，被黏液覆盖，顶端平，红色，并有孔口。菌柄长9～19 cm，粗1～1.5 cm，圆柱形，红色，中空，海绵状，下部渐粗，色淡至白色，而上部色深，靠近顶部橘红至深红色。菌托长2.5～3 cm，粗1.5～2 cm，白色，有弹性。孢子近无色，椭圆形，（3.5～45 μm）×（2～2.3 μm）。

生境及分布：生于针阔混交林中地上。分布于江口、石阡、雷山、安龙、兴仁、荔波及贵阳等地。

采收加工：夏季采收，烘干。

功能与主治：子实体入药，清热解毒，消肿生肌。主治恶疮，痈疽，喉痹，刀伤，烫伤。

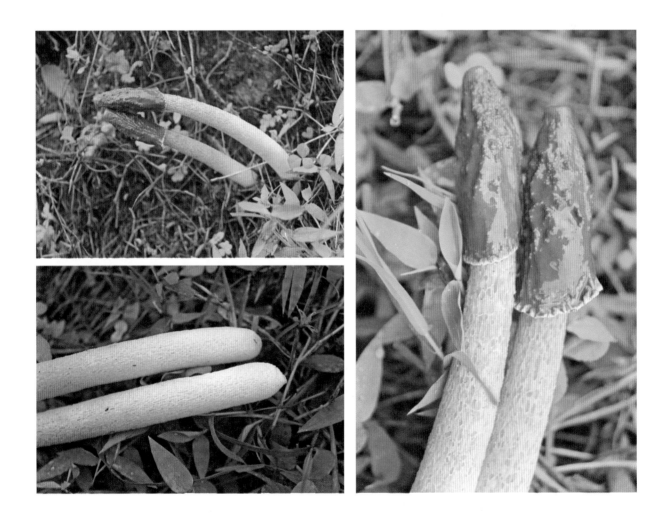

硬皮地星科 Astraeaceae

担子体无柄，初期近球形，具较厚且复杂的外包被，包被通常从顶部星芒状分裂形成星状，少数不开裂；内包被1~2层。孢子体具大量孢丝。中柱缺乏。担孢子球形或近球形，表面具不规则瘤或网纹。

植物名称：硬皮地星 *Geastrum hygrometricum* **Pers.**

植物形态：子实体未开裂时呈球形；开裂后露出地面，外包被厚，3层，外层薄而软，中层纤维质，内层软骨质，成熟时开裂成7~9瓣，潮湿时外翻，干燥时强烈内卷，外表面干时灰色至灰褐色，湿时深褐色至黑褐色，内侧深褐色且常有许多深裂痕；内包被薄膜质，近球形，直径1.2~2.8 cm，灰色至褐色，里面无中轴，顶部开裂成个孔口。担孢子球形，褐色，壁表有小疣，7~9.5 μm，表面附着有粒状物。

生境及分布：生于山野路旁、松林边土坎或山坡草丛中。分布于黄平、赫章、威宁、金沙、平坝及贵阳等。

采收加工：夏季采收，烘干。

功能与主治：子实体入药，清肺，利咽，解毒，消肿，止血。主治咳嗽，咽喉肿痛，疮痈肿毒，外伤出血，冻疮流水，吐血等。

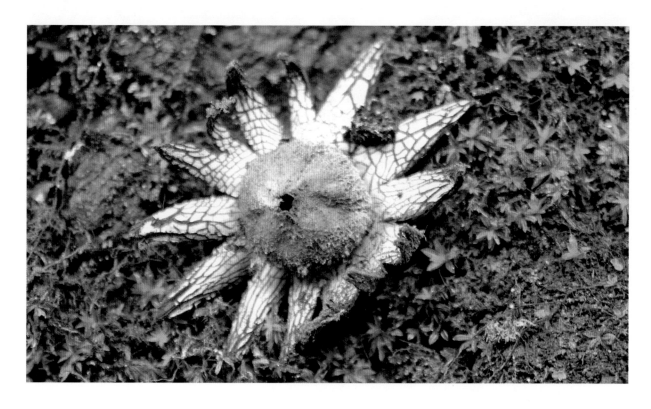

地星科 Geastraceae

包被4层，其中外包被3层，成熟时呈星状开裂，内包被薄，顶生孔口。孢子体成熟时粉末状。孢丝无隔膜，通常不分枝，与内包被内壁相连或与中柱相连。担孢子球形、近球形，表面具疣、刺等纹饰。

植物名称：尖顶地星 *Geastrum triplex* (Jungh.) Fisch.

植物形态：子实体较小。初期扁球形，外包被基部浅袋形，上半部分裂为5~8瓣，裂片反卷，外表光滑，蛋壳色，内层肉质，干后变薄，栗褐色，往往中部分离并部分脱落，仅残留基部；内包被粉灰色至烟灰色，无柄，球形，直径1.7~3 cm，嘴部显著，宽圆锥形。孢子褐色，有小疣，球形，直径3~5 μm。孢丝浅褐色，不分枝，粗6 μm。

生境及分布：生于针阔混交林中地上。分布于贵阳等地。

采收加工：夏季采收，烘干。

功能与主治：子实体入药，止血，消肿，解毒。主治消化道出血，外伤出血，感冒咳嗽。

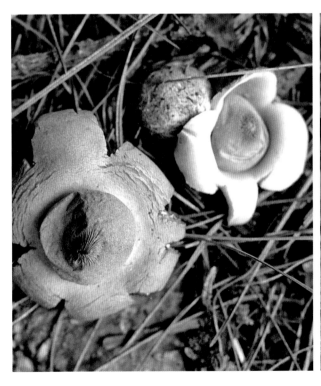
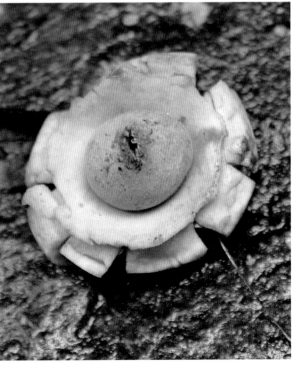

硬皮马勃科 Sclerodermataceae

子实体多为表生（地上），很少为地下，或多或少呈球形，无茎或具不规则的根状茎。被膜（外壁）多数简单，很少2层，坚固，很少薄，膜质，不规则或片状开裂或腐烂，显露出产孢组织。产孢组织通常有明确的担子区，由无菌静脉分隔，担子有规律地散布在组织中。幼体为褐色或白色，成年后由深紫色变为棕红色，成熟时碎成孢子粉末，组织解体。担子大致为棒状。孢子呈褐色，大致呈球形，壁厚，有刺或疣，或呈网状。

植物名称：光硬皮马勃 *Scleroderma cepa* Pers.

植物形态：子实体小，直径1.5～5 cm，近球形或扁球形，无柄或几无柄，由一团菌丝束固定于地上，初期白色，后呈土黄色、浅青褐色，后红褐色或灰褐色或紫色，光滑，有时顶端有细致斑纹，干后包被变薄，不孕，基部小。孢子球形，深褐色或紫褐色，8～11 μm，具尖锐刺，长约1 μm。

生境及分布：生于松林中地上。分布于石阡等地。

采收加工：夏季、秋季采收，烘干。

功能与主治：子实体入药，清热利咽，解毒消肿，止血。主治咽喉肿痛，疮痈肿毒，冻疮流水，痔疮出血，消化道出血，外伤出血。

附注：《中国药用菌物》收载品种。

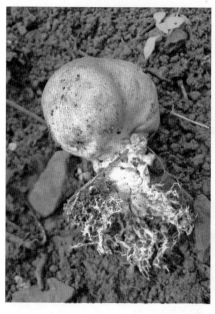 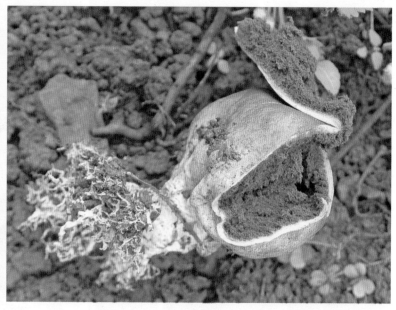

植物名称：橙黄硬皮马勃　*Scleroderma citrinum* **Pers.**

植物形态：子实体较小或中等，直径2～13 cm，近球形或扁圆形，土黄色或近橙黄色，表面初期近平滑，渐形成龟裂状鳞片。皮层厚，剖面带红色，成熟后变浅色。内部孢子体初期灰紫色，后呈黑褐紫色，破裂散放孢子粉。孢丝厚壁，褐色，多分枝，有锁状联合，2.5～5.5 μm。孢子具网纹凸起，褐色，球形，9～12 μm。

生境及分布：生于针阔混交林中地上。分布于安龙等地。

采收加工：夏季采收，烘干。

功能与主治：子实体入药，消肿，止血。主治外伤出血，冻疮溃破流水。

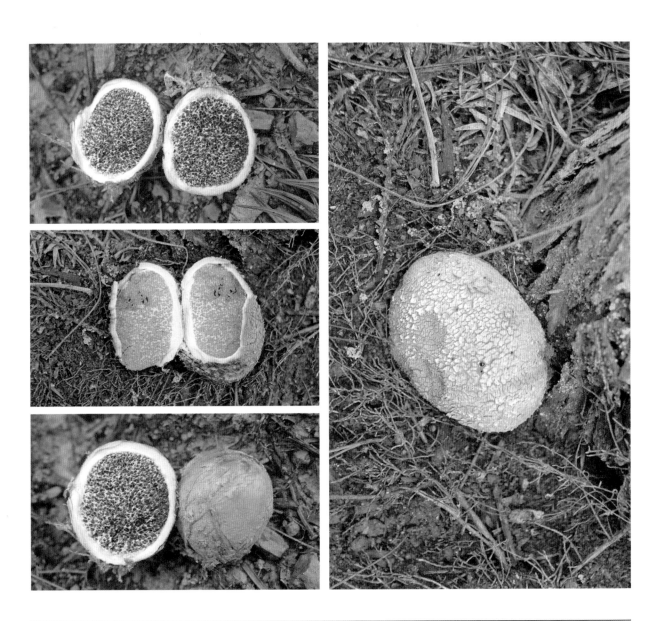

地衣类植物

065～072

肺衣科 Lobariaceae

地衣体叶状，多大型，平铺于基物上，或有时基部具短柄并直立；上、下表面具皮层；下皮层完整，或穿孔形成杯点或假杯点，常生有茸毛和假根。子囊盘半被果型，表面生或边缘生，无柄或有短柄，具果托；果托由多层细胞构成假薄壁组织皮层；子囊内生8个孢子；子囊孢子无色或淡褐色，横向1~3隔或多隔，纺锤形或针形；分生孢子器埋生于衣体中，多少突出于地衣体表面或不清晰；分生孢子顶生，短杆状，两端略膨大。光合共生物为绿藻或蓝藻。

本科共4属，分布于温带和热带地区。我国有4属39种，主要分布于西南各省区。

植物名称：网脊肺衣 *Lobaria retigera* (Bory) Trev

别称：石龙皮、石龙衣、老龙皮、癞肚皮、蛇皮苔、石花

植物形态：地衣体中到大型叶状，直径达10~20 cm。裂片反复分裂，先端钝圆，上表面褐色至深绿褐色，干燥后呈黄褐色至灰褐色，表面网脊强烈，光滑，具瘤状裂芽及小裂片；下表面黑褐色，网状沟中密生黄褐色至蓝褐色茸毛，并生有稀疏假根。子囊盘未见。共生藻为蓝藻。

生境及分布：生于树干及岩石表面。分布于贵州各地。

采收加工：全年均可采收，洗净，晾干。

功能与主治：地衣体入药，健胃利水，祛风止痒。主治消化不良，小儿疳积，肾炎水肿，腹水，皮肤瘙痒，烧烫伤，疮痈肿毒等。

附注：《中国药用孢子植物》《新华本草纲要》《全国中草药汇编》收载品种。

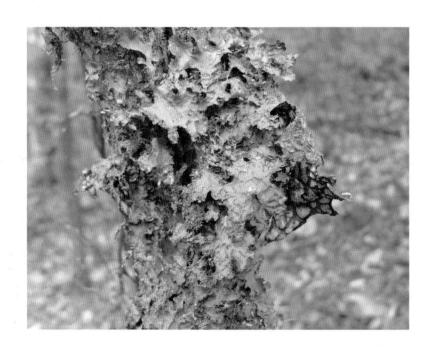

植物名称：深杯牛皮叶 *Sticta wrightii* Tuck.

别称：老龙皮、宽叶牛皮叶

植物形态：地衣体大型叶状，革质，直径可达10～15 cm，疏松贴生于基物上。裂片重复分裂，先端钝圆，宽0.2～3 cm，边缘波状，上表面黄褐色至暗绿褐色，干燥后呈黄褐色至绿褐色，表面有强烈褶皱，裂片顶端边缘有白色结晶层及微薄茸毛；下表面中央深褐色，近边缘逐渐变淡，呈淡黄色，密生同色的茸毛，茸毛间散生淡黄色或白色的杯点。子囊盘众多，生于表面，幼时杯状，成熟后圆盘状，全缘，直径0.2～0.4 cm，短柄；盘面红褐色。共生藻为绿藻。

生境及分布：生于灌木枝上及岩石表面。分布于贵州各地。

采收加工：全年均可采收，洗净，晾干。

功能与主治：地衣体入药，健胃利水，祛风止痒。主治消化不良，小儿疳积，肾炎水肿，肝硬化腹水，皮肤瘙痒，烧烫伤，疮疡肿毒等。

附注：《中华本草》收载品种。

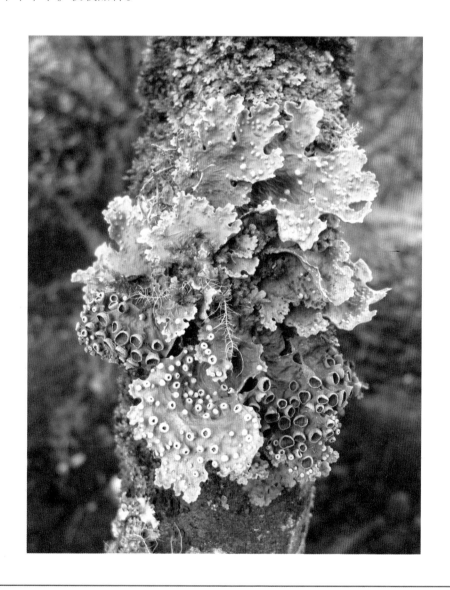

石蕊科 Cladoniaceae

地衣体常由水平生长的初生地衣体和垂直生长的次生地衣体两部分组成。初生地衣体壳状、颗粒状或鳞片状，宿存或早期消失；次生地衣体为果柄、拟果柄或缺如，由初生地衣体上生出，直立，中空或实心，单一或具稀疏至繁茂的分枝。共生藻为绿藻中共球藻属植物。无衣瘿。子囊盘状似蜡盘型而质地较硬；常顶生或稀侧生于果柄上，或偶有直接生于初生地衣体上者；子囊圆柱状或棍棒状，顶端具加厚的淀粉质层，内含8个孢子，不规则双行排列；孢子无色，单胞。

本科我国有5属105种，主要分布于西南各省区。

植物名称：鹿石蕊 *Cladonia rangiferina* (L.) F. H. Wigg.

别称：石蕊、石芥、云茶、蒙顶茶、石蕊花、云芝茶、蒙山茶、石花、刀伤药

植物形态：初生地衣体早期消失。果柄灌木状分枝，直立丛生，无杯体，高达10～12 cm，果柄主轴明显，多叉不等长稠密分枝，无皮层，枝腋间具圆形穿孔；主枝灰白色至暗灰绿色，基部呈黑色或污褐色，近顶端分枝为三至四叉短分枝，呈深褐色，同向倾斜。子囊盘未见。分生孢子生于小枝顶端。

生境及分布：生于高山林地。分布于贵州各地。

采收加工：夏秋可采，洗净，晾干。

功能与主治：地衣体入药，清热，润燥，凉肝，化痰，利湿。主治烦热不安，咽燥痰结，目翳，热淋，黄疸。

附注：《中华本草》收载品种。

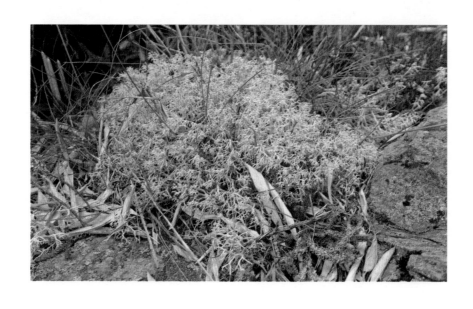

植物名称：雀石蕊 *Cladonia stellaris* (Opiz) Pouzar et Vezda

别称：高山石蕊、山岭石蕊、岭石蕊、雀儿石蕊、太白花

植物形态：初生地衣体壳状，早期消失。果柄多分枝，顶端分枝周密，通常以等三叉、四叉至五叉分枝占优势；果柄表面灰白色至浅黄灰色。子囊盘稀见，暗褐色，位于多叉分枝的果柄顶端。分生孢子器位于多叉分枝的果柄顶端，内含红色物质。

生境及分布：生于林下。分布于贵州各地。

采收加工：全年均可采收，洗净，晾干。

功能与主治：地衣体入药，平肝明目，止血调经。主治头晕目眩，偏头痛，目疾，鼻衄，月经不调，白带过多。

附注：《中华本草》收载品种。

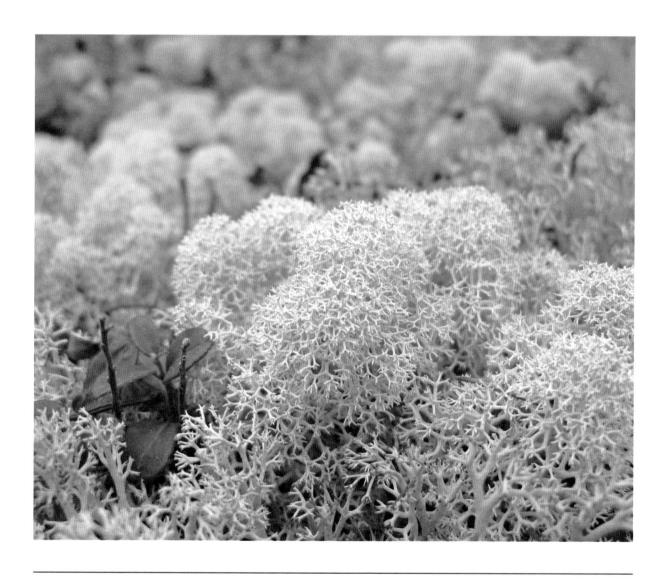

石耳科 Umbilicariaceae

地衣体有脐，叶状，上、下皮层之间有明显的分层现象，由上而下分成绿藻层、髓层和下皮层，下表皮有时向外伸出形成假根。子囊为单孢、双孢至八孢；子囊孢子无色或为棕色砖壁型。分生孢子壳常埋生于地衣体之中，位于上皮层和藻层之间。共生藻是绿藻中共球藻属植物。

本科我国有5属105种，主要分布于西南各省区。

植物名称：庐山石耳 *Umbilicaria esculenta* (Miyoshi) Minks

别称：石壁花、地耳、石木耳、岩菇、灵芝、脐衣、石耳

植物形态：地衣体单叶型，圆形，直径5～10 cm。边缘上翘，常撕裂状，上表面灰褐色，光滑或局部粗糙，有时局部皮层脱落；下表面黑色至深棕黑色，有颗粒状突起和分枝短假根，以中央脐固着基物。

生境及分布：岩石表面生。分布于贵州各地。

采收加工：全年均可采收，洗净，晾干。

功能与主治：地衣体入药，养阴润肺、凉血止血、清热解毒。主治肺虚劳咳、吐血、衄血、崩漏、肠风下血、痔漏、脱肛、淋浊、带下病、毒蛇咬伤、烫伤和刀伤。

附注：《中华本草》收载品种。

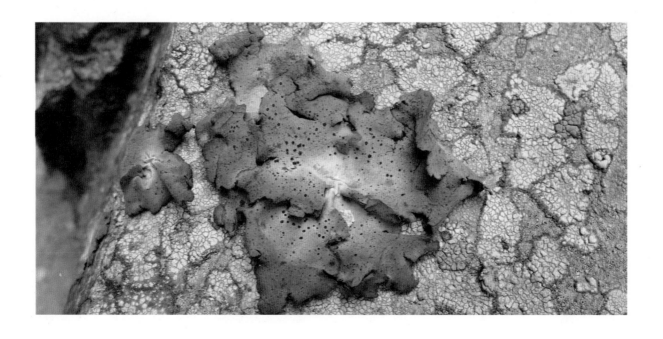

梅衣科 Parmeliaceae

地衣体叶状和枝状，也有壳状、亚壳状、盾状、脐状、亚枝状；叶状者背腹分明，常有假根或脐状物，少数无假根；枝状者常呈辐射状结构。地衣体颜色多样化。共生藻绝大多数为绿藻中共球藻属植物，异层型。子囊果为子囊盘，茶渍型，无柄至有柄，表面生或边缘生或侧生；子实下层的下方有果壳，子囊为茶渍型，顶部常有一个遇碘强烈变蓝的淀粉质环状体；侧丝直立或相互交织，有隔；子囊中常含8个孢子，孢子单胞、无色，但也有例外。分生孢子形状多样。

本科我国有22属171种，分布于全国各省区。

植物名称：长丝萝 *Dolichousnea longissima* (Ach.) Articus

别称： 松萝、女萝、松上寄生、天蓬草、树挂、云雾草、树发七、海风藤、树毛

植物形态： 地衣体丝状悬垂，柔软，长20～100 cm（或更长），以基部附着器固着于基物上，附着器明显膨大。主枝直径1～2 mm，有环裂；次生分枝为等长二叉式分枝，并密生与次生分枝垂直的刺状小分枝。地衣体表面灰白色至淡黄绿色，无光泽，无粉芽和裂芽。髓层具致密的中轴，有弹性。子囊盘少见，侧生，圆盘状，全缘，盘缘具长短不一的缘毛；盘面棕褐色，被粉霜；子囊内含8个孢子。

生境及分布： 针叶或阔叶林树冠上悬垂，偶见岩石上生。分布于贵州各地。

采收加工： 全年均可采收，晾干。

功能与主治： 地衣体入药，祛痰止咳、清热解毒、除湿通络、止血调经、驱虫。主治痰热温疟、咳嗽、肺痨、头痛、目翳、痈肿疮毒、瘰疬、乳痈、烫伤、毒蛇咬伤、风湿痹痛、跌打损伤、骨伤、外伤出血、吐血、便血、崩漏、月经不调、白带过多、蛔虫病、血吸虫病。

附注：《中华本草》收载品种。

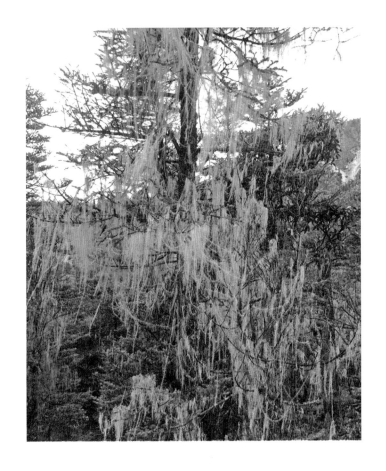

苔藓类植物

073～088

疣冠苔科 Aytoniaceae

叶状体中等，多数叉状分枝，或具腹枝；气孔单一型，由多列细胞围绕，呈高出的火山口形；鳞片大，半月形，紫堇色，覆瓦状排列，具1~2条披针形沟，有或无油体细胞。雌雄异株或同株；精子器生花状枝上或单个生于叶状体上；颈卵器生叶状体背部先端的雌器托上，托柄上具1条假根沟，每一个总苞中有1~4个孢子体，在雌托腹面有由颈卵器苞裂成单个的长裂片。蒴柄短，基部足球形。孢蒴球形；孢蒴壁无环状螺纹加厚；孢子具疣或小凹和宽的透明边。

本科我国有4属25种，分布于全国各省区。

植物名称：**石地钱** *Reboulia hemisphaerica* **(L.) Raddi**

植物形态：植物体叶状，叉状分枝，长2~4 cm，宽0.5~0.7 cm，尖端心形；背面深绿色，近于草质，无光泽。腹面紫红色，两侧各有1列大型、呈覆瓦状排列的紫红色鳞片，沿中轴着生多数假根。雌雄同株。雄托无柄，贴生于叶状体背面中部，呈圆盘状。雌托生于叶状体顶端，托柄长1~2 cm，托顶半球形，绿色，四瓣裂，每瓣腹面有2片无色透明的总苞。孢蒴圆球形，黑色，成熟后自顶部1/3处盖裂。

生境及分布：生于土坡或岩石壁上。分布于贵州各地。

采收加工：夏季、秋季采收，洗净，鲜用或晒干。

功能与主治：全草入药，清热解毒，消肿止血。主治疮痈肿毒，烧烫伤，跌打肿痛，外伤出血等。

附注：《中国药用孢子植物》收载品种。

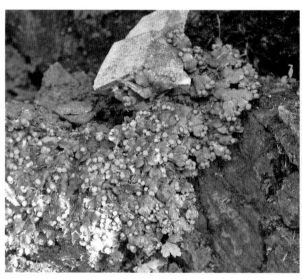
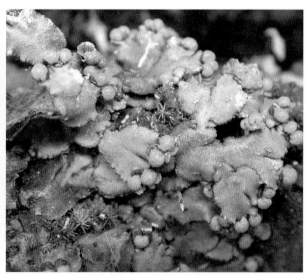

蛇苔科 Conocephalaceae

植物体绿色扁平叶状，叉形多次分枝。叶状体背面有极明显的六边形网格状的气室轮廓，在其中央还有透明的大型气孔。雌雄异株。雄托卵形或肥厚盘形，生于叶状体前端，紧贴叶状体背面，有时偏于侧边；精子器陷生于腔中。雌托位于叶状体分枝的前端。雌托柄甚长，绿色，具1条假根沟，雌托平圆状，六至八短瓣裂；下面有6～8个总苞，每苞有1个具短柄的长卵形棕色孢蒴。孢蒴成熟后上部小型盖裂，下部背卷四至八瓣裂。无性繁殖，在叶状体前端形成新叶状体或于腹面形成新芽或形成芽孢体。

本科仅1属，我国有1属2种，分布于全国各省区。

植物名称： 蛇苔 *Conocephalum conicum* (L.) Dum.

别称： 地皮斑

植物形态： 叶状体宽带状，近于革质，翠绿色或深绿色，略具光泽，多回二歧分叉，长5～10 cm，宽1～2 cm；背面有肉眼可见的六边形或菱形气室。每室中央有1个单一型的气孔，孔边细胞5～6列；气室内有多数直立的营养丝，顶端细胞呈梨形，腹面两侧各有1列深紫红色鳞片。雌雄异株。雄托呈椭圆盘状，紫色，无柄，贴生于叶状体背面。雌托呈圆锥形，褐黄色，有无色透明的长柄，长3～5 cm，着生于叶状体背面尖端；托下面着生5～8个总苞，每苞内具1个梨形、有短柄的孢蒴。

生境及分布： 生于溪边林下阴湿岩壁上。分布于贵州各地。

采收加工： 夏季、秋季采收，洗净，鲜用或晒干。

功能与主治： 全草入药，清热解毒，消肿止血。主治疮痈肿毒，烧烫伤，毒蛇咬伤等。

附注： 《新华本草纲要》收载品种。

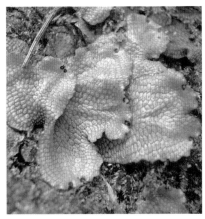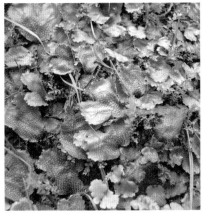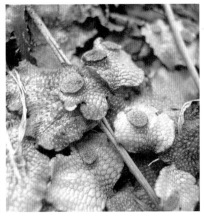

植物名称：**小蛇苔** *Conocephalum japonicum* (Thunb.) Grolle

植物形态：叶状体淡绿色，无光泽，3 cm×3 mm，背面有小型气室；腹面有假根，两侧各有1列深紫色鳞片。雌雄异株。雌托钝头圆锥形，褐黄色，有无色透明的长托柄，长约2 cm，并具假根沟，着生于叶状体背面先端；雌托幼时向内卷曲，老时向外伸展，甚至略向上卷起；托下着生有总苞，每苞内具一棍棒状梨形、有短柄的孢蒴。雄托椭圆盘状，紫色，无柄。孢子黄褐色，直径60～80 μm，表面密被细疣。秋季雌雄两株先端边缘密生绿色或暗绿色的芽孢。

生境及分布：生于溪边林下阴湿岩壁上。分布于贵州各地。

采收加工：夏季、秋季采收，洗净，鲜用或晒干。

功能与主治：全草入药，清热解毒，消肿止血。主治疮痈肿毒，烧烫伤，毒蛇咬伤等。

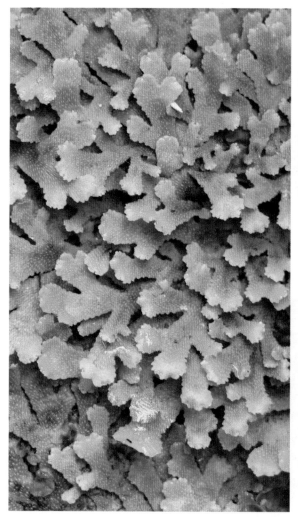

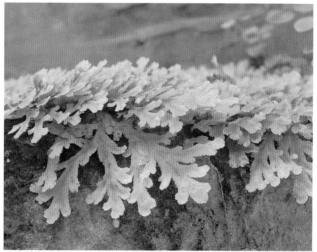

地钱科 Marchantiaceae

　　植物体多数大型，带状或片状，叉形分枝或兼有腹面分枝。叶状体组织常有分化，背面有明显的气孔，上部有分化的气室层，气室中常有绿色营养丝，气孔多属复式，下部组织中有分散的油体细胞；腹面鳞片大型。雌雄异株。雌雄托均有柄，雄托柄较短，柄具2条假根沟；雄托常呈盘形或不规则扁平形，精子器隐没于组织中，雌托分4~10瓣。孢蒴球形或卵形，孢蒴壁有环形加厚。孢子平滑或有粗疣，无网格。无性繁殖常有芽孢。

　　本科我国有3属18种，分布于全国各省区。

植物名称：毛地钱 *Dumortiera hirsuta* (Sw.) Nees

　　植物形态：叶状体扁平带状，深绿色，质硬、脆，半透明，二歧分叉，先端心形；背面密被小疣，略呈波状，无气孔和气室；腹面淡绿色，具多数假根，腹鳞片退化呈痕迹状。雌雄异株。雌托圆盘状，背面密被纤毛，腹面具6~10个总苞，每苞内具1个短柄孢蒴，雌托柄细长，呈赤褐色，长4~5 cm，具2条假根沟。雄托着生于叶状体先端背面，圆盘状，中央凹陷，周边密被毛，托柄极短。孢子黄褐色，具疣。

　　生境及分布：生于阴湿的土坡或湿岩上。分布于贵州各地。

　　采收加工：夏季、秋季采收，洗净，鲜用或晒干。

　　功能与主治：全草入药，清热利湿，拔毒生肌。主治疮痈肿毒，烧烫伤，毒蛇咬伤，骨折等。

　　附注：该种在《云南植物志》和《中国苔纲和角苔植物属志》中被置于魏氏苔科Wiesnerellaceae，在World Checklist of Liverworts（数据库）中被置于毛地钱科Dumortieraceae。

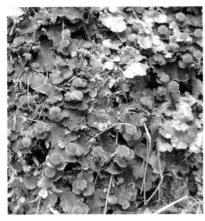 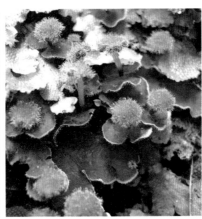 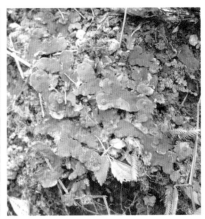

植物名称：地钱 *Marchantia polymorpha* L.

别称：地梭罗

植物形态：叶状体较大，扁平，绿色阔带状，多回叉状分枝，边缘呈波曲状；背面具六边形、整齐排列的气室分隔；每室中央具1个气孔，孔口烟突型；孔边细胞4列，呈十字形排列；腹面具紫红色的鳞片，以及2种假根。雌雄异株。雄托圆盘状，波状浅裂成7~8瓣；精子器生背面；托柄长约2 cm。雌托扁平，深裂成9~11个指状瓣；孢蒴生腹面；托柄长约6 cm。叶状体背面前端往往具杯状的无性芽孢。

生境及分布：生于阴湿的土坡或湿岩上。分布于贵州各地。

采收加工：夏季、秋季采收，洗净，鲜用或晒干。

功能与主治：全草入药，清热利湿，拔毒生肌。主治疮痈肿毒，烧烫伤，毒蛇咬伤，骨折等。

附注：《本草纲目》《新华本草纲要》收载品种。

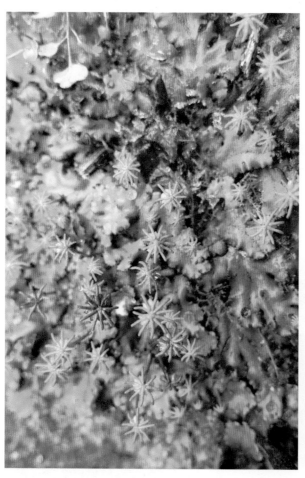
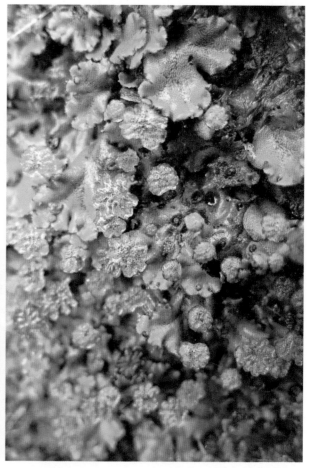

泥炭藓科 Sphagnaceae

水湿或沼泽地区的丛生藓类。原丝体呈片状。植物体灰白，略呈绿色或带紫红色。茎细长而直立，具中轴。茎顶短枝丛集呈头状，侧枝常多数呈束状丛出，常有2种分枝，短劲而倾立的强枝及纤长而附茎下垂的弱枝。茎叶常较枝叶为大。精子器球形，具柄，集生于顶端，每一苞叶叶腋间生1个精子器。精子螺旋状，具2条鞭毛。雌苞着生于头状枝丛的分枝上。孢蒴成熟时棕栗色。

本科仅1属约300种，分布世界各地，尤以北温带分布区较广。我国有1属约30种，分布于全国各省区。

植物名称：泥炭藓 *Sphagnum palustre* L.
别称：大泥炭藓

植物形态：植株柔软，疏松丛生，灰白带黄绿色，略呈淡红色。茎直立，高 18～20 cm，枝丛疏生，每丛具2～3条倾立的强枝，及1～2条下垂的弱枝。茎叶阔舌形，具宽的分化边。枝叶阔卵状莲瓣形，尖部边缘内卷，无色细胞壁上具螺纹及水孔；叶横切面绿色细胞呈狭等腰三角形，位于叶片腹面。雌雄异株。

生境及分布：生于水湿环境。分布于雷公山和黎平、金沙、织金、平坝、贞丰、湄潭及贵阳等地。

采收加工：全年均可采收，洗净，鲜用或晒干。

功能与主治：全草入药，清热明目，止痒。主治目翳，皮肤病等。

附注：民间草药。

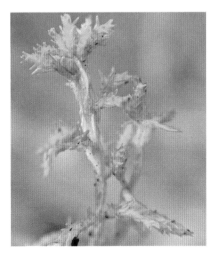 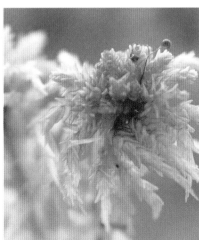 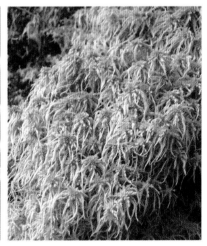

葫芦藓科 Funariaceae

　　矮小的土生藓类。茎有中轴分化，单生或稀有分枝，基部具假根。叶丛生于顶部，呈莲座状，宽舌形或剑头形，短尖；边缘平滑或有齿，具分化边；中肋消失于叶尖；叶细胞疏松，薄壁，多角形或菱形，基部细胞长方形。雌雄同株。孢蒴梨形，直立、倾立或向下弯曲；台部具多数气孔。蒴齿单层、双层或缺失。

　　本科约10属。我国有3属23种，分布于全国各省区。

植物名称：葫芦藓 *Funaria hygrometrica* **Hedw.**

　　植物形态：植物体矮小，稀疏丛生，高1～2 cm，鲜绿色。茎直立，少分枝。叶多集生于枝条上端成芽苞形；叶卵圆形，渐尖，全缘，中肋长达叶尖，叶细胞长方形至六角形。雄苞叶在枝顶集成玫瑰花状。蒴柄细长，鹅颈状下弯。孢蒴歪梨形，下垂，口部偏于一侧。蒴盖圆盘状。蒴帽匙形。

　　生境及分布：生于阴湿地上。分布于水城、荔波、都匀、绥阳、开阳、息烽、修文、清镇及安顺等地。

　　采收加工：夏季采收，洗净，鲜用或晒干。

　　功能与主治：全草入药，祛风除湿，止痛，止血。主治风湿痹痛，跌打损伤，脚痛等。

　　附注：《新华本草纲要》收载品种。

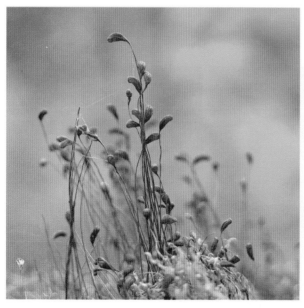
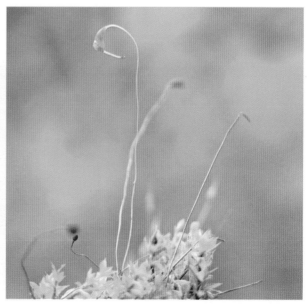

真藓科 Bryaceae

土生，稀树生或腐木生的多年生丛生藓类。植物体直立，多分枝；叶多列，常卵形至狭长披针形；边缘平滑或具齿，有分化边缘；叶细胞单层，边缘有时2~3层，基部细胞长方形，上部细胞狭长梭形、菱形或六角形。雌雄异株或同株。孢蒴倾立，多数对称；台部明显分化。环带由2~4列大型细胞构成。蒴齿2层，外层齿片16枚，内齿层具齿条，少数种属蒴齿缺失。蒴盖短圆锥形，有短尖。蒴帽兜形。孢子圆形，黄色至棕色，平滑或具疣。

本科有18属，全球分布。我国有11属106种，分布于全国各省区。

植物名称：真藓 *Bryum argenteum* Hedw.

别称：银叶真藓

植物形态：植物体密集丛生，灰绿色，有银白色光泽。茎纤细，高0.5~1.5 cm，有分枝。叶紧密覆瓦状排列，卵圆形渐尖或急尖；叶边全缘；叶片上部呈银白色；中肋长达叶中部，叶细胞菱形至六角形，薄壁。孢蒴血红色，椭圆形，下垂。蒴柄红色，细长，1~2 cm。植物体多以无性芽孢进行繁殖。

生境及分布：生于住房周围和低山地上。分布于威宁、兴义、都匀及毕节、安顺、遵义、贵阳等地。

采收加工：全年均可采收，洗净，晒干。

功能与主治：全草入药，清热解毒，止血。主治细菌性痢疾，黄疸，疮痈肿毒，衄血，咳血等。

附注：《本草纲目》《新华本草纲要》收载品种。

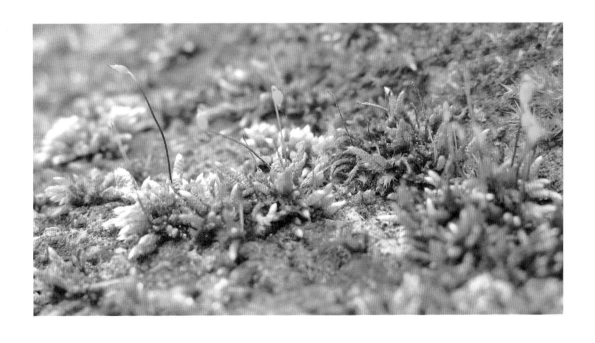

植物名称：暖地大叶藓 *Rhodobryum giganteum* (Schwägr.) Par.

别称：岩谷伞

植物形态：植物体疏松丛生，暗绿色至鲜绿色，高5~10 cm。茎匍匐；分枝直立，红色，下部叶较小，呈鳞片状贴生；枝端叶大，多数丛生展开成玫瑰花状，长倒卵形，基部小，叶边下部全缘，内卷，叶缘上部具明显的分化边，具双列锐齿；中肋达顶部，无厚壁层；叶上部细胞六角形至菱形，基部细胞长方形。雄苞集生于枝顶。孢子体顶生，数个丛出。孢蒴成圆柱形，下垂。蒴柄细长，弯曲。蒴盖拱圆盘状，具短尖喙。

生境及分布：生于潮湿林地或溪边石间。分布于梵净山和赫章、威宁、荔波、独山、桐梓及贵阳等地。

采收加工：夏季、秋季采收，洗净，鲜用或晒干。

功能与主治：全草入药，养心安神，清肝明目。主治心悸怔忡，神经衰弱，目赤肿痛，冠心病，高血压等。

附注：《新华本草纲要》收载品种。

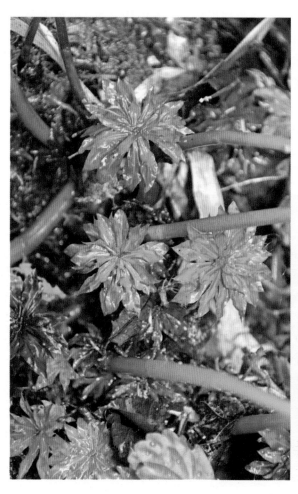
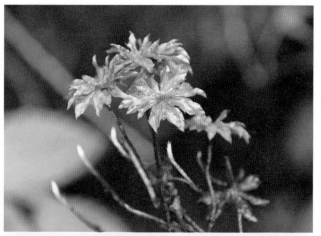
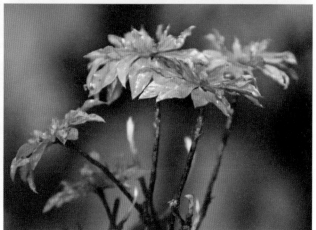

珠藓科 Bartramiaceae

植物体丛生呈垫状，密被假根。叶5~8列，排列密集；叶卵状披针形，具长尖或有鞘部；上部边缘及中肋背部均具齿；中肋不及叶尖或突出叶尖如芒状；叶细胞多为短方形，前端有疣或前角突起。雌雄同株或异株。孢蒴球形，多数凸背，直立或倾立；环带缺失。蒴齿1层或2层，外层齿片16枚，具横栅。内齿层较短，齿毛发育或不发育。蒴盖小，圆锥形。蒴帽兜形。本科共10属，分布世界各地。我国有7属35种，分布于全国各省区。

植物名称：东亚泽藓 *Philonotis turneriana* (Schwägr.) Mitt.

植物形态：植物体纤细，黄绿色、淡绿色，微有光泽。茎长3 cm，基部密生假根，近顶处多次分枝，长2~3 mm。叶片在茎上紧密贴生，呈狭三角状披针形，基部平截形，叶片面积0.25 mm×2 mm，先端渐尖具狭长尖，边缘有齿；中肋粗壮，长达叶尖，肋背有齿突；叶中上部细胞阔线形、长方形，壁薄，腹面疣突位于细胞上端，背面疣突不明显。孢蒴近圆球形、椭圆形，长1.3~2 mm，成熟后水平列。孢子直径20~25 μm。

生境及分布：生于沼泽地或阴湿土上。分布于织金、水城、绥阳及贵阳等地。

采收加工：夏季、秋季采收，洗净，鲜用或晒干。

功能与主治：全草入药，清热解毒。主治咽喉肿痛，感冒，咳嗽，疮痈肿毒等。

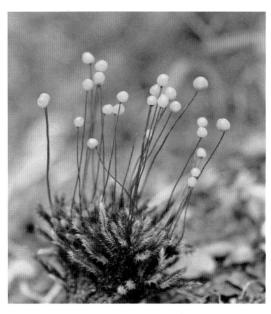
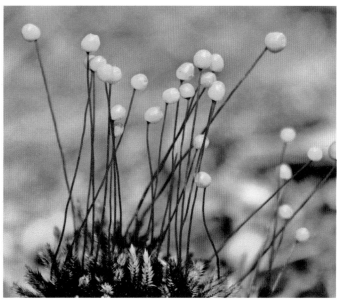

羽藓科 Thuidiaceae

植物体挺硬，大多数无光泽。主茎匍匐，一般为羽状分枝，常具多数鳞毛。茎叶与枝叶常异形，茎叶多列，密集，内凹，基部具长纵折；叶片为单层细胞，常一面或两面具疣；中肋单一，粗壮；叶细胞多为菱形，近叶中部多为圆形，靠近中肋的多为线形。雌雄同株或异株。雌苞叶与茎叶极相似。孢蒴直立，稍弯曲；台部常具显型气孔。环带分化。蒴柄细长，红色，平滑。蒴齿2层。蒴盖圆锥形，具喙。蒴帽兜形，平滑。孢子形小。

本科有19属，分布于温带地区。我国有17属80种，分布于全国各省区。

植物名称：大羽藓 *Thuidium cymbifolium* (Dozy et Molk.) Dozy et Molk.

植物形态：植株大型，鲜绿色至暗绿色，老时呈黄褐色，常交织成大片生长。茎匍匐，长可达10 cm以上，常规则羽状二回分枝；中轴分化；鳞毛密生茎和枝上，披针形至线形。茎叶干燥时疏松贴生，湿润时倾立；叶边上部具细齿；中肋长达尖部，背面具疣或鳞毛；叶中部细胞卵状菱形至椭圆形。枝叶内凹，卵形至长卵形，中肋长达叶片2/3处。雌雄异株。雌苞叶卵状披针形，叶边具多数长纤毛。孢蒴圆柱形。蒴柄黄棕色至红棕色，长约2 cm。蒴齿2层。孢子直径约20 μm，具细疣。

生境及分布：生于山坡林地湿土或树干上。分布于梵净山、雷公山和威宁、荔波及贵阳等地。

采收加工：夏季、秋季采收，洗净，烘干。

功能与主治：全草入药，清热，拔毒生肌。主治各种烫伤等。

附注：贵州药用新资源，民间草药。

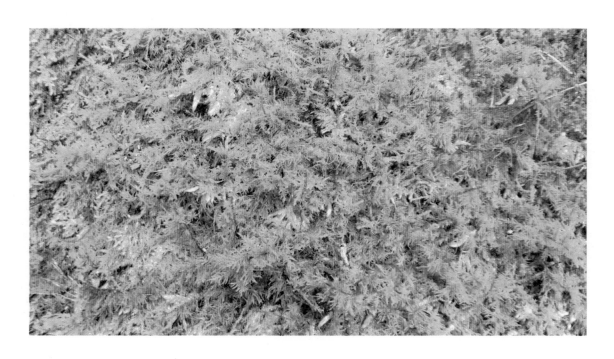

灰藓科 Hypnaceae

植物体纤细或较粗大，稀疏或密集，多数具有光泽。茎多圆形，无中轴或有分化不明显的中轴。茎多匍匐，常具匍匐枝和羽状分枝。叶多偏向一侧，具长尖；中肋短，或无中肋；叶细胞线形，平滑，稀具疣，角细胞分化，常成方形。雌雄同株或异株。孢蒴直立或倾立，卵圆形或圆柱形。环带有分化。蒴柄细长，平滑。蒴齿2层；外齿层有横隔；内齿层基膜不高出，齿毛发育或消失。蒴盖圆锥形，有钝而短的喙。蒴帽兜形，平滑。孢子小，平滑。

本科有19属，多分布于北方林下。我国有19属105余种，分布于全国各省区。

植物名称：**大灰藓** *Hypnum plumaeforme* **Wils.**

植物形态：植物体较粗大柔软，绿色或黄绿色，有光泽，常交织成大片生长。茎长5～10 cm，匍匐或倾立，假根稀少；羽状分枝，分枝末端呈钩状。茎叶与枝叶异形，茎叶基部心脏形，上部披针形，渐成细长尖，向一面弯曲；叶边具细齿；叶细胞分化呈方形或稍膨大呈长卵形，透明，或带棕黄色；枝叶卵状披针形，渐尖。雌雄异株。孢蒴圆柱形，倾立或平展。蒴柄细长，橙黄色。蒴盖圆锥形，具短喙。

生境及分布：生于马尾松林下或土坡草地上。分布于梵净山和威宁、龙里、惠水、荔波、桐梓、道真、习水、绥阳及贵阳等地。

采收加工：夏季、秋季采收，洗净，烘干。

功能与主治：全草入药，清热凉血。主治咯血，吐血，衄血，血崩等。

附注：民间草药。

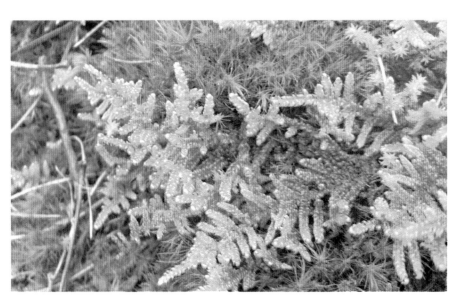
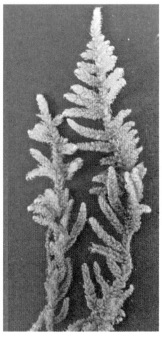

金发藓科 Polytrichaceae

多年生直立土生藓类。配子体常发达，不分枝或树形分枝，下部常具假根。叶多列。常具叶鞘，披针形或舌形，全缘或有齿；中肋达顶或具长尖，叶腹面中肋处常具多条平行的单层细胞构成的栉片，有时叶背面具背刺。叶细胞方形或短柱形，单层或多层。多雌雄异株，稀同株。雄株较小，顶端花蕾状，第二年由此产生新枝。孢蒴顶生，圆柱形、扁圆形或四棱形。蒴柄长。蒴齿单层或无。蒴盖具喙。蒴帽兜形，光滑或具多毛。孢子形小。

本科约17属，分布于世界各地，寒地尤多。我国有9属79种，分布于全国各省区。

植物名称：东亚小金发藓 *Pogonatum inflexum* (Lindb.) Sande Lac.

别称：红孩儿

植物形态：植物体稍硬，绿色或暗绿色，老时黄褐色，往往大片丛生。茎长2~4 cm，多单一，基部密生假根。叶基部卵形，内凹，半鞘状，上部呈阔针形，渐尖；叶边有红色粗齿；中肋粗，长达叶尖，腹面满布纵长栉片；顶细胞内凹。雌雄异株。雄株较小，顶端花蕾状，第二年由此产生新枝。孢蒴橘黄色，圆柱形，蒴柄长2~4 cm。蒴盖圆锥形，有长喙。蒴帽兜形，覆被金黄色长毛。孢子圆球形，绿色，内含发亮油点。

生境及分布：生于林下湿土上或岩石薄土上。分布于梵净山和威宁、荔波、绥阳、道真及毕节、贵阳等地。

采收加工：夏季、秋季采收，洗净，晒干。

功能与主治：全草入药，镇静安神，止痛，止血。主治心悸怔忡，失眠多梦，跌打损伤，吐血等。

附注：《新华本草纲要》收载品种。

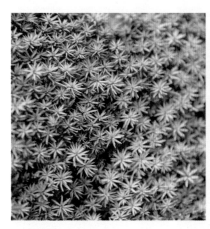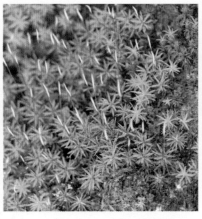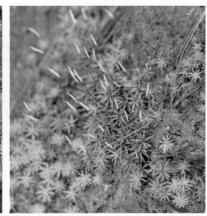

植物名称：金发藓 *Polytrichum commune* **Hedw.**

别称：土马鬃

植物形态： 植物体高3~30（~45）cm，暗绿色至棕红色，硬挺。茎多单一，基部常密生假根，干时叶片多平直，基部抱茎，上部密集簇生，下部常鳞片状。叶片披针形，基部鞘状，边具锐齿；中肋宽阔，突出于叶尖；叶腹面栉片30~50列，顶细胞先端明显内凹。雌雄异株。孢蒴四棱柱形，具明显台部。蒴壁一般具突起。环带分化。蒴齿64枚，具薄的基膜。蒴盖具短喙，易脱落。蒴帽兜形，密被金黄色纤毛。蒴柄长4~8 cm，硬挺，红棕色。孢子球形，具细疣。

生境及分布： 生于林下湿土上或岩石薄土上。分布于梵净山和平坝、兴仁、荔波及遵义、贵阳等地。

采收加工： 全年均可采收，洗净，晒干。

功能与主治： 全草入药，滋阴退热，凉血止血。主治阴虚潮热，盗汗，肺痨咳嗽，衄血，便血，吐血，崩漏等。

附注：《本草纲目》《新华本草纲要》收载品种。

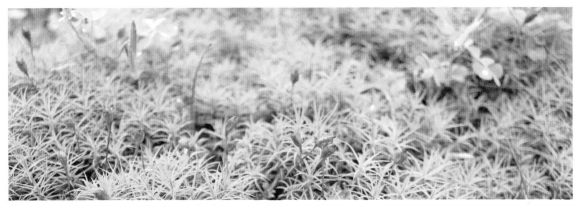

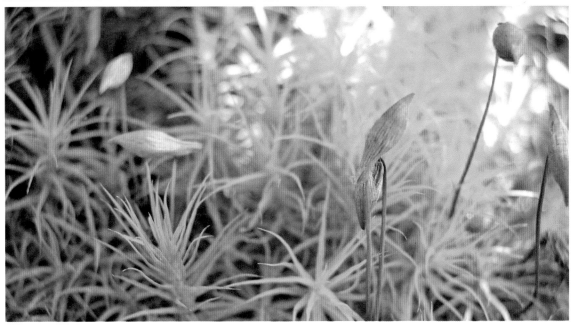

石松类植物

089 ~ 118

石松科 Lycopodiaceae

小型、中型或大型蕨类。土生或附生植物。主茎匍匐、攀缘、直立或下垂；侧枝二叉分枝。叶为小型叶，仅具中脉，一型或二型，螺旋状排列，钻形，线形至披针形。石松亚科的孢子囊穗圆柱形，直立或下垂，着生于枝顶或侧生；孢子叶的形状或大小不同于营养叶，膜质，一型。石杉亚科的孢子囊肾形，具短柄，生于全枝或枝的上部叶腋；孢子叶较小，与营养叶形态相同或不同。孢子球状，四面体型，具网状纹饰或孔穴状纹饰。

石杉科Huperziaceae并入该科。

本科共5属，360~400种。世界广布，主要以热带为分布中心。我国有5属66种，28特有种，分布于东北、西南、华东或华南。

植物名称：**昆明石杉** *Huperzia kunmingensis* Ching

植物形态：植株高4~17 cm。茎直立或斜生，二至四回二叉分枝，上部常有芽孢。叶螺旋状排列，狭椭圆状披针形，向基部明显狭缩，（4~13 mm）×（0.8~1.5 mm），草质或纸质，无柄，上部边缘常具小齿，先端渐尖。

生境及分布：生于海拔1200~1800 m的山谷溪边、林缘、灌丛下。分布于盘州、赫章、习水、雷山、台江、三都等地。

采收加工：夏末、秋初采收，去泥土，晒干。

功能与主治：全草入药，益智醒神，化瘀止血。主治健忘，神志不清，跌打损伤，瘀血肿痛。

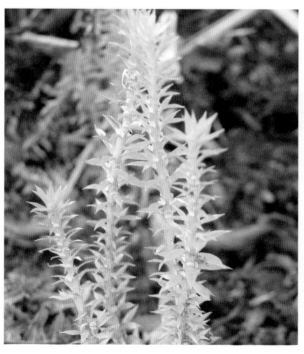
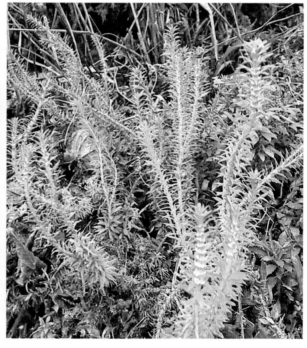

植物名称：雷山石杉 *Huperzia leishanensis* X. Y. Wang

植物形态：植株高5～16 cm。茎直立或斜生，二至五回二叉分枝。叶镰状狭披针形，纸质或革质，（5～10 mm）×（1～1.5 mm），向基部变狭，先端渐尖，上部边缘有小齿；茎基部的叶匙形，宽达2.5 mm。

生境及分布：生于海拔2100 m的灌丛下。分布于雷公山等地。

采收加工：夏末、秋初采收，去泥土，晒干。

功能与主治：全草入药，祛风通络，消肿止痛，益智醒神。主治风湿热痹，关节红肿疼痛，跌打损伤，热淋，健忘。

附注：资源量极少，须加以保护。

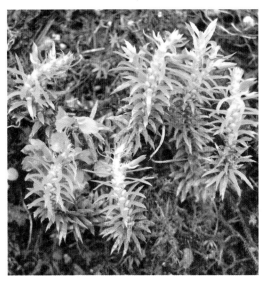

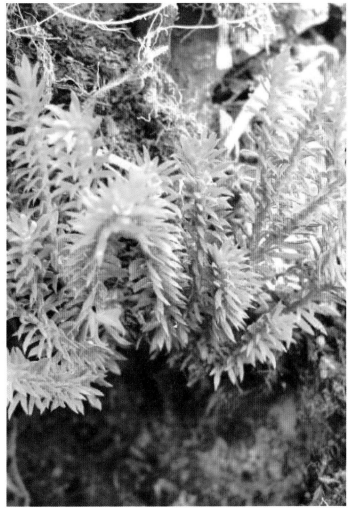

植物名称：蛇足石杉 *Huperzia serrata* (Thunberg) Trevisan
别称：千层塔

植物形态：土生植物。茎直立或斜生，高10～30 cm，中部直径1.5～3.5 mm，枝连叶宽1.5～4.0 cm，二至四回二叉分枝，枝上部常有芽孢。营养叶螺旋状排列，疏生，平伸，狭椭圆形，向基部明显变狭，通直，（1～3 mm）×（1～8 mm），基部楔形，下延有柄，先端急尖或渐尖，边缘平直不皱曲，有粗大或略小而不整齐的尖齿，两面光滑，有光泽，中脉突出明显，薄革质；孢子叶与营养叶同形。孢子囊生于孢子叶的叶腋，两端露出，肾形，黄色。

生境及分布：生于密林下或沟谷石上。分布于贵州各地。

采收加工：夏末、秋初采收，去泥土，晒干。

功能与主治：全草入药，散瘀消肿，止血生肌，镇痛，杀虱。主治瘀血肿痛，跌打损伤，坐骨神经痛，神经性头痛，烧烫伤。

附注：《新华本草纲要》收载品种。贵州侗族用药，近年来，资源量锐减，须加以保护。

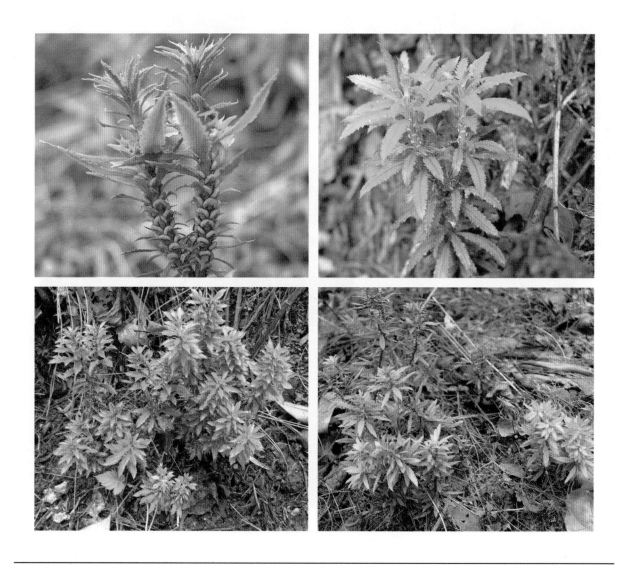

植物名称：四川石杉 *Huperzia sutchueniana* (Herter) Ching

植物形态：植株高达15 cm。茎直立或斜生，二至三回二叉分枝，上部常有芽孢。叶披针形至狭披针形，（7～11 mm）×（1～1.5 mm），纸质，先端渐尖，中部以上的叶缘疏具齿，齿小而尖锐。

生境及分布：生于海拔1000～1600 m的山坡林下、灌丛中。分布于桐梓、道真和梵净山、雷公山等地。

采收加工：夏末、秋初采收，去泥土，晒干。

功能与主治：全草入药，活血化瘀，益智醒神。主治跌打损伤，瘀血肿痛，神思恍惚，健忘失眠。

附注：资源量极少，须加以保护。

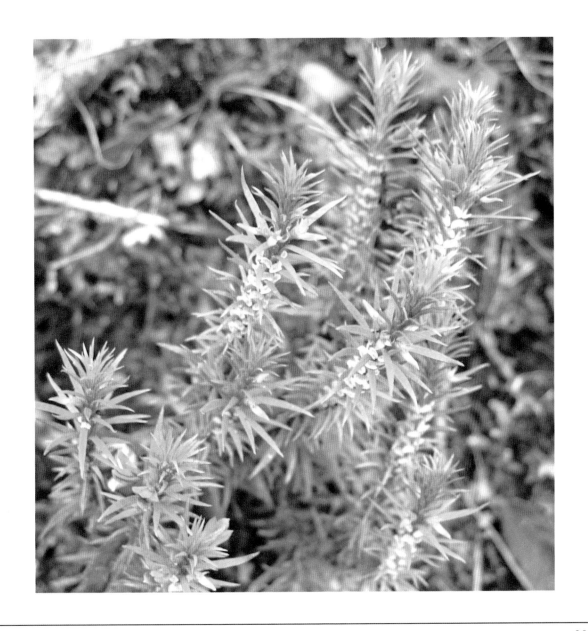

植物名称：藤石松 *Lycopodiastrum casuarinoides* (Spring) Holub ex R. D. Dixit

别称：木麻黄、吊壁伸筋草

植物形态：大型陆生藤本植物。主枝数米长，木质，圆柱形，在正常情况下总是攀缘于乔木或灌木上；叶稀疏，螺旋状排列，狭披针形，（3～5 mm）×（0.6～1 mm），革质，贴生，上部膜质，先端毛发状，易落。侧枝软，多回二叉分枝，并分化成不育枝和能育枝；末回小枝扁平；叶在不同部位有各种形状。孢子囊穗多数，弯曲，形成圆锥状；孢子叶阔卵形，覆瓦状排列，厚膜质，边缘具不规则的齿，先端短尖而有膜质长芒；孢子囊生于孢子叶的叶腋，肾形。

生境及分布：生于海拔1300 m以下的常绿阔叶林山地，仅见于酸性山地之林缘或灌丛。分布于贵州各地。

采收加工：夏季、秋季采收，鲜用或晒干。

功能与主治：全草入药，祛风活血，消肿镇痛。主治风湿性关节痛，腰腿痛，跌打损伤，疮痈肿毒，烧烫伤。

附注：《贵州省中药材、民族药材质量标准》收载品种。产藏量较大，可开发利用。

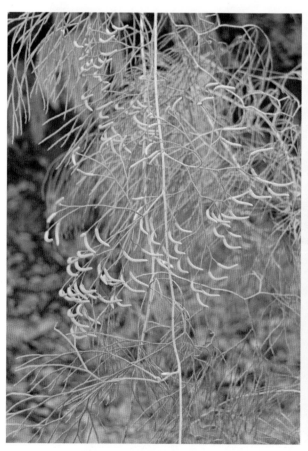
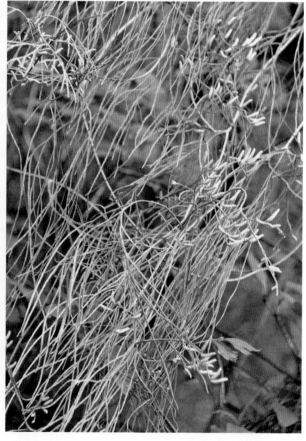

植物名称：**垂穗石松** *Lycopodium cernuum* **Linnaeus**

别称：灯笼草

植物形态：中型至大型土生植物。主茎直立，高达60 cm，圆柱形，光滑无毛，多回不等位二叉分枝；主茎上的叶螺旋状排列，钻形至线形，基部圆形，下延，无柄，先端渐尖，边缘全缘，中脉不明显，纸质。侧枝上斜，有毛或光滑无毛；侧枝及小枝上的叶螺旋状排列，密集，略上弯，钻形至线形，基部下延，无柄，先端渐尖，边缘全缘，表面有纵沟，光滑，中脉不明显，纸质。孢子囊穗单生于小枝顶端，短圆柱形，成熟时通常下垂，长3~10 mm，直径2.0~2.5 mm，淡黄色，无柄；孢子叶卵状菱形，覆瓦状排列，先端急尖，尾状，边缘膜质，具不规则锯齿；孢子囊生于孢子叶的叶腋，内藏，圆肾形，黄色。

生境及分布：生于海拔150~1100 m的山坡灌丛、沟谷路旁的湿润酸性土壤中。分布于贵州各地。

采收加工：夏季、秋季采收，晒干。

功能与主治：全草入药，祛风除湿，舒筋活络，消肿解毒，收敛止血。主治风湿骨疼，四肢麻木，跌打损伤，小儿麻痹后遗症，小儿疳积，吐血，血崩，瘰疬，痈肿疮毒。

附注：《新华本草纲要》收载品种。贵州水族用药。

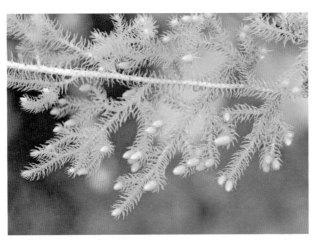

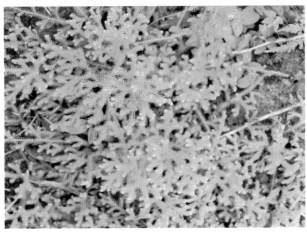

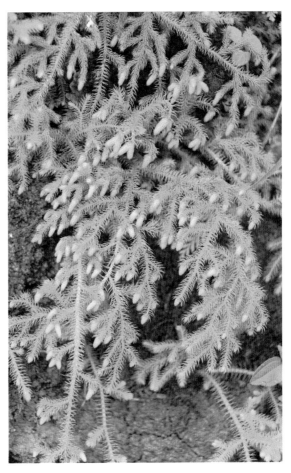

植物名称：扁枝石松 *Lycopodium complanatum* Linnaeus

别称： 伸筋草、扁心草

植物形态： 小型至中型土生植物，主茎匍匐状，长达100 cm。侧枝近直立，高达15 cm，多回不等位二叉分枝，小枝明显扁平状；叶4行排列，密集，三角形，长1~2 mm，宽约1 mm，基部贴生在枝上，无柄，先端尖锐，略内弯，边缘全缘，中脉不明显，草质。孢子囊穗1~6个生于长10~20 cm的能育枝顶端，圆柱形，长1.5~3.0 cm，淡黄色；孢子叶宽卵形，覆瓦状排列，2.5 mm×1.5 mm，先端急尖，尾状，边缘膜质，具不规则锯齿；孢子囊生于孢子叶的叶腋，内藏，圆肾形，黄色。

生境及分布： 生于海拔800~2800 m的疏林下或阳性山坡草地。分布于贵州各地。

采收加工： 全草6—7月采收，除去杂质，晒干或鲜用。孢子7—8月小穗变黄，孢子成熟时采收，用40 ℃以下的温度烘干，搓取孢子。

功能与主治： 全草、孢子入药，舒筋活血，祛风散寒，通经，消炎。主治风湿骨痛，月经不调，跌打损伤，烧烫伤。

附注：《贵州省中药材、民族药材质量标准》收载品种。产藏量较大，可以开发利用。

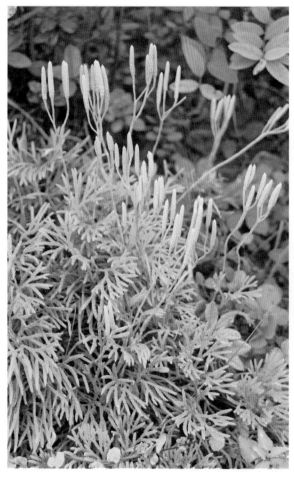

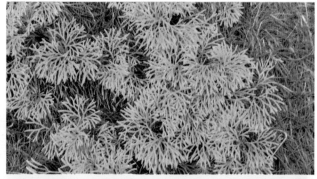

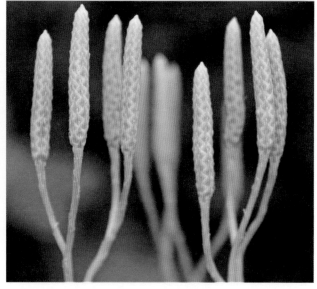

植物名称：石松 *Lycopodium japonicum* Thunb. ex Murray

别称：伸筋草

植物形态：土生植物。匍匐茎地上生，细长横走，二至三回分叉，绿色，被稀疏的叶；侧枝直立，多回二叉分枝，稀疏，压扁状（幼枝圆柱状）。叶螺旋状排列，密集，上斜，披针形或线状披针形，基部楔形，下延，无柄，先端渐尖，具透明发丝，边缘全缘，草质。孢子囊穗3～8个集生于长达30 cm的总柄，总柄上苞片螺旋状稀疏着生，薄草质，形状如叶片；孢子囊穗不等位着生，直立，圆柱形，长2～8 cm，直径5～6 mm，具1～5 cm长的长小柄；孢子叶阔卵形，先端急尖，具芒状长尖头，边缘膜质，啮蚀状，纸质；孢子囊生于孢子叶的叶腋，略外露，圆肾形，黄色。

生境及分布：生于海拔300～2300 m的山坡灌丛或疏林下的酸性土壤中。分布于贵州各地。

采收加工：夏季采收，连根拔起，去净泥土，晒干。

功能与主治：全草入药，祛风活络，镇痛消肿，调经。主治风寒湿痹，四肢麻木，跌打损伤，月经不调，外伤出血。

附注：《中华人民共和国药典》收载品种。贵州仡佬族、苗族、布依族用药，产藏量较大，可以开发利用。

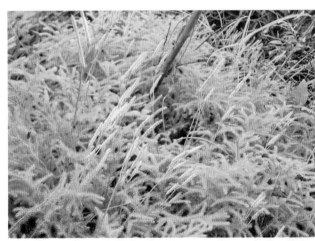

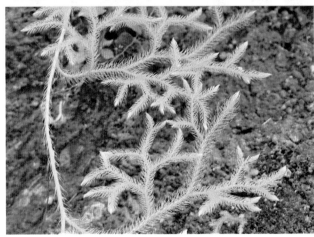

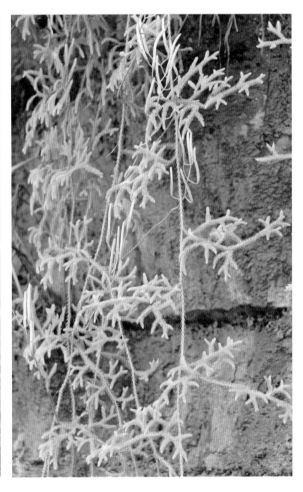

植物名称：**笔直石松** *Lycopodium verticale* Li Bing Zhang

植物形态：土生植物。匍匐茎细长横走；侧枝几直立或斜升，高21～37 cm，下部不分枝，向上二叉分枝；整个分枝呈圆柱形。叶线状披针形，（3～5 mm）×（0.4～0.7 mm），纸质至革质，下延，边缘全缘，先端渐尖。孢子囊穗单生于小枝顶端，直立，圆柱形，无柄，长达6 cm；孢子叶阔卵形，膜质。

生境及分布：生于海拔1300～2300 m的河谷及山坡林下、灌丛下。分布于威宁、水城、盘州、赫章等地。

采收加工：夏季、秋季茎叶茂盛时采收，除去杂质，晒干。

功能与主治：全草入药，祛风活络，镇痛消肿，调经。主治风寒湿痹，四肢麻木，跌打损伤，月经不调，外伤出血。

附注：贵州仡佬族、苗族、布依族用药。

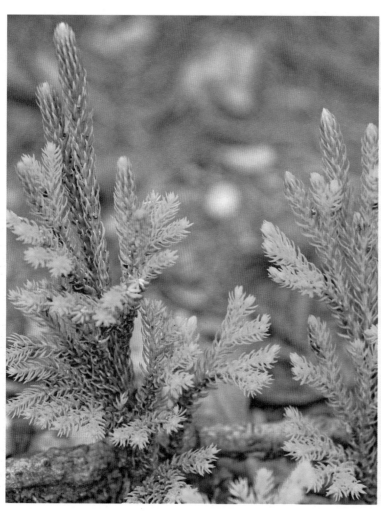
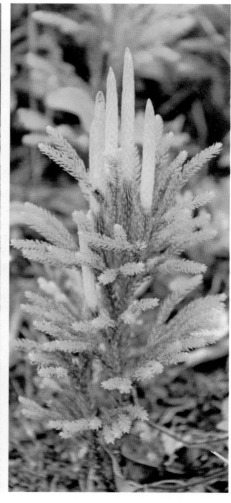

植物名称：福氏马尾杉 *Phlegmariurus fordii* (Baker) Ching

别称：华南马尾杉、麂子草、虱子草

植物形态：中型附生蕨类。茎簇生，成熟枝下垂，一至多回二叉分枝，长20～30 cm，枝连叶宽1.2～2.0 cm。叶螺旋状排列，但因基部扭曲而呈二列状。营养叶（至少植株近基部叶片）抱茎，椭圆状披针形，（1.0～1.5 cm）×（3～4 mm），基部圆楔形，下延，无柄，无光泽，先端渐尖，中脉明显，革质，全缘。孢子囊穗比不育部分细瘦，顶生。孢子叶披针形或椭圆形，（4～6 mm）×1 mm，基部楔形，先端钝，中脉明显，全缘。孢子囊生于孢子叶的叶腋，肾形，二瓣开裂，黄色。

生境及分布：生于海拔1250 m以下的常绿阔叶林下，附生于树干基部或岩石上。分布于剑河、从江、三都、榕江、雷山、赫章、赤水等地。

采收加工：夏末、秋初采收，去除杂质、泥土，晒干。

功能与主治：全草入药，祛风通络，消肿止痛，清热解毒。主治关节肿痛，四肢麻木，跌打损伤，咳喘，热淋，毒蛇咬伤。

附注：《新华本草纲要》收载品种。

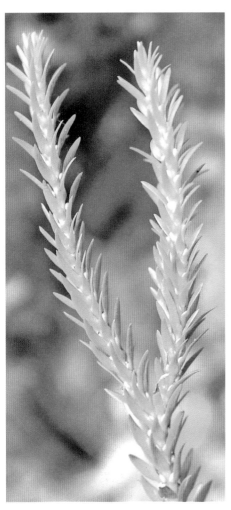
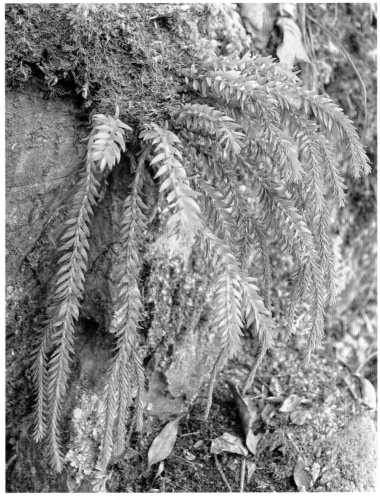

植物名称： 有柄马尾杉 *Phlegmariurus petiolatus* (C. B. Clarke) H. S. Kung & Li Bing Zhang
别称： 八股绳

植物形态： 中型附生蕨类。茎簇生，成熟枝下垂，二至多回二叉分枝，长20～75 cm，主茎直径约5 mm，枝连叶宽28～3.5 cm。叶螺旋状排列。营养叶平展或斜向上开展，椭圆状披针形，长1.2 cm，植株中部叶片宽小于2 mm，基部楔形，下延，有明显的柄，有光泽，先端渐尖，中脉明显，革质，全缘。孢子囊穗比不育部分略细瘦，非圆柱形，顶生。孢子叶椭圆状披针形，排列稀疏，（6～9 mm）×1 mm，基部楔形，先端尖，中脉明显，全缘。孢子囊生于孢子叶的叶腋，肾形，二瓣开裂，黄色。

生境及分布： 生于海拔500～950 m的溪谷林下或岩石上。分布于赤水等地。

采收加工： 全年均可采收，晒干或鲜用。

功能与主治： 全草入药，活血通络，利湿消肿。主治跌打损伤，腰痛，水肿。

附注： 贵州药用新资源。

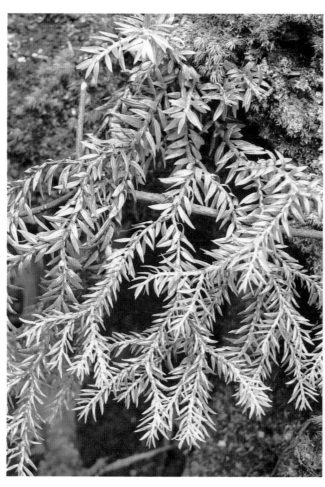
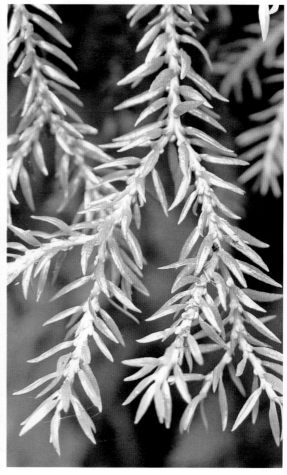

卷柏科 Selaginellaceae

　　土生、石生或附生。主茎直立、匍匐或攀缘，多回分枝或不分枝。根托生于茎的下部或分枝处。叶为单叶，螺旋状排列或排成4列，具叶舌，一型或二型，边缘有齿或全缘，有或无白边。孢子叶穗生枝的顶端或侧生于小枝上，紧密或疏松，四棱形或压扁，偶尔圆柱形。孢子囊近轴面生于叶腋内叶舌的上方，二型，在孢子叶上各式排列；每个孢子囊内部小孢子众多；孢子表面纹饰多样。

　　本科仅1属，约700种，广布于全世界，以热带地区为分布中心。我国有1属72种，23特有种，1引入种，全国均有分布，主要以西南最为丰富。

植物名称：大叶卷柏 *Selaginella bodinieri* Hieronymus

　　植物形态：土生植物。植株高15～40 cm，主茎直立或斜生，下部不分枝或偶有分枝，连叶宽7 mm或过之。根托只生于中部以下。侧叶卵状长圆形至长圆形，睫状毛生上缘中部以下和下缘基部；中叶斜卵形，基部斜心形，先端长渐尖至芒状；孢子叶一型或二型。大孢子和小孢子黄色或淡黄色。

　　生境及分布：生于海拔400～1500 m石灰岩地区的林下、河谷、路边、溪边。分布于镇宁及安顺等地。

　　采收加工：全年均可采收，洗净，晒干或鲜用。

　　功能与主治：全草入药，清热利湿，舒筋活络，抗肿瘤。主治风热咳嗽，水肿，跌打损伤。

　　附注：《新华本草纲要》收载品种。产藏量较大，可开发利用。

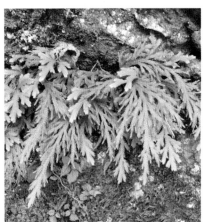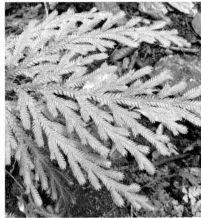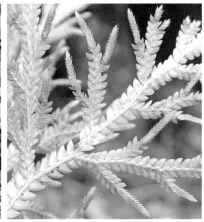

植物名称：蔓生卷柏 *Selaginella davidii* Franchet

别称：澜沧卷柏

植物形态：土生或石生，匍匐，长15~45 cm，无横走地下茎。根托在主茎上断续着生。主茎通体羽状分枝，维管束1条。叶全部交互排列，二型，草质，表面光滑，明显具白边；中叶不对称，先端具芒反折，基部近心形，边缘具短缘毛；侧叶不对称，先端急尖，具细齿。孢子叶穗紧密，四棱柱形，单生于小枝末端；孢子叶一型，卵圆形，边缘具细齿或短缘毛，具白边，先端有尖头或具芒；只有1个大孢子叶位于孢子叶穗基部的下侧，其余均为小孢子叶。大孢子浅黄色；小孢子橘黄色。

生境及分布：生于海拔600~1900 m的山坡林下、山谷、河谷、路边或石上。分布于雷山、施秉、黄平、威宁、织金、纳雍、金沙、盘州、六枝、平坝、镇宁、紫云、安龙、晴隆、长顺、惠水、龙里、贵定、都匀、赤水及贵阳等地。

采收加工：全年均可采收，晒干或鲜用。

功能与主治：全草入药，祛风散寒，除湿消肿。主治风湿疼痛，痈肿溃疡等。

附注：《新华本草纲要》收载品种。

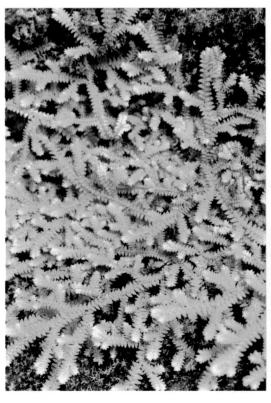
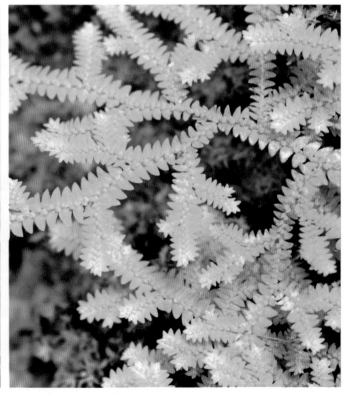

植物名称：薄叶卷柏 *Selaginella delicatula* (Desvaux ex Poiret) Alston

植物形态：土生，直立或近直立，基部横卧，高35～50 cm，基部有游走茎。根托只生于主茎的中下部。主茎自中下部羽状分枝，不呈"之"字形，无关节，禾秆色，茎卵圆柱形或近四棱柱形或具沟槽，维管束3条。分枝主茎上的叶交互排列，二型，草质，边缘全缘；不分枝主茎上的叶排列稀疏，一型，绿色，边缘全缘。孢子叶穗紧密，四棱柱形，单生于小枝末端；孢子叶一型，宽卵形，边缘全缘，具白边，先端渐尖；大孢子叶分布于孢子叶穗中部的下侧。大孢子白色或褐色；小孢子橘红色或淡黄色。

生境及分布：生于海拔150～1300 m的阴湿林下或溪沟边。分布于贵州各地。

采收加工：全年均可采收，晒干或鲜用。

功能与主治：全草入药，清热解毒，祛风退热，活血调经。主治小儿惊厥，麻疹，跌打损伤，月经不调，烧烫伤。

附注：《新华本草纲要》收载品种。产藏量较大，可开发利用。

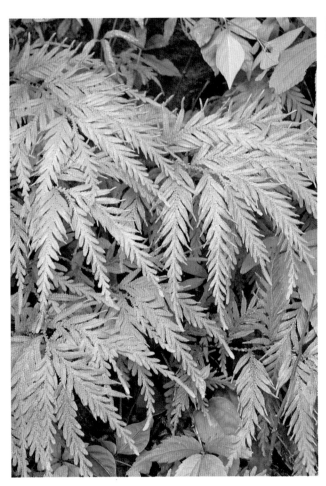
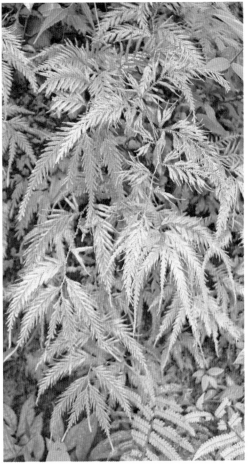

植物名称：深绿卷柏 *Selaginella doederleinii* Hieronymus

别称： 梭罗草

植物形态： 土生，近直立，基部横卧，高25～45 cm，无匍匐根状茎或游走茎。根托达植株中部，通常由茎上分枝的腋处下面生出。主茎自下部开始羽状分枝，无关节，禾秆色，维管束1条；侧枝3～6对，二至三回羽状分枝，分枝稀疏。中叶不对称或多少对称；侧叶不对称，先端平或近尖或具短尖头，具细齿，上侧基部扩大，覆盖小枝，边缘有细齿，下侧基部略膨大，下侧边近全缘，基部具细齿。孢子叶穗紧密，四棱柱形，单个或成对生于小枝末端；孢子叶一型，卵状三角形，边缘有细齿，先端渐尖，龙骨状；孢子叶穗上大、小孢子叶相间排列，或大孢子叶分布于基部的下侧。大孢子白色；小孢子橘黄色。

生境及分布： 生于海拔400～2300 m的林下湿地或溪沟边。分布于江口、黄平、天柱、从江、锦屏、黎平、剑河、榕江、台江、雷山、丹寨、金沙、织金、关岭、紫云、贞丰、望谟、独山、荔波、三都、贵定、都匀、龙里、务川、赤水及贵阳等地。

采收加工： 全年均可采收，洗净，晒干或鲜用。

功能与主治： 全草入药，消炎解毒，祛风消肿，止血生肌。主治风湿疼痛，风热咳喘，肝炎，乳蛾，痈肿溃疡，烧烫伤。

附注： 民间草药。

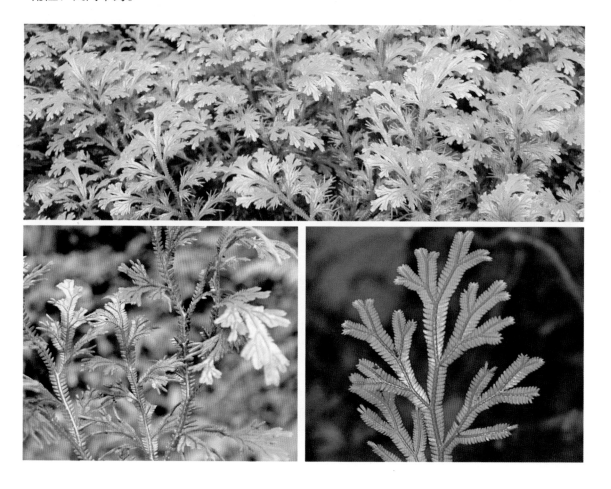

植物名称：疏松卷柏 *Selaginella effusa* Alston

植物形态：土生或石生，直立，高10~45 cm，无匍匐根状茎或游走茎。根托在主茎的上部、下部均有着生。主茎自下部开始羽状分枝，维管束1条。叶全部交互排列，二型；中叶不对称，先端具弯曲的芒，芒长0.8~1.6 mm，基部近心形或楔形，边缘具睫毛状齿；侧叶不对称，先端近尖，边缘具细齿。孢子叶穗紧密，背腹压扁，单生于小枝末端；孢子叶明显二型，倒置，不具白边，上侧的孢子叶镰形，边缘疏具短睫毛状齿，先端急尖。下侧的孢子叶卵状拔针形，边缘具短睫毛状齿；大孢子叶分布于孢子叶穗下部的下侧。大孢子黄白色；小孢子浅黄色。

生境及分布：生于海拔500~1150 m的山坡林下或溪沟边湿地。分布于雷山、贞丰、荔波、三都、都匀等地。

采收加工：夏季、秋季采收，鲜用或晒干。

功能与主治：全草入药，清热利湿，解毒。主治肝炎，痢疾，痈疽。

附注:《新华本草纲要》收载品种。

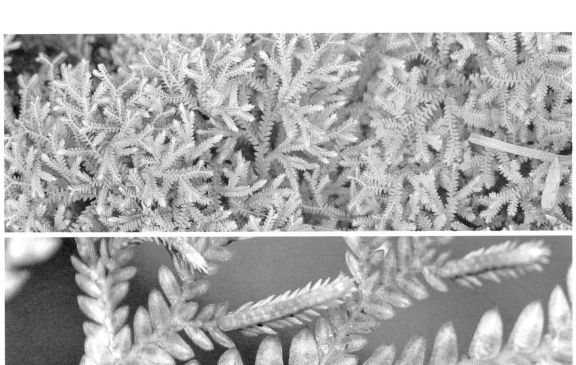

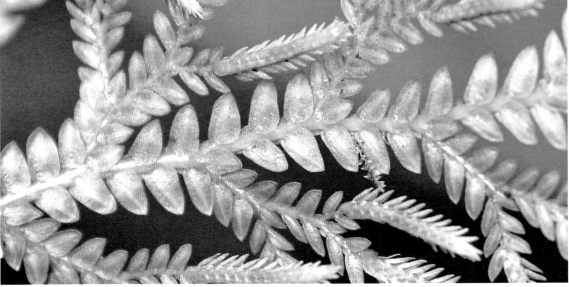

植物名称：**异穗卷柏** *Selaginella heterostachys* **Baker**

植物形态：土生或石生，直立或匍匐，直立能育茎高10～20 cm，具匍匐茎。根托沿匍匐茎断续着生。茎羽状分枝，茎圆柱形，维管束1条。叶全部交互排列，二型，草质，表面光滑，边缘不为全缘，不具白边；中叶不对称，先端外展或与轴平行，具尖头或短芒，基部楔形，边缘具微齿；侧叶不对称，先端急尖，边缘有细齿。孢子叶穗紧密，单生于小枝末端；孢子叶明显二型，倒置，先端具尖头或芒，边缘具睫毛状齿；大孢子叶分布于孢子叶穗上下两侧的基部，或大、小孢子叶相间排列。大孢子橘黄色；小孢子橘黄色。

生境及分布：生于海拔300～1300 m的山坡、草地、路边、田坎或沟边。分布于江口、德江、麻江、雷山、盘州、紫云、镇宁、关岭、普定、册亨、望谟、龙里、贵定、都匀、三都、荔波、桐梓、绥阳、务川、息烽及毕节等地。

采收加工：夏季、秋季采收，鲜用或晒干。

功能与主治：全草入药，解毒，止血。主治毒蛇咬伤，外伤出血。

附注：《新华本草纲要》收载品种。

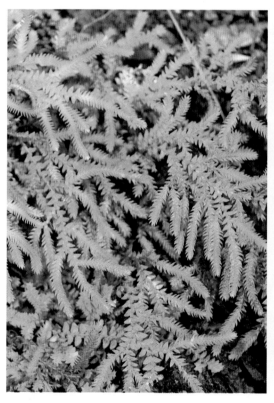
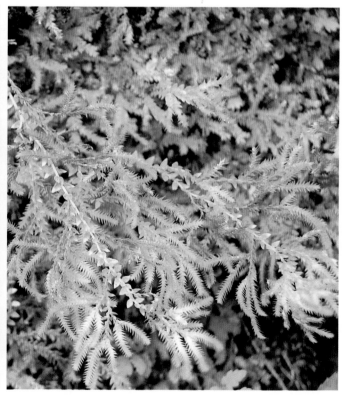

植物名称：兖州卷柏 *Selaginella involvens* (Swartz) Spring

别称：卷筋草

植物形态： 石生，旱生，直立，高15~65 cm，具横走的地下根状茎和游走茎。主茎自中部向上羽状分枝，内具维管束1条。叶交互排列，二型，纸质或多少较厚，表面光滑，边缘不为全缘，不具白边；中叶多少对称，先端与轴平行，具长尖头或短芒，基部楔形，边缘具细齿；侧叶不对称，先端稍尖或具短尖头，边缘具细齿，基部上侧扩大，覆盖小枝。孢子叶穗紧密，四棱柱形，单生于小枝末端；孢子叶一型，卵状三角形，边缘具细齿，不具白边，先端渐尖；大、小孢子叶相间排列，或大孢子叶位于孢子叶穗中部的下侧。大孢子白色或褐色；小孢子橘黄色。

生境及分布： 生于海拔700~2000 m的疏林下岩石边。分布于贵州各地。

采收加工： 全年均可采收，晒干或鲜用。

功能与主治： 全草入药，清热凉血，利水消肿，清肝利胆，化痰定喘，止血。主治急性黄疸，肝硬化腹水，咳嗽痰喘，风热咳喘，崩漏，烧烫伤，狂犬咬伤，外伤出血。

附注：《本草图经》《新华本草纲要》收载品种。产藏量较大，可开发利用。

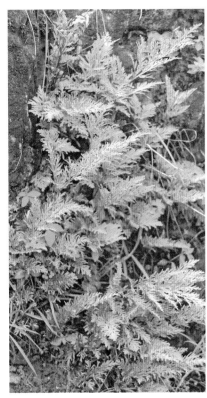
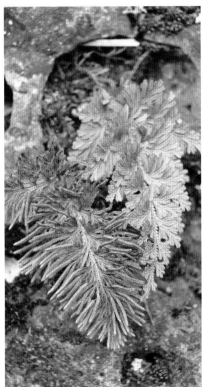
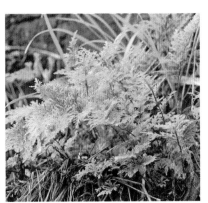
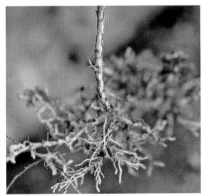

植物名称：**细叶卷柏** *Selaginella labordei* Hieronymus ex Christ

别称：毛利利、四叶草

植物形态：土生或石生，直立或基部横卧，高10~25 cm，具横走的地下根状茎和游走茎。主茎基部无块茎。主茎自中下部开始羽状分枝，维管束1条。叶全部交互排列，二型，草质，边缘不为全缘，具白边；中叶多少对称，先端常向后反折，先端具芒，芒常弯曲，基部近心形，非盾状，边缘具细齿或睫毛状齿；侧叶不对称，先端急尖，边缘具细齿或短睫毛状齿。孢子叶穗紧密，孢子叶略二型或明显二型，倒置，具白边；大孢子叶和小孢子叶相间排列，或大孢子位于基部的下侧或上部的下侧。大孢子浅黄色或橘黄色；小孢子橘红色或红色。

生境及分布：生于海拔800~2200 m的林下、灌丛下、林缘、路边或洞口。分布于江口、松桃、德江、印江、黄平、雷山、水城、六枝、晴隆、都匀、惠水、独山、龙里、贵定、三都、桐梓、道真、正安、绥阳及毕节、贵阳等地。

采收加工：全年均可采收，晒干或鲜用。

功能与主治：全草入药，清热利湿，平喘，止血。主治小儿高热惊厥，肝炎，胆囊炎，泄泻，痢疾，疳积，哮喘，肺痨咳血，月经不调，外伤出血。

附注：《新华本草纲要》收载品种。

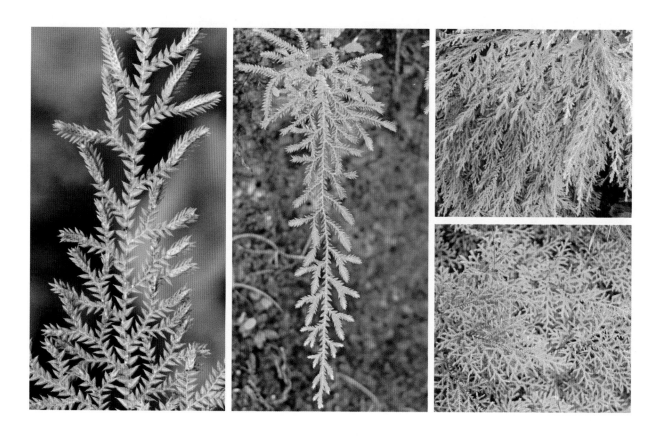

植物名称：江南卷柏 *Selaginella moellendorffii* Hieron.

植物形态：土生或石生，直立，高20～55 cm，具横走的地下根状茎和游走茎。主茎中上部羽状分枝，光滑无毛，具维管束1条；中叶不对称，先端与轴平行或顶端交叉，并具芒，基部斜，近心形，边缘有细齿；侧叶不对称，先端急尖，边缘有细齿。孢子叶穗紧密，四棱柱形，单生于小枝末端；孢子叶一型，卵状三角形，边缘有细齿，具白边，先端渐尖；大孢子叶分布于孢子叶穗中部的下侧。大孢子浅黄色；小孢子橘黄色。

生境及分布：生于海拔300～1700 m的林下或溪边。分布于贵州各地。

采收加工：7月采收，洗净，晒干或鲜用。

功能与主治：全草入药，清热解毒，利尿通淋，活血消肿，止血。主治急性黄疸，肝硬化腹水，淋证，跌打损伤，咯血，便血，刀伤出血，疮毒，烧烫伤，毒蛇咬伤。

附注：《本草纲目》《新华本草纲要》收载品种。产藏量较大，可大量开发。

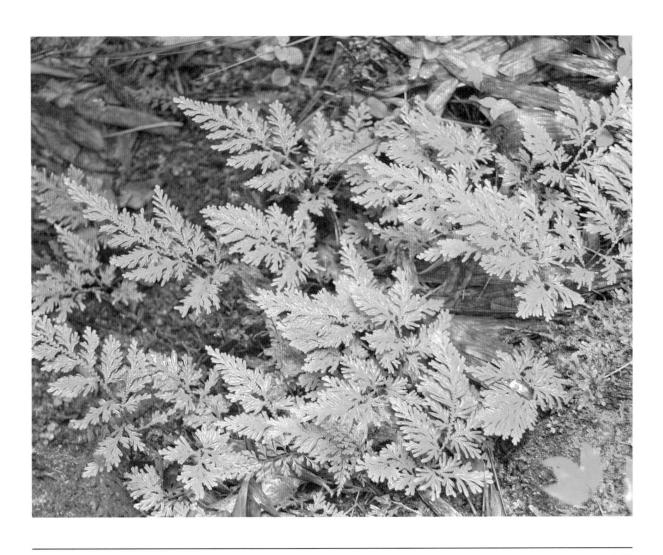

植物名称：伏地卷柏 *Selaginella nipponica* **Franchet & Savatier**

　　植物形态：土生，匍匐，能育枝直立，高5~12 cm，无游走茎。根托沿匍匐茎和枝断续生长。茎自近基部开始分枝，维管束1条。叶全部交互排列，二型，草质，表面光滑，边缘非全缘，不具白边；中叶多少对称，先端具尖头和急尖，基部钝，边缘不明显具细齿；侧叶不对称，先端急尖。孢子叶穗疏松，通常背腹压扁，单生于小枝末端；孢子叶二型或略二型，和营养叶近似，排列一致，不具白边，边缘具细齿，先端渐尖；大孢子叶分布于孢子叶穗下部的下侧。大孢子橘黄色；小孢子橘红色。

　　生境及分布：生于海拔700~2600 m的山坡阔叶落叶林下、溪边湿地或岩石上。分布于贵州各地。

　　采收加工：夏季、秋季采收，晒干。

　　功能与主治：全草入药，清热解毒，润肺止咳，舒筋活血，止血生肌。主治痰喘咳嗽，淋证，吐血，痔疮出血，外伤出血，扭伤，烧烫伤。

　　附注：《新华本草纲要》收载品种。

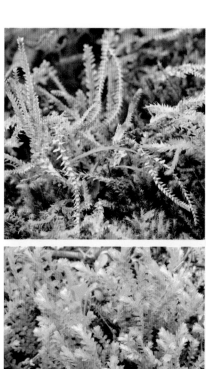

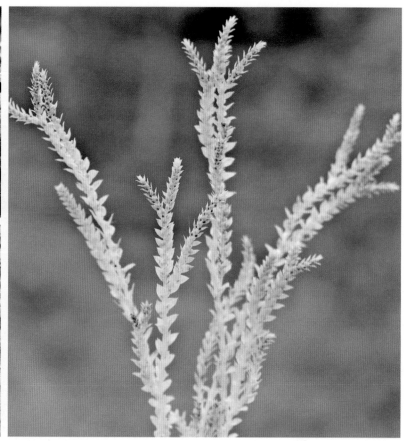

植物名称：垫状卷柏 *Selaginella pulvinata* **(Hooker & Greville) Maximowicz**

别称：还魂草

植物形态：土生或石生，旱生复苏植物，呈垫状，无匍匐根状茎或游走茎。主茎自近基部羽状分枝，维管束1条。叶全部交互排列，二型，叶质厚，表面光滑，不具白边，相互重叠，绿色或棕色，斜升，边缘撕裂状。分枝上的腋叶对称，卵圆形到三角形，边缘撕裂状并具睫毛状齿。侧叶不对称，先端具芒，边缘全缘。孢子叶穗紧密，四棱柱形，单生于小枝末端；孢子叶一型，不具白边，边缘撕裂状，具睫毛状齿；大孢子叶分布于孢子叶穗下部的下侧或中部的下侧或上部的下侧。大孢子黄白色或深褐色；小孢子浅黄色。

生境及分布：生于海拔500～2400 m的林下、灌丛下、荒破石隙间或岩洞石壁上。分布于雷公山和从江、威宁、赫章、大方、黔西、盘州、水城、镇宁、关岭、安龙、兴义、册亨、晴隆及铜仁、贵阳等地。

采收加工：全年均可采收，晒干。

功能与主治：全草入药，通经活血，止血生肌，活血祛瘀，消炎退热。主治闭经，子宫出血，胃肠出血，尿血，外伤出血，跌打损伤，骨折，小儿高热惊厥。

附注：《中华人民共和国药典》收载品种。贵州苗族、侗族用药。

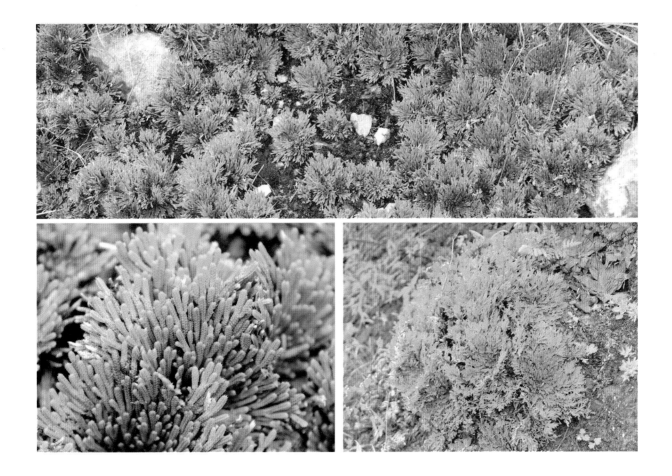

植物名称：疏叶卷柏 *Selaginella remotifolia* Spring

植物形态：土生，匍匐，长20～50 cm，能育枝直立，无横走地下茎。根托沿匍匐茎和枝断续生长。主茎自近基部开始分枝，维管束1条。叶全部交互排列，二型，草质，表面光滑，边缘近全缘，不具白边；中叶不对称，先端具长尖头，基部斜，边缘近全缘或具微齿；侧叶不对称，先端急尖，边缘近全缘或具细齿。孢子叶穗紧密，四棱柱形，端生或侧生，单生；孢子叶一型，卵状披针形，边缘有细齿，不具白边，先端渐尖；只有1个大孢子叶位于孢子叶穗基部的下侧，其余均为小孢子叶。大孢子灰白色；小孢子淡黄色。

生境及分布：生于海拔2600 m以下的林下石灰岩上、石洞内或酸性山地上。分布于贵州各地。

采收加工：全年均可采收，晒干。

功能与主治：全草入药，清热解毒，消炎止血，除湿利尿。主治疮毒，狂犬咬伤，烧烫伤。

附注：民间草药，产藏量较大，可以开发利用。

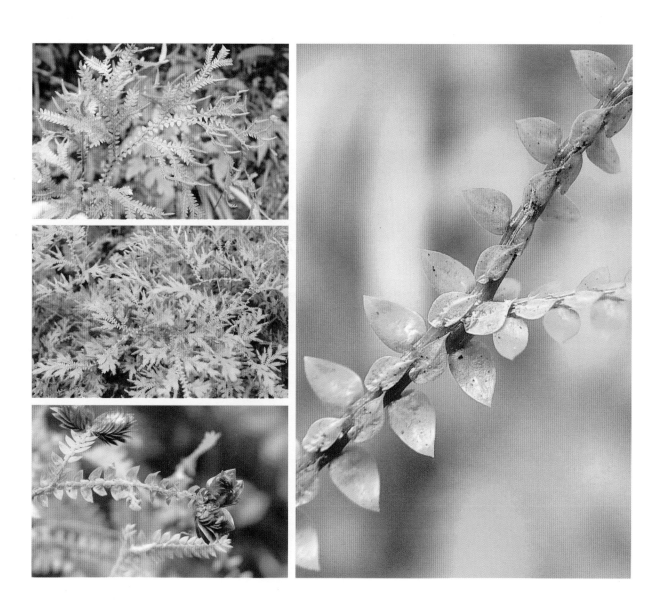

植物名称：红枝卷柏 *Selaginella sanguinolenta* (Linnaeus) Spring

别称：圆枝卷柏、金鸡尾

植物形态：土生或石生，旱生。高10～30 cm，匍匐，具横走的根状茎，茎枝纤细，交织成片。根托在主茎与分枝上断续着生。主茎全部分枝，具维管束1条。叶覆瓦状排列，边缘近全缘，不具白边；中叶多少对称，叶先端与轴平行，具小尖头，基部斜，盾状，边缘近全缘或撕裂状并具睫毛状齿；侧叶不对称，先端短芒状或具小尖头。孢子叶穗紧密，四棱柱形，单生于小枝末端；孢子叶与营养叶近似，孢子叶一型，不具白边，阔卵形，边缘略撕裂状并具睫毛状齿，先端急尖；大、小孢子叶在孢子叶穗下侧间断排列。大孢子浅黄色；小孢子橘黄色或橘红色。

生境及分布：生于海拔1100～2200 m的荒坡、林缘、灌丛旁之石隙或石上。分布于梵净山和江口、黔西、威宁、赫章、平坝、普安及贵阳等地。

采收加工：全年均可采收，鲜用或晒干。

功能与主治：全草入药，清热利湿，活血舒筋，止血。主治湿热痢疾，跌打损伤，外伤出血，烫伤。

附注：《新华本草纲要》收载品种。

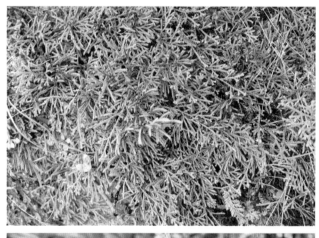
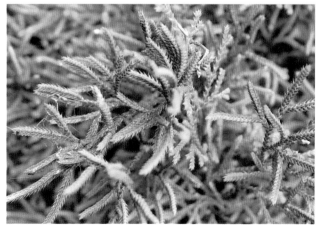
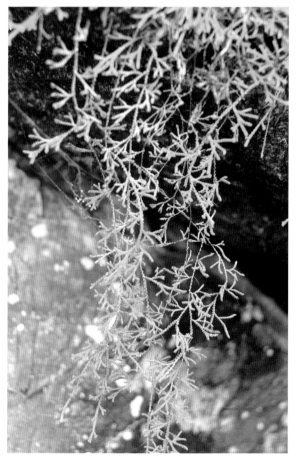

植物名称：卷柏 *Selaginella tamariscina* (P. Beauvois) Spring
别称：九死还魂草、回阳草

植物形态：土生或石生，复苏植物，呈垫状。主茎自中部开始羽状分枝或不等二叉分枝，维管束1条。叶全部交互排列，二型，叶质厚，表面光滑，边缘不为全缘，具白边；中叶不对称，先端具芒，外展或与轴平行，基部平截形，边缘有细齿；侧叶不对称，先端具芒。孢子叶穗紧密，四棱柱形，单生于小枝末端；孢子叶一型，卵状三角形，边缘有细齿，具白边，先端有尖头或具芒；大孢子叶在孢子叶穗上下两侧不规则排列。大孢子浅黄色；小孢子橘黄色。

生境及分布：生于海拔1100 m左右的河谷石上。分布于桐梓等地。

采收加工：全年均可采收，去根洗净，晒干。

功能与主治：全草入药，生用活血通经，主治闭经，症瘕，跌打损伤；炒炭用化瘀止血，主治吐血，衄血，便血，尿血。

附注：产藏量较小，需加以保护。

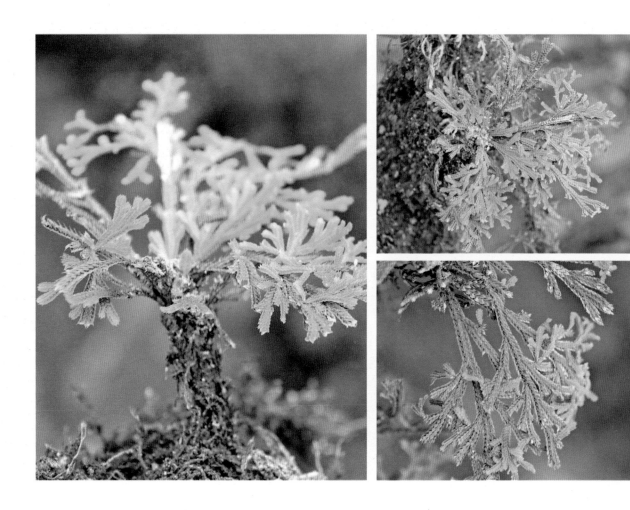

植物名称：翠云草 *Selaginella uncinata* (Desvaux ex Poiret) Spring

别称：生扯拢、蜂药

植物形态：土生，主茎先直立而后攀缘状，长50～100 cm或更长，无横走地下茎。主茎自近基部羽状分枝，维管束1条。叶全部交互排列，二型，草质，表面光滑，具虹彩，边缘全缘，明显具白边；中叶不对称，先端与轴平行或交叉或常向后弯，长渐尖，基部钝，边缘全缘；侧叶不对称，先端急尖或具短尖头，边缘全缘。孢子叶穗紧密，四棱柱形，单生于小枝末端；孢子叶一型，卵状三角形，边缘全缘，具白边，先端渐尖；大孢子叶分布于孢子叶穗下部的下侧或中部的下侧或上部的下侧。大孢子灰白色或暗褐色；小孢子淡黄色。

生境及分布：生于海拔150～1100 m的山坡、林缘或溪边。分布于贵州各地。

采收加工：全年均可采收，洗净，鲜用或晒干。

功能与主治：全草入药，清热解毒，利湿通络，化痰止咳，止血。主治黄疸，痢疾，高热惊厥，胆囊炎，水肿，泄泻，吐血，便血，风湿性关节痛，乳痈，烧烫伤。

附注：《本草纲目拾遗》《新华本草纲要》收载品种。产藏量较大，可开发利用。

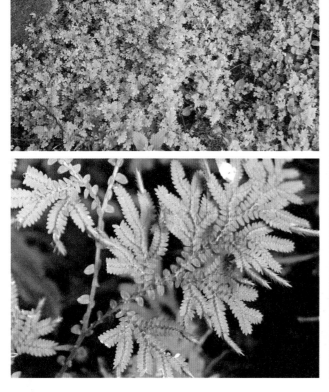

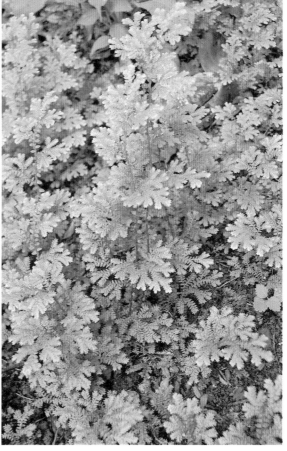

植物名称：藤卷柏 *Selaginella willdenowii* **(Desvaux ex Poiret) Baker**

植物形态：攀缘植物，长约1 m。主茎粗约3 mm，多回分枝。叶在主茎和侧枝上稀疏，在小枝上密布；侧叶彼此接近，开展，长圆形，多少呈镰状，（2.5～4 mm）×（1.2～1.8 mm），基部不对称，下侧略呈心形，上侧圆，并具无色小耳，先端短尖，边缘全缘，有白边；中叶贴生，镰状披针形，（1.5～2.2 mm）×（0.5～0.8 mm），基部不对称，先端钝，边缘全缘，有白边。孢子囊穗四棱形；孢子叶一型，狭卵形至卵状披针形，先端渐尖。大孢子囊中的4个大孢子通常只1～2个发育，淡黄色；小孢子黄色。

生境及分布：生于海拔400 m左右的河谷水沟边。分布于罗甸、望谟、册亨等地。

采收加工：全年均可采收，晒干或鲜用。

功能与主治：全草入药，祛风散寒，除湿消肿。主治风湿疼痛，痈肿溃疡等。

附注：《新华本草纲要》收载品种。

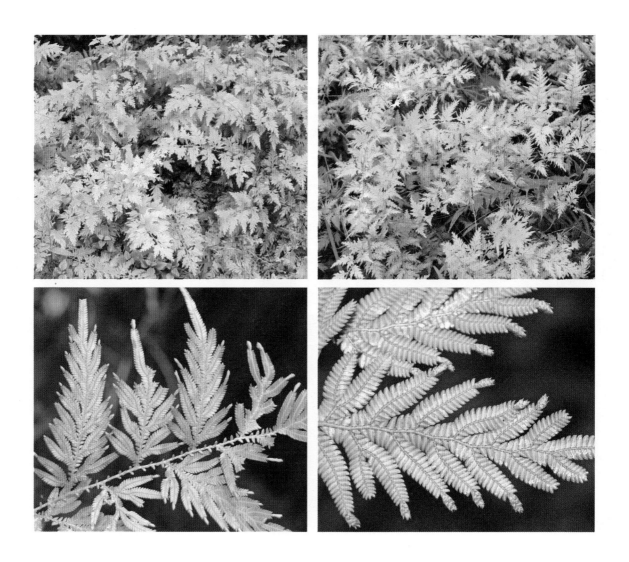

植物名称：剑叶卷柏 *Selaginella xipholepis* Baker

别称：装饰卷柏、毛鹿卷柏

植物形态：土生或石生，匍匐，直立能育茎高5～10 cm。直立茎通体分枝，具维管束1条。叶全部交互排列，二型，草质，边缘不为全缘，略具白边；中叶多少对称，先端具尖头或芒，基部近心形，边缘具长睫毛状齿，上部具短睫毛状齿；侧叶不对称，先端急尖或渐尖。孢子叶穗紧密，背腹压扁，单生小枝末端或成对孢生；孢子叶二型或略二型，倒置，白边不明显；大孢子叶分布于孢子叶穗下部的下侧，或大、小孢子叶相间排列，或下侧全为大孢子叶。大孢子橘黄色；小孢子橘红色。

生境及分布：生于海拔2200 m的林下、灌丛下、溪边、路边、山顶石上或岩洞内。分布于贵州各地。

采收加工：全年均可采收，洗净，晒干。

功能与主治：全草入药，清热利湿，通经活络。主治肝炎，胆囊炎，痢疾，肠炎，肺痈，风湿性关节痛，烧烫伤。

附注：贵州药用新资源。

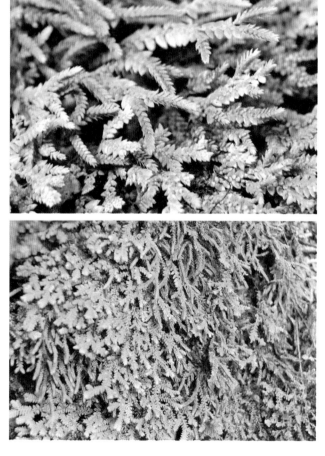
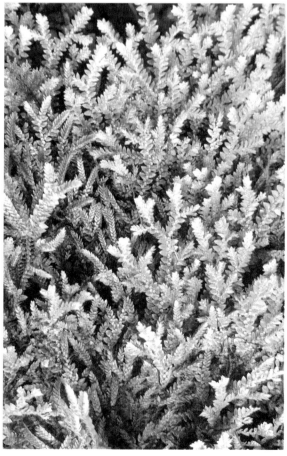

木贼科 Equisetaceae

小型或中型蕨类。土生或湿生。根状茎长而横走，黑色，分枝，有节，节上生根，具茸毛；地上茎直立，绿色，有节，中空，表面常有小瘤，节间具纵脊或沟，节上具单生或轮状分枝。叶膜质，鳞片状，轮生，或合生成叶鞘或筒状包裹节间基部。孢子叶轮生，盾状，彼此密集，顶端有5～10个孢子囊。孢子近球形，有4条弹丝，无裂缝，有颗粒状纹饰。

该科的问荆属*Hippochaete*并入木贼属*Equisetum*。

本科1属约15种，除南极洲外，广布于世界各地。我国有1属10种，分布于全国各地。

植物名称：问荆 *Equisetum arvense* Linnaeus

别称：接续草、公母草

植物形态：中小型植物。根状茎斜升，直立和横走，黑棕色。地上枝当年枯萎。枝二型，能育枝春季先萌发，节间长2～6 cm，黄棕色，无轮茎分枝，脊不明显；鞘筒栗棕色或淡黄色，鞘齿9～12枚，

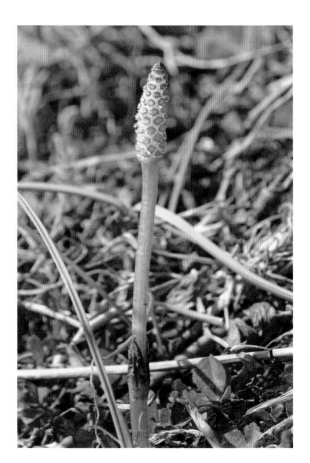

栗棕色，狭三角形，鞘背仅上部有一浅纵沟，孢子散后能育枝枯萎。不育枝后萌发，节间长2～3 cm，绿色，轮生分枝多，主枝中部以下有分枝。主枝有脊，脊的背部弧形，无棱，有横纹，无小瘤；鞘筒狭长，绿色，鞘齿三角形，5～6枚，中间黑棕色，边缘膜质，淡棕色，宿存。侧枝柔软纤细，扁平状，有3～4条狭而高的脊，脊的背部有横纹；鞘齿3～5枚，披针形，绿色，边缘膜质，宿存。孢子囊穗圆柱形，长1.8～4.0 cm，直径0.9～1.0 cm，顶端钝，成熟时柄伸长，柄长3～6 cm。

生境及分布：生于海拔1200 m左右的路边或溪沟边等较潮湿处。仅分布于桐梓与重庆交界的柏枝山南麓。

采收加工：夏季、秋季采收，置通风处阴干，或鲜用。

功能与主治：全草入药，止血，利尿，明目。主治鼻衄，吐血，咯血，便血，崩漏，外伤出血，淋证，目翳。

附注：《新华本草纲要》收载品种。贵州仡佬族、水族、苗族用药。

植物名称：披散木贼 *Equisetum diffusum* D. Don

别称：散生木贼

植物形态：中小型植物。根状茎横走，直立或斜升，黑棕色。地上枝当年枯萎。枝一型，高10～30（～70）cm，节间长1.5～6.0 cm，绿色，但下部1～3节，节间黑棕色，无光泽，分枝多。主枝有脊4～10条，脊的两侧隆起成棱伸达鞘齿下部，每棱各有1行小瘤伸达鞘齿；鞘筒狭长，下部灰绿色，上部黑棕色；鞘齿5～10枚，披针形，先端尾状，革质，黑棕色，有一深纵沟贯穿整个鞘背，宿存。侧枝纤细，较硬，圆柱形，有脊4～8条，脊的两侧有棱及小瘤；鞘齿4～6枚，三角形，革质，灰绿色，宿存。孢子囊穗圆柱形，长1～9 cm，直径4～8 mm，顶端钝，成熟时柄伸长，柄长1～3 cm。

生境及分布：生于海拔280～2200 m的路边、水边、旷地或瀑布旁等潮湿处。分布于黄平、威宁、赫章、纳雍、大方、金沙、六枝、盘州、水城、镇宁、紫云、望谟、普安、兴义、兴仁、晴隆、安龙、册亨、贞丰、福泉、三都、罗甸、仁怀、赤水、习水及贵阳等地。

采收加工：夏季、秋季采收，洗净，鲜用或晒干。

功能与主治：全草入药，清热解毒，利湿，疏肝散结。

附注：《新华本草纲要》收载品种。产藏量较大，可开发利用。

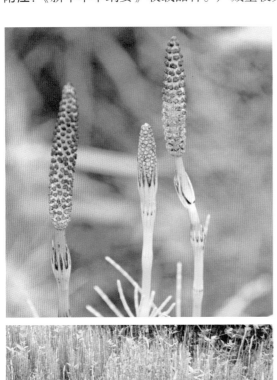
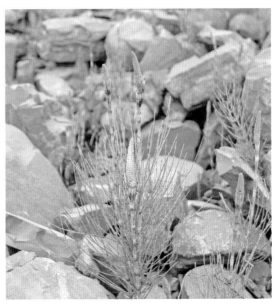
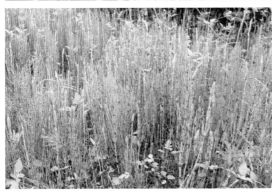
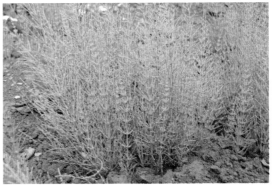

植物名称：笔管草 *Equisetum ramosissimum* Desfontaines subsp. *debile* (Roxburgh ex Vaucher) Hauke

别称：笔筒草

植物形态：中型或大型植物。根状茎直立和横走，黑棕色。地上枝多年生。枝一型，高可达60 cm或过之，中部直径3～7 mm，节间长3～10 cm，绿色，成熟主枝有分枝，但分枝常不多。主枝有脊10～20条，脊的背部弧形，有1行小瘤或有浅色小横纹；鞘筒短，下部绿色，顶部略为黑棕色；鞘齿10～22枚，狭三角形，上部淡棕色，膜质，早落或有时宿存，下部黑棕色革质，扁平，两侧有明显的棱角，鞘齿上气孔带明显或不明显。侧枝较硬，圆柱形，有脊8～12条，脊上有小瘤或横纹；鞘齿6～10枚，披针形，较短，膜质，淡棕色，早落或宿存。孢子囊穗短棒状或椭圆形，长1～2.5 cm，中部直径0.4～0.7 cm，顶端有小尖突，无柄。

生境及分布：生于海拔350～1800 m的河边或溪沟边。分布于贵州各地。

采收加工：秋季选择身老体大者采挖，洗净，鲜用或晒干。

功能与主治：全草入药，清热明目，利尿通淋，退翳。主治感冒，目翳，尿血，便血，石淋，痢疾，水肿。

附注：《新华本草纲要》收载品种。产藏量较大，可开发利用。

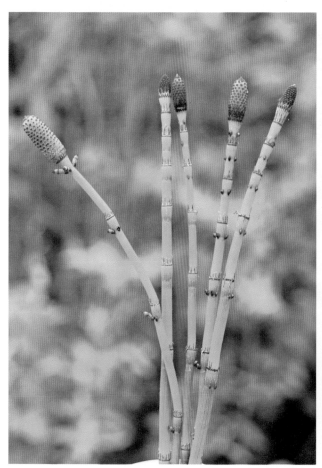

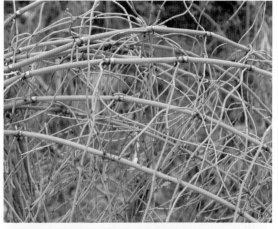

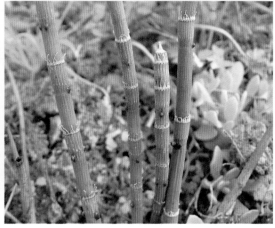

植物名称：**节节草** *Equisetum ramosissimum* Desfontaines

植物形态：中小型植物。根状茎直立，横走或斜升，黑棕色。地上枝多年生。枝一型，高20～60 cm，节间长2～6 cm，绿色，主枝多在下部分枝，常形成簇生状；幼枝的轮生分枝明显或不明显。主枝有脊5～14条，脊的背部弧形，有1行小瘤或有浅色小横纹；鞘筒狭长达1 cm，下部灰绿色，上部灰棕色；鞘齿5～12枚，三角形，灰白色，黑棕色或淡棕色，边缘（有时上部）为膜质，基部扁平或弧形，早落或宿存，鞘齿上气孔带明显或不明显。侧枝较硬，圆柱状，有脊5～8条，脊上平滑或有1行小瘤或有浅色小横纹；鞘齿5～8枚，披针形，革质但边缘膜质，上部棕色，宿存。孢子囊穗短棒状或椭圆形，长0.5～2.5 cm，中部直径0.4～0.7 cm，顶端有小尖突，无柄。

生境及分布：生于海拔2300 m以下的潮湿路旁、砂地、荒原或溪沟边。分布于贵州各地。

采收加工：夏季、秋季采挖，洗净，鲜用或在通风处阴干。

功能与主治：全草入药，清热明目，祛风除湿，止咳平喘，利尿，退翳。主治目赤肿痛，感冒咳喘，水肿，淋证，肝炎，骨折。

附注：《新华本草纲要》收载品种。产藏量较大，可开发利用。

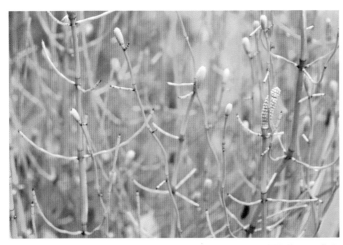

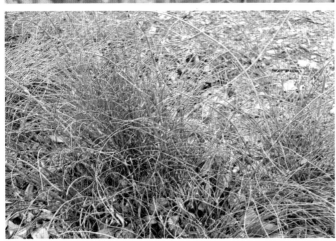

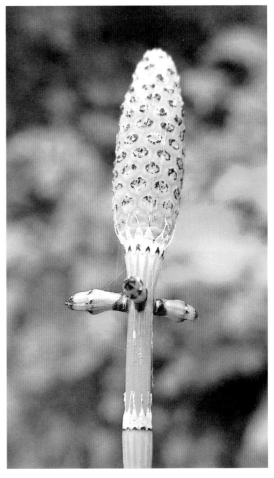

瓶尔小草科 Ophioglossaceae

小型植物。土生或附生。根状茎短而直立，根肉质。叶二型，孢子叶和营养叶均出自总柄；营养叶为单叶或一回至多回羽状复叶，具柄或无柄，披针形、卵形或五角形，叶脉网结或分离；孢子叶具柄，至营养叶基部或总柄伸出，含或不含叶绿素。孢子囊大，无柄，下陷或不下陷，沿囊托两侧排列，形成狭穗状。孢子四面体型或球形。

该科在原来的基础上合并了七指蕨科Helminthostachyaceae和阴地蕨科Botrychiacere。

本科4（~9）属约80种。我国有3属22种，2特有种，全国分布。

植物名称：薄叶阴地蕨 *Botrychium daucifolium* Wallich ex Hooker & Greville

别称：西南阴地蕨、一朵云

植物形态：根状茎短粗，直立，有很粗的肉质根。总叶柄长10~12 cm，颇粗大，多汁嫩草质；营养叶五角形，短渐尖头，下部三回羽状；一回小羽片4~5对，互生，下先出，基部下方1片较大，阔披针形，短渐尖头，深羽裂，其余各片同形而较小，或为浅羽裂或几为全缘；末回羽片（或裂片）为长圆形，急尖头，基部合生，边缘有三角形的锯齿，尖端向前；第二对羽片起渐小，为阔披针形或长圆形，一回羽状深裂，短渐尖头，有柄或无柄，下先出，顶端以下的羽片不分裂，基部合生下延；孢子叶自总叶柄中部以上生出，高出营养叶。孢子囊穗圆锥状，二至三回羽状，散开，无毛。

生境及分布：生于海拔500~1600 m的阴湿山坡林下、灌丛下或河谷地带。分布于江口、松桃、大方、兴仁、安龙、贞丰、赤水及安顺等地。

采收加工：全草全年均可采收；根茎秋季采挖，去叶与须根，均洗净，晒干或鲜用。

功能与主治：全草入药，清肺止咳，解毒消肿。主治肺热咳嗽，疟腮，乳痈，跌打肿痛，蛇犬咬伤。

附注：《新华本草纲要》收载品种。

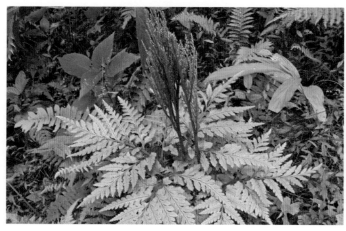
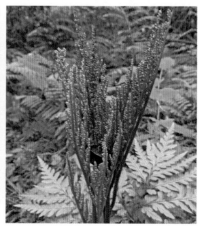

植物名称：华东阴地蕨 *Botrychium japonicum* (Prantl) Underwood

别称： 红细补药、日本阴地蕨

植物形态： 根状茎短而直立，有较粗的肉质根。总叶柄短，长2～6 cm，无毛；营养叶略呈五角形，渐尖头，三回羽状；羽片约6对，对生或近对生，渐尖头，二回羽状深裂；一回小羽片4～5对，彼此密接，基部1对较大，对生或略下先出；基部下方1片最大，长圆形，渐尖头，有柄，一回羽状，其上各对渐短，羽状深裂或浅裂；末回小羽片（或裂片）为椭圆形，急尖头，基部合生，边缘有整齐的尖锯齿，尖端向前；第二对羽片起为长圆状披针形，有柄，短渐尖头，基部不等，近心脏形，一回羽状，下先出；孢子叶自总叶柄基部生出，远高过营养叶。孢子囊穗圆锥状，二回羽状，无毛。

生境及分布： 生于海拔1000～1300 m的林下或林缘草丛中。分布于雷公山和松桃、印江、锦屏、黔西、金沙、纳雍、桐梓、盘州、平坝、普定、关岭、贞丰、正安、修文、清镇、开阳、息烽等地。

采收加工： 全草夏季、秋季采收，洗净，晒干或鲜用；根茎秋季采挖，洗净，晒干。

功能与主治： 全草入药，清热解毒，镇惊，平肝润肺，消肿散瘀。主治小儿惊厥，肺炎，咳喘痰血，疮痈肿毒。

附注：《新华本草纲要》收载品种。

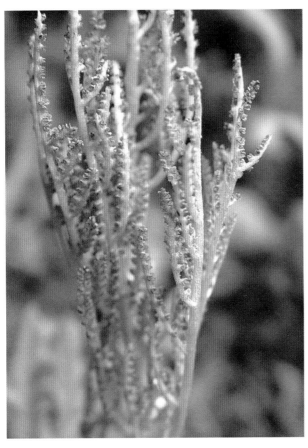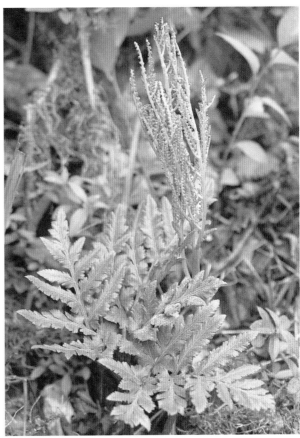

植物名称：绒毛阴地蕨 *Botrychium lanuginosum* Wallich ex Hooker & Greville
别称：蕨苗一枝蒿

植物形态：根状茎短粗，直立，有一簇粗健肉质的长根，包于鞘状的棕色托叶内的芽被有密长茸毛。总叶柄长12～18 cm，粗肥，多汁草质；营养叶为五角状的三角形或卵状三角形，渐尖头，大小不一，下部三至四回羽状；侧生羽片6～8对，二至三回羽状；一回小羽片8～9对，互生，有长柄；二回小羽片以基部下方1片较大，为五角状三角形，渐尖头，基部心脏形，其余各对向上逐渐缩小，仍有短柄，一回全裂或深裂；末回小羽片或裂片为卵形或卵状三角形，无柄，边缘有粗大的重锯齿。孢子囊穗自第一对羽片和第二对羽片之间的叶轴上生出或有时由第二对羽片分枝点附近生出，比营养叶短，复圆锥状，二至三回羽状，小穗张开，疏松，有茸毛。

生境及分布：生于海拔1500～2200 m的林下或林缘。分布于六枝、兴仁等地。

采收加工：春季采挖，洗净，晒干或鲜用。

功能与主治：全草入药，清热解毒。主治毒蛇咬伤等。

附注：资源量极少，须加以保护。

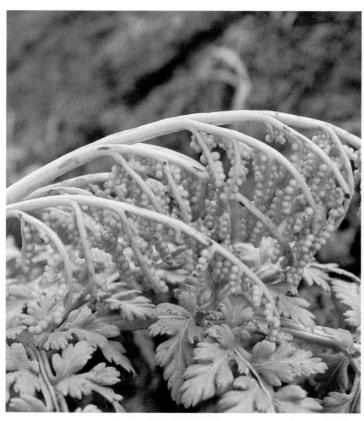
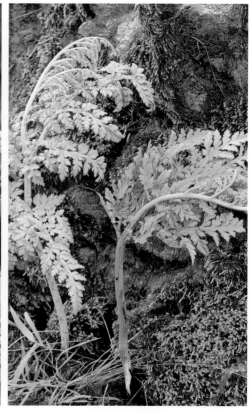

植物名称：阴地蕨 *Botrychium ternatum* (Thunberg) Swartz

别称：一朵云

植物形态： 根状茎短而直立，有一簇粗健肉质的根。总叶柄短，长仅2～4 cm，细瘦，淡白色；营养叶为阔三角形，短尖头，三回羽状分裂；侧生羽片3～4对，几对生或近互生，有柄，下部两对相距不及2 cm，略张开，基部一对最大，几与中部等大，阔三角形，短尖头，二回羽状；一回小羽片3～4对，有柄，几对生，基部下方1片较大，稍下先出，一回羽状；末回小羽片为长卵形至卵形，基部下方1片较大，略浅裂，有短柄，其余较小，边缘有不整齐的细而尖的锯齿密生；第二对羽片起渐小，长圆状卵形，下先出，短尖头；叶干后为绿色，厚草质，遍体无毛，表面皱凸不平；叶脉不见；孢子叶有长柄，远远超出营养叶之上。孢子囊穗为圆锥状，二至三回羽状，小穗疏松，略张开，无毛。

生境及分布： 生于海拔2000 m以下的灌丛阴处。分布于贵州各地。

采收加工： 秋季至第二年春季连根采收，洗净，鲜用或晒干。

功能与主治： 全草入药，清热解毒，平肝散结，润肺止咳。主治小儿惊厥，疳积，肺热咳嗽，瘰疬，疮痈肿毒，毒蛇咬伤。

附注：《本草图经》《贵州省中药材、民族药材质量标准》收载品种。贵州侗族用药。

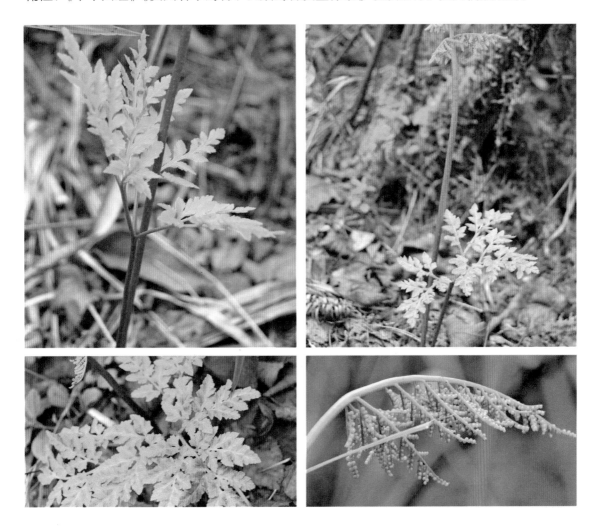

植物名称：蕨萁 *Botrychium virginianum* (Linnaeus) Swartz

植物形态：根状茎短而直立，有一簇不分枝的粗健肉质的长根。总叶柄长20～25 cm，多汁草质。营养叶为阔三角形，顶端为短尖头，长13～18 cm，基部宽20～30 cm或更宽，三回羽状，基部下方为四回羽裂；侧生羽片6～8对，对生或近于对生，一回小羽片上先出，有短柄（柄长约1 cm），短尖头，二回羽状，或基部下方为三回羽裂；一回小羽片8～10对，近于对生，一回羽状或二回羽裂；二回小羽片长圆状披针形，无柄，并以狭翅沿中肋两侧下沿，深羽裂；末回裂片狭长圆形，有长而粗的尖踞齿，每齿有1小脉；孢子叶自营养叶的基部抽出。孢子囊穗为复圆锥状，成熟后高出于营养叶之上，直立，几光滑或略具疏长毛。

生境及分布：生于海拔1400～1900 m的溪沟边、阴湿林下或林缘。分布于雷山、黔西、龙里、桐梓、绥阳、正安、道真等地。

采收加工：春季采挖，洗净，晒干或鲜用。

功能与主治：全草入药，清热解毒。主治毒蛇咬伤等。

附注：《植物名实图考》《新华本草纲要》收载品种。

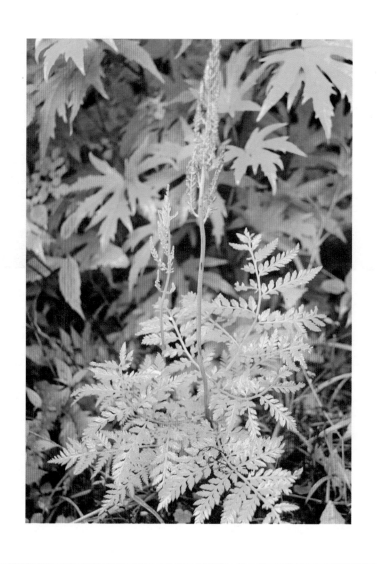

植物名称：柄叶瓶尔小草 *Ophioglossum petiolatum* Hooker

别称：一根箭

植物形态：植株高达15～20 cm。根状茎短而直立，产生一簇肉质粗根。叶为单叶；总叶柄长2～7 cm，营养叶卵形至宽卵形，（1.8～3.2 cm）×（1～1.6 cm），基部圆，多少下延，具柄，先端短尖或钝，常具小凸尖；孢子叶长达14 cm，线形。孢子囊穗长1.5～3 cm。

生境及分布：生于海拔600～2300 m的山坡灌丛旁或草丛中。分布于雷山、凯里、威宁、黔西、盘州、兴义、贵定、荔波、三都、正安及铜仁、安顺、贵阳等地。

采收加工：春季、夏季采挖，洗净，晒干或鲜用。

功能与主治：全草入药，清热解毒，活血祛瘀。主治疮痈肿毒，疥疮，毒蛇咬伤，烧烫伤，瘀滞腹痛，跌打损伤。

附注：《新华本草纲要》收载品种。

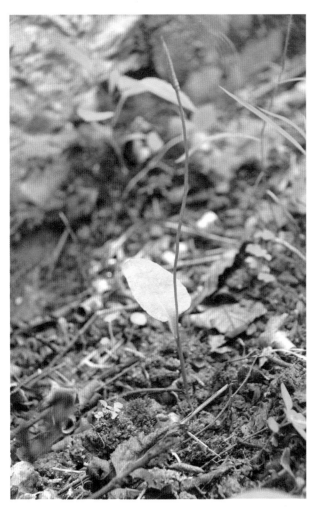
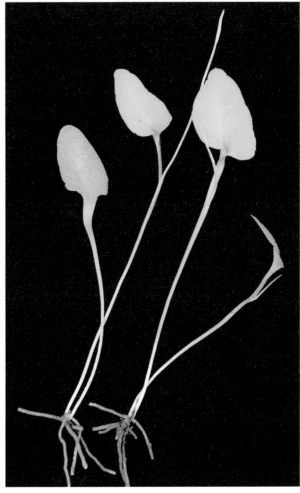

植物名称：心叶瓶尔小草 *Ophioglossum reticulatum* Linnaeus

植物形态：根状茎短细，直立，有少数粗长的肉质根。总叶柄长4～8 cm，淡绿色；营养叶（3～4 cm）×（6～3.5 cm），为卵形或卵圆形，先端圆或近于钝头，基部深心脏形，有短柄，边缘多少呈波状，草质，网状脉明显；孢子叶自营养叶叶柄的基部生出，长10～15 cm，细长。孢子囊穗长3～3.5 cm，纤细。

生境及分布：生于海拔850～2000 m的溪边、草坡或路边疏林下。分布于江口、雷山、台江、镇远、黔西、荔波、桐梓、道真、修文及安顺等地。

采收加工：夏季采收，洗净，鲜用或晒干。

功能与主治：全草入药，清热解毒，消肿止痛。主治毒蛇咬伤，疮痈肿毒。

附注：《贵州省中药材、民族药材质量标准》收载品种。

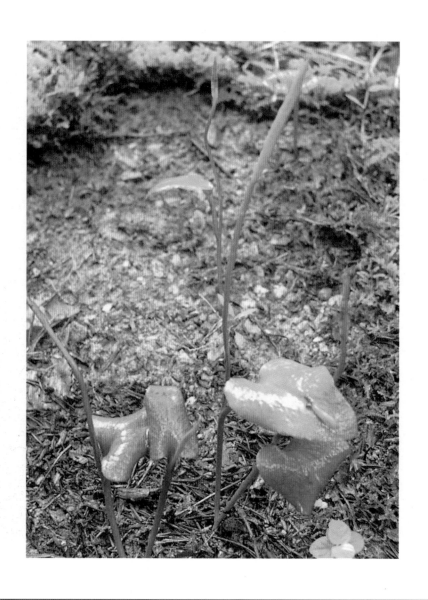

植物名称：狭叶瓶尔小草 *Ophioglossum thermale* Komarov

别称：狭叶一支箭、温泉瓶尔小草

植物形态：根状茎细短，直立，有一簇细长不分枝的肉质根，向四面横走如匍匐茎，在先端发生新植物。叶单生或2～3枚叶自根部生出，总叶柄长3～6 cm，纤细，绿色或下部埋于土中，呈灰白色；营养叶为单叶，无柄，（2～5 cm）×（3～10 mm），倒披针形或长圆状倒披针形，向基部为狭楔形，全缘，先端微尖或稍钝，草质，淡绿色，具不明显的网状脉，但在光下则明晰可见；孢子叶自营养叶的基部生出，柄长5～7 cm，高出营养叶。孢子囊穗长2～3 cm，狭线形，先端尖，由15～28对孢子囊组成。孢子灰白色，近于平滑。

生境及分布：生于海拔1000 m以下山地草坡。分布于沿河、关岭、兴义、独山等地。

采收加工：春季、夏季采挖，洗净，晒干或鲜用。

功能与主治：全草入药，清热解毒，活血祛瘀。主治疮痈肿毒，疥疮，毒蛇咬伤，烧烫伤，瘀滞腹痛，跌打损伤。

附注：国家珍稀濒危二级保护植物，贵州药用新资源。

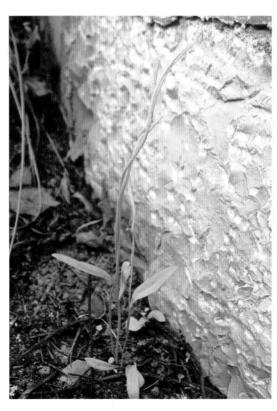
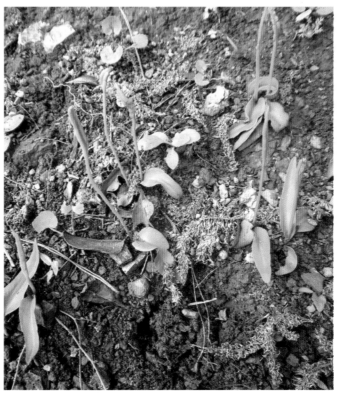

植物名称：瓶尔小草 *Ophioglossum vulgatum Linnaeus*

别称：单枪一根箭、矛盾草

植物形态：根状茎短而直立，具一簇肉质粗根，如匍匐茎一样向四面横走，生出新植物。叶通常单生，总叶柄长6~9 cm，深埋土中，下半部为灰白色，较粗大；营养叶为卵状长圆形或狭卵形，（4~6 cm）×（1.5~2.4 cm），先端钝圆或急尖，基部急剧变狭并稍下延，无柄，微肉质到草质，全缘，网状脉明显；孢子叶长9~18 cm或更长，较粗健，自营养叶基部生出。孢子囊穗长2.5~3.5 cm，宽约2 mm，先端尖，远超出于营养叶之上。

生境及分布：生于海拔500~2000 m的溪边田坎、草坡或灌丛旁。分布于德江、镇宁、天柱、赫章、兴仁等地。

采收加工：春季、夏季采收，洗净，晒干或鲜用。

功能与主治：全草入药，清热凉血，解毒镇痛。主治肺热咳嗽，肺痈，肺痨吐血，小儿惊厥，目赤肿痛，胃痛，疮痈肿毒，蛇虫咬伤，跌打肿痛。

附注：《植物名实图考》《贵州省中药材、民族药材质量标准》收载品种。贵州侗族用药。

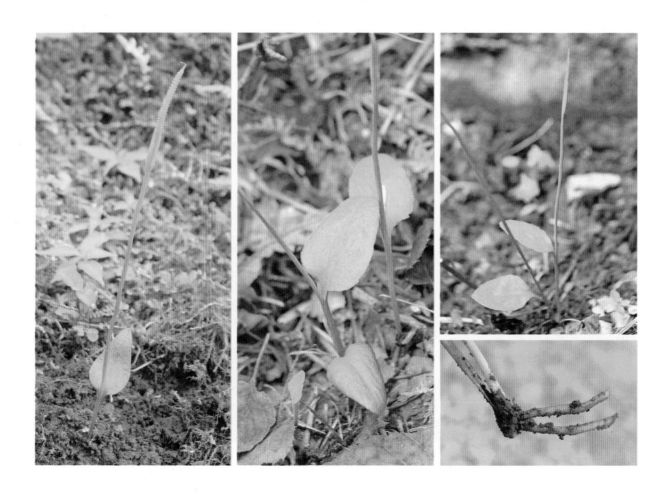

松叶蕨科 Psilotaceae

小型蕨类。根茎粗，横走，具假根；地上茎直立或下垂，绿色，多二叉分枝，有棱或为扁状。叶小型，无脉或仅具中脉，散生、二型；营养叶钻形，披针形或鳞片状；孢子叶二叉形，无叶脉。孢子囊单生于孢子叶叶腋，球形，二瓣纵裂。孢子一型，单裂缝。

本科2属，约17种。主要分布于热带及温带地区。我国有1属，1种，主要分布于长江以南。

植物名称：松叶蕨 *Psilotum nudum* (Linnaeus) P. Beauvois

别称：松叶兰

植物形态：小型蕨类，附生树干上或岩缝中。根茎横行，圆柱形，褐色，仅具假根，二叉分枝。高15~51 cm。地上茎直立，无毛或鳞片，绿色，下部不分枝，上部多回二叉分枝；枝三棱形，绿色，密生白色气孔。叶为小型叶，散生，二型；营养叶鳞片状三角形，无脉，（2~3 mm）×（1.5~2.5 mm），先端尖，草质；孢子叶二叉形，（2~3 mm）×2.5 mm。孢子囊单生在孢子叶叶腋，球形，二瓣纵裂，常3个融合为三角形的聚囊，直径约4 mm，黄褐色。孢子肾形，极面观矩圆形，赤道面观肾形。

生境及分布：生于海拔500~1200 m的树蕨、乔木主干或石隙。分布于金沙、镇宁、关岭、册亨、贞丰、开阳、赤水、习水等地。

采收加工：夏季、秋季采收，洗净，晒干或鲜用。

功能与主治：全草入药，活血通经，祛风湿。主治风湿痹痛，闭经，吐血及跌打损伤。

附注：为古老的孑遗植物，无根、叶，贵州省珍稀濒危二级保护植物。《新华本草纲要》收载品种。

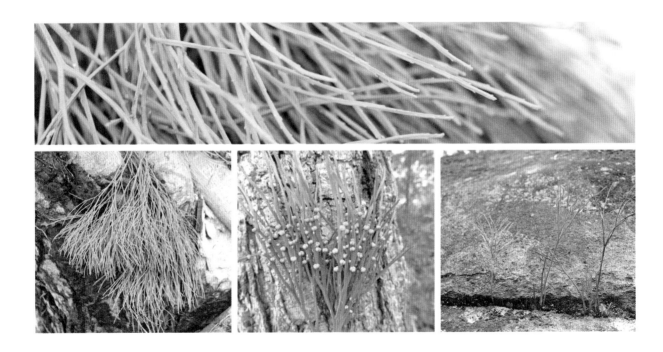

合囊蕨科 Marattiaceae

小型或大型蕨类。土生。根状茎直立。叶柄具节。叶片一至四回羽状分裂，或掌状，少为单叶，叶脉分离或网结，末回小羽片披针形。孢子囊球形、船形，厚壁，沿叶脉两行排列或散生于叶脉的联结处。孢子椭圆形、圆球形，光滑或粗糙。

天星蕨科Christenseniaceae、观音座莲科Angiopteridaceae并入该科。

本科6属约100种。我国有3属30种，17特有种，分布于西南，华南等地。

植物名称：福建莲座蕨 *Angiopteris fokiensis* Hieronymus

别称：大马蹄

植物形态：植株高大，高1.5 m以上。根状茎块状，直立，下面簇生有圆柱状的粗根。叶片宽广，宽卵形，羽片5～7对，互生，狭长圆形，基部不变狭，奇数羽状；小羽片35～40对，对生或互生，平展，上部的稍斜向上，具短柄，披针形，渐尖头，基部近截形或几圆形，顶部向上微弯，下部小羽片较短，顶生小羽片分离，有柄，和下面的同形，叶缘全部具有规则的浅三角形锯齿；叶脉开展，下面明显，一般分叉，无倒行假脉；叶为草质，上面绿色，下面淡绿色，两面光滑；叶轴干后淡褐色，光滑，腹部具纵沟，顶端具狭翅。孢子囊群棕色，长圆形，由8～10个孢子囊组成。

生境及分布：生于海拔150～800 m的低山河谷、溪沟林下、灌丛下或土生。分布于沿河、榕江、从江、黎平、剑河、雷山、关岭、安龙、册亨、望谟、贞丰、晴隆、独山、荔波、三都、罗甸、赤水等地。

采收加工：全年均可采收，洗净，切片，晒干或鲜用。

功能与主治：根茎入药，清热解毒，疏风散瘀，凉血止血，安神。主治跌打损伤，风湿痹痛，风热咳嗽，崩漏，毒蛇咬伤，外伤出血。

附注：《植物名实图考》收载品种。贵州侗族用药。

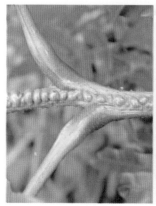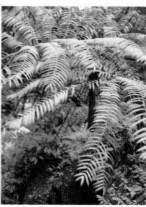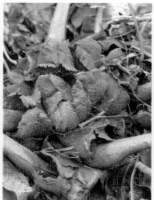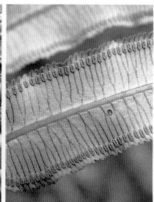

紫萁科 Osmundaceae

中型蕨类。土生。根状茎粗，直立或匍匐，无鳞片，也无真正的毛。叶柄长而坚实，基部膨大；叶片大，一型、二型，或同一叶片上羽片二型，一至二回羽状；叶脉分离，二叉分枝。孢子囊大，圆球形，多数有柄，裸露，着生在收缩的叶片边缘。孢子为球状四面体型。

该科将桂皮紫萁 *Osmundastrum cinnamomeum* (Linnaeus) C. Presl分出单独成属称桂皮紫萁属 *Osmundastrum*。

本科4属约20种，温带或热带分布。我国有2属8种，1特有种，全国均有分布。

植物名称：桂皮紫萁 *Osmundastrum cinnamomeum* (Linnaeus) C. Presl

植物形态：根状茎短粗直立，或成粗肥圆柱状的主轴，顶端有叶丛簇生。叶二型；营养叶的叶柄长30~40 cm，坚强，干后为淡棕色；叶片长40~60 cm，宽18~24 cm，长圆形或狭长圆形，渐尖头，二回羽状深裂；羽片20对或更多，下部的对生，平展，上部的互生，向上斜，披针形，渐尖头，长8~10 cm，宽1.8~2.4 cm，基部截形，无柄，羽状深裂几达羽轴；裂片约15对，长圆形，圆头，长约1 cm，宽约5 mm，开展，密接，全缘；中脉明显，侧脉羽状，斜向上，每脉二叉分歧，纤细，两面可见，但并不很明显；叶为薄纸质，干后为黄绿色，幼时密被灰棕色茸毛，后变为光滑；孢子叶比营养叶短而瘦弱，遍体密被灰棕色茸毛，叶片紧缩，羽片长2~3 cm，裂片缩成线形，背面满布暗棕色的孢子囊。

生境及分布：生于海拔1000~2600 m的沼泽地或潮湿山谷。分布于江口、雷山、威宁、赫章、黔西、紫云、兴仁、贵定、都匀、清镇、开阳、修文、息烽等地。

采收加工：春季、秋季采收，洗净，除去杂质，晒干。

功能与主治：叶入药，清热解毒，止血，镇痛，利尿，杀虫。主治痢疾，麻疹，衄血，便血，外伤出血，崩漏，绦虫病，蛲虫病。

附注：《新华本草纲要》收载品种。产藏量较大，可开发利用。嫩芽经加工后做"薇菜"食用。

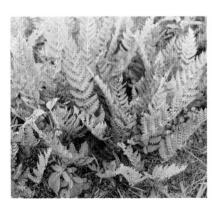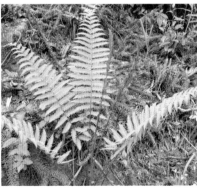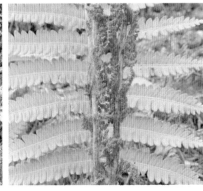

植物名称：绒紫萁 *Osmunda claytoniana* Linnaeus

植物形态：根状茎短粗或为圆柱状的主轴高出地面，顶端叶丛簇生。叶为一型；叶柄红棕色或棕禾秆色；叶片为长圆形，急尖头，幼时通体被淡棕色茸毛，后逐渐脱落，或部分残留叶轴上，二回羽状深裂；羽片18～25对，对生或近对生，无柄，披针形，急尖头，基部近截形，向顶部的羽片逐渐缩短，羽状深裂几达羽轴；裂片彼此接近，14～18对，长圆形，圆头，长1～1.5 cm，宽4～6 mm，全缘；叶脉纤细，分歧，或基部上方一脉再次分歧，小脉达于叶边，两面明显，但不甚隆起；基部1～2对羽片以上的羽片能育，能育羽片2～3对，暗棕色，被有淡红色茸毛。

生境及分布：生于海拔1650～2200 m的山坡草地或林缘。分布于威宁及毕节等地。

采收加工：春季、夏季采收，洗净，除去须根及叶柄，晒干。

功能与主治：根茎入药，清热解毒，舒筋活络。主治筋骨疼痛。

附注：民间草药。

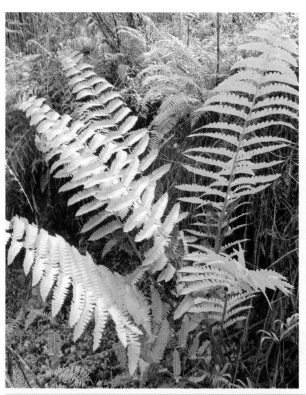
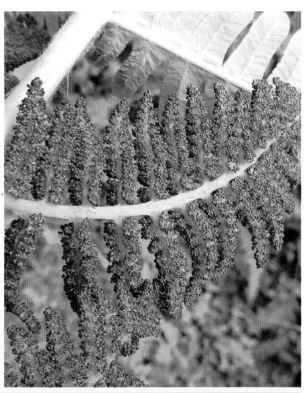

植物名称：紫萁 *Osmunda japonica* Thunberg

别称：高脚贯众

植物形态：植株高50～80 cm或更高。根状茎短粗，或成短树干状而稍弯。叶簇生，直立；营养叶叶柄长20～30 cm，禾秆色；叶片为三角状广卵形，顶部一回羽状，其下为二回羽状；羽片3～5对，对生，长圆形，基部1对稍大，有柄，斜向上，奇数羽状；小羽片5～9对，对生或近对生，无柄，分离，长圆形或长圆状披针形，先端稍钝或急尖；顶生羽片同形，有柄；基部往往有1～2枚的合生圆形裂片，或阔披针形的短裂片，边缘有均匀的细锯齿；叶脉两面明显，自中肋斜向上，二回分歧，小脉平行，达于锯齿；孢子叶同营养叶等高，或稍高，羽片和小羽片均短缩，小羽片变成线形，沿中肋两侧背面密生孢子囊。

生境及分布：生于海拔2500 m以下的林下溪边的酸性土壤上。分布于贵州各地。

采收加工：春季、秋季采挖根茎，除去杂质，晒干或鲜用。

功能与主治：根茎入药，清热解毒，利湿散瘀，止血，杀虫。主治疟腮，痘疹，风湿骨痛，跌打损伤，衄血，便血，血崩，肠道寄生虫病。

附注：《本草纲目》《贵州省中药材、民族药材质量标准》收载品种。产藏量较大，可开发利用。嫩芽经加工后做"薇菜"食用。

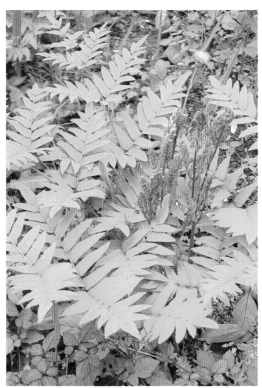
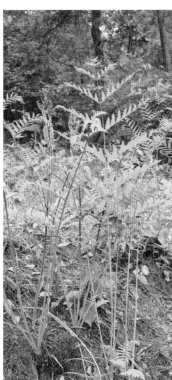
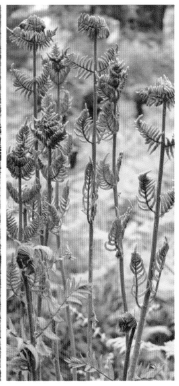

植物名称：宽叶紫萁 *Osmunda javanica* Blume

别称：爪哇薇、万年草

植物形态：植株大型，高达2 m。叶一型，但羽片为二型；叶片阔长圆形，一回羽状，羽片25～30对，下部的对生，上部的互生，向上斜，渐变短，长披针形，渐尖头，基部楔形，有短柄，边缘为全缘，或波状起伏，多少反卷，少有锯齿；叶脉两面隆起，粗健，二至三回分歧，小脉平行斜出，达到加厚的叶边。中部或中部以上的几对羽片能育，长5～12 cm，宽不到1 cm，线形（有时仅上部能育，而基部不育），主脉两侧羽裂成许多卵圆形或长圆形的孢子囊小穗，背面满布暗棕色的孢子囊群。

生境及分布：生于海拔760 m以下的河谷林下或溪边酸性土壤上。分布于望谟、荔波、三都、赤水等地。

采收加工：根茎秋季、冬季采收，洗净，去须根与叶柄，晒干或鲜用。嫩苗春季采收，洗净，晒干或鲜用。

功能与主治：根茎入药，清热解毒，祛风，杀虫；主治疟腮，风湿骨痛，肠道寄生虫病，漆疮。嫩苗入药，止血；主治外伤出血。

附注：贵州药用新资源。

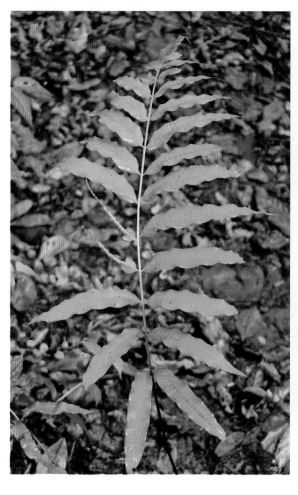
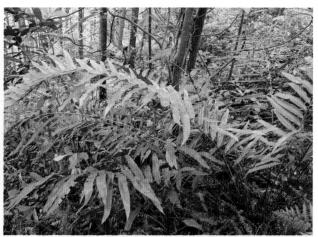
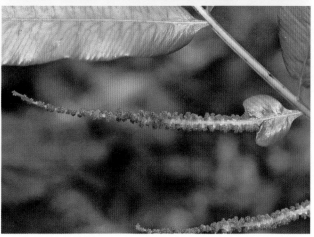

植物名称：华南紫萁 *Osmunda vachellii* Hooker

植物形态： 植株高达1 m，挺拔。根状茎直立，粗肥，主轴呈圆柱形。叶簇生于顶部；叶柄禾秆色；叶片长圆形，一型，但羽片为二型，一回羽状；羽片15～20对，近对生，斜向上，有短柄，以关节着生于叶轴上，披针形或线状披针形，向两端渐变狭，长渐尖头，基部为狭楔形，下部的较长，顶部稍短；顶生小羽片有柄，边缘遍体为全缘，或向顶端略为浅波状；叶脉粗健，两面明显，二回分歧，小脉平行，达于叶边，叶边稍向下卷。下部数对（多达8对，通常3～4对）羽片能育，生孢子囊，羽片紧缩为线形，宽仅4 mm，中肋两侧密生圆形的、分开的孢子囊穗，深棕色。

生境及分布： 生于海拔900 m以下的酸性山地的沟谷或溪地。分布于江口、榕江、从江、黎平、雷山、兴仁、贞丰、荔波、独山、三都、罗甸、赤水等地。

采收加工： 全年均可采收，除去杂质，晒干或鲜用。

功能与主治： 根茎（含叶柄残基）入药，消炎解毒，舒筋活络，止血，杀虫。主治感冒，尿血，淋证，外伤出血，痈疖，烧烫伤，肠道寄生虫病。

附注：《新华本草纲要》收载品种。

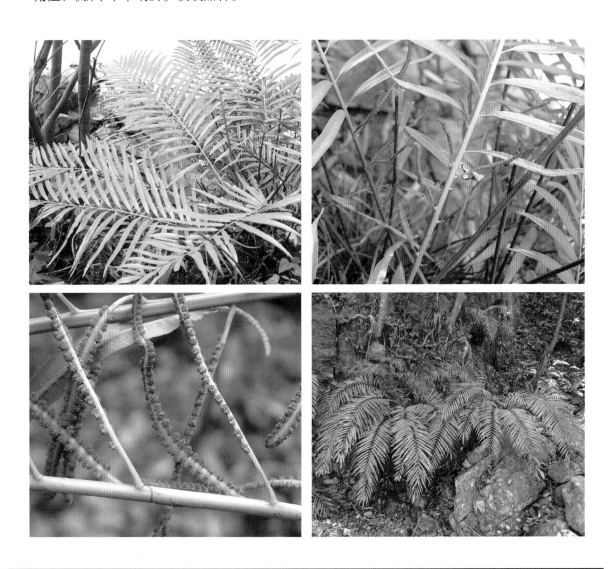

膜蕨科 Hymenophyllaceae

　　小型蕨类。附生或土生。根状茎通常横走，一般不具根。叶二列或辐射对称排列。叶通常很小，膜质，几乎只由1层细胞组成，无气孔，全缘的单叶至扇形分裂，或为多回二歧分叉至多回羽裂；叶脉分离，二叉分枝或羽状分枝，每个末回裂片有一条小脉，有时沿叶缘有连续不断的近边生的假脉，叶肉内有时也有断续的假脉。囊苞坛状、瓶状、管状或两唇瓣状；孢子囊着生在由叶脉延伸到叶边以外而成的突出于囊苞外的圆柱形的囊托的周围，不露出或部分露出于囊苞外面，同时成熟或向基部逐渐成熟，环带完全，斜生或几为横生，多少以纵缝开裂；孢子为四面体型，或变成圆球形。

　　本科系统变化较大。球杆毛蕨属 *Nesopteris*、团扇蕨属 *Gonocormus*、厚边蕨属 *Crepidopteris* 并入假脉蕨属 *Crepidomanes*。毛叶蕨属 *Pleuromanes*、厚壁蕨属 *Meringium*、蔲蕨属 *Mecodium* 并入膜蕨属 *Hymenophyllum*。单叶假脉蕨属 *Microgonium* 并入毛边蕨属 *Didymoglossum*。长筒蕨属 *Selenodesmium* 并入长片蕨属 *Abrodictyum*。

　　本科9属约600种，主要分布于热带、亚热带和温带地区。我国有7属50种，7特有种，主要分布于南部、西南及东部湿润地区。

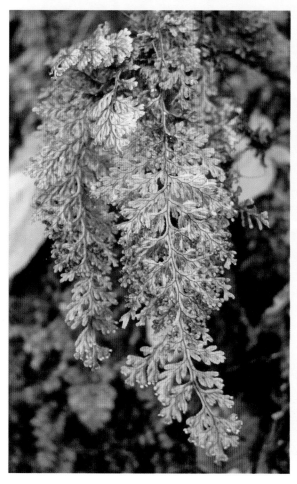

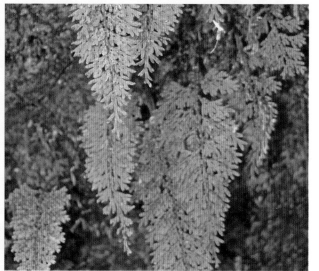

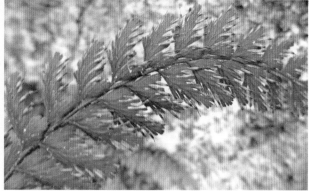

植物名称：蕗蕨 *Hymenophyllum badium* Hooker & Greville
别称：栗色蕗蕨、马尾草

植物形态：植株高15～25 cm。根状茎铁丝状，长而横走，褐色，几光滑，下面疏生粗纤维状的根。叶远生，叶柄长5～10 cm，无毛，两侧有平直或呈波纹状的宽翅达到或近至叶柄基部；叶片披针形至卵状披针形或卵形，三回羽裂；羽片10～12对，互生，三角状卵形至斜卵形，先端钝，基部斜楔形，密接；小羽片3～4对，互生，先端钝，基部下侧下延；末回裂片2～6个，互生，长圆形或阔线形，全缘，单一或分叉；叶脉叉状分枝，末回裂片有小脉1条；叶为薄膜质，叶轴及各回羽轴均全部有阔翅，无毛。孢子囊群大，多数，位于全部羽片上，着生于向轴的短裂片顶端；囊苞近于圆形或扁圆形，宽大于高，唇瓣深裂达至基部，全缘或上边缘有微齿牙。

生境及分布：生于海拔600～1900 m的阴湿溪边或林下，附生于石上。分布于江口、印江、松桃、榕江、从江、雷山、剑河、黄平、赫章、安龙、瓮安、贵定、独山、三都、绥阳、赤水、道真等地。

采收加工：全年均可采收，晒干或鲜用。

功能与主治：全草入药，清热解毒，生肌止血。主治水火烫伤，疮痈肿毒，外伤出血。

附注：《新华本草纲要》收载品种。

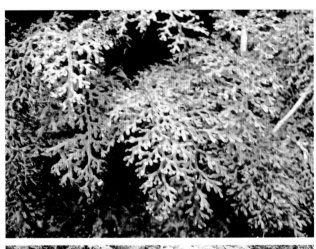

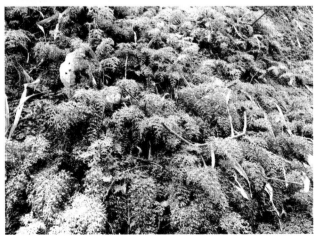

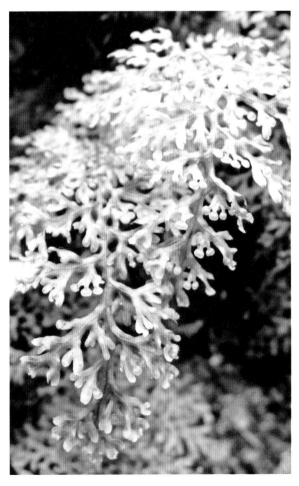

植物名称：华东膜蕨 *Hymenophyllum barbatum* (Bosch) Baker

别称：膜蕨、膜叶蕨

植物形态：植株高2～3 cm。根状茎纤细，长而横走，疏生淡褐色的柔毛或几光滑，下面疏生纤维状的根。叶远生，相距1.5～2 cm；叶柄长0.5～2 cm，全部或大部分有狭翅；叶片卵形，（1.5～2.5 cm）×（1～2 cm），先端钝圆，基部近心脏形，二回羽裂；羽片长圆形，3～5对，互生，无柄，羽裂几达有宽翅的羽轴；末回裂片线形，4～6对，边缘有小尖齿；叶脉叉状分枝，末回裂片有小脉1～2条，不达裂片先端；叶为薄膜质，半透明；叶轴暗褐色，全部有宽翅，叶轴及羽轴均稍曲折。孢子囊群生于叶片的顶部，位于短裂片上；囊苞长卵形，圆头，先端有少数小尖齿，其基部的裂片稍缩狭。

生境及分布：生于海拔800～2300 m的林下溪边，附生于树干上或石上。分布于江口、印江、雷山、赤水、瓮安、贵定、贞丰、桐梓、道真等地。

采收加工：夏季、秋季采收，晒干或鲜用。

功能与主治：全草入药，止血。主治外伤出血。

附注：《新华本草纲要》收载品种。

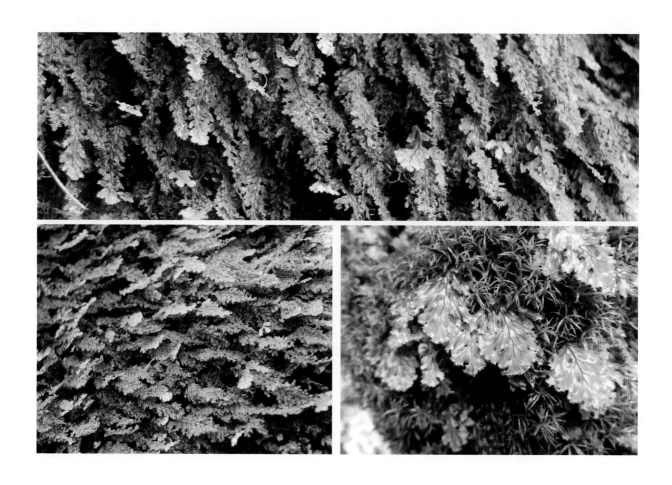

植物名称：长柄蕗蕨 *Hymenophyllum polyanthos* (Swartz) Swartz

植物形态：植株高15～18 cm。根状茎纤细，长而横走。叶远生，叶柄长4～7 cm，细长，光滑无毛，上部有下延的、易脱落的狭翅；叶片为宽卵形至长圆形或卵状披针形，先端长渐狭，基部近于心脏形，三回羽裂；羽片10～15对，互生，有短柄，三角状卵形至长圆形，先端钝，基部斜楔形；小羽片4～6对，互生，无柄，长圆形至阔楔形；末回裂片2～6个，互生，线形至长圆状线形，全缘；叶脉叉状分枝，末回裂片有小脉1条；叶为薄膜质，半透明；叶轴及羽轴褐色，无毛。孢子囊群位于叶片上部1/3～1/2，多数，各裂片均能育；囊苞为等边三角状卵形，尖头，全缘，唇瓣深裂几达基部，其下的裂片比囊苞窄。

生境及分布：生于海拔800～1900 m的溪边或阴湿林下，附生于石上或树干上。分布于江口、印江、松桃、剑河、榕江、赫章、安龙、贞丰、贵定、独山、都匀、赤水、道真及贵阳等地。

采收加工：全年均可采收，晒干或鲜用。

功能与主治：全草入药，清热解毒，生肌止血。主治水火烫伤，疮痈肿毒，外伤出血。

附注：《新华本草纲要》收载品种。

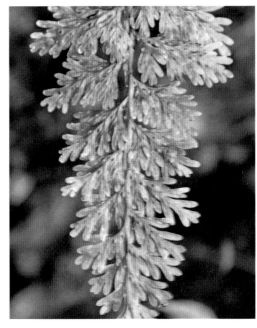
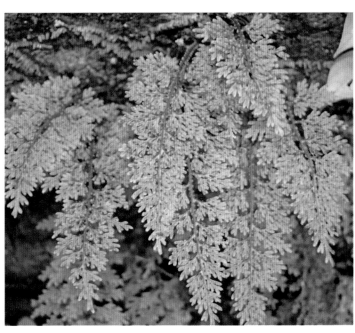

植物名称：瓶蕨 *Vandenboschia auriculata* (Blume) Copeland

别称：热水莲、青蛇斑

植物形态：植株高15～30 cm。根状茎长而横走。叶远生，沿根状茎在同一平面上排成2行，互生；叶柄短，基部被节状毛，无翅或有狭翅；叶片披针形，（15～30 cm）×（3～5 cm），仅较狭及分裂较细，一回羽状；羽片18～25对，互生，卵状长圆形，圆钝头，基部上侧有阔耳片并常覆盖叶轴，边缘不整齐羽裂达叶1/2；不育裂片狭长圆形，先端有钝圆齿，每齿有小脉1条；能育裂片通常缩狭或仅有1脉；叶脉多回二歧分枝，无毛；叶为厚膜质，无毛；叶轴灰褐色，上面有浅沟。孢子囊群顶生于向轴的短裂片上，每个羽片有10～14个；囊苞狭管状，口部截形，不膨大并有浅钝齿，其基部以下裂片不变狭或略变狭；囊群托突出，长约4 mm。

生境及分布：生于海拔550～1400 m的溪边或密林下的石上、石壁或树干，常满布于附生处的表面。分布于江口、松桃、印江、雷山、剑河、黎平、纳雍、紫云、兴仁、贞丰、独山、都匀、贵定、赤水、桐梓及贵阳等地。

采收加工：夏季、秋季采收，晒干或鲜用。

功能与主治：全草入药，生肌止血。主治外伤出血。

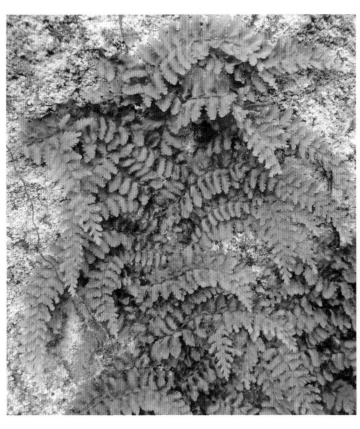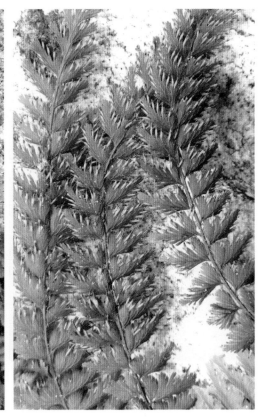

植物名称：城口瓶蕨 *Vandenboschia fargesii* (Christ) Ching
别称：滚山龙

　　植物形态：中型附生植物。根状茎长而横走。叶密接，在根状茎的同一平面上排列为左、右2行，互生，密接；叶柄有狭翅；叶片镰刀状阔披针形，上半部强度向下弯弓，二回羽裂；羽片15～18对，狭长圆形，互生，近圆头，基部斜楔形，羽裂；裂片楔形，常分叉，基部上侧的裂片常为羽裂并覆盖羽轴；末回裂片狭线形，全缘；叶脉叉状分枝；叶轴及羽轴下面同被淡褐色的节状毛；叶为薄膜质，半透明。孢子囊群只生于片叶上部1/3，着生于羽片下部的裂片顶端；囊苞短漏斗形，两侧有狭翅，口部截形并且膨大，其基部以下的裂片狭长如柄；囊群托突出，甚长，长达3 mm，黑色，弯弓。

　　生境及分布：生于海拔1100～1800 m的山谷滴水岩上或林下石上。分布于印江、纳雍、贵定、独山等地。

　　采收加工：夏季、秋季采收，晒干。

　　功能与主治：全草入药，清热凉血。主治吐血，便血，尿血，淋浊。

　　附注：民间草药。

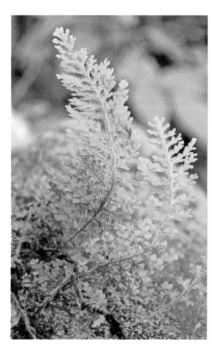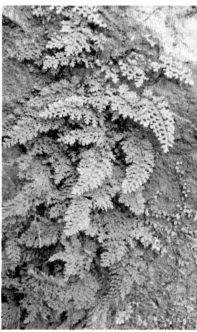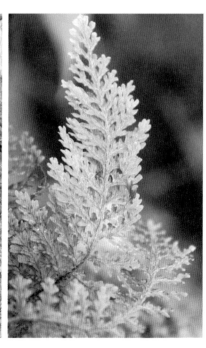

植物名称：**南海瓶蕨** *Vandenboschia striata* (D. Don) Ebihara

别称：管苞瓶蕨、华东瓶蕨

植物形态：植株高15～20 cm。根状茎长，横走。叶远生，叶柄长8～10 cm，其长度约与叶片相等，两侧有阔翅几达基部；叶片阔披针形，（8～12 cm）×（3～5 cm），三回羽裂；羽片10～12对，互生，长圆状卵形，先端钝圆，基部阔斜楔形，基部1～2对几不缩小；小羽片3～5对，互生，无柄，阔楔形至倒卵形，先端钝圆，基部下侧下延；末回裂片3～6个，极斜向上，狭线形，单一或分叉，全缘；叶脉叉状分枝，无毛，末回裂片有小脉1～2条，不达裂片先端；叶为膜质，无毛；叶轴及羽轴有阔翅，稍为波状，无毛。孢子囊群生于叶片的中部以上，顶生于向轴的短裂片上；囊苞管状，口部截形而不膨大，两侧有狭翅，其下的裂片稍缩狭；囊群托突出。

生境及分布：生于海拔1000 m以下的林下溪谷岩石上、石壁或树干上。分布于江口、松桃、金沙、贞丰、贵定、都匀、三都、荔波及贵阳等地。

采收加工：全年均可采收，洗净，晒干。

功能与主治：全草入药，清热解毒，健脾消食，止血生肌。主治肺热咳嗽，消化不良，外伤出血，疮痈肿毒。

附注：《新华本草纲要》收载品种。

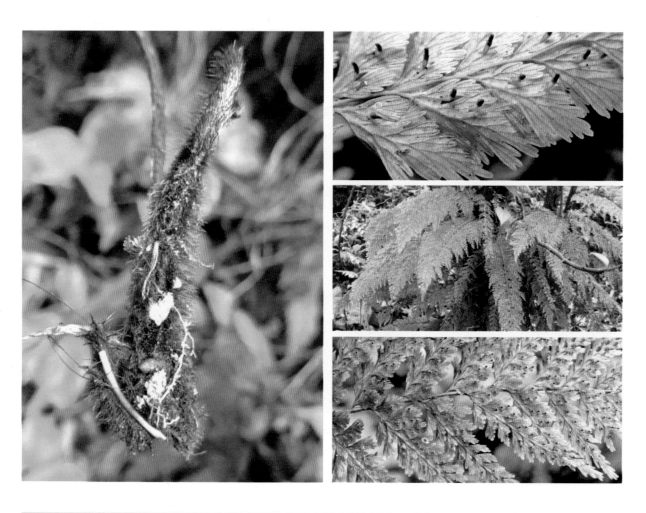

里白科 Gleicheniaceae

中型蕨类。土生。有长而横走的根状茎，被鳞片或节状毛。叶一型，有柄，无关节；叶片一回羽状，或一回至多二叉分枝或假二叉分枝，每一分枝处的腋间有1个被毛或鳞片和叶状苞片所包裹的休眠芽，有时在其两侧有1对篦齿状的托叶；顶生羽片为一至二回羽状；末回裂片（或小羽片）为线形；叶为纸质或近革质，下面往往为灰白或灰绿色；叶轴及叶下面幼时被星状毛或有睫毛状齿的鳞片或二者混生，老则大都脱落。孢子囊群小，圆形，无盖，由2~6个无柄孢子囊组成，生于叶下面小脉的背上。孢子囊为陀螺形，有一条横绕中部的环带，从一侧以纵缝开裂。孢子为四面体型或两面体型，透明，无周壁。

本科5属约150种，主要分布于热带和亚热带地区。我国有3属15种，6特有种，主要分布于西南、华南、华东等热带及亚热带地区。

植物名称：大芒萁 *Dicranopteris ampla* Ching & P. S. Chiu

植物形态：植株高1~1.5 m。根状茎横走，坚硬，木质，红棕色，被棕色毛，成簇伏生。叶远生，相距8~10 cm或过之；圆柱形，暗棕色，光滑，稍光亮；叶轴三至四回二叉分枝；芽苞卵形，长1.7~2.2 cm，顶钝，缘具不规则的粗牙齿；除末回叶轴外，在各回分枝处两侧均有1对托叶状的大的羽片，长圆状披针形，羽状深裂；末回羽片披针形或长圆形，顶渐尖，尾头；裂片披针形至线形，圆顶，常微凹，基部汇合，为尖狭的缺刻分开；中脉下面凸起，侧脉明显，有并行小脉，直达叶缘。孢子囊群圆形，沿中脉两侧为不规则的2~3列，生于每组的基部上侧和下侧小脉弯弓处，由7~15个孢囊组成。

生境及分布：生于海拔400~1000 m的山坡向阳处、土坡疏林下或林缘。分布于安龙、册亨、望谟、赤水等地。

采收加工：夏季、秋季采收，洗净，晒干或鲜用。

功能与主治：嫩苗、髓心入药，解毒，止血。主治蜈蚣咬伤，鼻出血，外伤出血。

附注：贵州药用新资源。

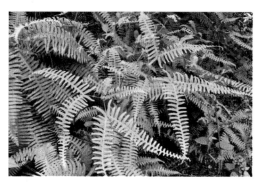
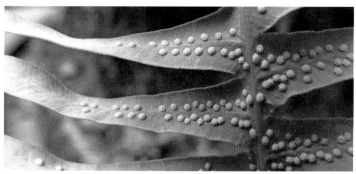

植物名称：芒萁 *Dicranopteris pedata* (Houttuyn) Nakaike
别称：狼萁草

植物形态：植株通常高45～120 cm。根状茎横走，密被暗锈色长毛。叶远生，叶柄长，棕禾秆色，光滑，基部以上无毛；叶轴一至三回二叉分枝，一回羽轴被暗锈色毛，渐变光滑，有时顶芽萌发，生出一回羽轴；腋芽小，卵形，密被锈黄色毛；各回分叉处两侧均各有1对托叶状的羽片，平展，宽披针形，等大或不等；末回羽片披针形或宽披针形；裂片平展，35～50对，线状披针形，顶钝，常微凹；侧脉两面隆起，明显，斜展，有并行小脉，直达叶缘。孢子囊群圆形，着生于基部上侧或上、下两侧小脉的弯弓处，由5～8个孢子囊组成。

生境及分布：生于海拔140～2000 m的酸性山地上。分布于贵州各地。

采收加工：全年均可采挖，洗净，晒干或鲜用。

功能与主治：根茎入药，化瘀止血，清热利尿，解毒消肿。主治崩漏，带下病，跌打肿痛，外伤出血，热淋涩痛，小儿腹泻，痔瘘，目赤肿痛，烧烫伤，毒虫咬伤。

附注：产藏量较大，可大量开发。

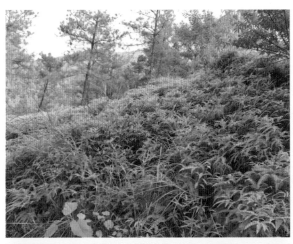

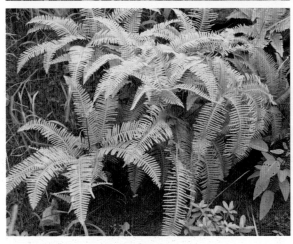

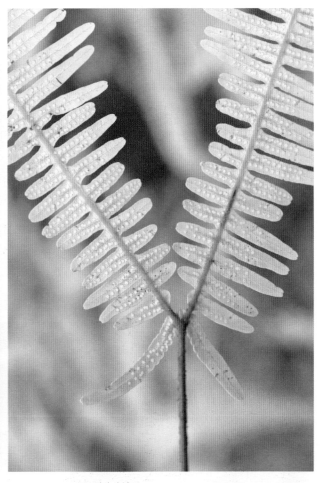

植物名称：**台湾芒萁** *Dicranopteris taiwanensis* Ching & P. S. Chiu

别称：铁芒萁、铁郎鸡、篦子草

植物形态：植株高达1.5 m，蔓延生长。根状茎横走，粗约3 mm，深棕色，被锈毛。叶远生；叶柄长，深棕色，幼时基部被棕色毛，后变光滑；叶轴五至八回二叉分枝；各回腋芽卵形，密被锈色毛，苞片卵形，边缘具三角形裂片，叶轴第一回分叉处无侧生托叶状羽片，其余各回分叉处两侧均有1对托叶状羽片，斜向下，上部的变小，末回的长3 cm，披针形或宽披针形；末回羽片形似托叶状的羽片，篦齿状深裂几达羽轴；裂片平展，15～40对，披针形或线状披针形，顶端钝，微凹，基部上侧的数对极小，三角形，全缘；中脉下面凸起，侧脉上面相当明显，下面不太明显，斜展，有小脉。孢子囊群圆形，细小，着生于基部上侧小脉的弯弓处，由5～7个孢子囊组成。

生境及分布：生于海拔600 m左右的山坡向阳处或河谷疏林下。分布于望谟、荔波等地。

采收加工：全年均可采收，洗净，去须根与叶柄，将根茎与叶分开，晒干或鲜用。

功能与主治：叶、根茎入药，止血，接骨，清热利湿，解毒消肿。主治血崩，鼻衄，咳血，外伤出血，跌打骨折，热淋涩痛，白带过多，风疹瘙痒，阴部湿痒，烫伤，痔瘘，蛇虫咬伤，咳嗽。

附注：贵州药用新资源。

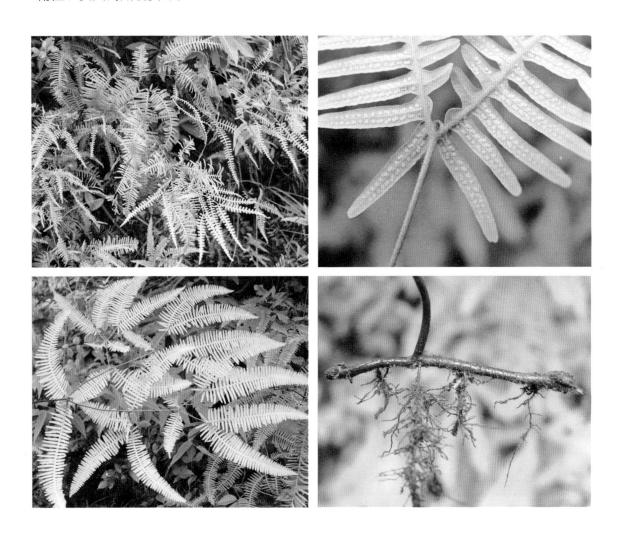

植物名称：中华里白 *Diplopterygium chinense* (Rosenstock) De Vol

植物形态：植株高达3 m以上。根状茎横走，被棕色、狭卵形鳞片。叶远生，叶柄长达1 m，连同叶轴密生分枝的毛和鳞片；顶芽被棕色披针形鳞片，苞片二回羽状细裂；羽片长圆形，1 m×（25~50 cm），二回羽状深裂；小羽片多数，互生，平展，线形，羽状深裂；裂片多数，互生，平展或略斜向上，狭长圆形，长1.3~1.8 cm，宽2.5~3 mm，先端圆或微凹；叶纸质，幼嫩时两面被分枝的毛，后仅下面被毛；裂片上的叶脉羽状，侧脉二叉。孢子囊群生侧脉基部上侧。孢子四面体型，极面观钝三角形，表面光滑。

生境及分布：生于海拔400~1200 m的林下或溪边。分布于江口、德江、丹寨、雷山、从江、榕江、黎平、黔西、册亨、贞丰、贵定、荔波、独山、三都、赤水及安顺、贵阳等地。

采收加工：全年均可采挖，洗净，晒干。

功能与主治：根茎入药，止血，接骨。主治鼻衄，骨折。

附注：产藏量较大，可开发利用。

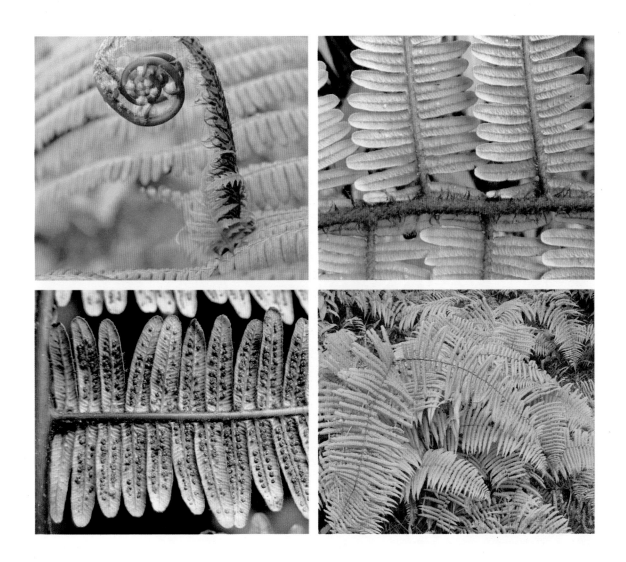

植物名称： 里白 *Diplopterygium glaucum* **(Thunberg ex Houttuyn) Nakai**

别称： 大蕨萁

植物形态： 植株高约1.5 m。根状茎横走，粗约3 mm，被鳞片。叶柄光滑，暗棕色；叶一回羽片对生，具短柄，长圆形，中部最宽，向顶端渐尖，基部稍变狭；小羽片22～35对，近对生或互生，平展，几无柄，线状披针形，顶端渐尖，基部不变狭，截形，羽状深裂；裂片20～35对，互生，几平展，宽披针形，钝头，基部汇合，缺刻尖狭，边缘全缘，干后稍内卷；中脉上面平，下面凸起，侧脉两面可见，叉状分枝，直达叶缘；叶草质，上面绿色，无毛，下面灰白色，沿小羽轴及中脉疏被锈色短星状毛，后变无毛；羽轴棕绿色，上面平，两侧有边，下面圆，光滑。孢子囊群圆形，中生，生于上侧小脉上，由3～4个孢子囊组成。

生境及分布： 生于海拔1500 m的林下或沟边。分布于贵州各地。

采收加工： 秋季、冬季采收，洗净，晒干。

功能与主治： 根茎入药，行气止血。主治胃痛，衄血。

附注：《新华本草纲要》收载品种。产藏量较大，可开发利用。

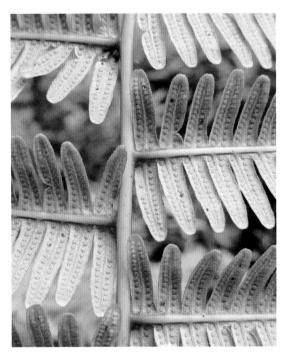
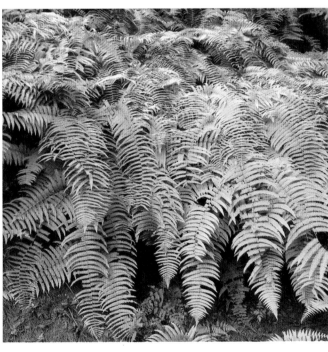

植物名称：光里白 *Diplopterygium laevissimum* (Christ) Nakai

植物形态： 植株高1~1.5 m。根状茎横走，圆柱形，被鳞片，暗棕色。叶柄绿色或暗棕色，下面圆，上面平，有沟，基部被鳞片或疣状突起，其他部分光滑；一回羽片对生，具短柄，卵状长圆形，顶渐尖，基部稍变狭或不变狭；小羽片20~30对，互生，几无柄，中部的最长，狭披针形，向顶端长渐尖，基部下侧显然变狭，羽状全裂；裂片25~40对，互生，向上斜展，披针形，顶锐尖，基部分离，缺刻尖，边缘全缘；中脉上面平，下面凸起，侧脉两面明显，二叉分枝，斜展，直达叶缘。孢子囊群圆形，位于中脉及叶缘之间，着生于上侧小脉上，由4~5个孢子囊组成。

生境及分布： 生于海拔700~1400 m的山坡阴处酸性土壤上。分布于贵州各地。

采收加工： 秋季、冬季采收，洗净，晒干。

功能与主治： 全草入药，行气止血。主治胃痛，鼻衄。

附注： 《新华本草纲要》收载品种。

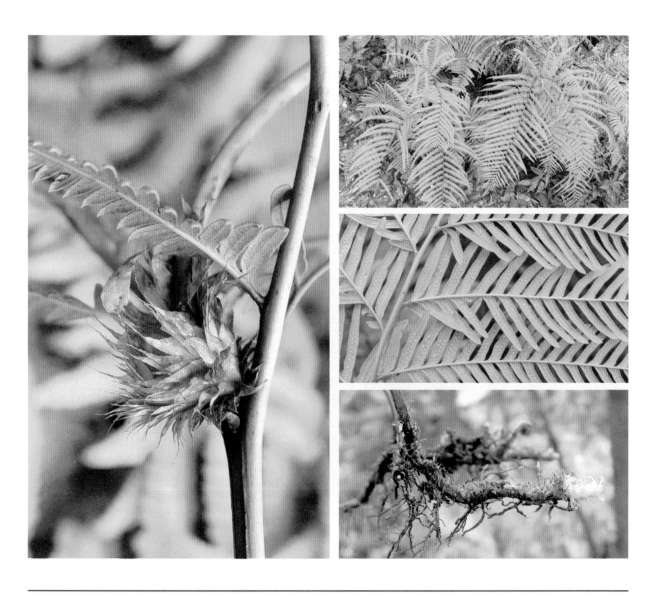

双扇蕨科 Dipteridaceae

中型或大型蕨类。土生。根状茎长而横走，被鳞片或毛。叶远生，一型或二型，单叶，具叶柄，光滑，基部不具关节；叶片及主脉多回二歧分叉，形成多数不等长排列成扇形的裂片，营养叶片卵形至圆形，顶端二裂或不裂，全缘；叶脉网状，小脉明显，网眼内有反折而分叉的内藏小脉。孢子囊群小，圆形，点状或近汇生于联结的小脉上，或孢子囊满布孢子叶下面，无囊群盖。孢子两侧对称、四面体型或三角状，单裂缝或三裂缝，外壁光滑。

燕尾蕨科Cheiropleuriaceae并入该科。

本科2属约11种，主要分布于中国，印度，日本及太平洋岛屿。我国有2属5种，主要产于西南、华南等地。

植物名称：中华双扇蕨 *Dipteris chinensis* Christ

别称：半边藕、八爪蕨

植物形态：植株高60~100 cm。根状茎长而横走，木质，被钻状黑色披针形鳞片。叶远生；叶柄长30~60 cm，灰棕色或淡禾秆色；叶片纸质，下面沿主脉疏生灰棕色有节的硬毛，（20~30 cm）×（30~60 cm），中部分裂成两部分相等的扇形，每扇又再深裂为4~5部分，裂片宽5~8 cm，顶部再度浅裂，末回裂片短尖头，边缘有粗锯齿；主脉多回二歧分叉，小脉网状，网眼内有单一或分叉的内藏小脉。孢子囊群小，近圆形，散生于网脉交结点上，被浅杯状的隔丝覆盖。

生境及分布：生于海拔500~1000 m的河谷峭壁上、常绿阔叶林下或灌丛下。分布于独山、雷山、兴仁、贞丰、荔波、贵定、赤水等地。

采收加工：夏季、秋季采挖，洗净，去附叶，鲜用或晒干。

功能与主治：根茎入药，清热利湿，消炎镇痛。主治小便淋漓涩痛，肾炎，膀胱炎，腰痛，浮肿。

附注：《新华本草纲要》收载品种。

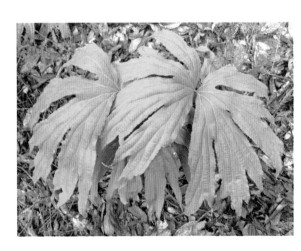
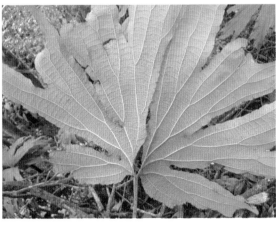

海金沙科 Lygodiaceae

攀缘蕨类。土生。根状茎长而横走，有毛或鳞片。叶远生或近生，叶轴缠绕攀缘，沿叶轴相隔一定距离有向左、右方向互生的短枝，顶上有1个不发育的被茸毛的休眠小芽，从其两侧生出1对开向左、右的羽片；羽片分裂或为一至二回二叉掌状或为一至二回羽状复叶，近二型；不育羽片通常生于叶轴下部；能育羽片位于上部；末回小羽片或裂片为披针形、长圆形或角状卵形，基部常为心脏形、戟形或圆耳形；不育小羽片边缘为全缘或有细锯齿；叶脉通常分离，少为疏网状，分离小脉直达叶边；能育羽片通常比不育羽片为狭，边缘生有流苏状的孢子囊穗，生于小脉顶端，由叶边反卷长出来小瓣包裹，形如囊群盖。孢子囊大，梨形，横生短柄上，以纵缝开裂。孢子四面体型。

该科1属约26种，主要分布在热带地区，向北延伸到韩国、日本及北美南部，向南延伸到非洲。我国有1属9种，主要分布于西南或华南等地。

植物名称：海南海金沙 *Lygodium circinnatum* (N. L. Burman) Swartz

别称：掌叶海金沙、转转藤

植物形态：植株攀缘，高达5~6 m。羽片多数，对生于叶轴的短距上，向两侧平展，距端有一丛红棕色短柔毛。羽片二型；不育羽片生于叶轴下部，顶端两侧稍有狭边，掌状深裂几达基部，基部近平截形或阔楔形，裂片6枚，披针形，先端渐尖；叶缘全缘，有1条软骨质狭边；叶厚近革质，两面光滑；能育羽片常二叉掌状深裂，裂片几达基部，每个掌状小羽片有长5~17 mm的柄；柄两侧有狭翅，无关节，深裂几达基部；末回裂片通常3片，披针形，先端长渐尖。孢子囊穗排列较紧密，线形，无毛，褐棕色或绿褐色。

生境及分布：生于海拔200~500 m的林中或溪边灌丛中。分布于兴义、册亨、望谟、罗甸及安顺等地。

采收加工：秋季采收，晒干或鲜用。

功能与主治：全草入药，清热利尿。主治砂淋，热淋，血淋，水肿，小便不利，痢疾，火眼，风湿疼痛。

附注：《新华本草纲要》收载品种。

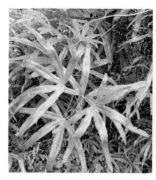 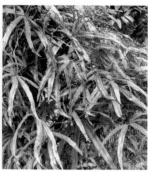 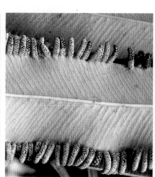 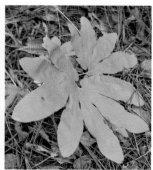

植物名称：曲轴海金沙 *Lygodium flexuosum* (Linnaeus) Swartz

别称：柳叶海金沙

植物形态：植株高达7 m。叶三回羽状；羽片多数，对生于叶轴上的短距上，向两侧平展，距端有一丛淡棕色柔毛。羽片长圆状三角形，羽轴多少向两侧弯曲，上面两侧有狭边，二回羽状，一回小羽片3～5对，互生或对生，基部1对最大，长三角状披针形或戟形，顶端无关节，下部羽状；末回裂片1～3对，有短柄或无柄，无关节，基部1对三角状卵形或阔披针形，基部深心脏形，短尖头或钝头，向上的末回羽片渐短，顶端1片特长，披针形，钝头；自第二对或第三对的一回小羽片起不分裂，披针形，基部耳状；顶生的一回小羽片披针形，基部近圆形，钝头，有时基部有1片汇合裂片；叶缘有细锯齿。孢子囊穗线形，棕褐色，无毛，小羽片顶部通常不育。

生境及分布：生于海拔300～900 m的路边草坡阴湿处的杂木林中、向阳的林下或沟边。分布于黎平、册亨、贞丰、望谟、罗甸、贵定等地。

采收加工：夏季、秋季采收，晒干或鲜用。

功能与主治：全草、孢子入药，舒筋活络，清热利尿，止血消肿。主治风湿麻木，淋证，石淋，水肿，痢疾，跌打损伤，外伤出血，疮痈肿毒。

附注：《新华本草纲要》收载品种。

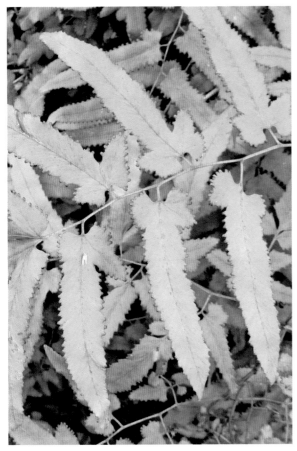
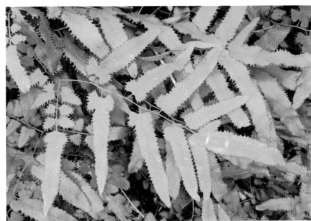
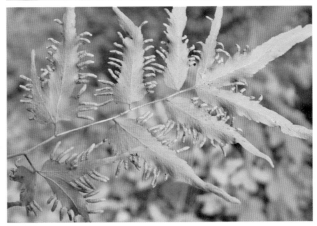

植物名称：海金沙 *Lygodium japonicum* (Thunberg) Swartz
别称： 软筋藤、左转弯

植物形态： 植株高达1~4 m。叶轴上面有2条狭边，羽片多数，相距9~11 cm，对生于叶轴上的短距两侧，平展。顶端有一丛黄色柔毛覆盖腋芽。不育羽片尖三角形，同羽轴一样多少被短灰毛，两侧并有狭边，二回羽状；一回羽片2~4对，互生，和小羽轴都有狭翅及短毛；二回小羽片2~3对，卵状三角形，互生，掌状三裂；末回裂片短阔，基部楔形或心脏形，先端钝，顶端的二回羽片波状浅裂；叶纸质，两面沿中肋及脉上略有短毛。能育羽片卵状三角形，二回羽状；一回小羽片4~5对，互生，长圆状披针形，一回羽状，二回小羽片3~4对，卵状三角形，羽状深裂。孢子囊穗长远超过小羽片的中央不育部分，排列稀疏，暗褐色，无毛。

生境及分布： 生于海拔300~1500 m以下的向阳路旁或山坡疏灌丛中。分布于贵州各地。

采收加工： 夏季、秋季采收，除去杂质，晒干或鲜用。

功能与主治： 孢子、地上部分入药，清热利湿，通淋止痛。主治热淋，砂淋，石淋，血淋，膏淋，尿路感染。

附注：《本草纲目》《中华人民共和国药典》收载品种。贵州苗族、仡佬族、布依族、侗族用药，产藏量较大，可开发利用。

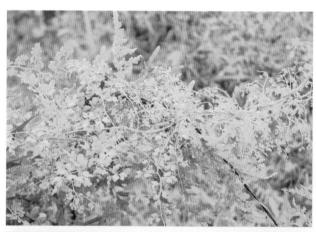

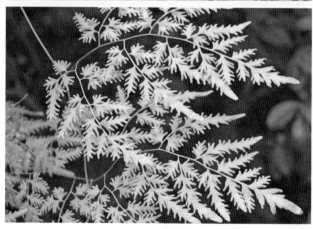

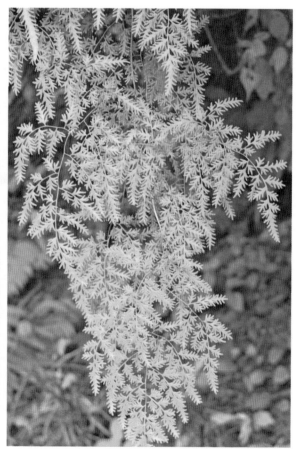

植物名称：小叶海金沙 *Lygodium microphyllum* (Cavanilles) R. Brown
别称：左转藤

植物形态：植株蔓攀，高达5~7 m。叶轴纤细如铜丝；叶二回羽状；羽片多数，相距7~9 cm，羽片对生于叶轴的距上，距长2~4 mm，顶端密生红棕色毛；不育羽片生于叶轴下部，长圆形，奇数羽状；顶生小羽片有时二叉状，小羽片4对，互生，柄端有关节，卵状三角形、阔披针形或长圆形，先端钝，基部较阔，心脏形，近平截形或圆形；边缘有矮钝齿，或锯齿不甚明显；叶脉清晰，三出，小脉二至三回二叉分枝，斜向上，直达锯齿；能育羽片长圆形，通常奇数羽状，小羽片柄端有关节，9~11片，互生，三角形或卵状三角形，钝头。孢子囊穗排列于叶缘，到达先端，5~8对，线形，一般长3~5 mm，最长的达8~10 mm，黄褐色，光滑。

生境及分布：生于海拔200~1350 m的灌丛中或林缘。分布于榕江、从江、黎平、雷山、施秉、黔西、罗甸、荔波、三都等地。

采收加工：秋季采收，打下孢子，晒干。

功能与主治：孢子入药，利水渗湿，舒筋活络，通淋，止血。主治水肿，肝炎，淋证，痢疾，便血，风湿麻木，外伤出血。

附注：《新华本草纲要》收载品种。

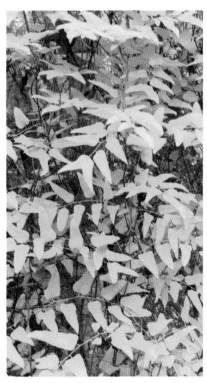
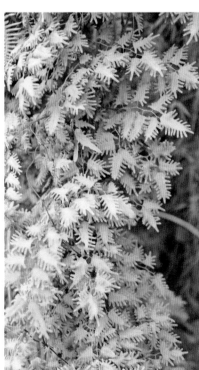
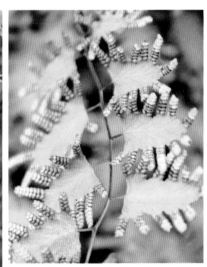
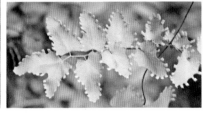

蘋科 Marsileaceae

小型蕨类。水生，通常生于浅水淤泥或湿地沼泥中。根状茎细长横走，被短毛。叶二型，营养叶为线形单叶，或由2～4片倒三角形的小叶组成，着生于叶柄顶端，漂浮或伸出水面；叶脉分叉，但顶端联结成狭长网眼；孢子叶变为球形或椭圆状球形孢子果，有柄或无柄，通常接近根状茎，着生于营养叶的叶柄基部或近叶柄基部的根状茎上。一个孢子果内含2至多数孢子囊。孢子囊二型，大孢子囊只含一个大孢子，小孢子囊含多数小孢子。

本科3属约60种，大部分产于大洋洲、非洲南部及南美洲。我国有1属3种，分布全国。

植物名称： 南国田字草 *Marsilea minuta* Linnaeus

别称： 田字草、水四块瓦

植物形态： 植株高10～25 cm。根状茎长而横走，分枝不规则，节间长短不一。叶柄绿色或禾秆色，纤软；羽片到三角形，边缘全缘，两侧通直。孢子果1枚或2枚，有柄，位于叶柄基部，幼时有毛，棕色至黑色，大豆形，长约3 mm，成熟后坚硬。

生境及分布： 生于水田、沟塘中、浅水或湿地生。分布于贵州各地。

采收加工： 春季、夏季、秋季均可采收，洗净，鲜用或晒干。

功能与主治： 全草入药，清热解毒，消肿利湿，止血，安神。主治风热目赤，肾虚，湿热水肿，淋巴结炎，水肿，疟疾，吐血，热淋，热疖疮毒，毒蛇咬伤。

附注：《本草纲目》收载品种。

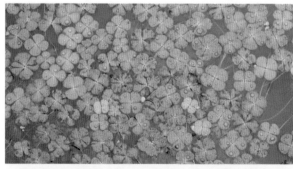
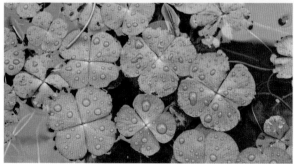
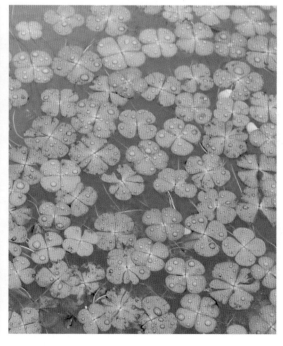

槐叶蘋科 Salviniaceae

　　小型蕨类。水生或水上漂浮。根状茎细长横走、直立或呈"之"字形主干，被毛。叶无柄或具极短的柄；3片叶轮生，排成2列或3列互生于茎上，其中1或2列漂浮水面，为正常的叶片，长圆形，全缘，被毛，上面密布乳头状突起，下表面隆起，形成空腔。孢子果簇生；孢子果有大小2种，大孢子果体形较小，小孢子果体形大，大、小孢子球形，三裂缝较细，裂缝处外壁常内凹，形成三角状，不具周壁，外壁较薄，表面光滑。

　　满江红科 Azollaceae 并入该科。

　　本科2属约17种，分布各大洲，但以美洲和非洲热带地区为主。我国有2属4种，1引入种，全国均有分布。

植物名称：满江红 *Azolla pinnata* R. Brown subsp. *asiatica* R. M. K. Saunders & K. Fowler
别称：紫蘋、红浮漂

植物形态：小型漂浮植物。植物体呈卵形或三角状，根状茎细长横走，侧枝腋生，假二歧分枝，向下生须根。叶小如芝麻，互生，无柄，覆瓦状排列成2列，叶片深裂分为背裂片和腹裂片两部分；背裂片长圆形或卵形，肉质，绿色，但在秋后常变为紫红色，边缘无色透明，上表面密被乳状瘤突，下表面中部略凹陷，基部肥厚形成共生腔；腹裂片贝壳状，无色透明，多少饰有淡紫红色，斜沉水中。孢子果双生于分枝处，大孢子果体积小，长卵形，顶部喙状，内藏1个大孢子囊，大孢子囊只产1个大孢子，大孢子囊有9个浮膘，分上、下两排附生在孢子囊体上，上部3个较大，下部6个较小；小孢子果体积较大，圆球形或桃形，顶端有短喙，果壁薄而透明，内含多数具长柄的小孢子囊，每个小孢子囊内有64个小孢子，分别埋藏在5~8块无色海绵状的泡胶块上，泡胶块上有丝状毛。

生境及分布：生于海拔800~2600 m的水田或池塘等静水或缓流中，有时与蓝藻共生。分布于贵州各地。

采收加工：夏季、秋季捞取，晒干。

功能与主治：全草入药，祛风除湿，发汗透疹。主治风湿疼痛，麻疹不透，胸腹痞块，带下病，烧烫伤。

附注：《本草纲目》收载品种。

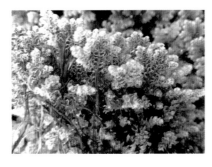 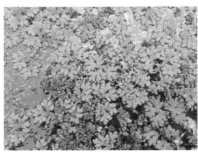 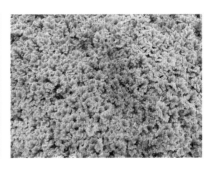

植物名称：槐叶蘋 *Salvinia natans* (Linnaeus) Allioni
别称：包田麻、大浮萍

植物形态：浮水叶形如槐叶；叶片长圆形，（8～12 mm）×（5～7 mm），基部圆形或近心形，边缘全缘，先端钝；叶脉网状，具明显的中脉，侧脉斜展，上面有乳头，每个乳头顶生一束白色刚毛；叶片上表面深绿色，下表面有棕色长软毛；沉水叶细裂，下垂。孢子果4～8枚；小孢子果黄色，大孢子果淡棕色。

生境及分布：生于海拔800 m以下的水田、池塘或静水溪河中。分布于松桃、德江、从江、黎平、天柱、雷山、凯里、黄平、贞丰、三都、赤水、金沙、清镇、开阳、修文、息烽等地。

采收加工：夏季、秋季采收，鲜用或晒干。

功能与主治：全草、叶、根入药，清热解毒，消肿止痛。主治瘀血腹痛，疮痈肿毒，烧烫伤。

附注：《本草纲目拾遗》收载品种。贵州苗族用药。

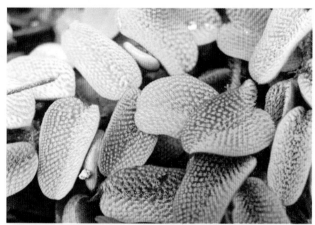

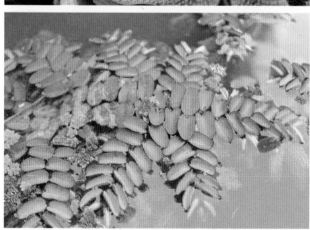

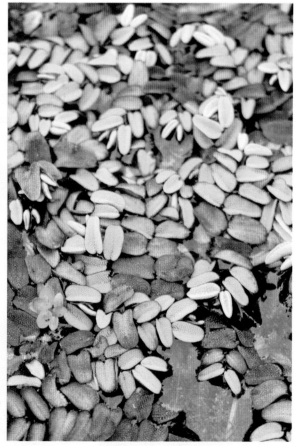

瘤足蕨科 Plagiogyriaceae

小型或中型蕨类。土生。根状茎短，直立，不具鳞片或真正的毛。叶簇生顶端，二型；叶柄长，基部膨大，腹部扁平，背面中部隆起，幼时叶柄基部通体被黏质腺状密茸毛，但不久脱落，基部横切面有1个"V"字形的维管束，两侧反向张开，或者分裂为3个维管束；叶片一回羽状或羽状深裂达叶轴，顶部羽裂合生，或具1顶生分裂羽片；叶脉分离，单一或分叉，通常两面明显；叶为草质或厚纸质，少为革质，光滑。孢子叶直立于植株的中央，羽片收缩成线形。孢子囊群为近叶边生，幼时分离，成熟后汇合成片；孢子囊为水龙骨型，但有完整而斜生的环带；孢子四面体型，具4个凸出的棱角，光滑透明。

本科1属约10种，主要分布于亚洲东部或西南部。我国有1属8种，1特有种，分布于西南、华东、华南等地。

植物名称：瘤足蕨 *Plagiogyria adnata* (Blume) Beddome

别称：镰叶瘤足蕨

植物形态：营养叶灰棕色；叶片向顶部为深羽裂的渐尖头；羽片20~25对，平展，互生，披针形，渐尖头，下侧圆形，分离，上侧合生，略上延，基部的不缩短，多少斜向下，几分离，仅基部上侧略与叶轴合生，向顶部的羽片逐渐缩短，基部沿叶轴以狭翅汇合，边缘全缘，仅向顶部有钝锯齿；叶脉斜出，二叉分枝，两面明显；叶为草质，干后棕绿色。孢子叶较高，叶柄长28~34 cm；叶片长约20 cm；羽片长8~10 cm，线形，有短柄，急尖头。

生境及分布：生于海拔700~1600 m的林下溪沟中。分布于松桃、江口、雷山、从江、榕江、黎平、织金、兴义、晴隆、贵定、都匀、荔波、独山、三都、平塘、赤水、桐梓及贵阳等地。

采收加工：夏季、秋季采收，洗净，晒干或鲜用。

功能与主治：全草、根茎入药，清热发表，透疹，止痒。主治流行性感冒，麻疹，皮肤瘙痒，血崩，扭伤。

附注：《新华本草纲要》收载品种。

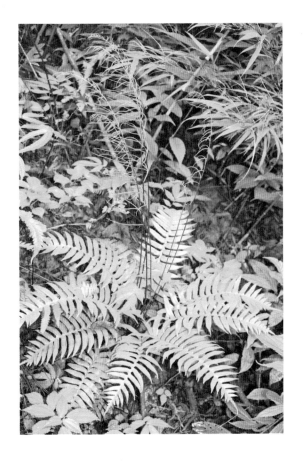

植物名称：华中瘤足蕨 *Plagiogyria euphlebia* (Kunze) Mettenius

植物形态：根状茎粗大，圆柱形，弯生。营养叶基部以上通体不具气囊体或在顶部间有1对气囊体；叶片长圆形，基部不变狭，奇数羽状；羽片14～16对，近对生或互生，斜向上，披针形，渐尖头，基部为短楔形；顶生1枚同形，几同大，基部常有1～2个圆形裂片，其下方2～3枚羽片经常多少与叶轴合生；基部1～2对羽片同大或略短，平展，有柄长约3 mm，边缘下部几为全缘，向上有浅波状的疏而低的齿牙，先端有钝锯齿；叶脉稀疏，略斜上，单一或二叉分枝，直达叶边，两面明显隆起。孢子叶较高，叶片长30～40 cm，羽片长8～10 cm，线形，有长柄，急尖头。

生境及分布：生于海拔900～1900 m的山坡林下、林缘或河谷路边。分布于江口、松桃、印江、雷山、黎平、黄平、赫章、纳雍、大方、贵定、都匀、三都、瓮安、道真、赤水、习水、桐梓及安顺、贵阳等地。

采收加工：全年均可采挖，洗净，除去杂质，晒干或鲜用。

功能与主治：根茎、全草入药，清热解毒，消肿止痛。主治流行性感冒，扭伤。

附注：民间草药。

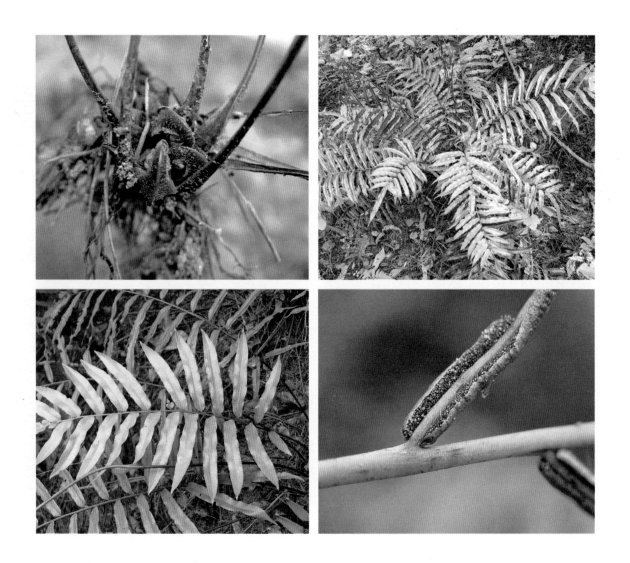

植物名称：镰羽瘤足蕨 *Plagiogyria falcata* Copeland

别称：倒叶瘤足蕨

植物形态：根状茎短短粗，弯生。叶多数簇生。营养叶锐三角形，草质，棕绿色；叶片长披针形，渐尖头，下部渐变狭，羽状深裂几达叶轴；羽片50~55对，平展，接近，互生，缺刻狭而略向上弯，中部狭披针形，微向上弯，渐尖头，基部不对称，下侧略圆，上侧阔而上延，或以狭翅沿叶轴汇合；基部数对羽片稍缩短，并强度斜向下，边缘下部全缘，向上略有低钝锯齿，先端有粗锯齿；叶脉斜出，由基部以上分叉，小脉纤细而明显，直达叶边，顶端微向上弯。孢子叶较高，羽片线形，长3~4 cm，无柄。

生境及分布：生于海拔500~830 m的山地林下。分布于雷山、从江、贵定、平塘、荔波及毕节等地。

采收加工：夏季、秋季采收，洗净，晒干或鲜用。

功能与主治：全草入药，散寒解表。主治风寒感冒。

附注：民间草药。

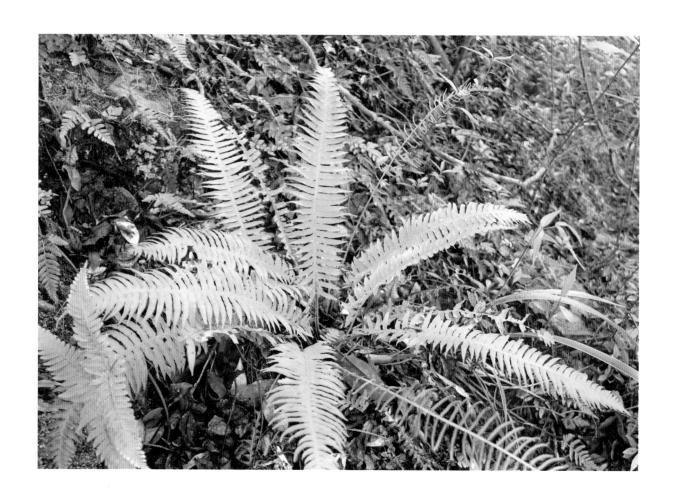

植物名称： 华东瘤足蕨 *Plagiogyria japonica* Nakai

植物形态： 根状茎短粗直立或为高达7 cm的圆柱状的主轴。叶簇生。营养叶横切面为近四方形，暗褐色；叶片长圆形，羽状；羽片13～16对，互生，近开展，披针形，无柄，短渐尖头，基部近圆楔形，下侧楔形，分离，上侧略与叶轴合生，略上延；基部几对羽片的基部为短楔形，几分离，向顶部的略缩短，合生，但顶生羽片特长，7～10 cm，与其下的较短羽片合生；叶边缘有疏钝的锯齿，向顶端锯齿较粗；中脉隆起，两侧小脉明显，二叉分枝，极少为单脉，直达锯齿。孢子叶高与营养叶相等或过之，叶柄较长，叶片长16～30 cm；羽片紧缩成线形，有短柄，顶端急尖。

生境及分布： 生于海拔1500 m左右的林下沟谷中。分布于江口、松桃、印江、黄平、雷山、榕江、天柱、黔西、赫章、大方、贵定、瓮安、赤水、习水、桐梓、绥阳、正安、道真、清镇、息烽、修文等地。

采收加工： 全年均可采挖，洗净，除去杂质，晒干或鲜用。

功能与主治： 根茎入药，清热解毒，消肿止痛。主治流行性感冒，扭伤。

附注： 《新华本草纲要》收载品种。产藏量较大，可开发利用。

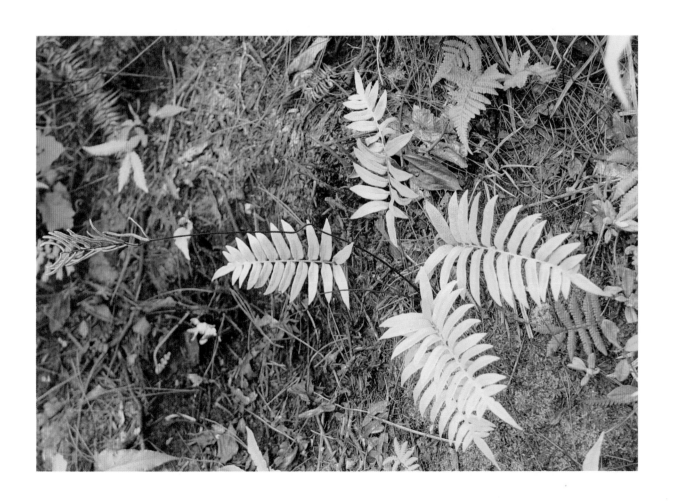

植物名称：**耳形瘤足蕨** *Plagiogyria stenoptera* (Hance) Diels

别称：斗鸡草

植物形态：叶柄长6～12 cm，草质，上面平坦或有阔沟槽，下面为锐龙骨形，即横切面为尖三角形。营养叶为披针形，向两端渐变狭，顶端为尾状，基部突然变狭，羽状深裂几达叶轴；羽片25～35对，几平展，彼此接近，顶部为渐尖，边缘下部为全缘，上半部有较细锯齿；羽片向基部逐渐缩短到长1 cm，自此向下有2～10对羽片突然收缩成为长半圆形互生的小耳片；叶脉几开展，纤细，二叉分枝或单一，近叶边略向上弯弓，达于锯齿，两面可见。孢子叶和营养叶同形，但柄较长；羽片12～16对，收缩呈线形，彼此远分开，有短柄，顶端为尖头，下面满布孢子囊群，中脉隐约可见。

生境及分布：生于海拔700～1800 m的河谷、路边、灌丛下或密林下。分布于松桃、江口、印江、普安、兴仁、安龙、贞丰、都匀、赤水、桐梓、绥阳及毕节等地。

采收加工：夏季、秋季采收，洗净，晒干或鲜用。

功能与主治：根茎、全草入药，清热解毒，发表止咳。主治感冒头痛，咳嗽。

附注：《新华本草纲要》收载品种。

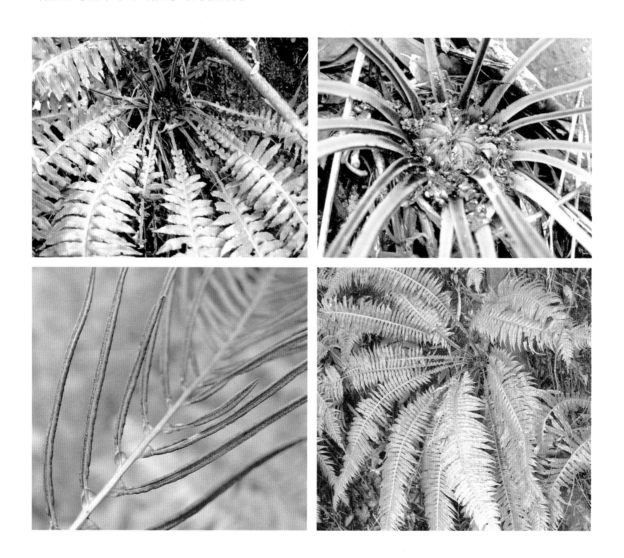

金毛狗蕨科 Cibotiaceae

　　大型陆生植物。根状茎粗，横走至斜升或直立，顶端密被近黄色的长柔毛。叶近生；叶柄基部被毛，两侧的气囊体在每侧排列成线；叶片二至三回羽状；叶脉分离，单一或分叉。孢子囊群叶边生；囊群盖两瓣状；两瓣非绿色，不等大，外瓣较大，内瓣较狭，舌状。孢子四面体型，具有像凤尾蕨属植物孢子那样显眼的赤道环。

　　该科原属于蚌壳蕨科 Dicksoniaceae，近年将其分出，现在的蚌壳蕨科 Dicksoniaceae中国不产。

　　该科1属约11种，分布于东亚，东南亚，中美洲，夏威夷。我国有2种，主要分布于贵州、云南、四川南部等地。

　　植物名称：**金毛狗蕨** *Cibotium barometz* (Linnaeus) J. Smith

植物形态：根状茎卧生，粗大，顶端生出一丛大叶，叶柄长达120 cm，棕褐色，基部被金黄色茸毛，有光泽，上部光滑；叶片大，长达180 cm，广卵状三角形，三回羽状分裂；下部羽片为长圆形，有柄，互生；一回小羽片，互生，开展，接近，有小柄，线状披针形，长渐尖，基部圆截形，羽状深裂几达小羽轴；叶几为革质，有光泽，下面为灰白色或灰蓝色，两面光滑，或小羽轴上下两面略有短褐毛疏生。孢子囊群生于下部的小脉顶端，囊群盖坚硬，棕褐色，长圆形，两瓣状，成熟时张开如蚌壳，露出孢子囊群；孢子为四面体型，透明。

生境及分布：生于海拔600～1250 m的山脚沟边或林下阴处酸性土壤上。分布于沿河、从江、榕江、黎平、剑河、大方、金沙、水城、盘州、册亨、望谟、兴义、贞丰、独山、荔波、三都、罗甸、赤水等地。

采收加工：秋季、冬季采挖，除去杂质，切厚片，干燥，为"生狗脊片"；水煮或蒸后，晒至六七成干，切厚片，干燥，为"熟狗脊片"。

功能与主治：根茎入药，补肝肾，强腰膝，祛风湿，止血，利尿。主治风湿麻木，疼痛，腰肌劳损，半身不遂，遗尿。

附注：国家二级保护植物。《本草纲目》《中华人民共和国药典》收载品种。贵州苗族、侗族用药。

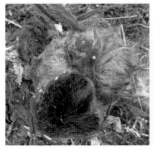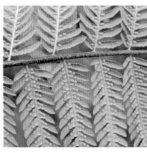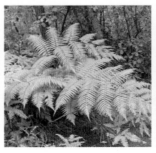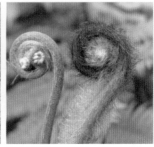

桫椤科 Cyatheaceae

　　大型蕨类。土生。茎直立，树干状，先端被鳞片。叶大，叶柄禾秆色、深棕色或黑色，光滑、具刺或疣；叶片一至三回羽状，叶脉单一或分叉。鳞片棕色或深棕色，边缘分化，同色或常为二色。孢子囊群圆形，背生小脉上，囊群盖下位或缺。孢子囊卵形，具有1个完整而斜生的环带。孢子四面体型，辐射对称，具周壁，外壁表面光滑。

　　本科约5属近600种，主要分布于热带地区。我国有2属14种，1特有种，主要分布于海南、云南南部和西南部、西藏东南部、浙江、福建、江西等地。

植物名称：桫椤 *Alsophila spinulosa* (Wallich ex Hooker) R. M. Tryon

植物形态：茎干高达6 m或更高，直径10～20 cm，上部有残存的叶柄，向下密被交织的不定根。叶柄的基部密被鳞片和鳞毛，鳞片暗棕色，有光泽，狭披针形，先端呈褐棕色刚毛状；叶柄连同叶轴和羽轴有刺状突起；叶片大，三回羽状，羽片17～20对，互生，基部1对缩短，二回羽状深裂；小羽片18～20对，基部小羽片稍缩短，披针形，羽状深裂；裂片18～20对，基部裂片稍缩短，镰状披针形，边缘有锯齿；叶脉在裂片上羽状分裂；叶纸质，干后绿色；羽轴、小羽轴和中脉上面被糙硬毛。孢子囊群生于侧脉分叉处，靠近中脉，囊托突起，囊群盖球形，膜质，外侧开裂，易破，成熟时反折覆盖于主脉上面。

生境及分布：生于海拔300～1250 m的湿热沟谷常绿阔叶林缘。分布于镇宁、贞丰、安龙、册亨、望谟、罗甸、赤水、习水等地。

采收加工：全年均可采收，去外皮，晒干。

功能与主治：茎入药，祛风除湿，强筋骨，活血散瘀，清热解毒，驱虫。主治肾虚腰痛，跌打损伤，风湿骨痛，咳嗽痰喘，崩漏，蛔虫病，蛲虫病。

附注：国家一级保护植物。《新华本草纲要》收载品种。

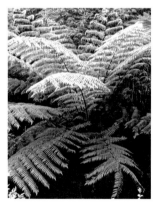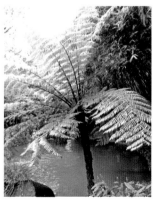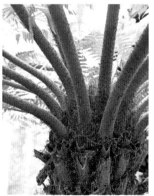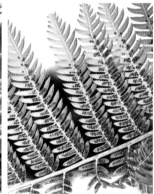

鳞始蕨科 Lindsaeaceae

　　小型蕨类。土生或附生。根状茎短而横走，或长而蔓生。鳞片由2～4行大而壁厚的细胞组成，或基部为鳞片状，上面变为长针毛状。叶与鳞片同形，有柄，与根状茎之间不以关节相连，一至多回羽状分裂；叶脉分离，或少有为稀疏的网状。孢子囊群有盖或无盖，着生在2至多条细脉的结合线上，或单独生于脉顶；囊群盖为2层，里层为膜质，外层即为绿色叶边；孢子囊为水龙骨型，柄长而细，有3行细胞；孢子四面体型或两面体型，不具周壁。

　　该科从双唇蕨属 Schizoloma 并入鳞始蕨属 Lindsaea。鳞始蕨属 Lindsaea 分出香鳞始蕨属 Osmolindsaea。竹叶蕨属 Taenitis 归入凤尾蕨科 Pteridaceae。

　　本科6～9属约200种。我国有4属18种，1特有种，主要分布于西南、华南、华东等地。

植物名称：**团叶鳞始蕨** *Lindsaea orbiculata* (Lamarck) Mettenius ex Kuhn
别称：团叶陵齿蕨、七星蕨

植物形态：植株高达30 cm。根状茎短而横走。叶近生；叶柄栗色，基部近栗褐色，上部色泽渐淡，有沟，下面稍圆，光滑；叶片线状披针形，长15～20 cm，宽1.8～2 cm，一回羽状，下部往往二回羽状；羽片20～28对，近圆形或肾圆形，基部广楔形，先端圆，在着生孢子囊群的边缘有不整齐的齿牙，不育的羽片有尖齿牙；在二回羽状植株上，其基部1对或数对羽片伸出成线形，长可达5 cm，一回羽状，其小羽片与上部各羽片相似而较小；叶脉二叉分枝，小脉20条左右，紧密；叶草质，叶轴禾秆色至棕栗色，有4条棱。孢子囊群连续不断长成线形，或偶为缺刻所中断；囊群盖线形，狭，棕色，膜质，有细齿牙，几达叶缘。

生境及分布：生于海拔200～700 m的酸性山地低山河谷地带。分布于从江、黎平、册亨、望谟、罗甸、平塘、三都等地。

采收加工：夏季、秋季采收，洗净，晒干或鲜用。

功能与主治：全草入药，清热解毒，止血。主治痢疾，疥疮，枪弹伤。

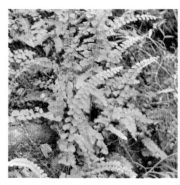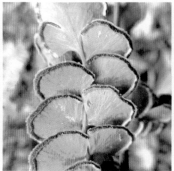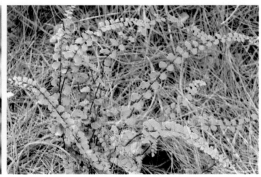

植物名称：乌蕨 *Odontosoria chinensis* (Linnaeus) J. Smith

植物形态：植株高达65 cm。根状茎短而横走。叶近生，叶柄禾秆色至褐禾秆色，有光泽；叶片披针形，长20～40 cm，宽5～12 cm，先端渐尖，基部不变狭，四回羽状；羽片15～20对，互生，卵状披针形，先端渐尖，基部楔形，下部三回羽状；一回小羽片在一回羽状的顶部下有10～15对，近菱形，先端钝，基部不对称，上先出，一回羽状或基部二回羽状；二回（或末回）小羽片小，倒披针形，先端截形，有齿牙，基部楔形，其下部小羽片常再分裂成具有1～2条细脉的、短的、且与小羽片同形的裂片；叶坚草质，通体光滑。孢子囊群边缘着生，顶生于1～2条细脉上；囊群盖灰棕色，革质，半杯形，宽，与叶缘等长，近全缘，宿存。

生境及分布：生于海拔200～1900 m的林下或路边。分布于贵州各地。

采收加工：夏季、秋季采收全草，除去杂质，洗净，鲜用或晒干。

功能与主治：全草、根茎入药，清热解毒。主治砷中毒，沙门氏菌所致食物中毒，木薯中毒，泄泻，痢疾。

附注：《贵州省中药材、民族药材质量标准》收载品种。产藏量较大，可开发利用。

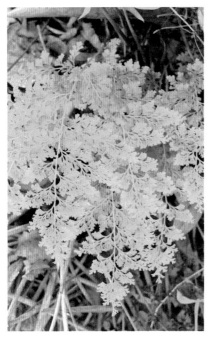
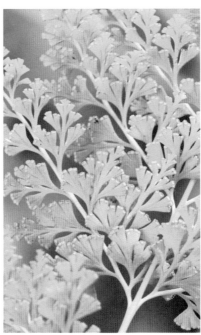
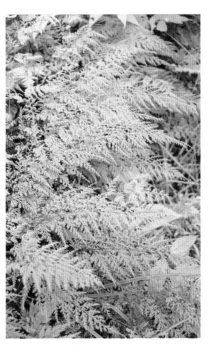

植物名称：香鳞始蕨 *Osmolindsaea odorata* (Roxburgh) Lehtonen & Christenhusz
别称：鳞始蕨

植物形态：植株高15～42 cm。根状茎横走，密被棕色钻形鳞片。叶近生；叶柄长6～16 cm，至少下部为栗褐色；叶片线状披针形，长8～26 cm，宽1.2～2.8 cm，一回羽状；羽片15～30对，对开式，下侧缘平直或略向上弯，上缘有缺刻；叶草质，两面光滑；叶脉二叉分枝，不显。孢子囊群沿羽片上缘的裂片着生，联结2～4条小脉，线形；囊群盖同形，边缘啮蚀状。孢子二面体型，极面观椭圆形。

生境及分布：生于海拔500～2000 m的酸性山地。分布于印江、纳雍、赫章、威宁、织金、盘州、水城、兴义、安龙、兴仁、普安、贞丰、荔波、独山、平塘、贵定、赤水、习水及贵阳等地。

采收加工：夏季、秋季采收，洗净，鲜用或晒干。

功能与主治：根茎入药，利尿，止血。主治尿癃闭，吐血。

附注：《新华本草纲要》收载品种。

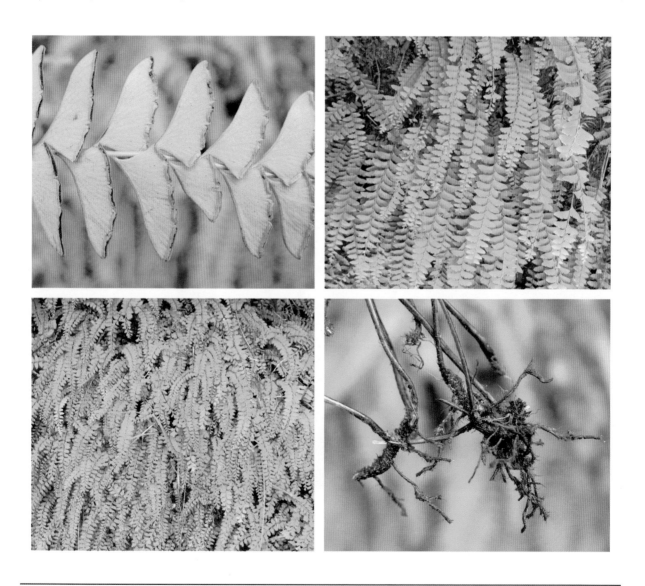

碗蕨科 Dennstaedtiaceae

中型或大型蕨类植物。土生。根状茎长而横走，或短粗而平卧，斜升，被毛或无毛，无鳞片。叶一型，远生，具长柄，有或无芽孢；叶片一至五回羽状细裂，叶轴上面有一纵沟，叶之两面多少被毛或无毛；叶脉分离。孢子囊群圆形，小，叶缘生或近叶缘顶生于1条小脉上，或线形，沿叶缘生于连接小脉顶端的1条边脉上；囊群盖有或无，碗状、半杯形、小口袋形、或线形，囊群盖双层，外层为假盖，由反折变质的膜质叶边形成，内层为真盖。孢子为四面体型或两面体型，光滑或有细微的乳头状突起。

该科合并了蕨科 Pteridiaceae、稀子蕨科 Monachosoraceae、凤尾蕨科 Pteridaceae栗蕨属 Histiopteris。稀子蕨属 Monachosorum 合并了岩穴蕨属 Ptilopteris。

本科11～15属170～300种，大部分分布于热带，少数种延伸到温带地区。我国有7属52种，16特有种，主要分布于西南，华南等地。

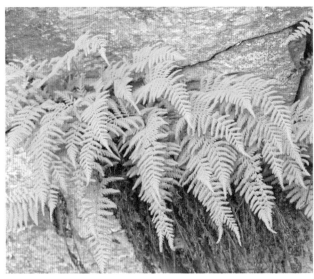

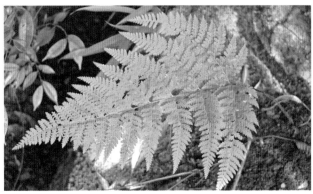

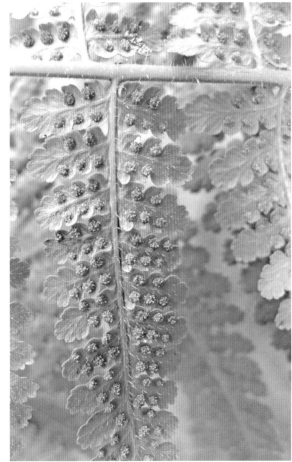

植物名称：**细毛碗蕨** *Dennstaedtia hirsuta* (Swartz) Mettenius ex Miquel

植物形态：根状茎横走或斜升，密被灰棕色长毛。叶近生或几为簇生，幼时密被灰色节状长毛，禾秆色；叶片长10～20 cm，宽4.5～7.5 cm，长圆状披针形，先端渐尖，二回羽状；羽片10～14对，对生或几互生，具有狭翅的短柄或几无柄，斜向上或略弯弓，羽状分裂或深裂；一回小羽片6～8对，长圆形或阔披针形，上先出，与叶轴并行，两侧浅裂，顶端有2～3个尖锯齿，基部楔形，下延和羽轴相连，小裂片先端具1～3个小尖齿；叶脉羽状分叉，不达齿端，每个小尖齿有小脉1条，水囊体不明显；叶草质，两面密被灰色节状长毛；叶轴与叶柄同色，和羽轴均密被灰色节状毛。孢子囊群圆形，生于小裂片腋中；囊群盖浅碗形，绿色，有毛。

生境及分布：生于海拔500～2100 m的山地溪沟边、路边或阳坡石缝中。分布于江口、松桃、印江、麻江、施秉、雷山、赫章、纳雍、织金、盘州、贵定、都匀、瓮安、余庆、桐梓、道真、修文、息烽、开阳及安顺等地。

采收加工：夏季、秋季采收，晒干。

功能与主治：全草入药，祛风除湿，通经活血。

附注：民间草药。

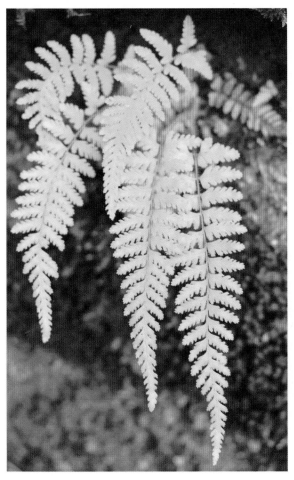
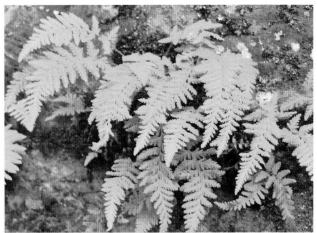
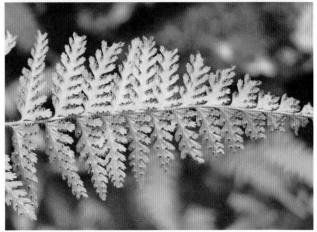

植物名称：碗蕨　*Dennstaedtia scabra* (Wallich ex Hooker) T. Moore

植物形态：根状茎长而横走。叶柄红棕色或淡栗色，稍有光泽，和叶轴密被与根状茎同样的长毛；叶片长20～50 cm，宽15～20 cm，三角状披针形或长圆形，下部三至四回羽状深裂，中部以上三回羽状深裂；羽片10～20对，长圆形或长圆状披针形，先端渐尖，几互生，二至三回羽状深裂；一回小羽片14～16对，长圆形，具有狭翅的短柄，上先出，二回羽状深裂；二回小羽片阔披针形，基部有狭翅相连，先端钝或短尖；末回小羽片全缘或一裂至二裂，边缘无锯齿；叶脉羽状分叉，小脉不达叶边，先端有纺锤形水囊体；叶草质，两面沿各羽轴及叶脉均被灰色透明的节状长毛。孢子囊群圆形，位于裂片的小脉顶端；囊群盖碗形，灰绿色，略有毛。

生境及分布：生于海拔1000～2400 m的林下或溪边。分布于贵州各地。

采收加工：夏季、秋季采收，除去杂质，洗净，鲜用或晒干。

功能与主治：根茎入药，清热解表。主治感冒头痛。

附注：《新华本草纲要》收载品种。产藏量较大，可开发利用。

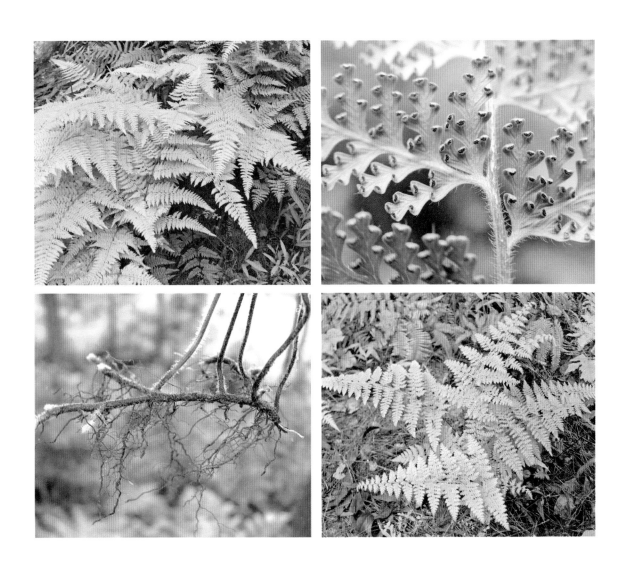

植物名称：溪洞碗蕨 *Dennstaedtia wilfordii* (T. Moore) Christ

植物形态：植株高15～28 cm。根状茎横走，疏被节状毛。叶近生；叶柄基部栗褐色，上部禾秆色；叶片卵形至长圆状披针形，二至三回羽裂，干后淡褐绿色，薄草质，通体光滑；叶脉分离，侧脉细而明晰，小脉不达叶边，水囊体明显。孢子囊群圆形；囊群盖碗状，边缘啮蚀状，无毛。

生境及分布：生于海拔1900～2400 m的林下湿地。分布于梵净山和道真等地。

采收加工：夏季、秋季采收，除去杂质，洗净，鲜用或晒干。

功能与主治：全草入药，祛风，清热解表。主治感冒头痛，风湿痹痛，筋骨劳伤疼痛。

附注：民间草药。

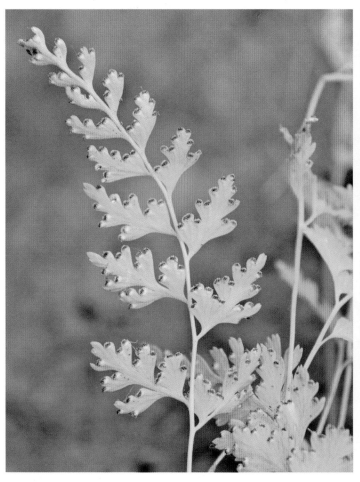
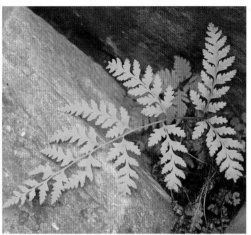
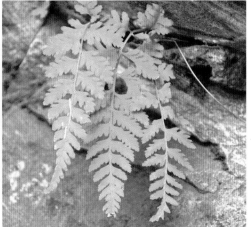

植物名称：姬蕨 *Hypolepis punctata* (Thunberg) Mettenius

植物形态：根状茎长而横走，密被棕色节状长毛。叶疏生；叶柄暗褐色，或棕禾秆色，粗糙有毛；叶片长35～70 cm，宽20～28 cm，长卵状三角形，三至四回羽状深裂，顶部为一回羽状；羽片8～16对，卵状披针形，先端渐尖，柄长7～25 mm，密生灰色腺毛，尤以腋间为多，二至三回羽裂；一回小羽片14～20对，披针形或阔披针形，先端渐尖，柄长有狭翅，上先出，一至二回羽状深裂；二回羽片10～14对，长圆形或长圆状披针形，羽状深裂达中脉1/2～2/3处；末回裂片长5 mm左右，长圆形，钝头，边缘有钝锯齿；叶草质或纸质，两面沿叶脉有短刚毛。孢子囊群圆形，生于小裂片基部两侧或上侧近缺刻处，中脉两侧1～4对；囊群盖有锯齿多少反卷而成，棕绿色或灰绿色，不变质，无毛。

生境及分布：生于海拔500～2300 m的林下溪边或湿草地。分布于沿河、松桃、江口、印江、思南、锦屏、榕江、丹寨、威宁、大方、赫章、纳雍、织金、水城、六枝、镇宁、关岭、册亨、贞丰、普安、晴隆、三都、平塘、都匀、赤水、桐梓、道真及贵阳等地。

采收加工：夏季、秋季采收，洗净，鲜用或晒干。

功能与主治：全草入药，清热解毒，收敛止血。主治烧烫伤，外伤出血。

附注：《新华本草纲要》收载品种。产藏量较大，可开发利用。

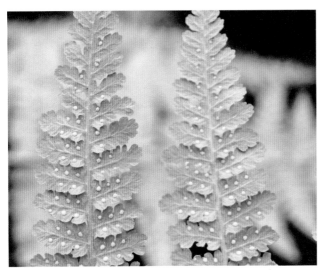

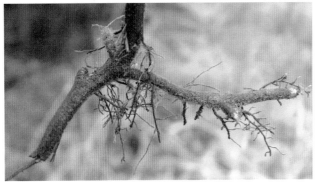

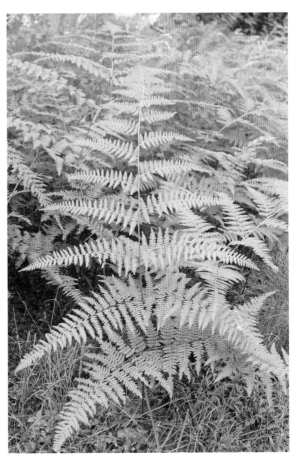

植物名称：华南鳞盖蕨 *Microlepia hancei* Prantl
别称：凤尾千金草、青蕨

植物形态：根状茎横走，密被灰棕色透明节状长茸毛。叶远生；叶柄棕禾秆色或棕黄色。叶片长50～60 cm，中部宽25～30 cm，先端渐尖，卵状长圆形，三回羽状深裂；羽片10～16对，互生，长三角形，阔披针形，二回羽状深裂；一回小羽片14～18对，基部等宽，上先出，阔披针形，渐尖头；小裂片5～7对，长圆形、近卵形，向上渐短，先端钝圆，有钝圆锯齿；叶脉上面不太明显，下面稍隆起，侧脉纤细，羽状分枝，不达叶边；叶草质，两面沿叶脉有刚毛疏生；叶轴、羽轴和叶柄同色，粗糙，略有灰色细毛（羽轴上较多）。孢子囊群圆形，生小裂片基部上侧近缺刻处；囊群盖近肾形，膜质，灰棕色，偶有毛。

生境及分布：生于海拔600 m的山坡密林下。分布于望谟等地。

采收加工：夏季、秋季采收，去杂质，洗净，鲜用或晒干。

功能与主治：全草入药，清热，利湿。主治黄疸型肝炎，流行性感冒，风湿骨痛。

附注：贵州药用新资源。产藏量较小，需加以保护。

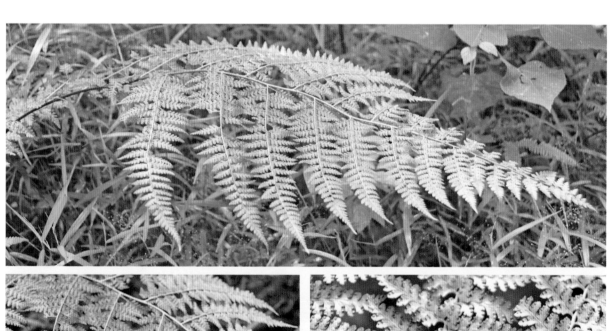

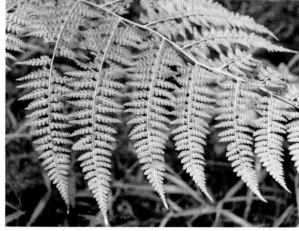
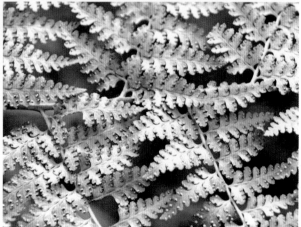

植物名称：边缘鳞盖蕨 *Microlepia marginata* (Panzer) C. Christensen

　　植物形态：植株高约60 cm。根状茎长而横走，密被锈色长柔毛。叶远生；叶柄深禾秆色，上面有纵沟，下面几光滑；叶片长圆状三角形，先端渐尖，羽状深裂，基部不变狭，长与叶柄略等，一回羽状；羽片20～25对，基部对生，上部互生，有短柄，披斜形，近镰刀状，先端渐尖，边缘缺裂至浅裂，小裂片三角形，圆头或急尖，偏斜，全缘；侧脉明显，在裂片上为羽状，上先出，斜出；叶纸质，叶下面灰绿色；叶轴密被锈色开展的硬毛，在叶下面各脉及囊群盖上较稀疏，叶上面也多少有毛，少有光滑。孢子囊群圆形，向边缘着生；囊群盖杯形，长宽几相等，上边截形，棕色，坚实，多少被短硬毛，距叶缘较远。

　　生境及分布：生于海拔300～1500 m的灌丛中或溪边。分布于贵州各地。

　　采收加工：夏季、秋季采收，洗净，鲜用或晒干。

　　功能与主治：地上部分、叶入药，清热解毒。主治疮痈肿毒。

　　附注：《新华本草纲要》收载品种。

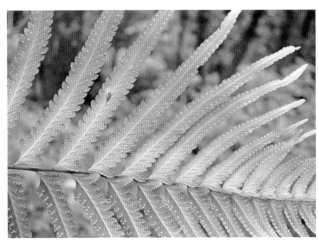

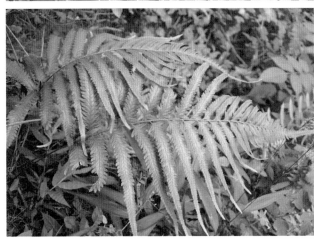

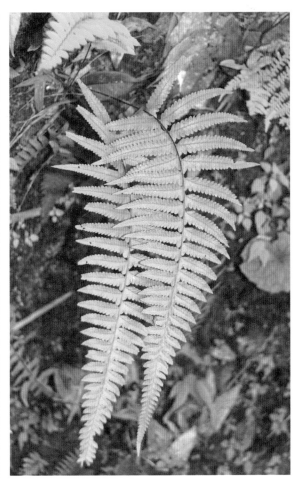

植物名称：粗毛鳞盖蕨 *Microlepia strigosa* (Thunberg) C. Presl

植物形态：植株高达110 cm。根状茎长而横走，密被灰棕色长针状毛。叶远生；叶柄褐棕色，下部被灰棕色长针状毛；叶片长圆形，长达60 cm，宽22～28 cm，先端渐尖，基部不缩短，或稍缩短，二回羽状；羽片25～35对，近互生，线状披针形，先端长渐尖，基部不对称；小羽片25～28对，近菱形，先端急尖，基部不对称，边缘有粗而不整齐的锯齿；叶脉下面隆起，上面明显，在上侧基部1～2组为羽状，其余各脉二叉分枝；叶纸质；叶轴及羽轴下面密被褐色短毛，上面光滑，叶片上面光滑，下面沿各细脉疏被灰棕色短硬毛。孢子囊群小，位于裂片基部；囊群盖杯形，棕色，被棕色短毛。

生境及分布：生于海拔600～1100 m的沟边或林下。分布于望谟、都匀及毕节等地。

采收加工：夏季、秋季采收全草，去杂质，洗净，鲜用或晒干。

功能与主治：全草入药，清热利湿。主治肝炎，流行性感冒。

附注：贵州药用新资源。

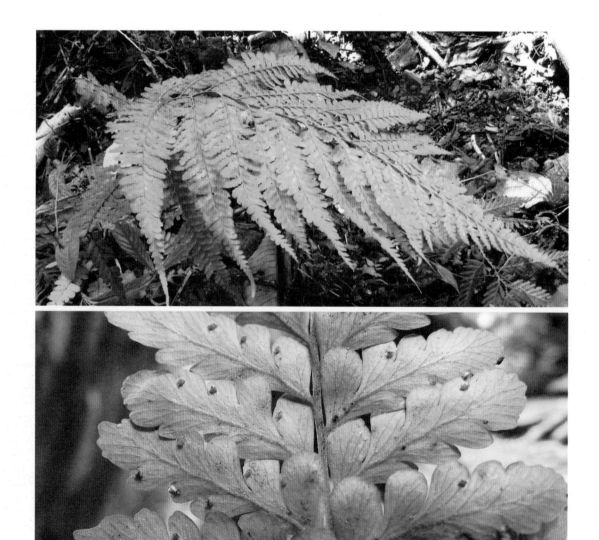

植物名称：**尾叶稀子蕨** *Monachosorum flagellare* (Maximowicz ex Makino) Hayata

植物形态：根状茎短，平卧，斜升，密生须根。叶簇生，直立；叶柄下面圆，上面有1条深狭的沟，沟内有腺状毛密生；叶片长20～30 cm，下部最宽，长圆状卵形，向顶部为长渐尖或为长尾形，有时着地生根，二回羽状；羽片多数，40～50对，互生，披针形，或多少近于镰刀状，渐尖头，基部对称，近截形，一回羽状；小羽片10～14对，基部不等，下侧楔形，上侧斜截形，浅羽裂为三角状小裂片，或有少数锯齿；叶脉不明显，在小羽片上为羽状，小脉单一或分叉；叶为膜质，下面有微细腺状毛疏生。孢子囊群圆而小，生于向顶的一边，下边无或少数。

生境及分布：生于海拔600～1500 m的阴湿河谷或密林下。分布于黎平、锦屏、独山、都匀等地。

采收加工：全年均可采收，晒干。

功能与主治：全草入药，祛风除湿，止痛。主治风湿痹痛，痛风。

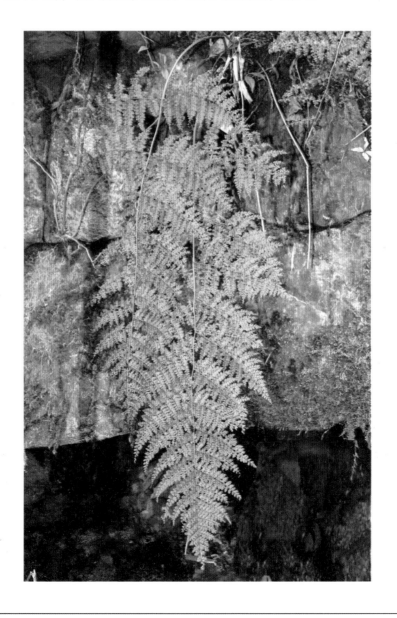

植物名称：稀子蕨 *Monachosorum henryi* Christ

植物形态：根状茎粗而短，斜升。叶簇生，直立；叶柄淡绿色或绿禾秆色，密被锈色贴生的腺状毛；叶片长30~40 cm，三角状长圆形，基部最宽，渐尖头，四回羽状深裂；羽片约15对，互生，有柄，基部1对最大，长圆形，渐尖头，稍向上弯弓，三回羽状深裂；一回小羽片约15对，上先出，披针形，呈镰刀状，短渐尖，基部截形，对称，二回深羽裂；二回小羽片约10对，圆头，基部不等，稍为耳形凸起，全缘，微刺头，每片有小脉1条，不明显；叶为膜质，干后褐绿色或褐色；叶轴及羽轴有锈色腺毛密生，叶轴中部常有一枚珠芽生于腋间。孢子囊群小，每小裂片1枚，近顶生于小脉上，位于裂片的中央。

生境及分布：生于海拔800~2100 m的谷底、溪边或密林下。分布于江口、印江、松桃、锦屏、雷山、黔西、兴义、贞丰、独山、三都、都匀、贵定等地。

采收加工：全年均可采收，晒干。

功能与主治：全草入药，祛风，活血。主治风湿骨痛。

附注：《新华本草纲要》收载品种。

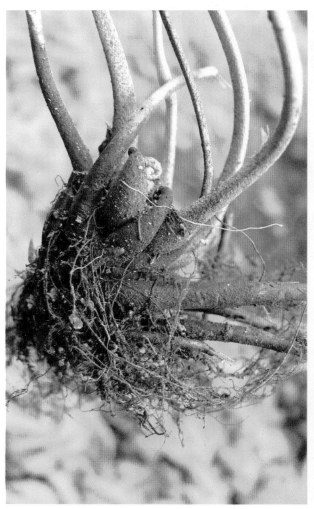
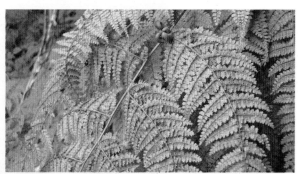
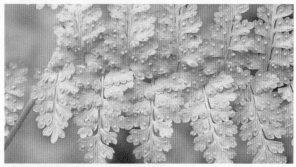
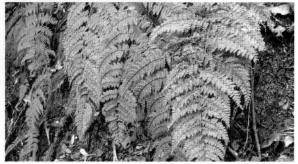

植物名称：穴子蕨 *Monachosorum maximowiczii* (Baker) Hayata

植物形态：根状茎短而平卧，斜升。叶多数簇生，常向四面倒伏；叶柄长5~10 cm，红棕色，光滑，有光泽，草质；叶片长（15~30 cm）×（2~3 cm），长线状披针形，向基部变狭，叶轴顶端常伸长成一鞭形，顶端着地生根，一回羽状，羽片多数，30~60对，披针形，钝头，无柄，基部不对称，有小耳形突起，边缘有均匀排列的粗钝锯齿；下部的羽片逐渐缩短，或呈耳形，顶部的羽片向上逐渐缩小；中脉下面明显，单一（在上基部的耳片内为分叉），13~16对，走向锯齿而不达齿顶；叶为膜质，光滑，下面疏被细微的伏生腺毛；叶轴细长，草质，灰棕色。孢子囊群圆形，小，生于侧脉顶部，位于锯齿之中，接近叶边，无盖。

生境及分布：生于海拔800~2200 m的密林下阴湿石缝或岩洞内。分布于江口、印江、雷山、黔西等地。

采收加工：全年均可采收，晒干。

功能与主治：全草入药，祛风，活血。主治风湿骨痛。

附注：民间草药。

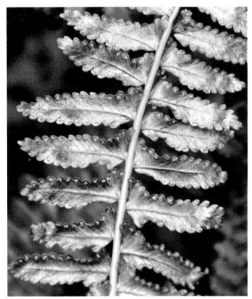

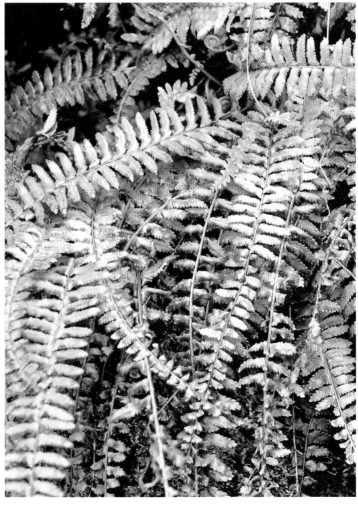

植物名称：蕨　*Pteridium aquilinum* (Linnaeus) Kuhn var. *latiusculum* (Desvaux) Underwood ex A. Heller

植物形态：植株高可达1 m。根状茎长而横走。叶远生；叶柄褐棕色或棕禾秆色，略有光泽；叶片阔三角形或长圆状三角形，长30～60 cm，宽20～45 cm，先端渐尖，基部圆楔形，三回羽状；羽片4～6对，对生或近对生，三角形，二回羽状；小羽片约10对，互生，披针形，长6～10 cm，宽1.5～2.5 cm，先端尾状渐尖，一回羽状；裂片10～15对，长圆形，钝头或近圆头，全缘；叶脉稠密，仅下面明显；叶干后近革质或革质，暗绿色，上面无毛，下面在裂片主脉上多少被棕色或灰白色的疏毛或近无毛；叶轴及羽轴均光滑，小羽轴上面光滑，下面被疏毛，沟内无毛。

生境及分布：生于海拔2500 m以下的林缘、荒坡或生于酸性山地上。分布于贵州各地。

采收加工：秋季、冬季采收，洗净，鲜用或晒干。

功能与主治：嫩苗、根茎入药，清热解毒，祛风除湿，降气化痰，利水安神。主治感冒发热，痢疾，黄疸，高血压，风湿腰痛，带下病，脱肛。

附注：民间草药。产藏量较大，可开发利用。

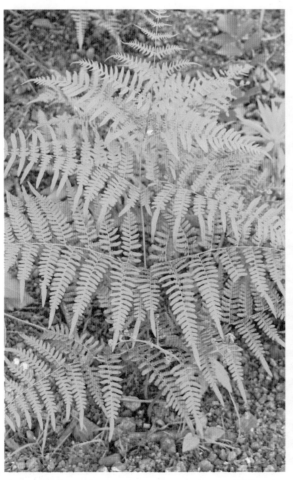
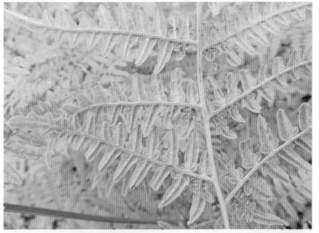
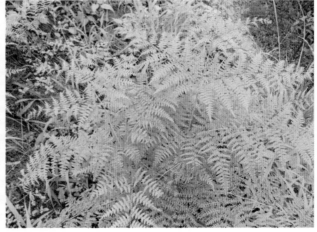

植物名称：食蕨 *Pteridium esculentum* (G. Forster) Cokayne

植物形态：植株高约1 m。根状茎长而横走。叶远生；叶柄黄棕色，有光泽，上面有深纵沟1条；叶片长圆状三角形，长50~60 cm，下部宽60~80 cm，先端渐尖，基部阔楔形，三回羽状；羽片15~18对，互生，先端长渐尖，有短尾头，基部近平截形或心脏形，顶生羽片披针形，一回羽状，裂片线形，钝头；叶脉下面隐藏于茸毛中，不明显，小脉上面略凹陷；叶干后革质，浅黄绿色，上面无毛，略有光泽，下面被浅灰棕色密毛；叶轴、羽轴及小羽轴均无毛，有光泽；叶轴黄棕色，羽轴及小羽轴与叶片同色，上面均有阔纵沟1条，沟内无毛。

生境及分布：生于石灰岩山地。分布于从江、榕江等地。

采收加工：夏季、秋季采挖，洗净，鲜用或晒干。

功能与主治：根茎入药，祛风除湿，解热利尿，驱虫。主治风湿性关节痛，淋证，脱肛，疮毒，蛔虫病。

附注：民间草药。

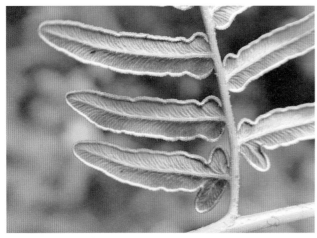

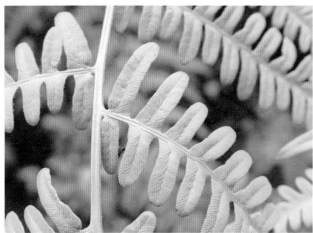

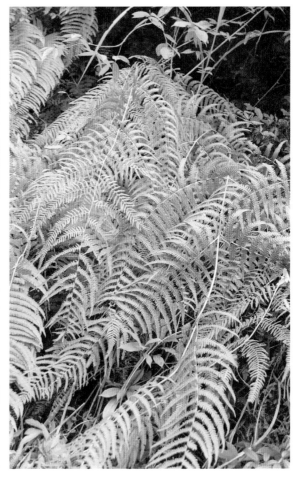

植物名称：毛轴蕨 *Pteridium revolutum* (Blume) Nakai

别称：毛蕨、饭蕨

植物形态：植株高达1 m以上。根状茎横走。叶远生；叶柄禾秆色或棕禾秆色，幼时密被灰白色柔毛，老则脱落而渐变光滑；叶片阔三角形或卵状三角形，渐尖头，长30～80 cm，宽30～50 cm，三回羽状；羽片4～6对，对生，长圆形，先端渐尖，下部羽片略呈三角形，二回羽状；小羽片12～18对，与羽轴合生，披针形，先端短尾状渐尖，深羽裂几达小羽轴；裂片约20对，对生或互生，披针状镰刀形，先端钝或急尖，向基部逐渐变宽，全缘；裂片下面被灰白色或浅棕色密毛；叶脉上面凹陷，下面隆起；叶轴、羽轴及小羽轴的两面的纵沟内均密被灰白色或浅棕色柔毛，老时渐稀疏。

生境及分布：生于石灰岩山地。分布于贵州各地。

采收加工：夏季、秋季采挖，洗净，鲜用或晒干。

功能与主治：根茎入药，祛风除湿，解热利尿，驱虫。主治风湿性关节痛，淋证，脱肛，疮毒，蛔虫病。

附注:《新华本草纲要》收载品种。

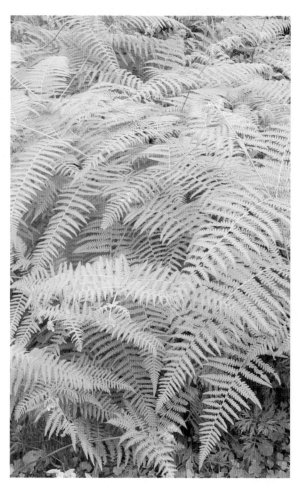
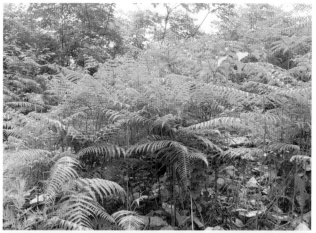
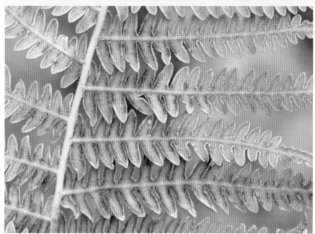

凤尾蕨科 Pteridaceae

　　小型、中型或大型蕨类。土生、石生、附生和极少数水生植物。根状茎直立，斜升，或匍匐，通常有鳞片，很少具刚毛。鳞片棕色或黑色，披针形到心形，有时具盾状，边缘通常全缘。叶多数为一型，较少为二型或近二型，簇生或远生；叶柄短，黑色，通常光滑；单叶，或一至五回羽状分裂，少指状、鸟足状或二叉状分裂；末回小羽片的形状不一；叶脉分离或罕为网状，网眼内不具内藏小脉。孢子囊群线形，沿叶缘生于连接小脉顶端的一条边脉上，有由反折变质的叶边所形成的线形、膜质的宿存假盖，不具内盖，或孢子囊群沿叶脉着生，无盖。孢子多数为棕色、黄色或无色，多数为四面体型，很少椭圆形，光滑或有纹饰。

　　该科系统变化较大，裸子蕨科 Hemionitidaceae、水蕨科 Parkeriaceae、中国蕨科 Sinopteridaceae、铁线蕨科 Adiantaceae、车前蕨科 Antrophyaceae、书带蕨科 Vittariaceae、卤蕨科 Acrostichaceae并入该科。中国蕨属 Sinopteris、薄鳞蕨属 Leptolepidium和隐囊蕨属 Notholaena并入粉背蕨属 Aleuritopteris。另外贵州产的两种旱蕨属 Pellaea归到碎米蕨属 Cheilanthes。

　　本科50属约950种，世界广泛分布，主要分布在热带地区及干旱地区。我国有20属233种，89特有种，1引入种，全国均有分布。

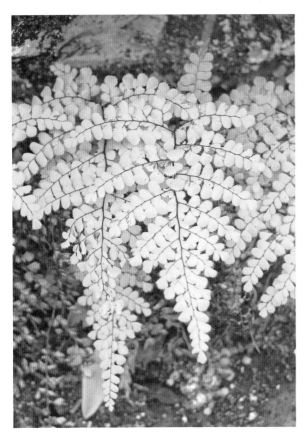

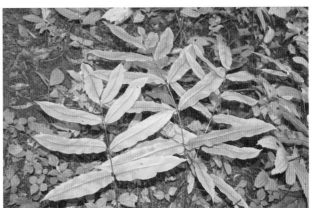

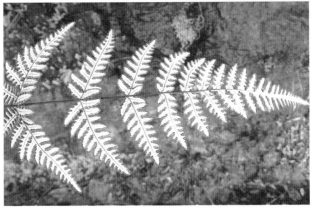

植物名称：毛足铁线蕨 *Adiantum bonatianum* Brause

别称：毛脚铁线蕨、猪鬃草

植物形态：植株高25～60 cm。根状茎细长横走。叶近生，紫黑褐色，有光泽，基部密被与根状茎相同的鳞片和多细胞的长茸毛，在叶柄表皮上留下小疣状突起，有粗糙感，向上光滑；叶片阔卵形，渐尖头，基部圆楔形，三至四回羽状；羽片5～7对，互生，基部1～2对羽片最大，二至三回羽状；一回小羽片5～6对，互生，长卵形，圆钝头，向上渐变小；末回小羽片二至四出，互生，扇形，长5～9 mm，顶部宽4～11 mm，顶部圆形，具匀密短阔的三角形锯齿，其顶端具长芒刺，两侧全缘；叶脉多回二歧分叉，直达锯齿尖端，两面明显。孢子囊群每羽片1～4枚；囊群盖圆形或圆肾形，前缘呈深缺刻状，褐色，膜质，全缘，宿存。

生境及分布：生于海拔1400～2200 m的高中山林区林下或林缘之石隙。分布于威宁、盘州、普安等地。

采收加工：夏季、秋季采收，晒干。

功能与主治：全草入药，清热解毒，利尿通淋。主治痢疾，尿路感染，白浊，乳腺炎。

附注：贵州药用新资源。

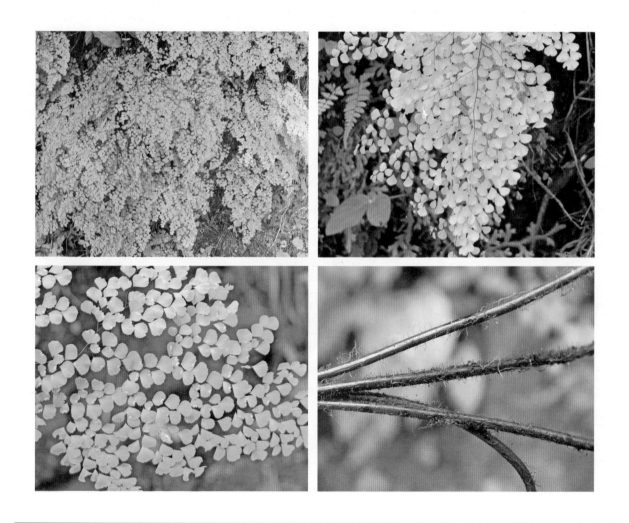

植物名称：团羽铁线蕨 *Adiantum capillus-junonis* Ruprecht

别称：猪鬃七

植物形态：植株高10~20 cm。根状茎短而直立；鳞片深棕色，狭披针形。叶簇生；叶柄栗褐色至紫黑色，有光泽，长2~6 cm，细如铁丝，基部疏被鳞片，上部光滑；叶片一回羽状，狭披针形，（8~15 cm）×（2~3 cm），先端常伸长成鞭状匍匐枝，生根形成新株；羽片5~8对，有柄，具关节，团扇形或圆形，基部圆楔形或圆形，不育羽片的上缘具牙齿；能育羽片的不育部分有2~5枚浅钝齿；叶草质，干后黄绿色；叶脉两面可见。孢子囊群每一羽片上1~5枚；假囊群盖棕色，圆形或肾形，但多为长圆形，甚至条形。

生境及分布：生于海拔680~1800 m的石灰岩地区溪边、林缘、石灰岩洞口内外的石隙或石上。分布于威宁、黔西、水城、关岭、镇宁、普定、安龙、兴仁、普安、晴隆、惠水、罗甸、正安、清镇等地。

采收加工：全年均可采收，全草鲜用或晒干；根茎洗净，晒干。

功能与主治：全草入药，清热解毒，补肾止咳。主治痢疾瘰疬，疮痈，毒蛇咬伤，烧烫伤。

附注：《贵州省中药材、民族药材质量标准》收载品种。

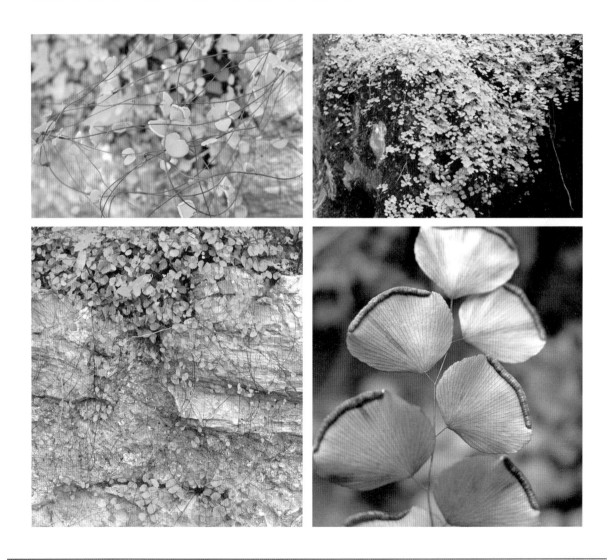

植物名称：铁线蕨 *Adiantum capillus-veneris* Linnaeus

植物形态：植株高15～40 cm。根状茎横走；鳞片棕色，狭披针形。叶远生或近生；叶柄长10～20 cm，细弱，基部被鳞片，上部光滑；叶片二至三回羽状，卵状三角形至长圆状卵形，（10～20 cm）×（5～15 cm），基部圆楔形；羽片3～5对，有柄，基部1对羽片较大，一至二回羽状，卵状三角形；小羽片2～4对，互生，斜展，有柄，斜扇形，基部斜楔形，上缘具锐齿并或深或浅分裂；叶草质，两面光滑；叶脉两面明显。每小羽片上有孢子囊群3～8（～12）枚；假囊群盖长圆形、肾形或圆形。

生境及分布：生于海拔2800 m以下的溪边岩缝或村舍旁墙基。分布于贵州各地。

采收加工：夏季、秋季采收，洗净，鲜用或晒干。

功能与主治：全草入药，清热解毒，利湿消肿，利尿通淋。主治痢疾，瘰疬，肺热咳嗽，肝炎，淋证，毒蛇咬伤，跌打损伤。

附注：《贵州省中药材、民族药材质量标准》收载品种。

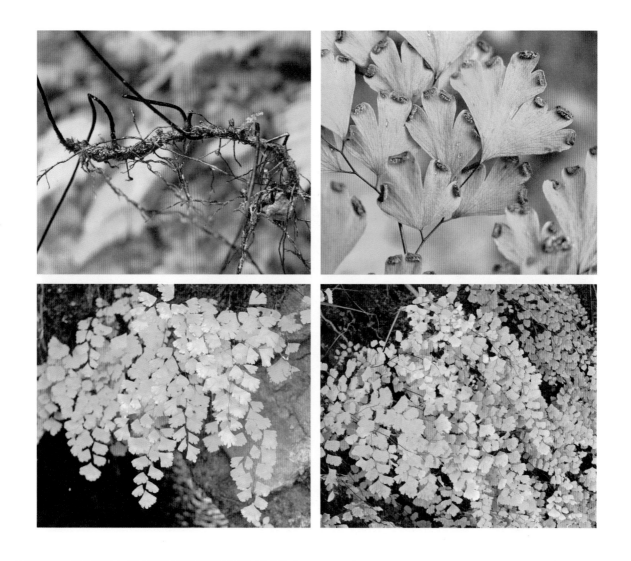

植物名称：白背铁线蕨 *Adiantum davidii* Franchet

别称：猪鬃草、铁丝草

植物形态：植株高16～30 cm。根状茎长而横走；鳞片棕色，有光泽，卵状披针形。叶远生；叶柄深栗褐色，长10～21 cm，基部被鳞片，上部光滑；叶片三回羽状，三角状卵形，（8～15 cm）×（5～10 cm），先端渐尖；羽片3～5对，斜展；基部1对羽片最大；末回小羽片扇形，长与宽相等，4～7 mm，基部楔形，上缘圆形，密具三角形齿，齿端芒状，两侧边缘全缘；叶近纸质，上面绿色，下面灰绿色或灰白色，两面光滑；叶脉两面明显。每小羽片上有孢子囊群1枚，稀2枚；假囊群盖深棕色，肾形或圆肾形，全缘，宿存。

生境及分布：生于海拔2000～2700 m的山坡林下或山顶竹丛下的石隙。分布于大方、黔西、威宁、赫章及安顺、遵义等地。

采收加工：秋季采收，洗净，晒干。

功能与主治：全草入药，清热解毒，利水通淋。主治痢疾，尿路感染，血淋，乳糜尿，睾丸炎，乳腺炎。

附注：《新华本草纲要》收载品种。

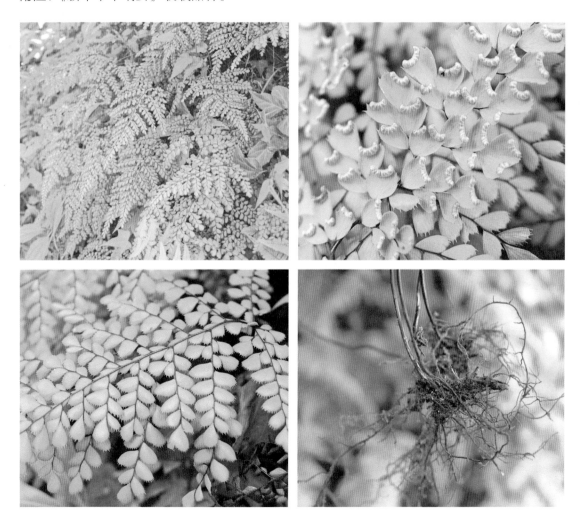

植物名称：普通铁线蕨 *Adiantum edgeworthii* Hooker
别称：猪鬃草、小猪鬃草

植物形态：植株高10～30 cm。根状茎直立；鳞片线状披针形，深棕色或黑色，边缘色淡。叶簇生；叶柄栗褐色，有光泽，长5～8 cm，基部被鳞片，上部光滑；叶片一回羽状，线状披针形，（10～20 cm）×（1.5～3 cm），基部不变狭或稍狭，先端渐尖，常伸长成鞭状匍匐枝，生根形成新株；羽片10～30对，具短柄，中部羽片平展，对开式，三角形或斜长圆形，（1～1.5 cm）×（0.5～0.8 cm），纸质，两面光滑，基部不对称，上侧截形，下缘和内缘直而全缘，上缘浅裂成2～5裂片，先端短尖或钝；叶脉两面可见。孢子囊群和假囊群盖圆形或长圆形。

生境及分布：生于海拔400～1800 m的山坡石上、石隙或土中。分布于威宁、纳雍、大方、黔西、水城、长顺、贵定、都匀、独山、平塘及安顺等地。

采收加工：夏季、秋季采收，洗净，晒干或鲜用。

功能与主治：全草入药，利尿通淋，止血。主治热淋，血淋，刀伤出血。

附注：《新华本草纲要》收载品种。

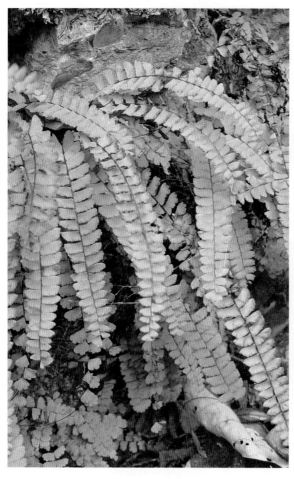
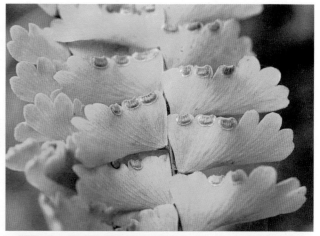
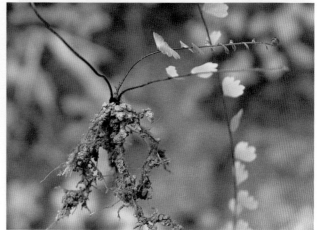

植物名称：肾盖铁线蕨 *Adiantum erythrochlamys* Diels

别称：团盖铁线蕨、红盖铁线蕨

植物形态：植株高达30 cm。根状茎斜升或横走；鳞片密，栗黑色，狭披针形。叶簇生或近生；叶柄栗褐色，有光泽，长5～15 cm，基部密被鳞片，上部光滑；叶片二至三回羽状，狭卵形至卵状披针形，（8～15 cm）×（3～5 cm）；羽片4～8对，互生，有柄，卵形，斜展；末回小羽片狭扇形或倒卵形，基部楔形，先端圆，全缘或有几个钝齿；叶纸质，两面光滑。每小羽片上有孢子囊群1枚，稀2枚；假囊群盖圆形或圆肾形，上缘深凹，全缘，宿存。

生境及分布：生于海拔450～1900 m的溪边林下、山坡石上或石隙间。分布于赫章、桐梓、道真等地。

采收加工：夏季、秋季采收，洗净，晒干或鲜用。

功能与主治：全草入药，利水通淋，清热解毒。主治小便淋漓涩痛，瘰疬，溃疡。

附注：贵州药用新资源。

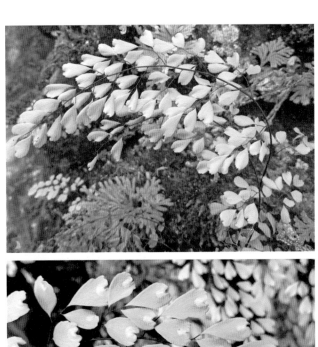
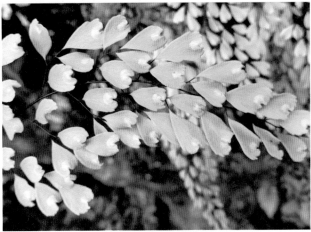
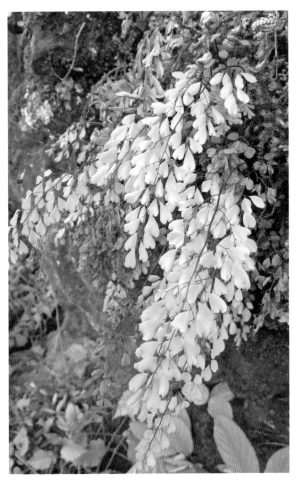

植物名称：白垩铁线蕨 *Adiantum gravesii* Hance

别称：猪鬃草

植物形态：植株高4~14 cm。根状茎短小，直立，被黑色钻状披针形鳞片。叶簇生；叶柄长2~6 cm，纤细，栗黑色，有光泽；叶片长圆形或卵状披针形，长3~6 cm，宽2~2.5 cm，奇数一回羽状；羽片2~4对，互生；羽片阔倒卵形或阔卵状三角形，长宽各约1 cm，圆头，全缘，基部圆楔形或近圆形，两侧呈微波状，有短柄，长可达3 mm，柄端具关节，顶生羽片与侧生同形而稍大；叶脉二歧分叉，直达软骨质的边缘，两面均可见。孢子囊群每羽片1枚（罕2枚）；囊群盖肾形或新月形，上缘呈弯凹，棕色，革质，宿存。

生境及分布：生于海拔500~1200 m的阴湿石灰岩壁上或石灰岩洞口内外的滴水岩石壁上。分布于德江、江口、镇宁、紫云、荔波、贵定、平塘、罗甸、惠水及遵义、贵阳等地。

采收加工：夏季、秋季采收，洗净，晒干。

功能与主治：全草入药，清热解毒，利水通淋。主治血淋，乳腺炎，膀胱炎，吐血。

附注：民间草药。

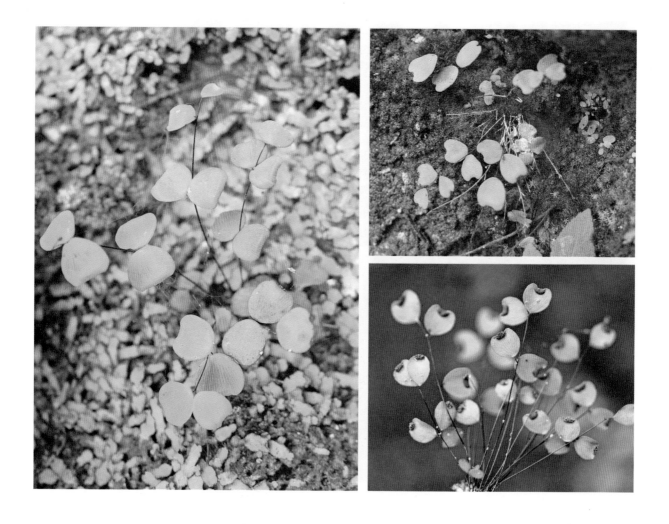

植物名称：假鞭叶铁线蕨 *Adiantum malesianum* J. Ghatak

别称：马来铁线蕨

植物形态： 植株高15～45 cm。根状茎短而直立；鳞片褐色，狭披针形。叶簇生；叶柄褐色，长5～22 cm，基部密被与根状茎上同样的鳞片，整个叶柄上被有多细胞节状毛；叶片一回羽状，线状披针形，（10～23 cm）×（1.5～3.4 cm），向上渐狭，基部不变狭；羽片13～35对，无柄或有短柄，对开式，（1～2 cm）×（0.6～1 cm），上缘和外缘或深或浅分裂成多个狭裂片；基部羽片较大，半圆形；叶轴密生与叶柄同样的毛，叶轴先端常伸长成鞭状匍匐枝，生根形成新株；叶纸质，褐绿色，下面密被棕色多细胞硬毛并具有序地朝外开的贴伏毛，上面疏被短毛；叶脉多回二叉分枝。孢子囊群每一羽片上3～15枚；假囊群盖圆肾形，被毛。

生境及分布： 生于海拔200～1400 m的石灰岩山地林下、林缘、山坡、河谷的石上或石隙。分布于思南、石阡、威宁、黔西、水城、六枝、镇宁、紫云、兴义、安龙、册亨、兴仁、晴隆、望谟、罗甸、惠水、独山、三都、赤水、正安及贵阳等地。

采收加工： 夏季、秋季采收，洗净，晒干。

功能与主治： 全草入药，清热解毒，利水通淋。主治血淋，乳腺炎，膀胱炎，吐血。

附注： 民间草药。

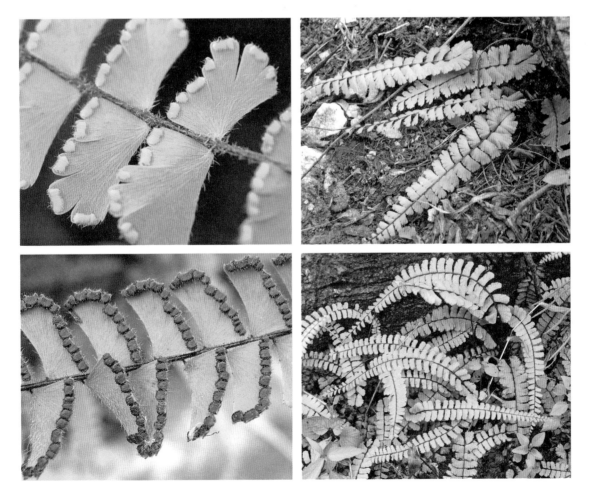

植物名称：单盖铁线蕨 *Adiantum monochlamys* D. C. Eaton

别称：丹草、长生草

植物形态：植株高10～30 cm。根状茎横卧；鳞片密，紫黑色，线状披针形。叶密生；叶柄紫黑色或栗褐色，有光泽，长5～14 cm，基部密被鳞片，上部光滑；叶片二至三回羽状，狭卵形至卵状三角形，（5～16 cm）×（3～8 cm），基部宽楔形，先端渐尖；羽片5～7对，互生，斜展，有柄，三角状卵形；基部1对羽片最大，（2～5.5 cm）×（1.6～3.5 cm）；末回小羽片倒三角形或扇形，（5～8 mm）×（4～7 mm），具短柄，基部楔形，先端近圆形，在不育小羽片上有锐齿；叶干后纸质，两面光滑；叶脉两面可见。每小羽片上有孢子囊群1枚，稀2枚；假囊群盖近圆形或肾形。

生境及分布：生于海拔600 m的溪边林下石上。分布于赤水等地。

采收加工：夏季、秋季采收，晒干或鲜用。

功能与主治：全草入药，清热化痰，解毒。主治肺热咳嗽，感冒发热，肺结核吐血，高热，痢疾，淋浊，痈肿疮毒，疥癣。

附注：贵州药用新资源。产藏量较小，需加以保护。

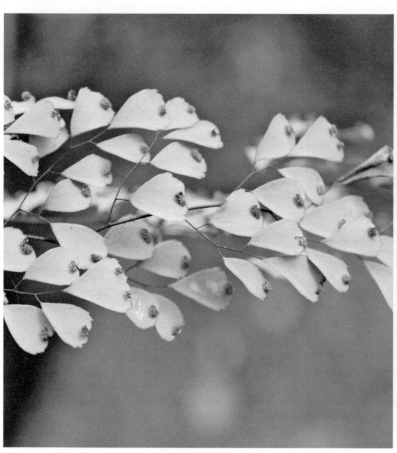
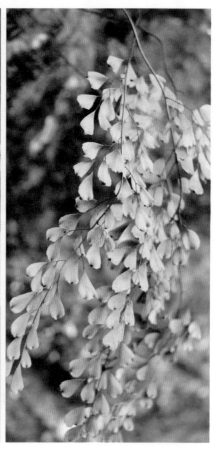

植物名称：**灰背铁线蕨** *Adiantum myriosorum* **Baker**

别称：铁杆猪毛七、过坛龙

植物形态：植株高25～68 cm。根状茎直立或横卧；鳞片棕色，阔披针形。叶簇生或近生；叶柄乌木色，长14～30 cm，基部被鳞片，上部光滑；叶片二叉分枝，阔扇形，38 cm×（16～40 cm）；每一分枝上有羽片4～6条，一回羽状，线状披针形，中部羽片最长，达35 cm×（1.8～3 cm）；外侧羽片渐变短；小羽片20～40对，互生，平展，有细短柄，对开式，三角形至斜长圆形，先端钝，具锐齿；叶干后草质至纸质，两面光滑，下面灰色或灰白色。孢子囊群每小羽片有3～6枚；假囊群盖肾形或长圆形。

生境及分布：生于海拔850～1950 m的林下、灌木丛下、溪边石隙或滴水岩旁。分布于松桃、江口、印江、雷山、赫章、纳雍、大方、黔西、金沙、盘州、水城、贵定、独山、桐梓、道真、正安、绥阳、清镇等地。

采收加工：夏季、秋季采收，洗净，晒干。

功能与主治：全草入药，清热，利水，活血。主治小便癃闭，跌打损伤，烫伤，冻疮。

附注：民间草药。

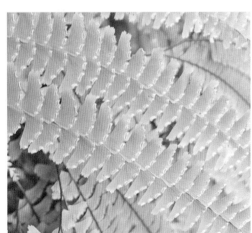
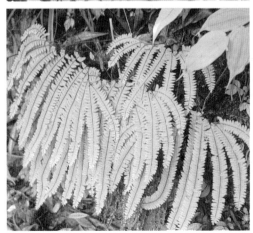
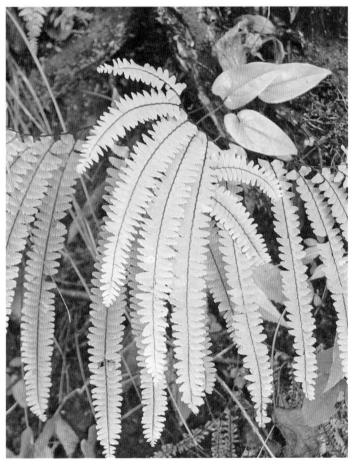

植物名称：半月形铁线蕨 *Adiantum philippense* Linnaeus

植物形态：植株高15～45 cm。根状茎直立；鳞片棕色，披针形。叶簇生；叶柄栗褐色，有光泽，长9～22 cm，基部被鳞片，上部光滑；叶片一回羽状，长圆状披针形，（6～23 cm）×（3～6 cm），先端有时伸长成鞭状匍匐枝，生根形成新株；羽片5～10对，互生，平展或斜展，有长柄，具关节；中部以下的羽片大小几相等，对开式的半月形或半圆状肾形，（1.5～3.5 cm）×（1～1.8 cm）；草质，两面光滑，上缘圆形，先端钝或下弯；不育羽片在上缘分裂，能育羽片近全缘或有2～6个浅缺刻；上部羽片较小；顶生羽片扇形；叶脉两面可见。孢子囊群每羽片有2～6枚；假囊群盖长圆形至线形。

生境及分布：生于海拔300～1100 m的阴湿溪边林下酸性土上。分布于威宁、黔西、册亨、望谟、罗甸等地。

采收加工：全年均可采收，鲜用或晒干。

功能与主治：全草入药，活血散瘀，利尿，止咳。主治乳痈，小便涩痛，淋证，发热咳嗽，产后瘀血，血崩。

附注：《新华本草纲要》收载品种。

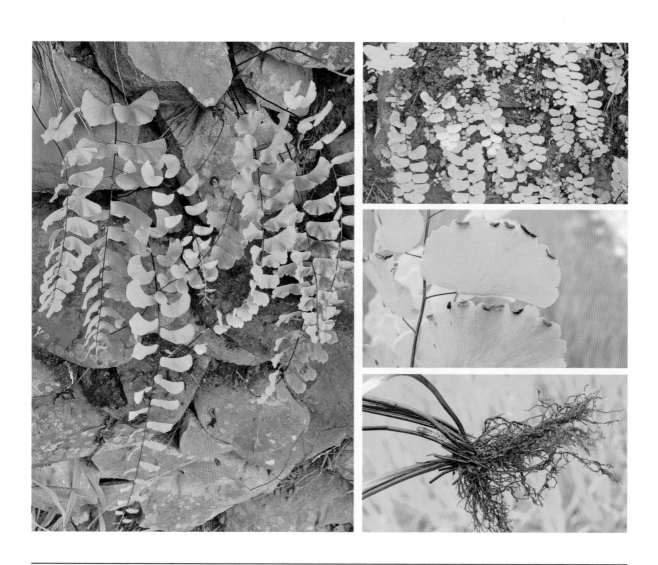

植物名称：粉背蕨 *Aleuritopteris anceps* (Blanford) Panigrahi

别称：假粉背蕨、天青地白

植物形态： 植株高15～40 cm。根状茎短而直立；鳞片两色，狭披针形。叶柄长6～24 cm，栗褐色或深棕色，有光泽，基部有鳞片，向上疏被鳞片至光滑；叶片狭三角状卵形，长圆形或卵状披针形，（5～17 cm）×（3～7 cm），三回羽裂，干后纸质至革质，下面具白色粉末，上面光滑；羽片4～8对，基部1对最大，不对称，三角形，（3～5 cm）×（2～3 cm），二回羽裂；基部下侧小羽片最大，远比相邻的上侧小羽片长；第二对及上部羽片三角形，长圆形至披针形。孢子囊群成熟时汇生；假囊群盖不连续，边缘撕裂状或睫状。

生境及分布： 生于海拔400～1550 m的山坡林下、林缘，土生或石生。分布于雷山、威宁、水城、贞丰、荔波、都匀等地。

采收加工： 秋后采收，洗净，晒干。

功能与主治： 全草入药，止咳化痰，健脾利湿，活血止血。主治咳嗽，泄泻，痢疾，消化不良，月经不调，吐血，便血，淋证，跌打损伤，瘰疬。

附注： 民间草药。

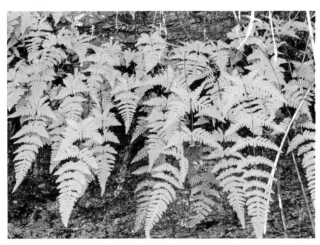

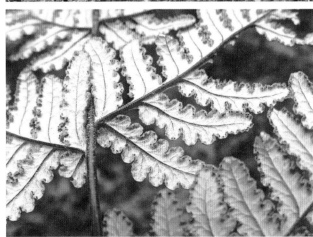

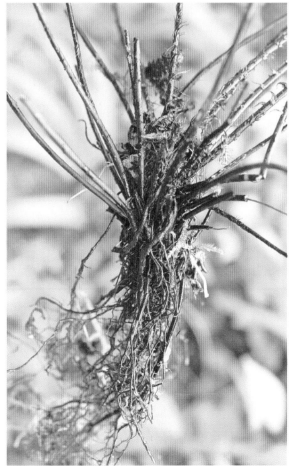

植物名称：银粉背蕨 *Aleuritopteris argentea* (S. G. Gmelin) Fée

植物形态：株高10～30（～44）cm。根状茎直立或斜升；鳞片深棕色，边缘色淡，线状披针形。叶柄栗褐色至黑色，有光泽，长7～20（～36）cm，基部具鳞片；叶片五角形，长宽几相当，均为3～14 cm，二至三回羽裂，干后纸质或者多少呈革质，上面光滑，下面具白色或淡黄色粉末；羽片2～5对，基部1对最大，（1.5～6 cm）×（1～4 cm），三角形；小羽片2～4对，基部下侧的最大，长圆形至长圆状披针形，羽状分裂或单一；第二对及上部的羽片狭长圆形，羽状分裂或不分裂；叶脉不清晰。孢子囊群成熟时汇生；假囊群盖连续，边缘全缘。

生境及分布：生于海拔2600 m以下的石灰岩缝中或山坡岩石上。分布于江口、思南、印江、松桃、玉屏、万山、凯里、黄平、大方、威宁、赫章、水城、六枝、平坝、镇宁、关岭、紫云、安龙、龙里、贵定、惠水、荔波、三都、福泉、瓮安、湄潭、凤冈、习水、务川、正安、清镇、息烽等地。

采收加工：夏季、秋季采收，去净泥土，捆成小把，晒干。

功能与主治：全草入药，补虚止咳，调经活血，消肿解毒，止血。主治月经不调，肝炎，肺痨咳嗽，吐血，跌打损伤。

附注：《新华本草纲要》收载品种。

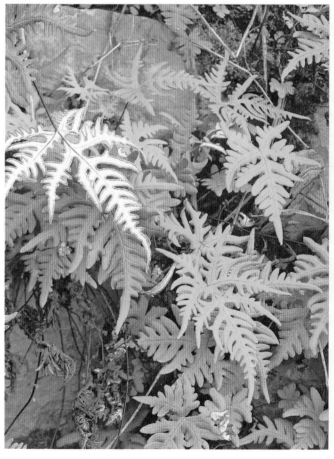
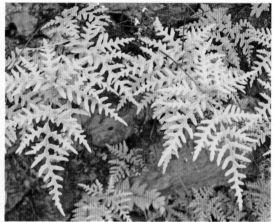
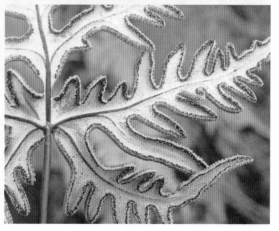

植物名称：裸叶粉背蕨 *Aleuritopteris duclouxii* (Christ) Ching

植物形态：植株高10～30 cm。叶柄深棕色至黑色，长6～20 cm，基部具鳞片，鳞片两色，披针形；叶片五角形，长宽几相当，均为6～12 cm，二至三回羽裂，干后薄革质，先端长尾状；羽片2对或3对，基部1对最大，三角形，上侧常不发育，而下侧极发育，具一些伸长的镰形裂片；上部羽片或裂片单一，长圆形或披针形，多少呈镰形；叶脉不明显。孢子囊群成熟时汇生；假囊群盖连续，边缘全缘。

生境及分布：生于海拔350～2100 m的山坡石隙。分布于大方、威宁、盘州、水城、六枝、安顺、普定、镇宁、晴隆、兴义、罗甸、惠水、贵定、都匀及铜仁、遵义、贵阳等地。

采收加工：秋后采收，洗净，晒干。

功能与主治：全草入药，止咳止血。主治咯血，吐血，刀伤。

附注：民间草药。

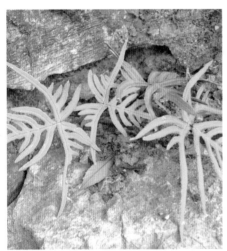

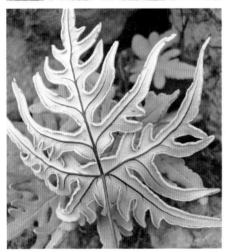

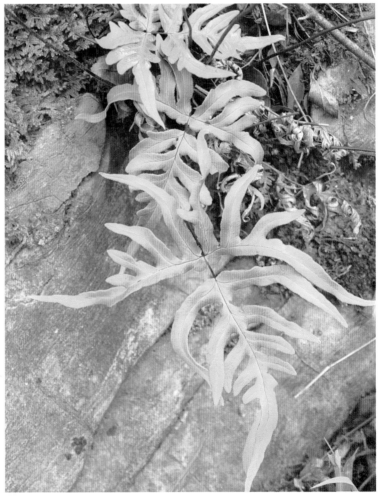

植物名称：棕毛粉背蕨 *Aleuritopteris rufa* (D. Don) Ching

植物形态：通常为一垫状植株。根状茎直立；鳞片两色。叶柄深棕色或黑色，有光泽，长5～13 cm，密被鳞片和毛；叶片狭卵形至长圆状披针形，（5～17 cm）×（3～8 cm），二至三回羽裂，干后草质或纸质，下面具黄色粉末，上面具节状毛；叶轴、羽轴和中脉上也有鳞片，鳞片与叶柄上的相似；羽片4～8对，基部1对通常三角形，不对称；基部下侧小羽片比相邻的上侧小羽片长，长圆形，并常常羽状分裂；第二对及上部羽片长圆形至披针形。孢子囊群成熟时汇生；假囊群盖断开，边缘撕裂状或流苏状。

生境及分布：生于海拔900～1500 m的石灰岩河谷或岩洞内湿石上。分布于盘州、关岭、镇宁、兴义、安龙、册亨、兴仁、普安、晴隆、惠水、贵定等地。

采收加工：夏季、秋季采收，晒干。

功能与主治：全草入药，活血化瘀，利湿化痰。主治月经不调，咳嗽，赤痢，便血，瘰疬。

附注：民间草药。

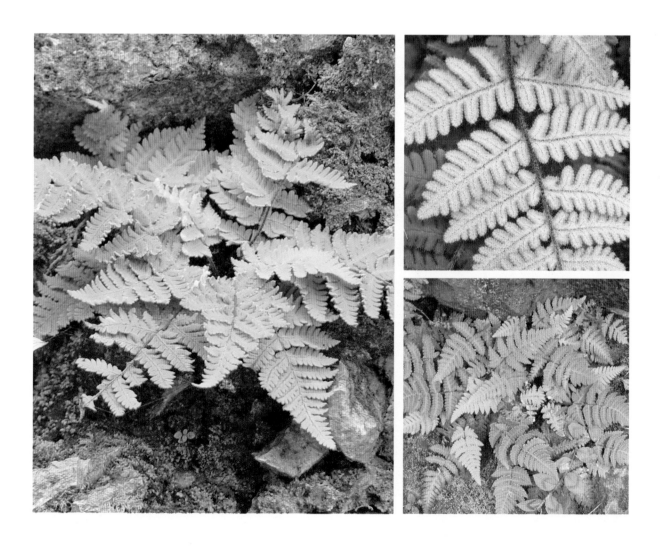

植物名称：绒毛粉背蕨 *Aleuritopteris subvillosa* (Hooker) Ching

别称：绒毛薄鳞蕨

植物形态： 植株高18～40 cm。根状茎直立；鳞片透明，卵状披针形，边缘睫状。叶柄深棕色至黑色，有光泽，长5～13 cm，下部被鳞片；叶片长圆状披针形，（13～27 cm）×（3.5～6 cm），三回羽裂，干后薄草质，下面沿羽轴、小羽轴有毛，上面光滑；羽片6～8对，基部1对较大，三角形，（2～4 cm）×（1.5～3 cm）；小羽片长圆形，羽状分裂；裂片三角形，先端钝圆；叶脉羽状，较明显。孢子囊群成熟时汇生；假囊群盖连续，或偶有中断，边缘波状。

生境及分布： 生于海拔1650～2350 m的山坡路边，石隙生或土生。分布于威宁、赫章、水城、兴义等地。

采收加工： 秋后采收，洗净，晒干。

功能与主治： 全草入药，消热解毒，利湿。主治湿热黄疸，咽喉肿痛，泄泻，痢疾，小便淋漓涩痛。

附注： 民间草药。

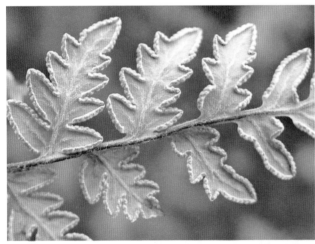

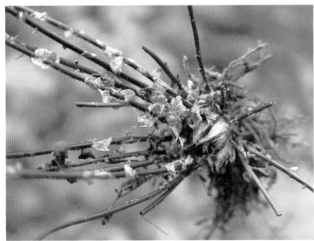

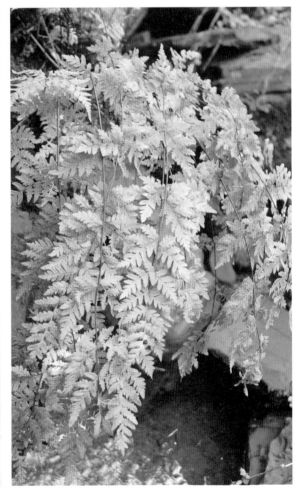

植物名称：车前蕨 *Antrophyum henryi* Hieronymus
别称：亨利车前蕨、水知母、台湾车前蕨

植物形态：根状茎纤细，横卧或直立，先端密被鳞片；鳞片灰褐色，具光泽，边缘具明显的睫毛状齿，狭披针形，或线状倒披针形，长1.5～3.5 mm，宽0.1～0.3 mm，筛孔网眼狭长，壁较厚。叶近生；叶线状披针形，无柄，长5～15 cm，宽0.8～1.5 cm，中部或中上部最宽，向两端渐狭，下部常下延到底，顶端狭尖头；无中肋及侧生主脉，小脉联结成狭条形的网眼，有5～10行；叶近革质，干后草绿色，上面叶脉隆起，下面不明显，两面光滑。孢子囊群线形，左右曲折，3～5条，近平行，连续或间断，或网状；叶片下部1/3不育。隔丝基部纤细，分节，上部膨大，宽带状，深褐色，多少左向螺旋状扭曲。

生境及分布：生于海拔500 m左右的低山丘陵区溪边石上。分布于荔波、三都、独山等地。
采收加工：全年均可采挖，洗净，晒干。
功能与主治：全草入药，清热止咳。主治咳嗽。
附注：贵州药用新资源。

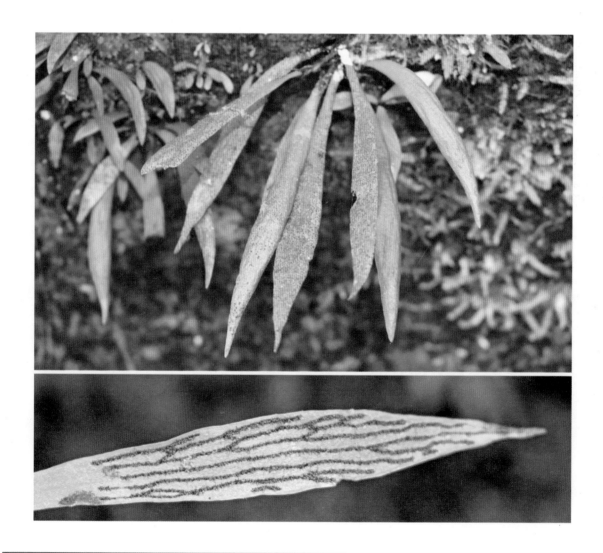

植物名称：长柄车前蕨 *Antrophyum obovatum* Baker

别称：金钱标

植物形态：根状茎粗短，直立，密被肉质须根，先端密被鳞片；鳞片黑褐色，披针形，顶端长渐尖呈纤毛状，有虹色光泽。叶簇生；叶柄长2~15 cm，扁平，基部被与根状茎上相同的鳞片，向上光滑；叶柄下部鳞片脱落处常留下疣状小突起；叶片倒卵形，长2~10 cm，中部或中部以上较宽，宽2~8 cm，顶端渐尖或呈尾状，基部渐狭而稍下延于叶柄，全缘或边缘略呈波状，具薄的软骨质白边，干后向下略反折；无中脉与侧脉之分，小脉多次二歧分叉，联结成多列长条形较整齐的网眼；叶薄革质，边缘和两端不育。隔丝顶端细胞膨大呈头状或倒圆锥状。

生境及分布：生于海拔500~1300 m的林下树干上或溪边石上。分布于江口、印江、榕江、紫云、兴义、兴仁、贞丰、赤水及贵阳等地。

采收加工：全年均可采收，洗净，晒干。

功能与主治：全草入药，清热解毒，活血通络。主治咽喉肿痛，乳蛾，乳痈，关节肿痛。

附注：《新华本草纲要》收载品种。

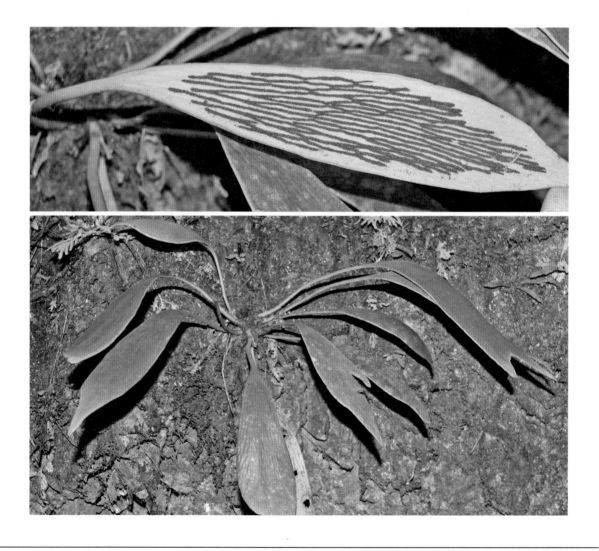

植物名称：中华隐囊蕨 *Cheilanthes chinensis* (Baker) Domin

别称： 山莲

植物形态： 植株高20～28 cm。根状茎长而横走；鳞片钻状披针形，先端伸长，两色。叶近生；叶柄栗褐色，长6～12 cm；叶片卵状长圆形至披针形，（10～14 cm）×（3.5～7 cm），二回羽裂，纸质至薄革质，下面密生黄色至棕色长毛；羽片10～16对，基部1对最大，卵状三角形，（2～4 cm）×（1.5～3 cm），无柄；下部2～4对两侧极不对称，下侧裂片非常扩大，远长于相邻的上侧裂片。孢子囊群埋于软毛内；无假囊群盖。

生境及分布： 生于海拔400 m左右的石灰岩上或洞口内外。分布于江口、思南等地。

采收加工： 夏季、秋季采收，晒干。

功能与主治： 全草入药，解毒收敛。主治痢疾。

附注： 贵州药用新资源。

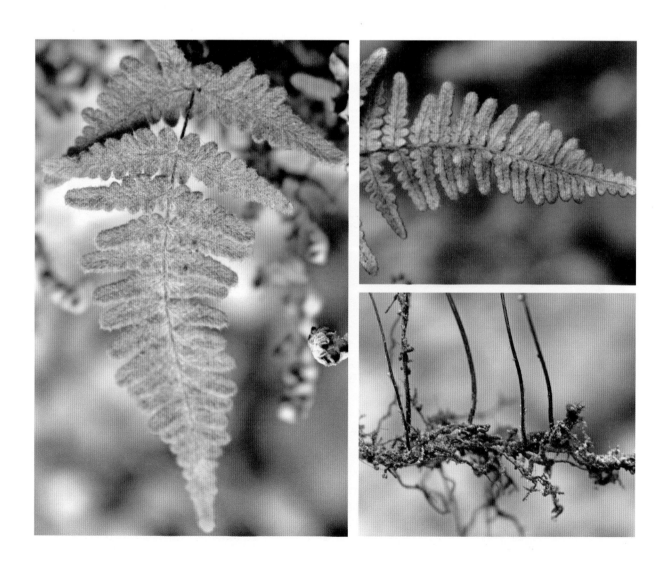

植物名称：**毛轴碎米蕨** *Cheilanthes chusana* Hooker

别称：舟山碎米蕨

植物形态：植株高15～38 cm。根状茎直立；鳞片两色，狭披针形。叶簇生；叶柄栗褐色，长2～10 cm，具鳞片，上面有沟，沿沟两边有狭翅状的脊。叶片绿色，披针形，（10～28 cm）×（2～6 cm），二回羽状全裂，草质，两面光滑，基部多少狭缩，先端渐尖；羽片10～20对，斜展，近无柄，狭三角形至长圆形，先端短尖或钝；中部羽片最大，羽片向两端缩小。孢子囊群不连续；假囊群盖断开。

生境及分布：生于海拔1600 m左右的路边或林缘，土生或石隙生。分布于贵州各地。

采收加工：全年均可采收，鲜用或晒干。

功能与主治：全草入药，清热解毒，收敛止血。主治毒蛇咬伤，痢疾，咽喉肿痛，各种出血。

附注：《新华本草纲要》收载品种。

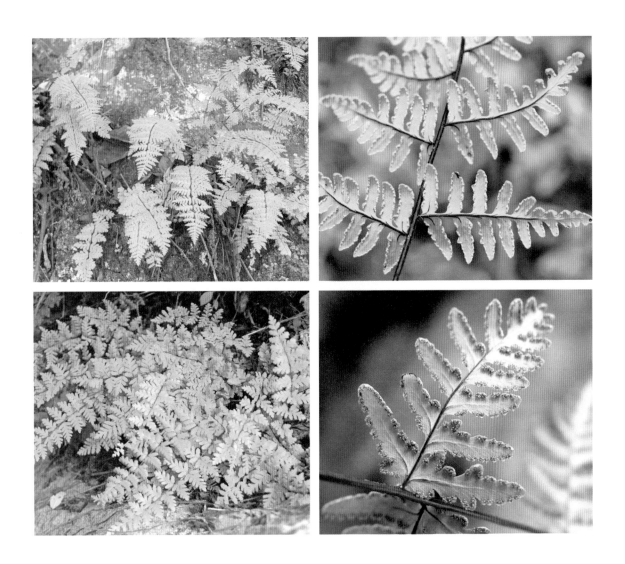

植物名称：旱蕨 *Cheilanthes nitidula* Wallich ex Hooker

植物形态：植株高15～24 cm。根状茎斜升至直立；鳞片线状披针形，深棕色至黑色，边缘淡棕色。叶簇生；叶柄栗褐色，有光泽，长5～14 cm，密被短刚毛，基部以上少见鳞片；叶片卵状三角形至长圆形，（5～12 cm）×（2.5～6 cm），二至三回羽裂，纸质，两面光滑，先端尾状；侧生羽片3～5对，基部1对最长，三角形，（1.5～5 cm）×（1～3 cm），有短柄；小羽片无柄，披针形至线形，排列紧密，较短；基部下侧的小羽片常再分裂；裂片长圆形至线形，全缘；叶质常较厚，近革质。孢子囊群汇生；假囊群盖连续，边缘啮蚀状。

生境及分布：生于海拔600～1400 m的疏林下、阳坡石上、石隙。贵州石灰岩地区均有分布。

采收加工：秋后采收，洗净，晒干。

功能与主治：全草入药，祛风除湿，散瘀止血。主治泄泻，风湿麻木，月经不调，小便黄赤涩痛，外伤出血。

附注：民间草药。

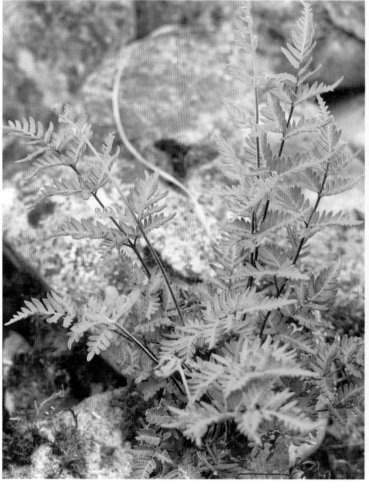
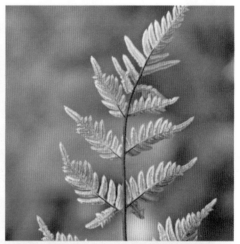
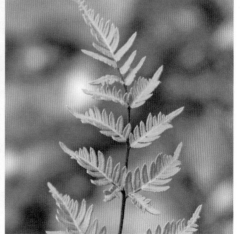

植物名称：普通凤了蕨 *Coniogramme intermedia* Hieronymus

别称：中华凤了蕨

植物形态：植株高60～120（～170 cm）。叶柄禾秆色或带有褐色斑点，长30～60（～80 cm）；叶片卵状三角形或卵状长圆形，（30～90 cm）×（20～50 cm），二回羽状，草质或纸质，下面具柔毛；羽片3～8（～11）对，基部1对最大，羽状；侧生小羽片1～3对，披针形，（6～13 cm）×（1.5～2.5 cm），有短柄，基部圆形或圆楔形，先端长渐尖或尾状；顶生小羽片远大于侧生小羽片，长达16～21 cm；单羽片披针形；顶生羽片与单羽片相似或较大；羽片与小羽片边缘具齿。水囊体伸入齿内。

生境及分布：生于海拔800～2500 m的路边林下或林缘。分布于江口、沿河、松桃、黄平、镇远、黔西、威宁、水城、六枝、镇宁、紫云、望谟、贞丰、兴仁、晴隆、龙里、贵定、赤水、习水、道真、正安及贵阳等地。

采收加工：秋季采挖，除去杂质，晒干。

功能与主治：根茎入药，补肾除湿，理气止痛。主治肾虚腰痛，白带过多，风湿性关节炎，跌打损伤。

附注：《新华本草纲要》收载品种。

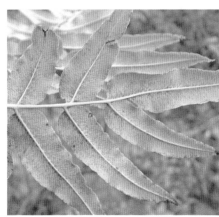

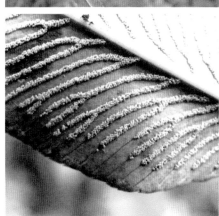

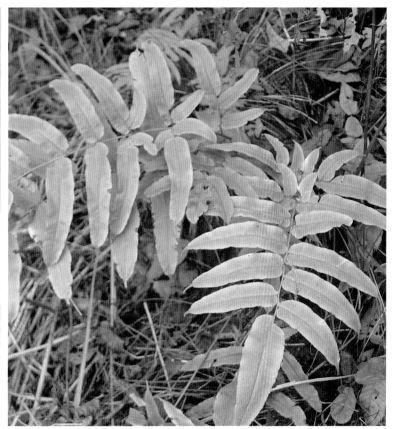

植物名称：凤了蕨 *Coniogramme japonica* (Thunberg) Diels

别称：眉风草

植物形态：植株高70~120 cm。叶柄禾秆色，长30~55 cm；叶片长圆状三角形或卵状三角形，宽20~30 cm，二回羽状，草质至纸质，两面光滑；羽片3~5对，基部1对最大，卵状三角形，（20~35 cm）×（10~20 cm），柄长1~3 cm；侧生小羽片1~3对，披针形，（10~20 cm）×（1.5~3 cm）；顶生小羽片很大，阔披针形，（20~25 cm）×（2.5~4 cm）；第二对羽片三小叶状，二叉分枝，或为像顶生小羽片似的单羽片；羽片或小羽片边缘具锯齿；叶脉网状，沿中肋每侧有1~3行网眼。水囊体伸达锯齿基部以下。

生境及分布：生于海拔1800 m以下的湿润林下或山谷阴湿处。分布于江口、玉屏、雷山、麻江、丹寨、锦屏、黄平、从江、榕江、镇远、贞丰、贵定、三都、三穗、瓮安、荔波、余庆及毕节、安顺、贵阳等地。

采收加工：全年或秋季采收，洗净，鲜用或晒干。

功能与主治：根茎、全草入药，祛风除湿，清热解毒，活血止痛。主治风湿骨痛，跌打损伤，闭经，瘀血腹痛，目赤肿痛，乳痈，肿毒初起。

附注：《植物名实图考》收载品种。

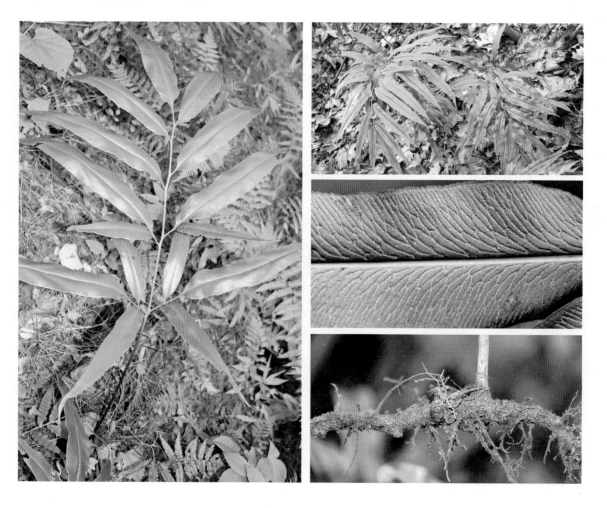

植物名称：黑轴凤了蕨 *Coniogramme robusta* (Christ) Christ

植物形态：植株高50～80 cm。叶柄紫黑色，有光泽，长25～46 cm；叶片长圆形或阔卵形，几与叶柄等长，宽15～28 cm，一回羽状，纸质，两面光滑；叶轴和羽轴下面紫黑色或棕色，稀禾秆色。羽片2～4对，形状大小几乎一致，长圆形或长圆状披针形，具短柄，基部圆形或浅心形，两侧略不等，边缘具矮钝齿，先端渐尖或急尾状；顶生羽片稍大于侧生羽片。水囊体不伸达齿基部。

生境及分布：生于海拔700～1300 m的山谷溪边林下、林缘。在紫云至赤水保存良好的常绿阔叶林下常见。

采收加工：全年或秋季采收，洗净，鲜用或晒干。

功能与主治：根茎、全草入药，清热解毒，祛风除湿，舒经活络。主治痈疮肿毒，风湿痹痛，腰膝酸软，风疹瘙痒。

附注：民间草药。

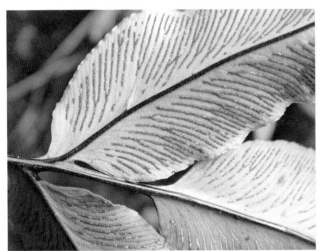

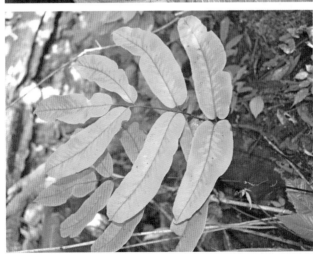

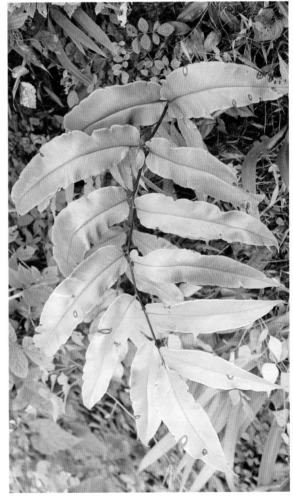

植物名称：**乳头凤了蕨** *Coniogramme rosthornii* Hieronymus

植物形态：植株高（40～）60～120 cm。叶柄禾秆色或下部紫棕色，长35～70 cm；叶片卵形，通常短于叶柄，（20～50 cm）×（15～40 cm），二回羽状，草质至纸质，下面密生乳头状突起，每个乳头上有一短而坚挺的毛，上面几光滑或者多少具节状毛；羽片3～6对，基部1对最大，卵形，有柄；侧生小羽片1～3对，披针形至狭披针形，（7～18 cm）×（1.5～2.5 cm），基部圆楔形至近心形，先端渐尖或尾状；中部羽片一如顶生小羽片；羽片和小羽片边缘具密锯齿。水囊体伸达齿基部。

生境及分布：生于海拔1000～2700 m的林下、灌丛下、路边、石隙。分布于贵州各地。

采收加工：秋季采挖，除去杂质，晒干。

功能与主治：根茎入药，祛风除湿，舒筋活络，利尿止痛。主治风湿痹痛，小便淋漓涩痛等。

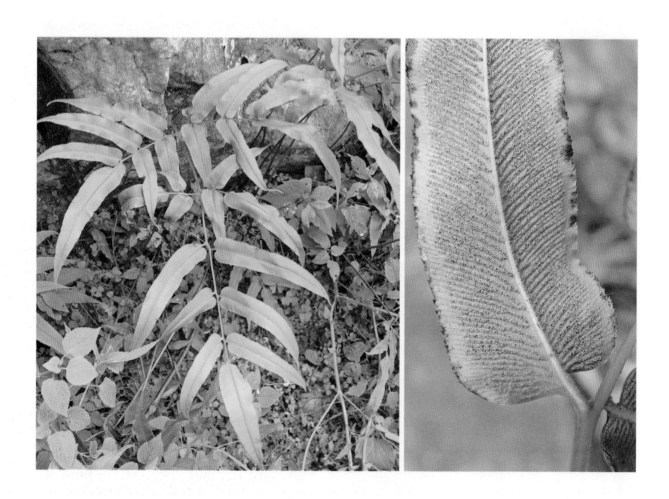

植物名称：**水蕨** *Ceratopteris thalictroides* (Linnaeus) Brongniart

植物形态：植株高5～12 cm。营养叶5～7 cm；叶柄圆柱形，长2 cm，肉质，不膨大；叶片阔卵形至卵状披针形，（2.5～5.5 cm）×（2～3 cm），基部圆楔形至心形，先端钝或渐尖，二回羽裂；羽片1～5对，基部1对大，卵形至长圆形，基部截形，先端短尖至渐尖。孢子叶较大，叶片光滑，卵状三角形，（4～9 cm）×（3～6 cm），二回羽状细裂；裂片线状，长1～3.5 cm，宽不及2 mm，强度反卷如假囊群盖。每个孢子囊内有32枚孢子；孢子淡黄色，四面体型，121 μm×122 μm，表面具清晰的肋条状雕纹。

生境及分布：生于海拔150 m的河漫滩的鹅卵石中。分布于黎平等地。

采收加工：全年或秋季采收，洗净，鲜用或晒干。

功能与主治：根茎、全草入药，消积，散瘀拔毒，止血，止咳，止痢。主治腹中痞块，痢疾，小儿胎毒，疮疖，咳嗽，跌打损伤，外伤出血。

附注：资源量少。

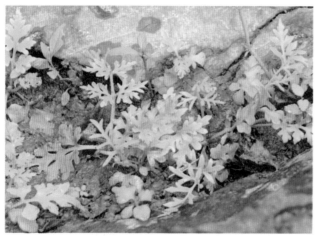

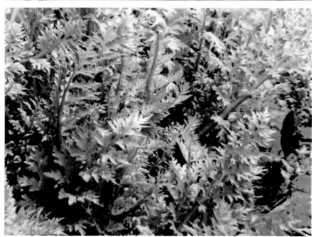

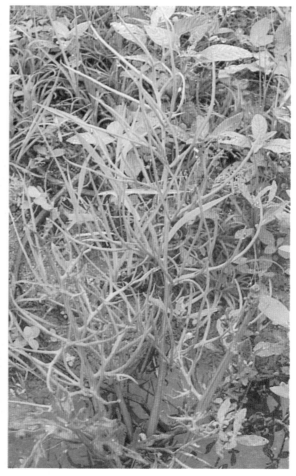

植物名称：书带蕨 *Haplopteris flexuosa* (Fée) E. H. Crane

植物形态：根状茎横走，密被鳞片；鳞片黄褐色，具光泽，钻状披针形，先端纤毛状，边缘具睫毛状齿。叶近生，常密集成丛；叶柄短，纤细，下部浅褐色，基部被纤细的小鳞片；叶片线形，长15~40 cm或更长，宽4~6 mm，亦有小型个体，其叶片长仅6~12 cm，宽1~2.5 mm；中肋在叶片下面隆起，纤细，其上面凹陷呈一狭缝，侧脉不明显；叶薄草质，叶边反卷，遮盖孢子囊群。孢子囊群线形，生于叶缘内侧；隔丝多数，先端倒圆锥形，长宽近相等，亮褐色。孢子长椭圆形。

生境及分布：生于海拔500~2300 m的树干或密林下的岩石上。分布于江口、印江、雷山、剑河、赫章、兴义、安龙、兴仁、贞丰、贵定、平塘、独山、三都、绥阳及贵阳等地。

采收加工：夏季、秋季采收，洗净，鲜用或晒干。

功能与主治：全草入药，清热息风，舒筋活络。主治小儿惊厥，疳积，闭经，目翳，瘫痪，跌打损伤。

附注：《新华本草纲要》收载品种。

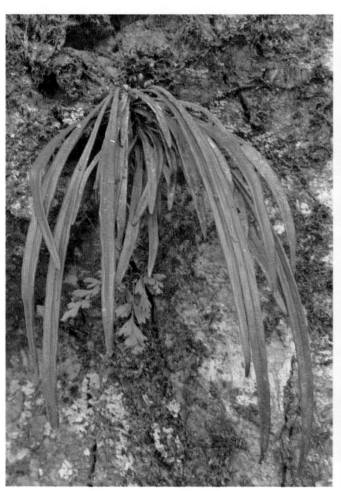
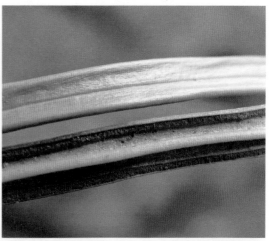
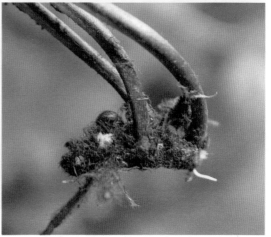

植物名称：**平肋书带蕨** *Haplopteris fudzinoi* (Makino) E. H. Crane

别称：树韭菜、木莲金

植物形态：根状茎短，横走或斜升，密被鳞片；鳞片黄褐色，具虹色光泽，钻状长三角形，边缘具睫毛状齿。叶近生，密集呈簇生状；叶柄长1～6 cm，或近无柄；叶片线形或狭带形，长15～55 cm，宽约5 mm，有的宽可达8～10 mm，先端渐尖，基部常下延，叶片反卷；中肋在叶片上面凸起，其两侧叶片凹陷成纵沟槽，几达叶全长，在叶片下面，中肋粗壮，通常宽扁，与孢子囊群线接近，或较狭窄，两侧有阔的不育带；叶肥厚革质。孢子囊群线形，着生于近叶边的沟槽中，外侧被反卷的叶边遮盖；隔丝顶端细胞头状或杯状，颜色略深，长略大于宽。孢子长椭圆形。

生境及分布：生于海拔650～2000 m的河谷溪边或密林下，附生于石上或树干上。分布于江口、印江、雷山、从江、榕江、施秉、龙里、都匀、独山、道真、息烽及毕节、安顺等地。

采收加工：全年均可采收，洗净，晒干。

功能与主治：全草入药，理气活血，止痛。主治胃痛，筋骨痛，劳伤，小儿惊厥，疳积。

附注：《新华本草纲要》收载品种。

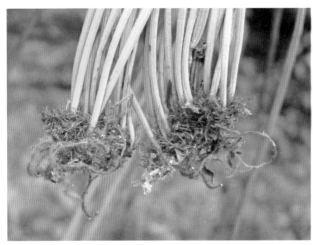

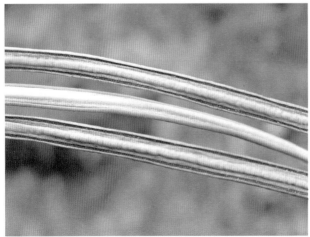

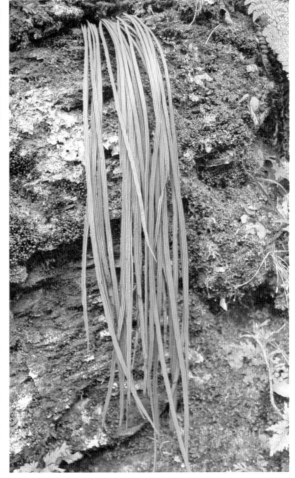

植物名称：黑足金粉蕨 *Onychium cryptogrammoides* H. Christ

植物形态：根状茎长而横走；鳞片棕色，披针形。叶近生或远生；叶柄长18～30 cm，基部黑色，上部禾秆色；叶片阔卵形至卵状披针形，（20～38 cm）×（10～26 cm），先端渐尖，五回羽状细裂，干后薄草质；侧生羽片10～15对，基部1对最大，卵状三角形，先端渐尖，（12～18 cm）×（5～12 cm），有长达1 cm的柄；末回小羽片或裂片倒卵形或狭椭圆形，（2～6 cm）×1 mm，先端短尖或略呈渐尖；羽轴、小羽轴细小。

生境及分布：生于海拔1600～2700 m的山坡林缘、路边或疏林下。分布于江口、威宁、赫章、水城、盘州、六枝等地。

采收加工：夏季、秋季采收，洗净，晒干。

功能与主治：全草入药，利水消肿，止血敛伤。主治外伤出血，水肿等。

附注：《新华本草纲要》收载品种。

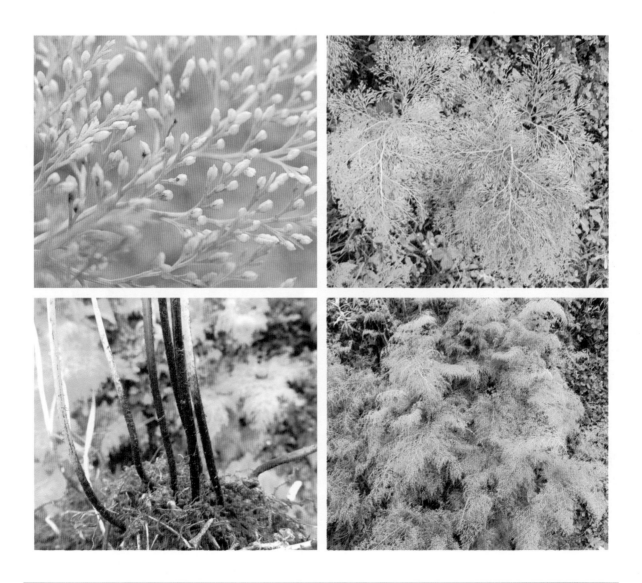

植物名称：**野雉尾金粉蕨** *Onychium japonicum* (Thunberg) Kunze

别称：海凤丝、日本乌蕨

植物形态：植株高60 cm左右。根状茎长而横走，疏被鳞片，鳞片棕色或红棕色，披针形，筛孔明显。叶远生；叶柄长2～30 cm，基部褐棕色，向上禾秆色；叶片几和叶柄等长，卵状三角形或卵状披针形，渐尖头，四回羽状细裂；羽片12～15对，互生，基部1对最大，先端渐尖；各回小羽片彼此接近，均为上先出，基部1对最大；末回能育小羽片或裂片线状披针形，有不育的急尖头；末回不育裂片短而狭，线形或短披针形，短尖头；叶轴和各回育轴上面有浅沟，下面凸起，不育裂片仅有中脉1条，能育裂片有斜上侧脉和叶缘的边脉汇合；叶干后坚草质或纸质，灰绿色或绿色，遍体无毛。孢子囊群盖线形或短长圆形，膜质，灰白色，全缘。

生境及分布：生于海拔1900 m以下的林下沟边或灌丛阴处。分布于贵州各地。

采收加工：夏季、秋季采收，鲜用或晒干。

功能与主治：叶入药，清热解毒，止血，利湿；主治跌打损伤，烧烫伤，泄泻，黄疸，痢疾，咳血，狂犬咬伤，食物、农药中毒。根茎入药，清热，凉血，止血；主治外感风热，咽喉肿痛，吐血，便血，尿血。

附注：《植物名实图考》收载品种。

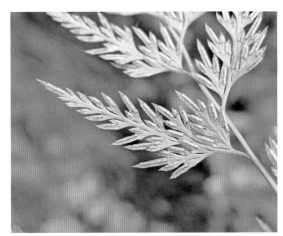

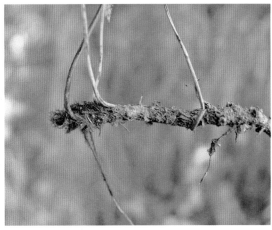

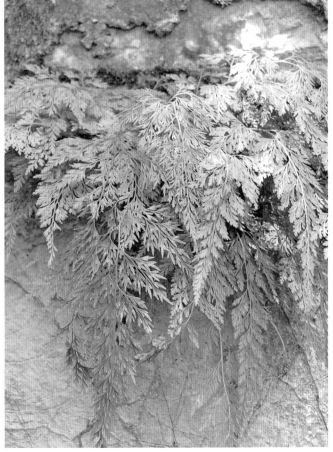

植物名称：栗柄金粉蕨 *Onychium japonicum* (Thunberg) Kunze var. *lucidum* (D. Don) Christ

别称：人头发

植物形态：本变种和原变种野雉尾金粉蕨*Onychium japonicum* (Thunberg) Kunze var *japonicum*不同点在于植株较高大而粗壮，叶柄栗色或棕色，叶质较厚，裂片较狭长。

生境及分布：生于海拔2750 m以下的山坡林下、林缘或路边。分布于贵州各地。

采收加工：夏季、秋季采收，洗净，晒干。

功能与主治：全草入药，清热解毒，祛风除湿，消炎。主治感冒，胃痛，风湿骨痛，跌打肿痛，外伤出血，木薯、砷等中毒。

附注：《新华本草纲要》收载品种。

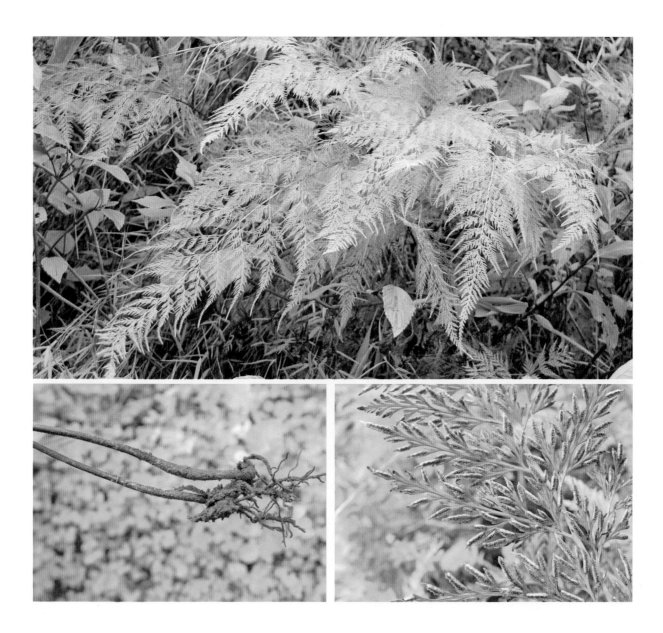

植物名称：耳羽金毛裸蕨 *Paragymnopteris bipinnata* (Christ) K. H. Shing var. *auriculata* (Franchet) K. H. Shing

别称：白带药、耳叶金毛裸蕨

植物形态：植株高15～25 cm。根状茎粗短，横卧，连同叶柄基部密被棕色线状披针形鳞片。叶近生至丛生；叶柄长5～10 cm，圆柱形，栗褐色，连同叶轴密生淡棕色长毛；叶片线状披针形，长10～15 cm，宽2.5～3 cm，奇数一回羽状；羽片约10对，卵形，有短柄，基部深心形，先端钝圆或短尖，全缘；基部1对羽片或扩大成耳状，或产生1对分离的小羽片；叶软革质，上面疏生绢毛，下面密生棕黄色绢毛；叶脉羽状，不显。孢子囊群沿侧脉着生，隐没于绢毛下。孢子极面观三角形，表面具鸡冠状纹饰。

生境及分布：生于海拔1700 m左右的山麓向阳处石隙。分布于赫章、威宁等地。

采收加工：夏季、秋季采收，洗净，鲜用或晒干。

功能与主治：根茎、全草入药，解毒，止痒。主治风毒，疮痒，带下病，腹痛，眩晕。

附注：贵州药用新资源。

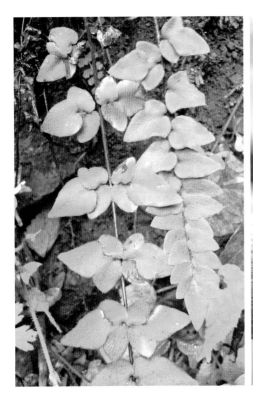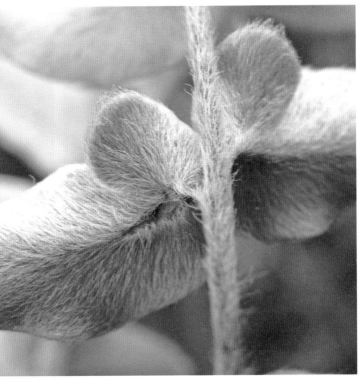

植物名称：**金毛裸蕨** *Paragymnopteris vestita* (Hooker) K. H. Shing
别称：土知母、龙头凤尾

植物形态：根状茎横卧或斜升，短而粗；鳞片淡棕色，线状披针形。叶簇生或近生；叶柄长7~16 cm，密生淡棕色绢毛；叶片线状披针形，（10~18 cm）×（2.5~4.7 cm），奇数羽状，软革质，下面密被金黄色绢毛，上面疏被淡棕色绢毛；叶轴、羽轴具绢毛；羽片（6~）8~10对，卵形或狭卵形，（1~2.4 cm）×（0.7~1.7 cm），互生，有短柄，基部圆形或略呈心形，边缘全缘，先端钝；叶脉不明显。孢子囊群为绢毛覆盖。

生境及分布：生于海拔1800 m左右的山坡石隙。分布于盘州、威宁、水城等地。
采收加工：夏季、秋季采收，洗净，鲜用或晒干。
功能与主治：根茎、全草入药，退热，止痛。主治伤寒高热，关节疼痛，胃痛。
附注：民间草药。

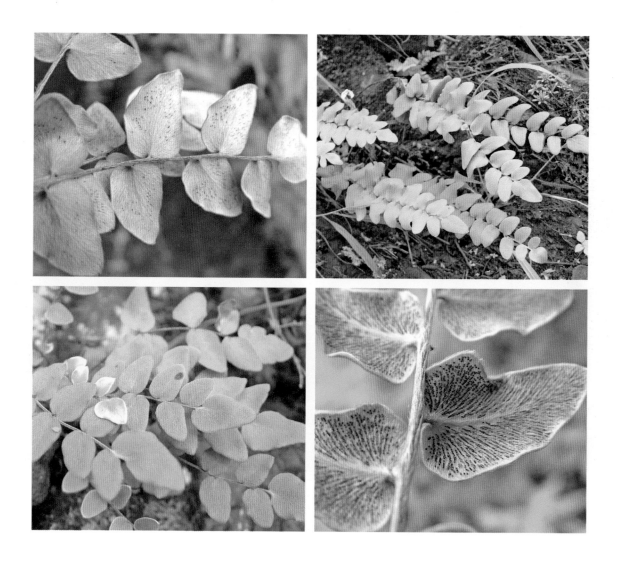

植物名称：狭眼凤尾蕨 *Pteris biaurita* Linnaeus

植物形态：植株高达1.5 m。叶柄基部具鳞片，上部光滑，禾秆色，长35~62 cm；叶片二至三回羽状深裂，卵状长圆形，（32~88 cm）×（18~55 cm）；侧生羽片6~10对，下部羽片有短柄，上部的无柄，披针形，（15~35 cm）×（3~7 cm），基部宽楔形，篦齿状分裂，先端尾状；基部1对羽片常在下侧有1或2枚小羽片，形同羽片而小；裂片20~26对，镰状长圆形至镰状披针形，（20~40 mm）×（5~10 mm），边缘全缘，先端圆；顶生羽片与侧生羽片相似，但具较长的柄（长达1 cm）；相邻裂片的2条叶脉在羽片缺刻以下形成一狭长网眼；网眼连续，并与羽轴平行。

生境及分布：生于海拔400~1500 m的路边或沟边林缘。分布于榕江、威宁、紫云、罗甸等地。

采收加工：全年均可采挖，洗净，晒干。

功能与主治：全草入药，收敛止血，止痢。主治痢疾，泄泻，外伤出血。

附注：《新华本草纲要》收载品种。

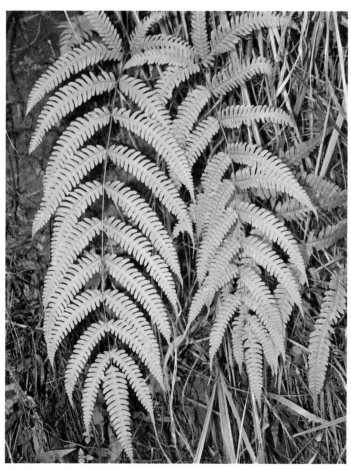
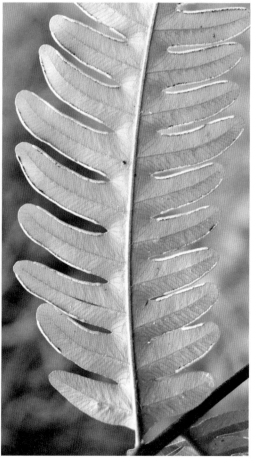

植物名称：条纹凤尾蕨 *Pteris cadieri* Christ

植物形态：植株高15～35 cm。叶二型。营养叶叶柄栗褐色，长5～12 cm；叶轴具狭翅；叶片二回羽状深裂，三叉状，卵状三角形，（4～10 cm）×（2.5～5 cm）；顶生羽片较大，披针形，篦齿状深裂，具3～8对裂片；裂片长圆形，多少呈镰状；侧生羽片1对，镰状三角形，两侧或下侧有3～5枚篦齿状裂片，基部下侧1片最大；所有裂片边缘具锐齿。孢子叶叶柄较长，达25 cm；叶片一回羽状，侧生羽片1～2对，线形，基部羽片二叉状，中脉下面凸起，上面有浅沟及细长刺。叶脉两面清晰，侧脉间有假脉；叶干后草质，光滑。

生境及分布：生于海拔150～500 m的溪沟边或林下。分布于思南、黎平等地。

采收加工：全年均可采收，鲜用或晒干。

功能与主治：全草入药，清热解毒。主治痢疾。

附注：贵州药用新资源。

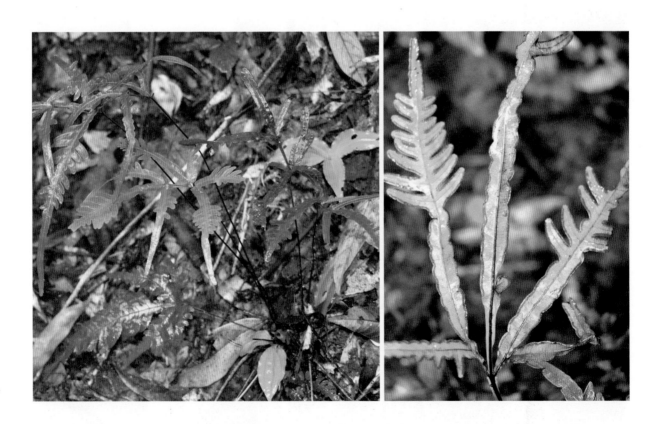

植物名称：欧洲凤尾蕨 *Pteris cretica* Linnaeus

别称：凤尾蕨

植物形态： 植株高40～80 cm。叶簇生，近二型。营养叶叶柄禾秆色或下部栗褐色，长16～38 cm；叶片一回羽状，卵形，（16～30 cm）×（7～20 cm）；羽片2～5对，基部羽片二或三叉状，上部羽片披针形至线状披针形，（6～14 cm）×（1～2.5 cm），边缘具锐齿。孢子叶较高，叶柄长20～58 cm；叶片（15～35 cm）×（6～16 cm）；羽片狭，（7～20 cm）×（0.5～0.7 cm），下部2对羽片常二叉状。孢子叶和营养叶的顶生羽片下延或不下延；叶脉两面清晰；叶片绿色或灰绿色，干后纸质，光滑。

生境及分布： 生于海拔400～2500 m的林下或石灰岩缝中。分布于贵州各地。

采收加工： 全年均可采收，鲜用，或洗净，切段晒干。

功能与主治： 全草入药，清热利湿，活血止痛。主治跌打损伤，瘀血腹痛，黄疸，乳蛾，痢疾，淋证，水肿，烧烫伤，狂犬咬伤。

附注：《贵州省中药材、民族药材质量标准》收载品种。贵州仡佬族、苗族、侗族用药，产藏量较大，可开发利用。

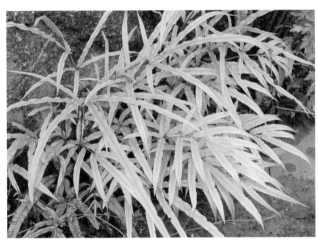
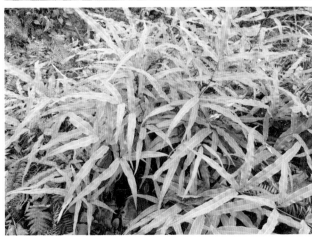
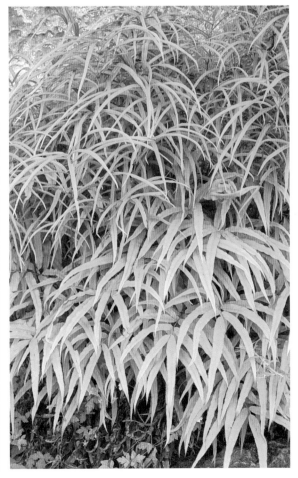

植物名称：指叶凤尾蕨 *Pteris dactylina* Hooker

别称： 凤尾草、五叶灵芝

植物形态： 植株高15～46 cm。根状茎平卧，先端具鳞片。叶簇生，近二型；营养叶与孢子叶等长；叶柄禾秆色，纤细，比叶片长甚，长6～39 cm；叶片指状，羽片5～7枚，集生于叶柄顶部，中央的羽片较长，线形，（3～15 cm）×（0.3～0.5 cm），无柄或具短柄，基部楔形，先端渐尖；其余羽片与中央羽片相似而短，多少呈镰状，边缘的远端具锐齿，中部以下全缘或近全缘；能育羽片与不育羽片相似，但只在先端具齿；叶草质，干后灰绿色，两面光滑。

生境及分布： 生于海拔1200～2500 m的荫蔽之岩石上或石隙岩洞口。分布于江口、印江、赫章、道真、正安等地。

采收加工： 全年均可采收，鲜用或晒干。

功能与主治： 全草、根茎入药，清热解毒，利水化湿，定惊。主治痢疾，腹泻，疟腮，淋巴结炎，白带过多，水肿，小儿惊厥，狂犬咬伤。

附注：《新华本草纲要》收载品种。

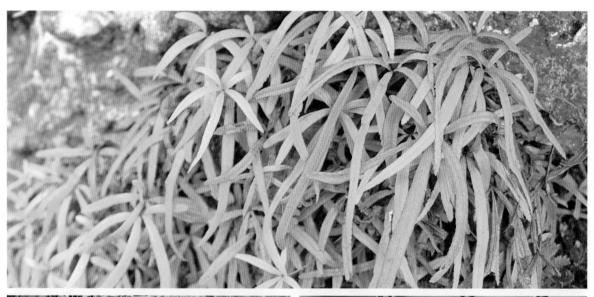

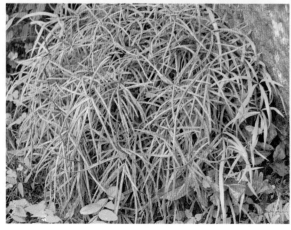
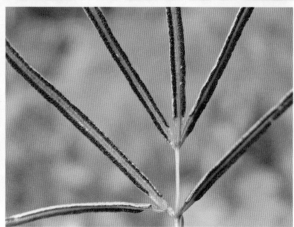

植物名称：岩凤尾蕨 *Pteris deltodon* **Baker**

植物形态： 植株高10～40 cm。叶簇生，一型；叶柄基部棕色，上部禾秆色，长4～25 cm；叶片卵状三角形至卵状长圆形，（4～15 cm）×（3～10 cm），三小叶状至一回羽状；侧生羽片1～3对，对生，卵状长圆形至披针形，多少镰状，（2.5～8.5 cm）×（1～2 cm），基部圆楔形或圆形，具短柄或无柄，先端渐尖或长渐尖（具1对侧生羽片的植物，其羽片先端短尖或钝），羽片的不育部分具牙齿；顶生羽片与侧生羽片相似但较大而直，（3.5～12 cm）×（1～3 cm）；叶片纸质，两面光滑；叶脉明显，单一或分叉。

生境及分布： 生于海拔1500 m以下的阴湿的石灰岩上。分布于江口、石阡、松桃、德江、麻江、施秉、镇远、金沙、织金、黔西、安龙、兴义、晴隆、水城、平坝、镇宁、龙里、贵定、都匀、荔波、独山、平塘、惠水、福泉、赤水、道真、务川、清镇、开阳、修文、息烽等地。

采收加工： 全年均可采收，鲜用或晒干。

功能与主治： 全草入药，清热解毒，消炎止泻。主治泄泻，痢疾，久咳不止，淋证。

附注：《新华本草纲要》收载品种。产藏量较大，可以开发利用。

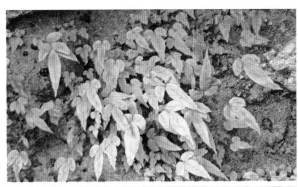
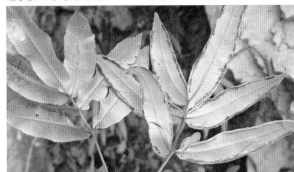
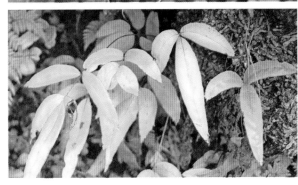
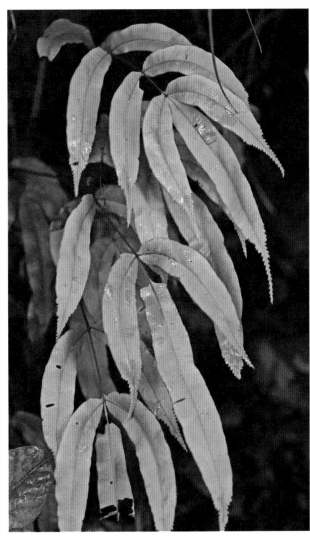

植物名称：**刺齿半边旗** *Pteris dispar* Kunze

植物形态：植株高30～90 cm。叶近二型。营养叶叶柄栗红色，略有光泽，长15～50 cm；叶片卵状长圆形至卵状披针形，（16～40 cm）×（8～17 cm），二回羽状深裂；侧生羽片4～7对，三角形至宽三角状披针形，（5～12 cm）×（2.5～5 cm），具短柄，羽轴两侧或有时仅下侧篦齿状分裂几达羽轴，先端尾状；下侧裂片比上侧的长，而基部裂片最长，（2～4 cm）×（0.5～0.7 cm），先端钝圆，边缘具刺状齿；顶生羽片较大，披针形，对称。孢子叶与营养叶相似。叶草质，叶轴栗红色，上面有沟，通常无刺；叶脉分叉，不育裂片上的小脉达于边缘。

生境及分布：生于海拔400～950 m的山坡、路边、沟边林下或灌丛下。分布于江口、松桃、印江、玉屏、从江、榕江、黎平、雷山、黄平、天柱、镇远、镇宁、安龙、望谟、罗甸、荔波、独山、贵定、岑巩、凤冈、湄潭等地。

采收加工：全年均可采收，鲜用或晒干。

功能与主治：全草入药，清热解毒，止血，散瘀生肌。主治泄泻，痢疾，风湿骨痛，疮毒，跌打损伤，毒蛇咬伤。

附注：《新华本草纲要》收载品种。

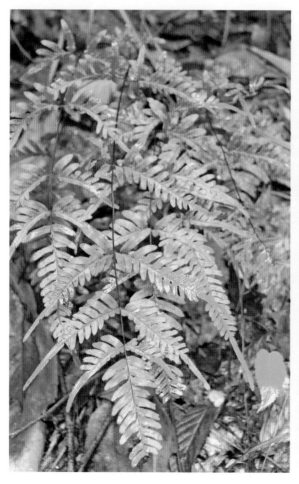
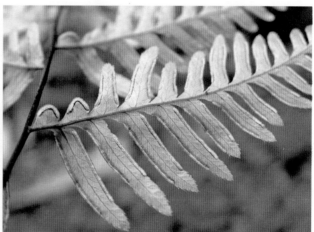
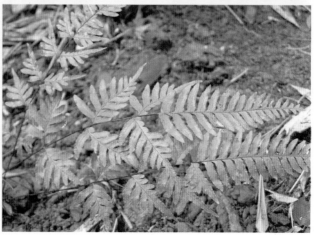

植物名称：剑叶凤尾蕨 *Pteris ensiformis* N. L. Burman

植物形态：植株高15～90 cm。叶二型。营养叶叶柄长9～20 cm，禾秆色，光滑；叶片长圆形至长圆状披针形，（10～18 cm）×（3～7 cm），二回羽状；侧生羽片2～4对，对生，斜展，具短柄或无柄；下部羽片卵形或卵状三角形，（2～6 cm）×（2～3 cm）；小羽片1～4对，对生，无柄，长圆状倒卵形至长圆状披针形，基部常下延，全缘，向上具锐齿，先端钝；顶生羽片线形。孢子叶与营养叶相似而较大，并具长达57 cm的柄；羽片和小羽片较狭。叶草质；中脉两面凸起；侧脉常分叉。

生境及分布：生于海拔150～1000 m的溪边阴处或林下湿地的酸性石灰岩上。分布于榕江、黎平、金沙、黔西、织金、紫云、镇宁、关岭、兴义、安龙、册亨、望谟、罗甸、荔波、独山、三都、赤水、修文、息烽等地。

采收加工：全年均可采收，鲜用或晒干。

功能与主治：全草、根茎入药，清热解毒，消炎止泻。主治泄泻，痢疾，久咳不止，淋证。

附注：《新华本草纲要》收载品种。

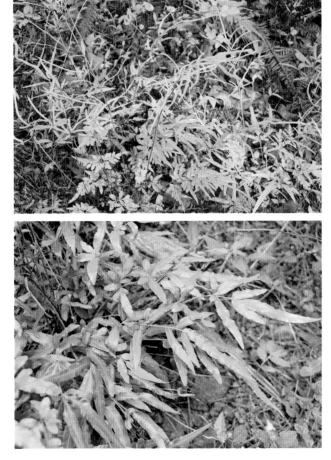
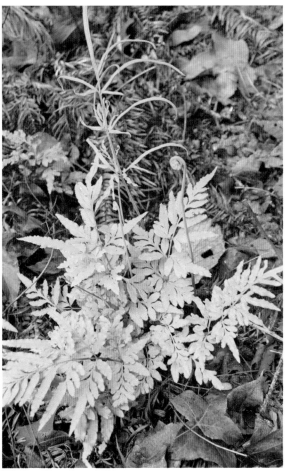

植物名称：傅氏凤尾蕨 *Pteris fauriei* Hieronymus

别称： 金钗凤尾草、青丫蕨

植物形态： 植株高0.5~1.5 m。叶柄禾秆色至棕禾秆色，长18~64 cm；叶片三回羽裂，卵形、卵状三角形至卵状长圆形，（32~78 cm）×（18~55 cm）；侧生羽片3~9对，披针形或狭披针形，（12~35 cm）×（2.5~8.8 cm），无柄（基部1对有短柄），基部宽楔形，先端渐尖至尾状，两侧篦齿状分裂几达羽轴；裂片镰状长圆形或披针形，先端钝圆，全缘，基部裂片多少缩短；基部羽片常在基部下侧有1~2枚小羽片，与羽片相似而小；顶生羽片与侧生羽片相似，但有长达4 cm的柄；叶轴上面具沟，沟两侧有刺；叶脉两面明显，主脉上面也有刺；叶干后草质至纸质，光滑。

生境及分布： 生于海拔1100 m以下酸性山地的常绿阔叶林下或溪边。分布于思南、黎平、天柱、册亨、荔波、三都、赤水、绥阳等地。

采收加工： 全年均可采收，洗净，鲜用或晒干。

功能与主治： 叶入药，清热利湿，祛风定惊，敛疮止血。主治痢疾，泄泻，黄疸，小儿惊厥，外伤出血，烧烫伤。

附注：《新华本草纲要》收载品种。

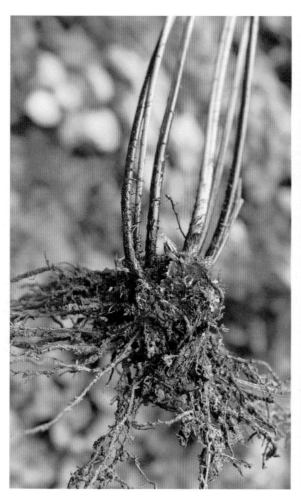

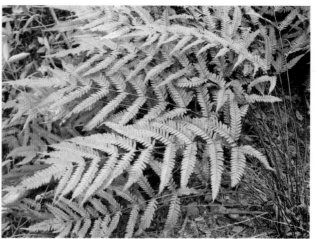

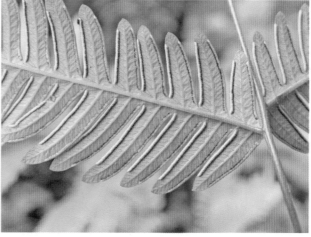

植物名称：狭叶凤尾蕨 *Pteris henryi* Christ

别称：旋鸡尾草

植物形态：植株高10～60 cm。叶近二型。营养叶叶柄禾秆色至栗褐色，长5～13 cm，光滑；叶片一回羽状，卵形至卵状长圆形，（8～30 cm）×（3～12 cm）；羽片1～3对，对生，斜展，线形，（3～20 cm）×（0.3～0.4 cm），边缘具小锐齿；基部1对羽片有短柄，常二叉至四叉状，稀单一。孢子叶较大，叶柄达20 cm；羽片达5对，宽仅2～3 mm，边缘全缘，但不育部分有锯齿。叶草质，两面光滑；叶脉分离。

生境及分布：生于海拔600～2000 m的石灰岩缝或旧墙上。分布于贵州各地。

采收加工：全年均可采收，洗净，鲜用或晒干。

功能与主治：全草入药，清热解毒，利尿，生肌。主治烧烫伤，刀伤，狂犬咬伤，淋证，带下病。

附注：《新华本草纲要》收载品种。

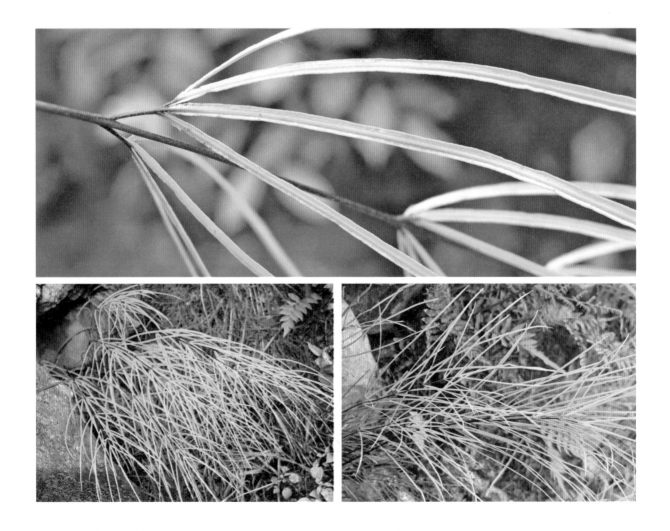

植物名称：**中华凤尾蕨** *Pteris inaequalis* **Baker**

植物形态：植株高80～100 cm。侧生羽片的分裂度变化颇大，从近二叉、羽轴下侧深羽裂（裂片披针形或阔披针形）至羽轴两侧均为篦齿形羽裂，裂片阔披针形，通常长2.5～5 cm。

生境及分布：生于海拔450～1360 m的林下、溪边或石灰岩洞内等阴湿环境下。分布于印江、麻江、施秉、金沙、贞丰、平塘、荔波、龙里、贵定、都匀、赤水、凤冈、清镇、修文、息烽等地。

采收加工：全年均可采收，鲜用或晒干。

功能与主治：全草入药，清热解毒，利湿消肿。主治小便不利，水肿，痢疾，小儿惊厥。

附注：民间草药。

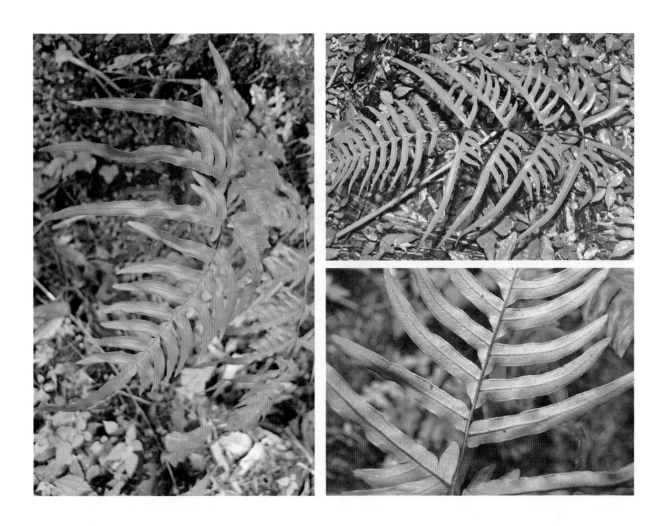

植物名称：**全缘凤尾蕨** *Pteris insignis* Mettenius ex Kuhn

别称：蒲山剑、铁蕨

植物形态：植株高1.1～1.5 m。叶柄在近基部红棕色，上部禾秆色，长45～84 cm；叶片长圆形，（48～66 cm）×（15～30 cm），一回羽状；羽片5～15对，有柄，或上部的无柄，狭披针形至线状披针形，基部楔形或圆楔形，边缘全缘或波状，先端渐尖至长渐尖；下部2～4对羽片不育，（15～23 cm）×（2～3.5 cm）；上部羽片能育，（10～16 cm）×（1～1.8 cm）；叶干后纸质至薄革质，光滑；叶脉分离，单一或分叉。

生境及分布：生于海拔300～1250 m的常绿阔叶林下、溪边或路边。分布于江口、贞丰、荔波、独山、平塘、都匀、贵定等地。

采收加工：全年均可采收，洗净，鲜用或晒干。

功能与主治：全草入药，清热利湿，活血消肿。主治黄疸，痢疾，血淋，热淋，风湿骨痛，咽喉肿痛，瘰疬，跌打损伤。

附注：《新华本草纲要》收载品种。

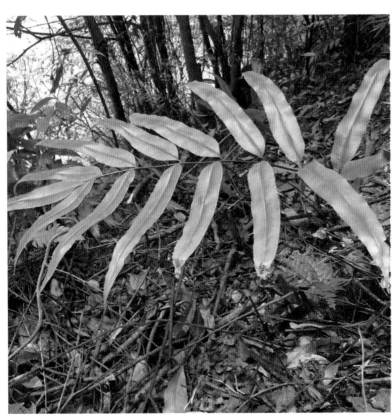
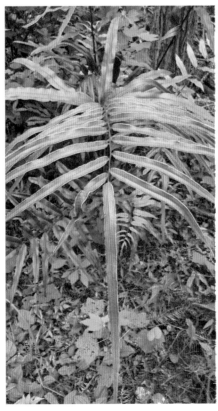

植物名称：井兰边草　*Pteris multifida* Poiret

别称：井栏凤尾草、五指草

植物形态：植株高20～40（～85）cm。叶簇生，二型。营养叶大小变化较大，叶柄长2～30 cm，光滑；叶片一回羽状，卵形至长圆形，（5～40 cm）×（3～20 cm）；羽片2～3对，线形，（4～15 cm）×（0.4～1 cm），边缘具锐齿，基部羽片常二叉或三叉状，有时羽状，上部羽片的基部下延，沿叶轴形成3～5 mm宽的翅，在叶轴下部变狭；顶生羽片单一或二叉至三叉状。孢子叶较大，叶柄长7～20 cm或更长；叶片（7～45 cm）×（6～28 cm）；羽片4～6（～11）对，线形，（6～17 cm）×（0.3～0.7 cm）。叶草质，遍体光滑；叶脉分离。

生境及分布：生于海拔1700 m以下的阴湿的墙缝、井边、路旁或石灰岩上。分布于石阡、松桃、印江、玉屏、万山、沿河、雷山、从江、榕江、黎平、施秉、麻江、凯里、黄平、黔西、纳雍、水城、平坝、兴义、兴仁、册亨、望谟、贞丰、罗甸、荔波、独山、都匀、瓮安、岑巩、道真、正安、绥阳、桐梓、赤水、湄潭、清镇、开阳、修文、息烽等地。

采收加工：夏季、秋季采收，洗净，晒干。

功能与主治：全草、根茎入药，清热解毒，消炎止血。主治痢疾，黄疸，泄泻，乳痈，带下病，崩漏，烧烫伤，外伤出血。

附注：《本草拾遗》收载品种。产藏量较大，可开发利用。

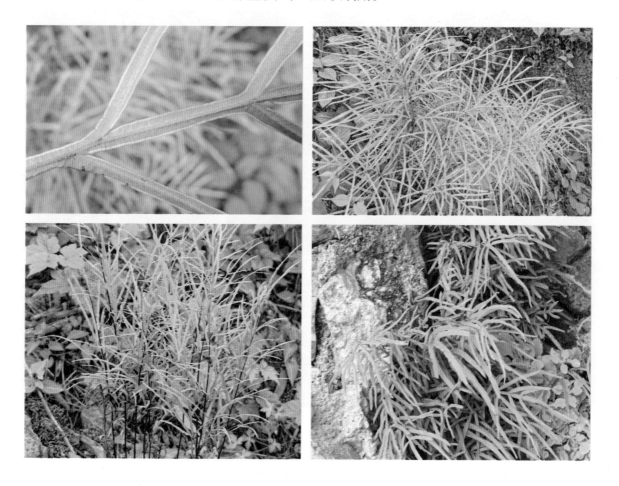

植物名称：栗柄凤尾蕨 *Pteris plumbea* Christ

别称：五齿剑

植物形态：植株高22～35 cm。叶近一型。营养叶叶柄栗褐色，四棱形，长5～15 cm，光滑；叶片一回羽状，卵形至卵状长圆形，（6～14 cm）×（3～6 cm）；侧生羽片1～2对，卵形至披针形，多少镰状，基部为不对称的楔形或圆楔形，边缘具锐齿；基部羽片常二叉状；顶生羽片线状披针形，通常长为侧生羽片的2倍，（5～12 cm）×（0.9～1.8 cm），常下延于相邻的侧生羽片。孢子叶与营养叶相似而较大；叶柄长达26 cm，能育羽片较狭，顶生羽片长达20 cm。叶草质，叶脉分离，单一或分叉。

生境及分布：生于海拔400～600 m的石灰岩洞口或溪边石隙。分布于万山、荔波、独山等地。

采收加工：全年均可采收，洗净，晒干。

功能与主治：全草入药，清热利湿，活血止血。主治痢疾，跌打损伤，刀伤出血。

附注：民间草药。

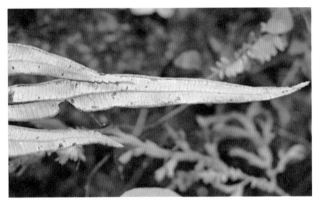

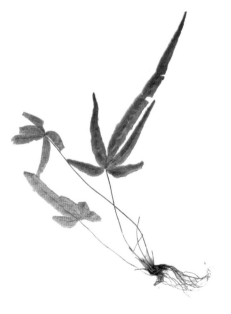

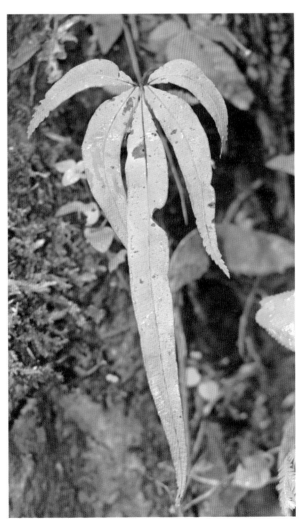

植物名称：半边旗 *Pteris semipinnata* Linnaeus

植物形态：植株高50～100 cm。根状茎横卧，先端及叶柄基部被鳞片。叶近生；叶柄长17～39 cm，连同叶轴均为栗红色，光滑；叶片羽状，长圆状披针形，（22～62 cm）×（6～20 cm）；侧生羽片4～8对，三角形，略呈镰状；下部羽片（6～17 cm）×（2.5～6 cm），下侧篦齿状分裂几达羽轴，上侧通常不分裂，基部不对称；下侧裂片2～9枚，长圆形至长圆状披针形，多少镰状，基部1片最长，（2.5～10 cm）×（0.5～1 cm），先端钝或常为短尖；不育裂片具锐齿，能育裂片只在不育部分有尖齿；顶生羽片较大，篦齿状分裂几达羽轴，三角形或披针形，先端尾状；叶脉分离，二叉或二回分叉，小脉伸达锯齿基部；叶草质，光滑。

生境及分布：生于海拔140～700 m的酸性山林、溪边或路边。分布于从江、榕江、黎平、雷山、镇远、金沙、黔西、织金、望谟、册亨、罗甸、荔波、独山、平塘、三都及铜仁等地。

采收加工：全年均可采收，洗净，全草鲜用或晒干，根趁鲜切片，干燥。

功能与主治：全草、根茎入药，止血，生肌，止痛。主治吐血，外伤出血，发热，疔疮，跌打损伤，目赤肿痛。

附注：《新华本草纲要》收载品种。

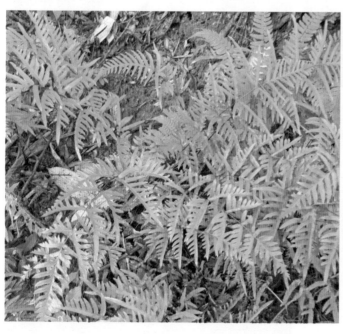
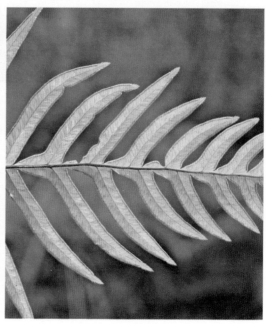

植物名称：溪边凤尾蕨 *Pteris terminalis* **Wallich ex J. Agardh**

别称：溪凤尾蕨

植物形态：植株高达1.8 m。叶柄基部深棕色，向上棕色至禾秆色，长31～90 cm；叶片二回羽状深裂，宽三角形，（52～90 cm）×（36～58 cm）；侧生羽片5～9对，长圆形至狭披针形，略斜展；下部羽片较大，有柄，（23～52 cm）×（6～13 cm），基部圆形或截形，先端尾状，篦齿状分裂几达羽轴；裂片镰状长圆形至披针形，（3～10 cm）×（0.6～1.2 cm），先端钝或渐尖，边缘有浅齿，而能育裂片仅在不育先端具齿；基部羽片最大，常在其基部下侧有1分裂的小羽片；顶生羽片与侧生羽片相似；叶干后纸质；羽轴光滑，上面有浅沟，沿沟具粗刺；叶脉羽状，侧脉分叉。

生境及分布：生于海拔600～2700 m的溪边疏林下或灌丛中。分布于贵州各地。

采收加工：全年均可采收，洗净，鲜用或晒干。

功能与主治：全草入药，清热解毒。主治淋证，烧烫伤，狂犬咬伤。

附注：《贵州省中药材、民族药材质量标准》收载品种。产藏量较大，可开发利用。

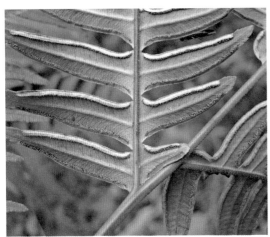

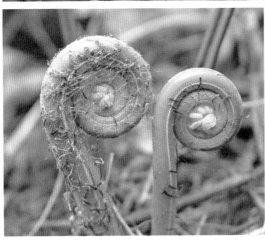

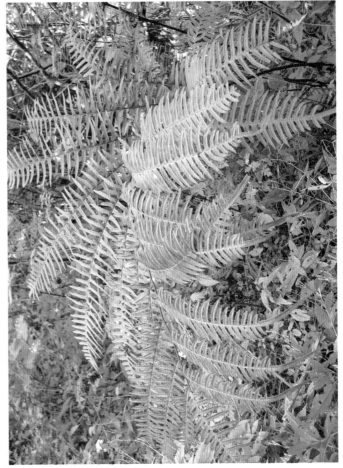

植物名称：**蜈蚣草** *Pteris vittata* Linnaeus

植物形态：植株高（20～）30～100（～150）cm。根状茎直立，先端密被鳞片；鳞片狭披针形，黄棕色。叶簇生；叶柄深禾秆色或淡棕色，长8～30 cm，直至叶轴疏被鳞片；叶片一回羽状，倒披针形，（20～101 cm）×（5～22 cm）；侧生羽片20～50对，无柄，中部的最大，线形，（3～17 cm）×（0.6～1.3 cm），基部稍扩大，心形，两侧耳形，先端渐尖至尾状，边缘有密而细的锯齿；下部羽片向基部渐缩小，基部1对羽片耳形；顶生羽片与中部的相同；叶纸质至薄革质；叶轴和中肋下面幼时被线形鳞片和节状毛，叶脉纤细，单一或分叉。

生境及分布：生于海拔2000 m以下的路旁、桥边石缝中或石灰岩山地上。分布于贵州各地。

采收加工：全年均可采收，洗净，鲜用或晒干。

功能与主治：全草、根茎入药，祛风除湿，清热解毒。主治流行性感冒，痢疾，风湿疼痛，跌打损伤，虫蛇咬伤，疥疮。

附注：《贵州省中药材、民族药材质量标准》收载品种。产藏量较大，可开发利用。

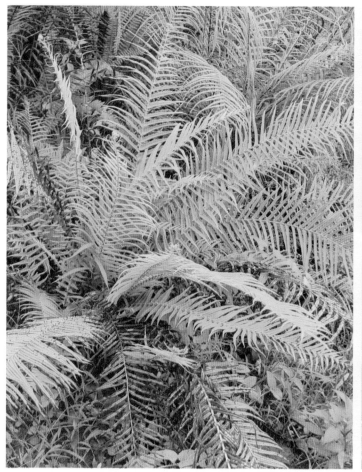
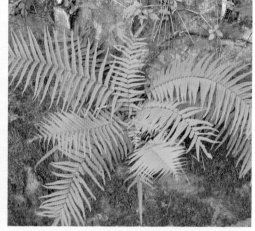
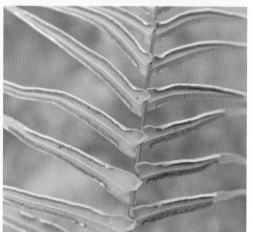

植物名称：西南凤尾蕨 *Pteris wallichiana* J. Agardh

别称：老泻风、三叉凤尾蕨

植物形态：植株高1.4～1.7 m。叶近生至簇生，一型；叶柄长51～70 cm，基部粗2 cm，深禾秆色或棕色，幼时密被节状毛，粗糙；叶片五角形，（64～100 cm）×（70～100 cm），三至四回深羽裂，叶柄顶端三叉状；中央枝的羽柄11～18 cm，羽片长圆形，（52～86 cm）×（34～54 cm），基部狭缩或不狭缩，先端渐尖；小羽片11～15对，有短柄或无柄，狭长圆状披针形；中部小羽片（15～30 cm）×（3～9 cm），篦齿状分裂；裂片下先出，长圆状披针形至线状披针形，（1.5～5 cm）×（3～7 mm），先端钝或短尖；顶生小羽片与侧生小羽片相似而有长达1 cm的柄；基部小羽片在基部下侧常扩大，有时产生1枚次级分裂的小羽片；叶草质；小羽轴上面有短刺；叶脉明显，沿小羽轴两侧各有1列狭网眼。

生境及分布：生于海拔140～2150 m的沟谷林下。分布于江口、印江、雷山、黎平、赫章、纳雍、水城、罗甸、凤冈、赤水、道真、清镇、普安等地。

采收加工：全年均可采收，鲜用或晒干。

功能与主治：全草入药，清热止痢，定惊，止血。主治痢疾，外伤出血，小儿惊厥。

附注：《新华本草纲要》收载品种。

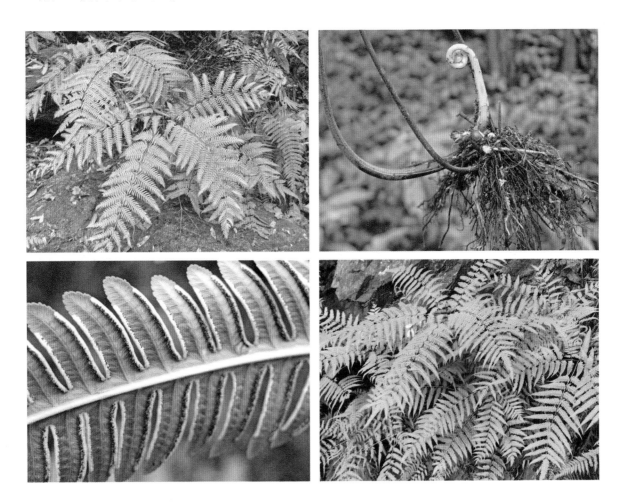

铁角蕨科 Aspleniaceae

　　中型或小型蕨类。石生、附生或少有土生。根状茎横走、横卧或直立，具鳞片，无毛。鳞片披针形，透明，褐色或深棕色。叶远生、近生或簇生，光滑或被小鳞片；叶柄无关节，栗色并有光泽，或为淡绿色或青灰色，上面有纵沟，基部有2条维管束，"八"字形排列，向上结合成"X"字形；叶形变异极大，单一、披针形、心形或圆形，深羽裂或经常为一至三回羽状细裂，偶为四回羽状；末回小羽片或裂片为斜方形或不等边四边形；叶脉分离，上先出，一至多回二歧分枝，小脉不达叶边，有时向叶边多少结合。孢子囊群线形或近椭圆形，沿小脉上侧着生，少数生于相近脉下侧；囊群盖有或无，厚膜质，全缘，以一侧着生于叶脉，通常开向主脉或相向对开；孢子囊为水龙骨型，环带垂直，间断。孢子两侧对称，椭圆形或肾形，单裂缝，外壁光滑。

　　该科现归为2属，膜叶铁角蕨属 Hymenasplenium 和铁角蕨属 Asplenium。药蕨属 Ceterach、对开蕨属 Phyllitis、水鳖蕨属 Sinephropteris、巢蕨属 Neottopteris、过山蕨属 Camptosorus 及苍山蕨属 Ceterachopsis 归入铁角蕨属 Asplenium。将细辛蕨属 Boniniella 及铁角蕨属 Asplenium 中根状茎横走的种类归入膜叶铁角蕨属 Hymenasplenium。

　　本科2属约700余种，广布于世界各地，主产热带。我国现有2属90种，17特有种，分布全国各地，以南部和西南部为其分布中心。

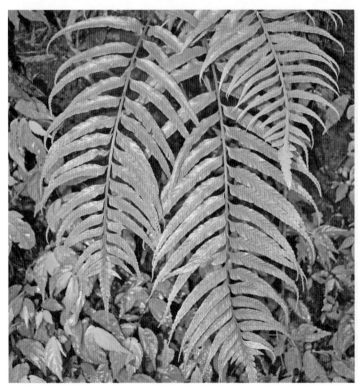

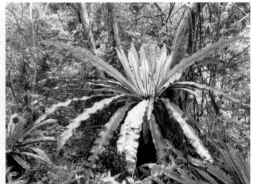

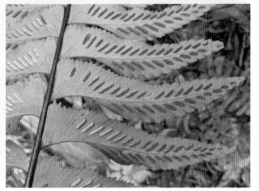

植物名称：狭基巢蕨 *Asplenium antrophyoides* Christ

别称：斩妖剑、真武剑

植物形态： 植株高（16～）40～50（～83）cm。根状茎短粗，密被鳞片；鳞片褐色，厚膜质，卵状披针形，全缘。叶簇生；柄短或几无柄，压扁；叶片倒披针形或匙形，中部以上最宽，达6 cm，中部以下突然狭缩，下延几达叶基部，边缘全缘或波状，先端短尾状；叶纸质至薄革质，上面光滑，下面幼时有棕色小鳞片，后变光滑；中脉明显，较宽，下面压扁，侧脉单一或分叉，与边脉相连。孢子囊群长线形，通常生于叶片中部以上；囊群盖膜质，全缘。

生境及分布： 生于海拔350～1100 m的林下、石上或树干上。分布于水城、紫云、兴义、安龙、罗甸、荔波、独山、平塘、惠水、凤冈、清镇等地。

采收加工： 夏季、秋季采收，洗净，晒干鲜用。

功能与主治： 全草入药，清热解毒，利尿通淋。主治急性、慢性胃炎，尿路感染。

附注：《新华本草纲要》收载品种。

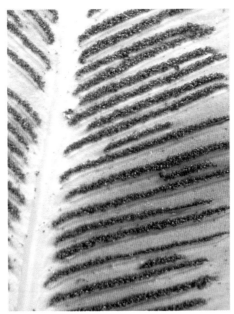
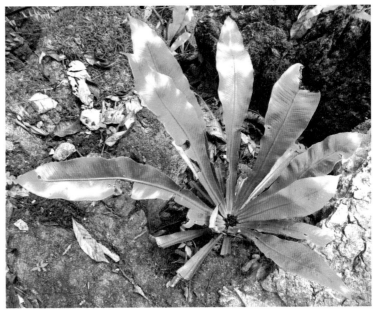

植物名称：**华南铁角蕨** *Asplenium austrochinense* Ching

植物形态：植株高20~40 cm。根状茎密被鳞片；鳞片淡棕色，披针形，全缘。叶柄长8~15 cm，灰绿色至灰棕色，基部密生鳞片，向上稀疏；叶片披针形至阔披针形，三回羽裂，羽片8~15对，具短柄，斜卵形，上部的斜披针形；小羽片2~3对，互生，斜展，有短柄，基部上侧1片最大；裂片长圆形或楔形，宽2~3 mm，顶端浅裂或有几个锐齿或钝齿；叶革质或近革质，上面光滑，下面多少具鳞片；叶脉分离，侧脉单一或分叉。孢子囊群线形。

生境及分布：生于海拔550~1750 m的山坡林下、溪边的石上、树干上、石灰岩山地或酸性山地。分布于江口、印江、施秉、赫章、纳雍、兴义、贞丰、贵定、独山、瓮安、道真及安顺、贵阳等地。

采收加工：夏季、秋季采收，洗净，晒干。

功能与主治：全草入药，利湿化浊，止血。主治白浊，前列腺炎，肾炎，刀伤出血。

附注：民间草药。

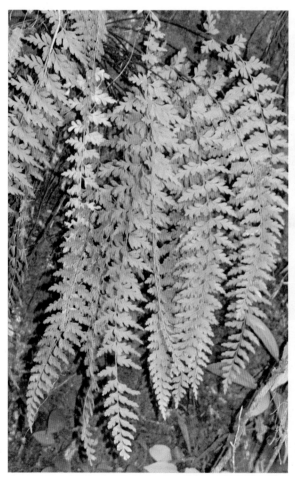
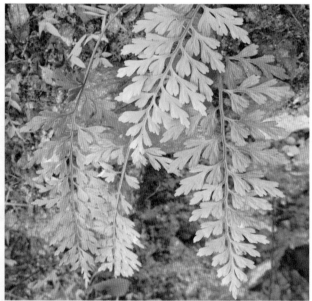
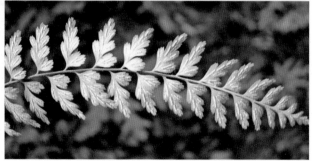

植物名称：线裂铁角蕨 *Asplenium coenobiale* Hance

别称：芒头铁角蕨

　　植物形态：植株高达25 cm。根状茎连同叶柄基部密被鳞片；鳞片黑色，线状披针形，有棕边。叶柄有光泽，紫棕色至乌木色，长4～15 cm；叶片三角形或卵状三角形，四回羽裂，基部几为截形，先端渐尖至尾状；羽片8～12对，密集，基部羽片最大，有短柄，卵形，其余羽片向上渐缩小；小羽片6～10对，有短柄，长圆形；末回小羽片2～3对，常分裂成2～4枚椭圆形至线形的裂片；裂片（1.5～2 mm）×（0.8～1.5 mm），全缘，先端短尖，每裂片有1条小脉；叶纸质，光滑，干后灰绿色。孢子囊群长圆形，沿小脉着生。

　　生境及分布：生于海拔500～1900 m的石灰岩地区的林下、灌丛下石隙。分布于江口、思南、施秉、麻江、织金、水城、盘州、镇宁、紫云、普定、长顺、龙里、贵定、福泉、道真及贵阳等地。

　　采收加工：夏季、秋季采收，洗净，晒干或鲜用。

　　功能与主治：全草入药，祛风除湿，调经。主治风湿痹痛，小儿麻痹症，月经不调。

　　附注：民间草药。

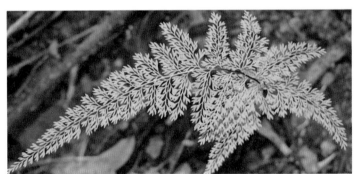

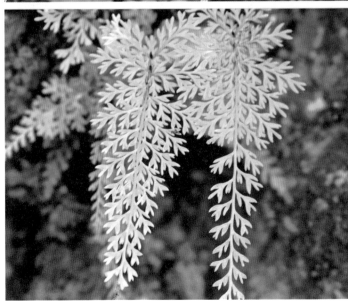

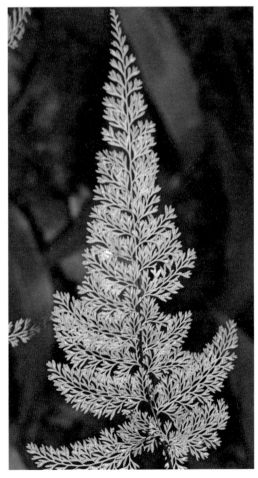

植物名称：毛轴铁角蕨 *Asplenium crinicaule* Hance

别称：细叶青

植物形态：根状茎被鳞片；鳞片披针形，暗褐色。叶柄比叶片短，长8～15 cm，紫棕色，连同叶轴被暗褐色狭鳞片。叶片狭披针形，（20～35 cm）×（5～8 cm），基部稍狭缩，先端渐尖，一回羽状；羽片18～30对，菱状卵形至阔披针形，基部较不对称，先端钝圆，沿叶缘有不规则的锯齿或裂片；叶薄革质，两面光滑或近光滑。孢子囊群线形。

生境及分布：生于海拔500～1100 m的山坡或河谷常绿阔叶林下。分布于江口、榕江、雷山、剑河、贵定、独山、三都及贵阳等地。

采收加工：夏季、秋季采收，洗净，晒干或鲜用。

功能与主治：全草入药，清热解毒，透疹。主治麻疹不透，无名肿毒。

附注：民间草药。

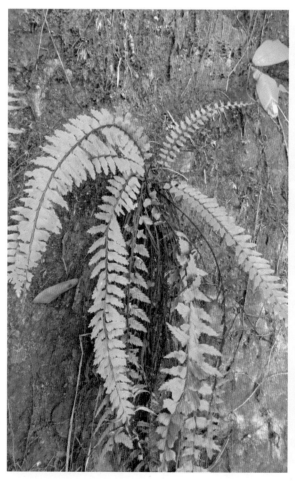
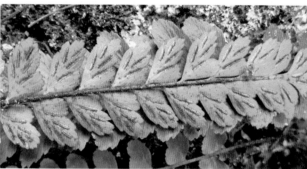
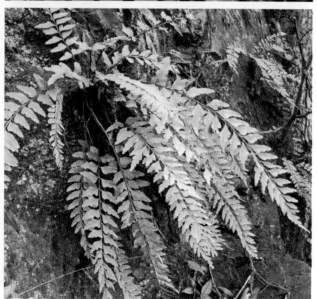

植物名称：水鳖蕨 *Asplenium delavayi* (Franchet) Copeland
别称：水客妈菜、水别蕨

植物形态： 植株高达15 cm。根状茎短小，直立，被鳞片；鳞片披针形，黑色，边缘具疏齿，膜质。单叶，簇生；叶柄长3~10 cm，栗黑色，有光泽；叶片圆形，状如水鳖，大小变异较大，基部深心形，边缘全缘或略呈浅波状，略具粗短的节状缘毛；叶脉通常上面不见，扇形，无主脉，自基部辐射，多回二叉分枝，小脉顶端分离或偶有联结成少数狭长网眼。孢子囊群线形，着生于第二回或第三回分叉小脉相对的两侧，成熟时汇合；囊群盖线形，浅棕色，膜质，相向对开，宿存。

生境及分布： 生于海拔500~2000 m的阴湿林下石隙、洞口或沟边，土生。分布于威宁、水城、镇宁、兴义、望谟、罗甸等地。

采收加工： 全年均可采收，洗净，晒干。

功能与主治： 全草入药，清热利湿，止咳。主治湿热痢疾，肾炎水肿，肺热咳嗽。

附注： 贵州省珍稀濒危三级保护植物。

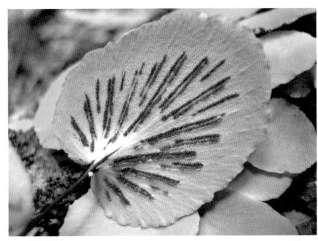

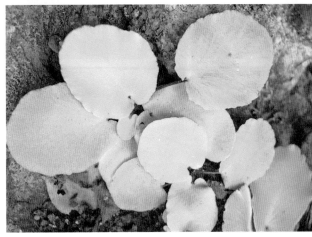

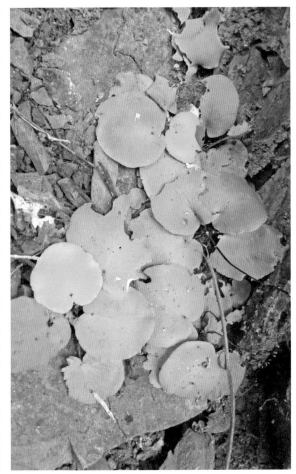

植物名称：剑叶铁角蕨 *Asplenium ensiforme* Wallich ex Hooker & Greville

植物形态：植株高15～36 cm。根状茎短而直立，连同叶柄基部密被鳞片；鳞片褐色至黑褐色，披针形。叶柄长1～5 cm，被线形小鳞片；叶片倒披针形至线状披针形，（14～31 cm）×（1.2～2.5 cm），向基部变狭，先端渐尖，边缘全缘或波状；叶革质，干后常内卷；叶脉分离，中肋明显，下面凸起；侧脉斜展。孢子囊群线形。

生境及分布：生于海拔550～2000 m的酸性山地的林下石上或附生于树干基部。分布于江口、松桃、从江、雷山、台江、施秉、赫章、盘州、兴义、安龙、贞丰、贵定、独山、都匀等地。

采收加工：夏季、秋季采收，洗净，晒干。

功能与主治：全草入药，主治胃脘痛。

附注：民间草药。

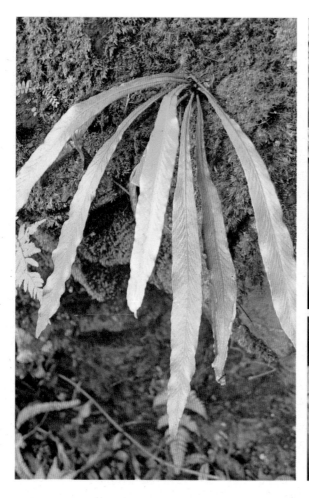
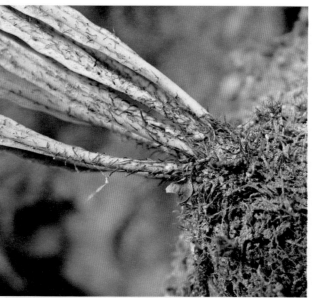
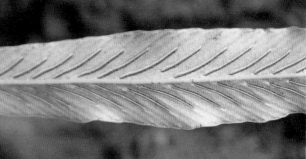

植物名称：云南铁角蕨 *Asplenium exiguum* Beddome
别称：旱明琼、小凤尾草

植物形态：植株高5~20 cm。根状茎顶端密被鳞片；鳞片黑棕色，狭披针形，尾尖。叶柄长1~5 cm，绿色或有时栗褐色，疏被毛状鳞片；叶片披针形至线形，（4~15 cm）×（1~3 cm），向基部渐变狭，先端渐尖，二回羽裂；羽片10~18对，中部的较大，三角状卵形至长圆形，有短柄，羽状深裂至全裂；裂片2~6对，先端钝，有几个锐齿并常具芽孢；叶纸质，干后绿色；叶脉分离，不清晰。孢子囊群长圆形，成熟时通常覆盖整个羽片。

生境及分布：生于海拔300~2200 m的石灰岩地区的路边、林缘、荒坡或岩洞内外。分布于威宁、赫章、织金、水城、六枝、平坝、镇宁、关岭、紫云、兴仁、安龙、册亨、望谟、罗甸、长顺、贵定、龙里及遵义、贵阳等地。

采收加工：夏季、秋季采收，洗净，切段晒干。

功能与主治：全草入药，清热解毒，利尿，通乳。主治感冒发热，小儿惊厥，膀胱炎，尿道炎，痢疾，外伤出血，骨折。

附注：民间草药。

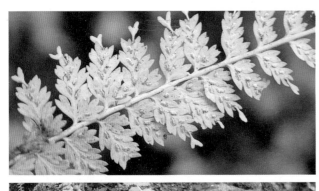
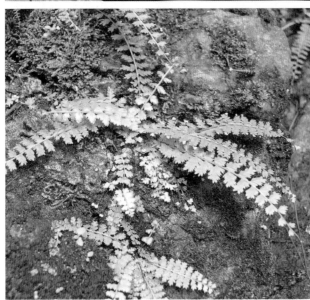
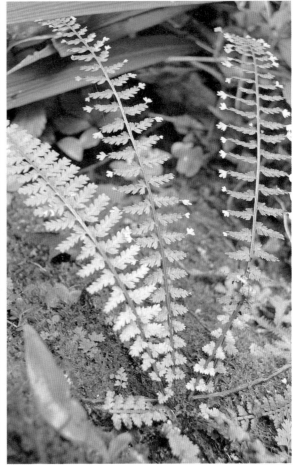

植物名称：**厚叶铁角蕨** *Asplenium griffithianum* Hooker

别称：旋鸡尾

植物形态：植株高达20 cm。根状茎先端密被鳞片；鳞片褐色至黑褐色，披针形，边缘具牙齿。叶单一；叶柄极短或缺如；叶片倒披针形，（15～20 cm）×（1.8～2.2 cm），基部下延渐狭，先端渐尖，边缘具不规则的圆齿或钝齿；叶革质，干后灰绿色，上面光滑，下面有秕糠状小鳞片；中肋下面凸起。孢子囊群线形，沿小脉着生，斜展，较近中肋。

生境及分布：生于海拔150～630 m的山沟常绿阔叶林下的石壁上。分布于榕江、黎平、独山、赤水等地。

采收加工：秋季采挖，去须根，洗净，晒干。

功能与主治：全草入药，清热利湿，解毒。主治黄疸，淋浊，高热，烧烫伤。

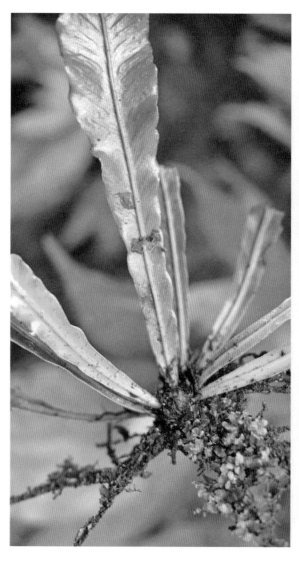

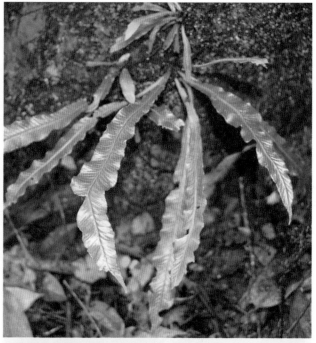

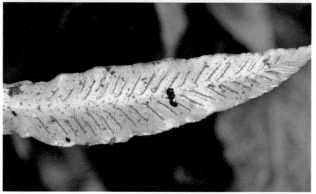

植物名称：虎尾铁角蕨 *Asplenium incisum* Thunberg

别称：深裂铁角蕨、止血草

植物形态：植株高10~45 cm。根状茎被鳞片；鳞片深棕色，披针形，先端有卷曲的长尾。叶柄远短于叶片，长1~6（~13）cm，基部栗褐色，但向上变为绿色，除基部有鳞片外，均光滑；叶片倒披针形至线状披针形，向两端变狭，一至二回羽状；羽片10~25对，有柄，中部的较大，卵形至披针形，先端钝至渐尖，基部几为截形，通常羽状分裂，而在较大的植株则为羽状，最多可有4对小羽片或裂片；小羽片或裂片沿叶缘具钝齿；下部数对羽片渐缩小；基部1对羽片半圆形或耳形。孢子囊群长圆形，靠近中脉。

生境及分布：生于海拔2100 m以下的酸性山地的湿岩石上、田埂边或向阳坡，通常土生。分布于石阡、松桃、玉屏、黄平、麻江、榕江、雷山、威宁、赫章、黔西、大方、织金、龙里、贵定、都匀、独山、三穗、岑巩、瓮安、桐梓、道真、清镇、开阳、修文、息烽等地。

采收加工：夏季、秋季采收，洗净，晒干或鲜用。

功能与主治：全草入药，清热解毒，平肝镇惊，祛湿止痛。主治小儿惊厥，肝炎，肺热咳嗽，胃痛，小便淋漓涩痛，毒蛇咬伤。

附注：《新华本草纲要》收载品种。

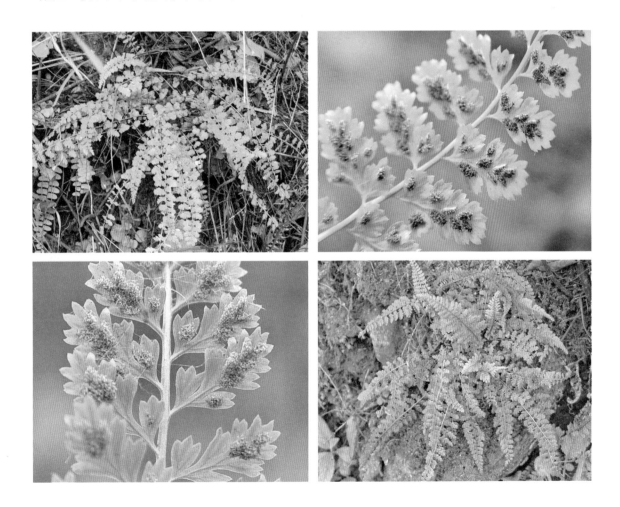

植物名称：巢蕨 *Asplenium nidus* Linnaeus

别称：尖刀如意散、老鹰七

植物形态：植株高达1.6 m。根状茎被鳞片；鳞片褐色，膜质，线形，先端和边缘流苏状。叶柄长约5 cm，近圆柱形，基部密生鳞片；叶片披针形，（100～155 cm）×（8～12 cm），逐渐下延至叶柄，基部楔形，边缘全缘或波状，软骨质的，先端短尖或渐尖；叶草质，干后绿色或灰绿色，两面光滑；中肋下面凸起，半圆柱形，上面在下部有宽沟，向上部稍凸起，侧脉两面明显，单一或分叉，与边脉相连。孢子囊群线形，伸达侧脉之半；囊群盖膜质，全缘。

生境及分布：生于海拔300～950 m的林下石灰岩上或树干上。分布于兴义、安龙、望谟、罗甸、三都等地。

采收加工：全年均可采收，洗净，鲜用或晒干。

功能与主治：全草、根茎入药，活血散瘀，强筋骨。主治跌打损伤，关节疼痛，阳痿。

附注：《新华本草纲要》收载品种。

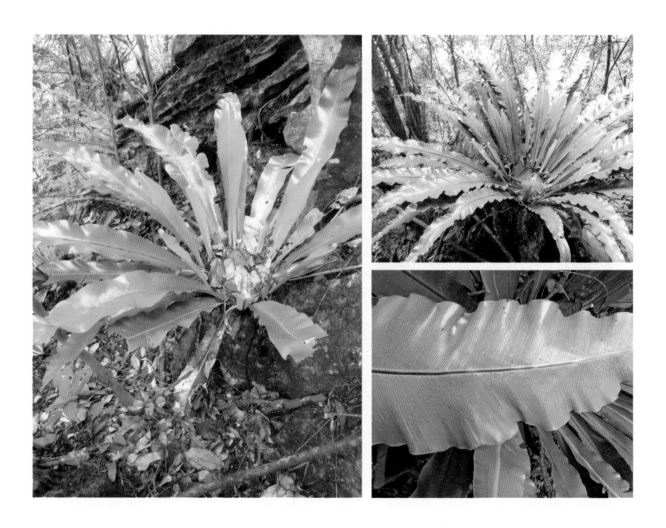

植物名称：倒挂铁角蕨 *Asplenium normale* **D. Don**

别称： 倒挂草

植物形态： 植株高10~35 cm。根状茎被鳞片；鳞片黑棕色，披针形。叶柄栗褐色至深紫色，有光泽，长2~12 cm，基部疏被鳞片，向上渐光滑；叶片线状披针形，基部略变狭，先端渐尖，一回羽状；羽片15~35对，几无柄，邻接或有时覆瓦状，三角状卵形或长圆形，基部不对称，上侧截形并略呈耳状，下侧楔形，先端圆，上缘疏具小圆齿；中部羽片较大，下部数对羽片反折；叶草质至纸质，光滑；叶轴颜色同叶柄，常在近顶端生一芽孢；叶脉分离。孢子囊群长圆形，囊群盖开向主脉。

生境及分布： 生于海拔600~1800 m的密林下或溪边石上。分布于江口、印江、石阡、黄平、从江、榕江、黎平、雷山、赫章、兴义、安龙、贞丰、荔波、独山、三都、都匀、贵定、瓮安及贵阳等地。

采收加工： 全年均可采收，洗净，晒干或鲜用。

功能与主治： 全草入药，清热解毒，活血散瘀，镇痛止血。主治肝炎，痢疾，外伤出血，蜈蚣咬伤。

附注：《贵州省中药材、民族药材质量标准》收载品种。

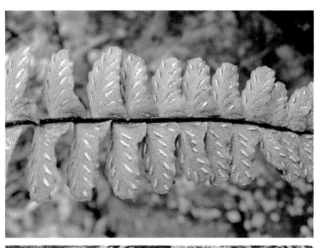

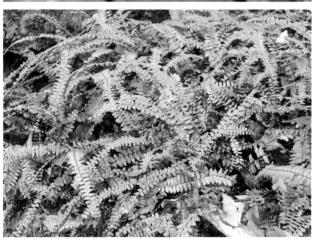

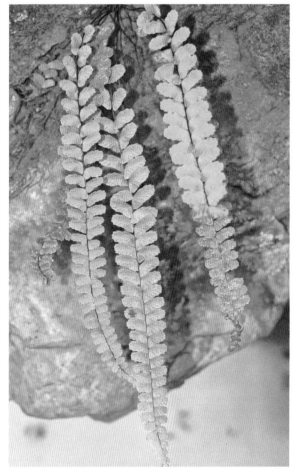

植物名称：北京铁角蕨 *Asplenium pekinense* Hance

植物形态：植株高7~30 cm。根状茎被鳞片；鳞片黑褐色，披针形。叶柄绿色，长2~12 cm，生毛状鳞片，叶片狭椭圆形至倒披针形，（5~18 cm）×（1.5~5 cm），基部略狭缩，先端渐尖，二回羽状；羽片8~12对，中部的较大，基部1~2对狭缩，有柄，菱状卵形或卵形，羽状；小羽片2~4对，倒卵形或楔形，先端钝，至少基部1对分裂；裂片楔形，在顶端有2~4枚锐齿；叶纸质，光滑。孢子囊群短线形；囊群盖啮蚀状。

生境及分布：生于海拔500~2500 m的路边或林缘向阳处。分布于贵州各地。

采收加工：全年均可采收，洗净，晒干或鲜用。

功能与主治：全草入药，止咳化痰，利膈，止泻，止血。主治感冒咳嗽，肺痨，腹泻，痢疾，臁疮，外伤出血。

附注：《植物名实图考》收载品种。

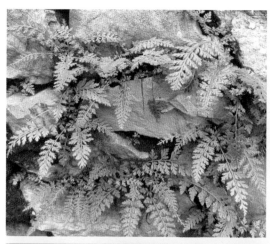

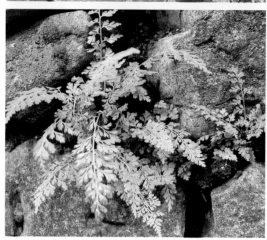

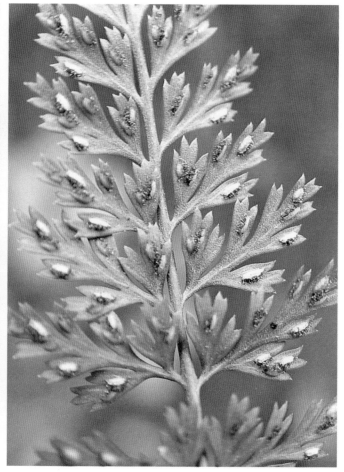

植物名称：镰叶铁角蕨 *Asplenium polyodon* G. Forster

别称：革叶铁角蕨、骨把

植物形态：植株高20~60 cm。根状茎短而直立，密被鳞片；鳞片披针形，黑褐色，薄膜质，全缘。叶簇生；叶柄长15~28 cm，灰褐色，基部密被与根状茎上同样但较小的鳞片，向上近光滑；叶片椭圆形，奇数一回羽状，羽片2~5（~7）对，下部羽片同大，菱状阔披针形，基部楔形，上侧耳状突起，边缘仅基部全缘，向上有不规则的粗锯齿或撕裂状尖锯齿，上部羽片与下部的同形，略变小；叶革质，上下两面均呈沟脊状，羽片基部幼时密被褐棕色的纤维状小鳞片，老时脱落；叶轴灰褐色，上面有浅纵沟。孢子囊群狭线形，褐棕色，通常生于上侧小脉，在羽片上部的沿主脉两侧各排成1行，下部有多行；囊群盖狭线形，褐棕色，薄纸质，全缘，大部分开向主脉，在羽片基部的一部分开向叶边，宿存。

生境及分布：生于海拔350 m左右的石灰岩上。分布于罗甸等地。

采收加工：夏季、秋季采收，洗净，晒干。

功能与主治：全草入药，清热消炎，利尿。主治黄疸，高热，淋证，淋浊，烧烫伤。

附注：贵州药用新资源。

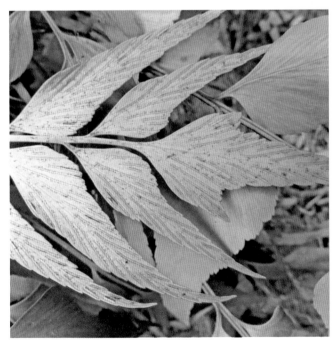
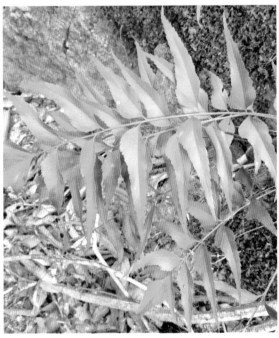

植物名称：长叶铁角蕨 *Asplenium prolongatum* Hooker

别称：盘龙莲

植物形态：植株高15～35 cm。根状茎被鳞片；鳞片深褐色，披针形，边缘淡棕色，具齿。叶柄绿色至灰绿色，长7～15 cm；叶片长圆形至近线形，二回羽状；羽片6～15对，斜展，有柄，长圆形，基部不对称，先端钝，一回羽状；小羽片2～4对，斜展，无柄，线形，（5～14 mm）×（1～1.5 mm），基部与羽轴贴生，全缘，先端圆；基部上侧小羽片二叉状或三叉状；叶鲜时肉质，干后近革质；叶轴绿色，常伸长呈鞭状，并在顶端产生芽孢；叶脉羽状，每小羽片或裂片上有小脉1条。孢子囊群线形。

生境及分布：生于海拔150～1600 m的常绿阔叶林、阴湿石灰岩谷地的树干或岩石上。分布于贵州各地。

采收加工：秋季采收，洗净，晒干或鲜用。

功能与主治：全草、叶入药，清热解毒，除湿止血，止咳化痰。主治咳嗽，多痰，肺痨吐血，痢疾，淋证，肝炎，小便涩痛，乳痈，咽喉肿痛，崩漏，跌打骨折，烧烫伤，外伤出血。

附注：《新华本草纲要》收载品种。

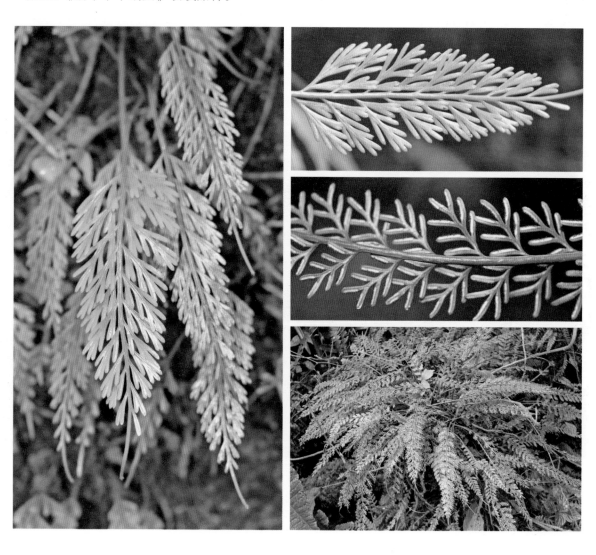

植物名称：过山蕨 *Asplenium ruprechtii* Sa. Kurata

别称：过桥草、还阳草

植物形态：植株高达20 cm。根状茎短小，直立，先端密被小鳞片；鳞片披针形，黑褐色，膜质，全缘。叶簇生；基生叶不育，较小，椭圆形，钝头；孢子叶较大，披针形，全缘或略呈波状，先端渐尖，且延伸成鞭状；叶脉网状，仅上面隐约可见，有网眼1~3行，网眼外的小脉分离，不达叶边。孢子囊群线形或椭圆形，在主脉两侧各形成1~3行，生于网眼向轴的一侧，囊群盖向主脉开口；囊群盖狭，同形，膜质，灰绿色或浅棕色。

生境及分布：生于海拔1300 m左右的石上。分布于清镇等地。

采收加工：夏季、秋季采收，洗净，晒干。

功能与主治：全草入药，活血化瘀，止血，解毒。主治血栓闭塞性脉管炎，偏瘫，子宫出血，外伤出血，神经性皮炎，下肢溃疡。

附注：贵州药用新资源。产藏量较小，需加以保护。

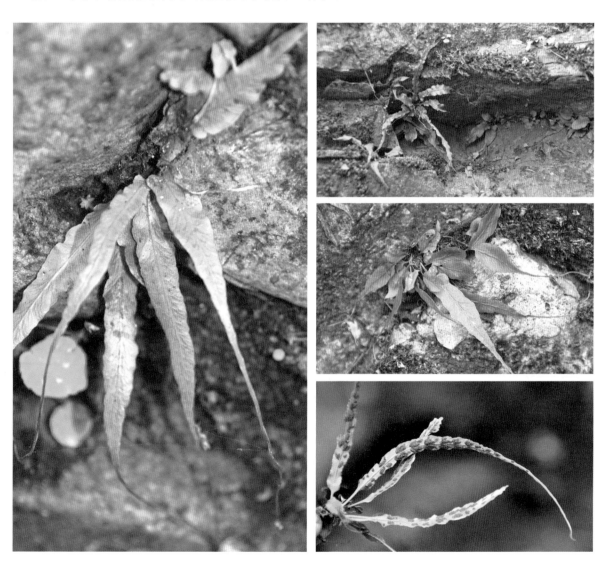

植物名称：岭南铁角蕨　*Asplenium sampsonii* Hance

别称：肥蕨

植物形态：植株高达40 cm。根状茎被鳞片；鳞片披针形，深褐色，边缘淡棕色，具齿。叶柄短于叶片，长3～12 cm，绿色或下部带紫褐色，肉质，疏被黑色、不规则分叉的披针形鳞片；叶片披针形，向两端变狭，二回羽状深裂；羽片17～30对，近平展，有短柄，下部数对渐缩小，中部的最大，长圆形至长圆状披针形，先端钝，羽状深裂；裂片5～10对，线形，基部上侧的较大，二裂至三裂，其余的单一，并呈篦齿状排列；叶鲜时肉质，干后近革质，上面光滑，绿色，下面灰绿色。孢子囊群线形，沿小脉着生，每裂片1枚。

生境及分布：生于海拔450 m以下的林下石上。分布于罗甸、平塘、荔波等地。

采收加工：夏季、秋季采收，洗净，晒干。

功能与主治：全草入药，清热化痰，止咳止血。主治痢疾，感冒，咳嗽，小儿疳积，外伤出血，蜈蚣咬伤。

附注：《新华本草纲要》收载品种。

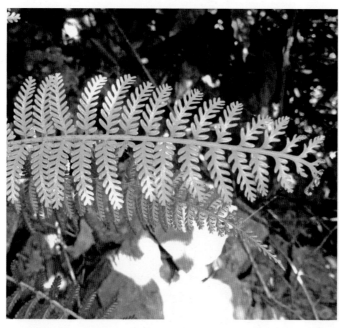
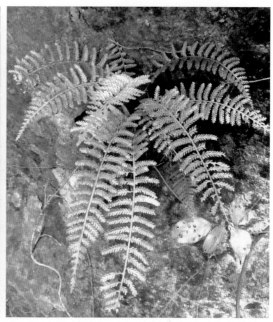

植物名称：**华中铁角蕨** *Asplenium sarelii* Hooker

别称：地柏枝、碎叶金花

植物形态：植株高12~22 cm。根状茎被鳞片；鳞片黑褐色，披针形。叶柄绿色，长2~7 cm；叶片椭圆形，（10~15 cm）×（2.5~5 cm），三回羽裂或三回羽状；羽片8~15对，基部羽片不狭缩，卵形或菱状卵形，有短柄；小羽片3~5对，卵形；裂片楔形，顶端有短尖齿；叶草质至纸质，两面光滑；叶脉羽状，小脉伸入锯齿内。孢子囊群粗线形，沿小脉着生；囊群盖多少啮蚀状。

生境及分布：生于海拔500~2200 m的溪边或岩石缝中。分布于贵州各地。

采收加工：全年均可采收，去须根，洗净，晒干或鲜用。

功能与主治：全草入药，清热解毒，止血生肌，利湿。主治黄疸，流行性感冒，咳嗽，肠胃出血，乳蛾，白喉，刀伤出血，烧烫伤。

附注：《新华本草纲要》收载品种。

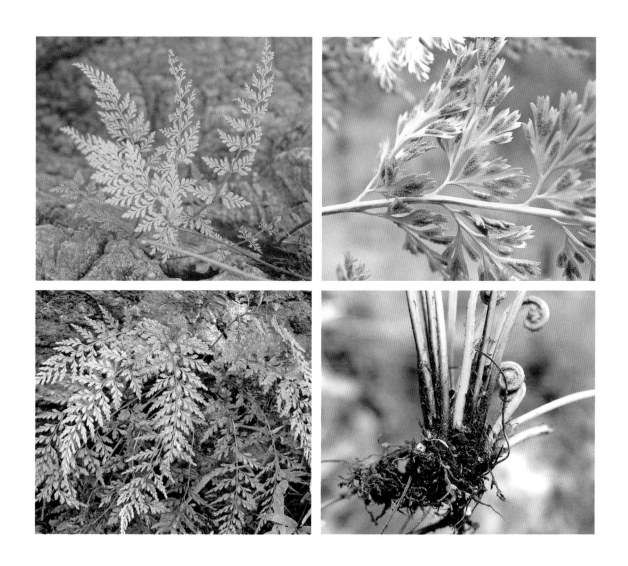

植物名称：石生铁角蕨 *Asplenium saxicola* Rosenstock

别称：鸡心草、野黄连

植物形态：植株高20～47 cm。根状茎被鳞片；鳞片黑褐色，线状披针形。叶柄绿色至褐绿色，长9～21 cm，直至叶轴疏被鳞片；叶片长圆形至长圆状披针形，（10～28 cm）×（6～10 cm），基部不缩短或略缩短，先端渐尖，三回羽裂；羽片5～12对，斜展，有柄，菱形，基部不对称，斜楔形，上缘和外缘不规则下切，但中部以下的羽片羽裂；叶革质，光滑，干后淡棕色；叶脉羽状，侧脉分叉。孢子囊群线形，沿小脉着生。

生境及分布：生于海拔300～1300 m的石灰岩石隙。分布于镇宁、紫云、兴义、安龙、册亨、贞丰、长顺、惠水、罗甸、平塘、独山、荔波及贵阳等地。

采收加工：夏季、秋季采收，洗净，晒干。

功能与主治：全草入药，清热润肺，消炎利湿。主治肺痨，小便涩痛，跌打损伤，疮痈。

附注：《新华本草纲要》收载品种。

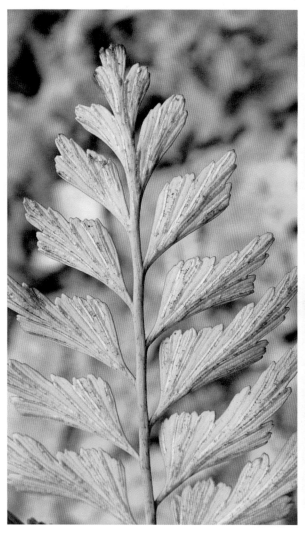
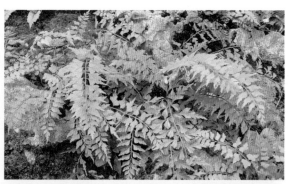
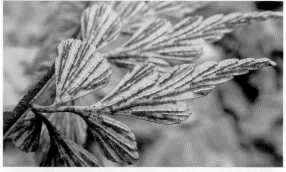
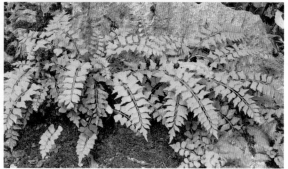

植物名称：铁角蕨 *Asplenium trichomanes* Linnaeus

别称：石上蜈蚣

植物形态：根状茎被鳞片；鳞片线状披针形，黑褐色。叶柄长2～6 cm，深棕色，有光泽，在两边有2枚淡棕色膜质的翅，并向上延伸到叶轴。叶片线状披针形至线形，（8～26 cm）×（0.8～2 cm），基部略狭缩，先端渐尖，一回羽状；羽片20～30对，平展，无柄，卵形或长圆形，基部不对称，先端圆，边缘具钝齿；叶纸质，光滑；叶脉羽状，侧脉分叉，不显。孢子囊群短线形。

生境及分布：生于海拔400～2500 m的林下山谷岩石上。分布于贵州各地。

采收加工：全年均可采收，晒干或鲜用。

功能与主治：全草入药，清热解毒，收敛止血，补肾调经，散瘀利湿。主治小儿惊厥，阴虚盗汗，痢疾，月经不调，带下病，淋浊，胃溃疡，烧烫伤，疮痈肿毒，外伤出血。

附注：《贵州省中药材、民族药材质量标准》收载品种。产藏量较大，可开发利用。

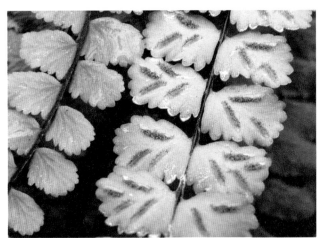

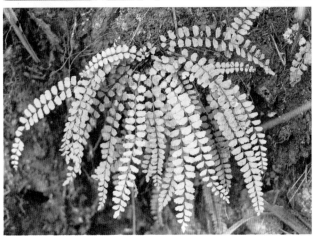

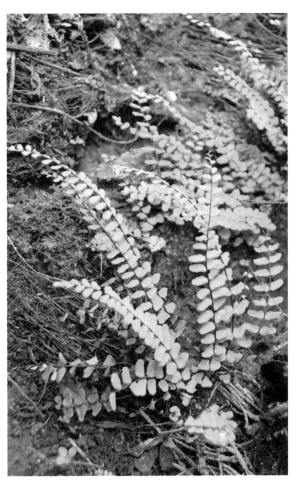

植物名称：**三翅铁角蕨** *Asplenium tripteropus* Nakai

植物形态：本种与铁角蕨 *Asplenium trichomanes* Linnaeus非常相似，但其叶柄和叶轴为三棱形，并有3枚淡棕色膜质的翅。

生境及分布：生于海拔800～1900 m的山坡路旁石上。分布于贵州各地。

采收加工：夏季、秋季采收，洗净，晒干。

功能与主治：全草入药，舒筋活络。主治腰痛，跌打损伤。

附注：《新华本草纲要》收载品种。

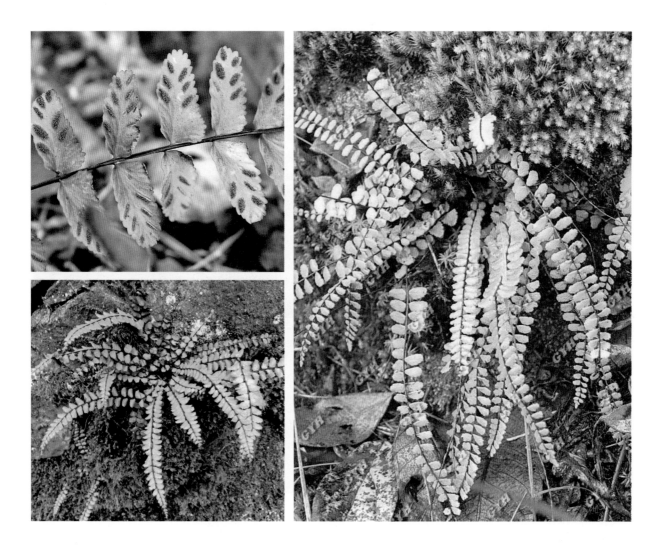

植物名称：变异铁角蕨 *Asplenium varians* Wallich ex Hooker & Greville

别称：铁郎鸡、线鸡尾

植物形态： 根状茎被鳞片；鳞片褐色至黑褐色，披针形，先端长。叶柄长2~9 cm，绿色或下部栗褐色；叶片椭圆形至卵状披针形，（5~12 cm）×（1~6 cm），向基部不狭缩或略狭缩，先端渐尖，二回羽状；羽片6~12对，有柄，卵形至狭卵形，基部宽楔形，先端钝，一回羽状；小羽片1~3对，基部上侧1片最大，倒卵形，基部楔形，先端圆，通常具锐牙齿；叶草质或纸质，干后绿色，光滑。孢子囊群长圆形至短线形。

生境及分布： 生于海拔600~2600 m的林中树干或岩石上。分布于印江、万山、麻江、威宁、赫章、织金、纳雍、盘州、水城、六枝、平坝、镇宁、紫云、关岭、册亨、兴义、安龙、望谟、兴仁、晴隆、罗甸、龙里、贵定、绥阳、桐梓、道真、务川、清镇、开阳、修文、息烽等地。

采收加工： 秋后采收，洗净，晒干。

功能与主治： 全草入药，清热止血，散瘀消肿。主治刀伤，骨折，小儿疳积及惊厥，烧烫伤，疮疡溃烂。

附注：《贵州省中药材、民族药材质量标准》收载品种。

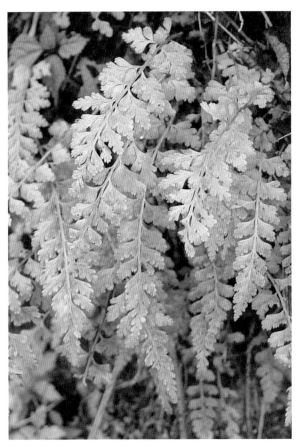
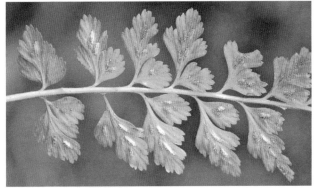
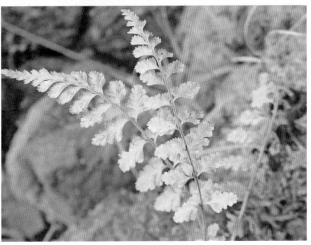

植物名称：**狭翅铁角蕨** *Asplenium wrightii* Eaton ex Hooker

植物形态：根状茎被鳞片；鳞片褐色，线状披针形，边缘疏流苏状。叶柄长20～30 cm，绿色，基部密被鳞片，向上至整个叶轴疏生卷曲的线状鳞片，其后脱落；叶片长圆形至长圆状披针形，（30～70 cm）×（12～20 cm），基部宽楔形，先端尾状渐尖，一回羽状；羽片15～20对，斜展，有短柄，并以狭翅与叶轴相连，披针形，多少镰状，基部不对称，先端渐尖至尾状，边缘通常有粗锯齿，齿端锐尖，偶有羽裂；下部羽片较大，（9～13 cm）×（1～2 cm）；叶近革质，光滑或下面疏被小鳞片和棒状毛；叶脉二回分叉。孢子囊群线形。

生境及分布：生于海拔450～1120 m的山坡沟谷密林下。分布于江口、松桃、印江、雷山、榕江、黎平、剑河、天柱、锦屏、荔波、三都、都匀等地。

采收加工：秋季采挖，洗净，晒干。

功能与主治：根茎入药，主治疮痈肿毒。

附注：民间草药。

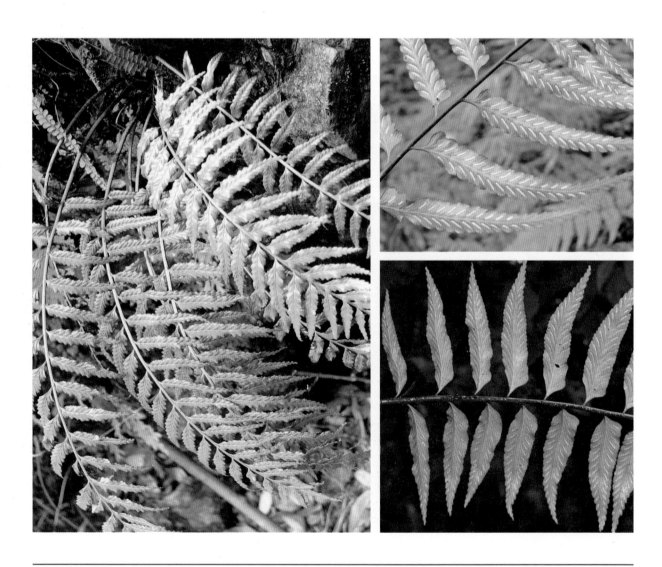

植物名称：棕鳞铁角蕨 *Asplenium yoshinagae* Makino

别称：扁柄铁角蕨、胎生铁角蕨、铁骨莲

植物形态：根状茎直立或斜升，连同叶柄基部密被鳞片；鳞片棕色，线状披针形。叶柄长6～18 cm，绿色，或下部的背面紫褐色，腹面灰绿色，疏被纤维状小鳞片；叶片披针形，（10～32 cm）×（3.5～8 cm），基部不缩短或略缩短，先端渐尖，一回羽状，羽片12～18对，菱形或菱状披针形，基部不对称，上侧近截形，下侧狭楔形，先端钝或渐尖，羽状浅裂至深裂；裂片先端钝，牙齿状；叶近革质，幼时下面疏被线状披针形鳞片，后脱落；叶轴上有时有1芽孢。孢子囊群线形。

生境及分布：生于海拔800 m的山坡密林下或沟谷石壁上。分布于印江、丹寨、雷山、安龙、贞丰、独山等地。

采收加工：夏季、秋季采收，洗净，晒干。

功能与主治：全草入药，舒筋通络，活血止痛。主治腰痛。

附注：《新华本草纲要》收载品种。

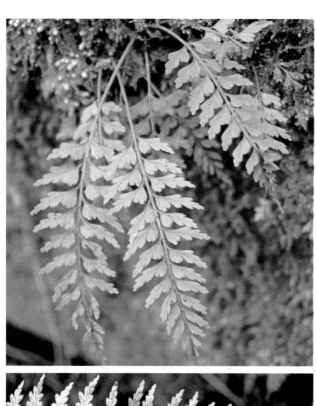

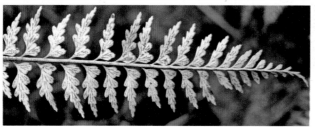

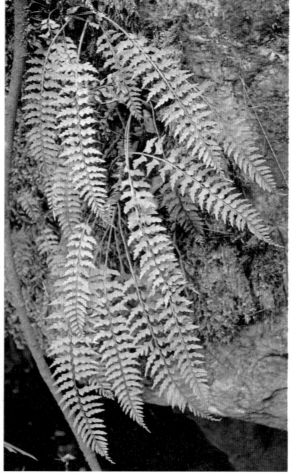

植物名称：切边膜叶铁角蕨 *Hymenasplenium excisum* (C. Presl) S. Lindsay

别称：切边铁角蕨

植物形态：植株高45～62 cm。根状茎先端被鳞片；鳞片黑褐色，披针形。叶柄有光泽，栗紫色至黑色，长18～35 cm，基部疏被鳞片；叶片狭三角形，基部截形且最宽，先端尾状渐尖；羽片16～24对，互生，几平展，下部羽片镰状披针形至狭镰状菱形，对开式，先端渐尖，基部不对称，上侧截形，与叶轴平行，下侧如同沿中肋切去1/4，上缘具重齿；叶草质或薄草质，干后绿色，光滑；叶轴与叶柄同色；叶脉分离，下侧有3～6条叶脉缺失。孢子囊群中生，线形；囊群盖膜质，全缘，开向中肋。

生境及分布：生于海拔600 m左右的山谷林下湿石上。分布于毕节、册亨、望谟、赤水等地。

采收加工：夏季、秋季采收，洗净，晒干。

功能与主治：根茎入药，清热利湿。

附注：民间草药。

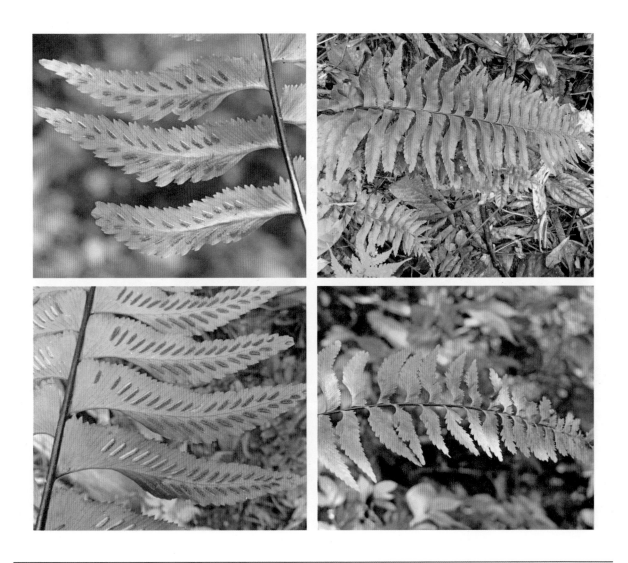

植物名称：荫湿膜叶铁角蕨 *Hymenasplenium obliquissimum* (Hayata) Sugimoto

别称：半边铁角蕨

植物形态：植株高达24 cm。根状茎先端密被鳞片；鳞片褐色至黑褐色，披针形。叶柄有光泽，栗褐色至紫黑色，长4~11 cm，基部被鳞片；叶片披针形；羽片18~28对，互生，斜展，不规则四边形至镰形，基部不对称，上侧截形，下侧直，切去约1/2，对开式，有短柄，上缘具圆齿状缺刻，齿钝，先端通常钝；叶膜质；叶轴与叶柄同色；叶脉分离，基部下侧有3或4条叶脉缺失。孢子囊群线形；囊群盖膜质，全缘。

生境及分布：生于海拔300~1500 m的阴湿林下或石灰岩洞内外。分布于江口、印江、沿河、松桃、榕江、雷山、纳雍、金沙、镇宁、紫云、安龙、册亨、贞丰、望谟、晴隆、贵定、都匀、三都、赤水、绥阳及贵阳等地。

采收加工：夏季、秋季采收，洗净，晒干。

功能与主治：全草入药，止血，解毒。

附注：民间草药。

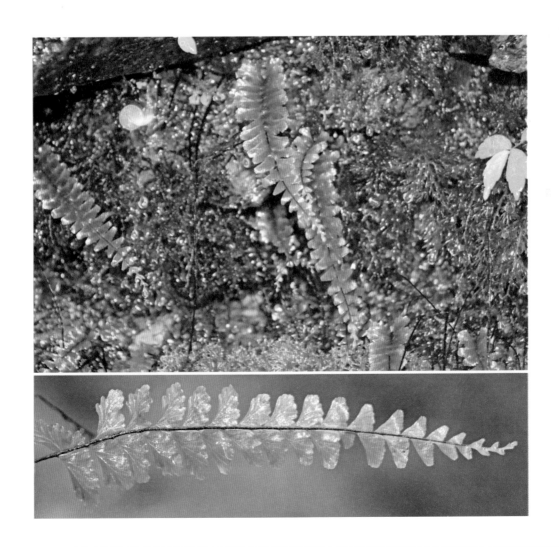

肠蕨科 Diplaziopsidaceae

中型蕨类。土生。根状茎粗壮，斜升或直立，疏被鳞片。鳞片棕色，披针形。叶簇生；叶柄禾秆色，基部疏被鳞片，向上光滑；叶片椭圆形至披针形，奇数一回羽状；侧生羽片互生，几无柄，披针形，基部对称，全缘，先端渐尖或尾状；叶脉网状，具2～4行无内藏小脉的多角形网眼。孢子囊群线形，沿小脉着生，单一，稀双生，靠近中肋；囊群盖幼时腊肠形，膜质，由上侧开裂，或从背侧不规则开裂。孢子单裂缝。

该科源于由原蹄盖蕨科 Athyriaceae 中肠蕨属 Diplaziopsis。

本科3属5种，主要分布于热带美洲、热带、亚热带或温带地区。我国有1属3种，主要分布于贵州等地。

植物名称：**川黔肠蕨** *Diplaziopsis cavaleriana* (Christ) C. Christensen

植物形态：植株高达1 m。叶柄长18～35 cm，基部疏被褐色披针形鳞片，向上光滑，禾秆色至棕禾秆色；叶片阔披针形至披针形；侧生羽片7～15对，互生，无柄或具短柄，略斜展，中部羽片长圆状披针形，基部圆楔形至截形，边缘全缘，先端渐尖至长渐尖；上部和下部的羽片多少缩短；顶生羽片与侧生羽片相似；叶薄草质，干后褐绿色，两面光滑；叶脉可见，中肋每侧有2～4行网眼。孢子囊群粗，线形，长达5 mm，靠近中肋；囊群盖腊肠形，包着全部孢子囊，成熟时从上侧开裂。

生境及分布：生于海拔650～2000 m的山谷溪边林缘、密林下或山坡灌丛下。分布于印江、赫章、贞丰、惠水、瓮安、赤水、桐梓、绥阳等地。

采收加工：夏季、秋季采收，晒干。

功能与主治：全草入药，凉血，止血。

附注：民间草药。

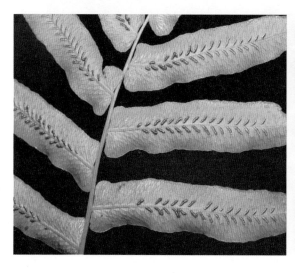
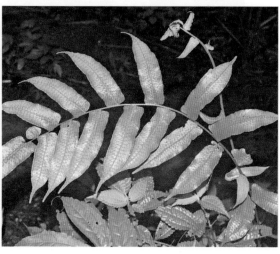

金星蕨科 Thelypteridaceae

中型或大型蕨类。土生。根状茎粗壮，分枝或不分枝，直立、斜升或细长而横走，顶端被鳞片。鳞片披针形，棕色，质厚。叶簇生，近生或远生；叶柄禾秆色，无关节，基部横断面有2条海马状的维管束，向上逐渐靠合呈"U"形；叶一型，近二型，多为长圆状披针形或倒披针形，少为卵形或卵状三角形，一回至四回羽裂，各回羽片基部对称，基部着生处常有气囊体；羽轴上面或凹陷成一纵沟，但不与叶轴上的沟互通，或圆形隆起；叶脉分离，部分或全部联结，达叶边或近叶边；叶草质或纸质，两面被毛，尤其是叶轴，羽片下面往往有橙红色腺体。孢子囊群有盖或无盖，为圆形、长圆形或粗短线形，背生于叶脉。孢子囊有长柄，常有多种类型的毛或腺毛。孢子两面体型，少为四面体型，表面有瘤状、刺状、颗粒状纹饰。

本科20属约1000种，广泛分布于热带或亚热带地区，少数产于温带，尤以亚洲为多。我国有18属199种，102特有种，主产长江以南各省低山区，尤以华南及西南亚热带为多，其中有些属起源于我国或以我国西南为分布中心。

植物名称：星毛蕨 *Ampelopteris prolifera* (Retzius) Copeland

植物形态：植株高约1 m。根状茎长而横走，连同叶柄基部疏具深棕色、有星状毛的披针形鳞片。叶簇生或近生；叶柄禾秆色，长15～40 cm；叶片披针形，一回羽状；羽片平展，披针形，基部圆截形或浅心形，边缘波状或具圆齿，先端钝或短尖，叶腋常具芽孢；叶草质或纸质，两面光滑或近光滑；叶脉网状，小脉彼此以末端相接；叶轴通常伸长，着地生根，产生新株。孢子囊群生小脉中部，成熟时常汇生。

生境及分布：生于海拔140～1000 m的溪边、渠边或河滩地。分布于榕江、黎平、镇宁、紫云、册亨、望谟、罗甸、三都、兴义等地。

采收加工：秋季采收，晒干。

功能与主治：全草入药，清热利尿。

附注：《新华本草纲要》收载品种。嫩叶可以作蔬菜食用。

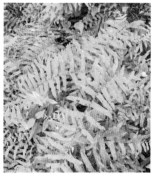
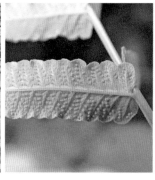
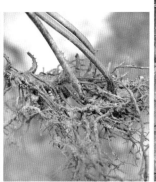
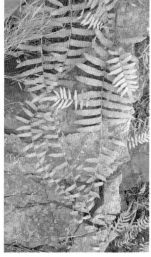

植物名称：**小叶钩毛蕨** *Cyclogramma flexilis* (Christ) Tagawa

植物形态：植株高25～56（～73）cm。根状茎长而横走，连同叶柄基部具毛及卵形或阔披针形鳞片。叶近生；叶柄长13～28（～37）cm，基部褐黑色，向上深禾秆色；叶片长圆状披针形，与叶柄等长，基部不变狭，二回羽裂；羽片多数，略斜展，无柄，先端渐尖；基部1对羽片不缩短；裂片邻接，长圆形，边缘全缘，先端钝圆；叶纸质，下面具毛；叶轴、羽轴两面有灰白色短针毛，羽轴和主脉下面混有少数粗长针毛；叶脉分离，小脉单一。孢子囊群小，圆形，生小脉中部以下，略近主脉；每个孢子囊近顶部有1～3枚钩毛。

生境及分布：生于海拔300～1500 m处。分布于贵州大部分地区。

采收加工：秋季采收，晒干。

功能与主治：全草入药，清热利尿。主治膀胱炎，尿路不畅。

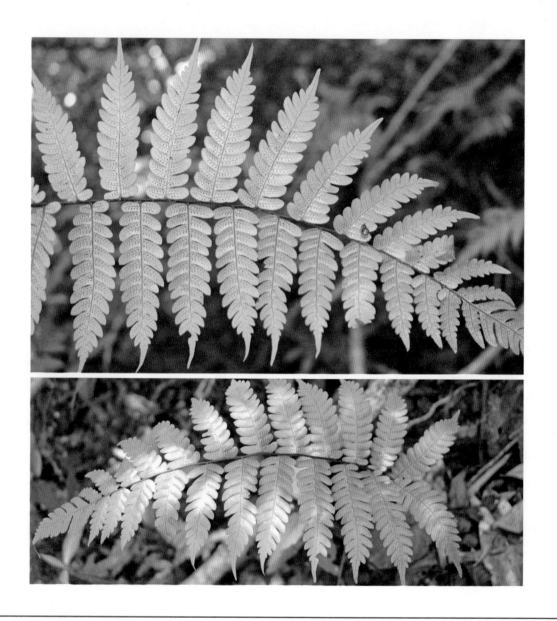

植物名称：狭基钩毛蕨 *Cyclogramma leveillei* (Christ) Ching

植物形态：植株高46～90 cm。根状茎长而横走，连同叶柄基部有披针形、被毛的棕色厚鳞片及灰白色针毛。叶近生；叶柄长15～45 cm，基部褐色，向上禾秆色；叶片阔披针形，基部突然狭缩，二回羽裂；羽片10～15对；基部1对明显缩短，（2～4 cm）×（1～1.5 cm）；中部羽片长圆状披针形，（7～12 cm）×（1.5～2.2 cm），羽状深裂；裂片长圆形，全缘，先端圆；叶草质，干后淡绿色或褐绿色，上面混生长针毛和短柔毛，下面沿羽轴和主脉密生张开的灰白色针毛；叶脉分离，小脉单一。孢子囊群小，圆形，背生小脉中部；每个孢子囊近顶部有1～3枚针毛。

生境及分布：生于海拔500～1100 m的河谷林下或岩洞内。分布于江口、印江、德江、赤水、桐梓、清镇等地。

采收加工：夏季、秋季采收，晒干。

功能与主治：全草入药，清热利尿。

附注：民间草药。

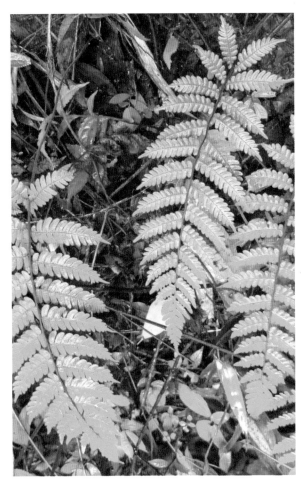
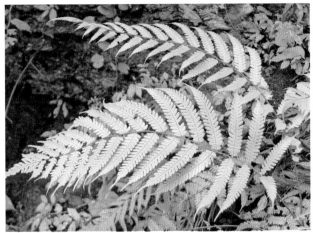
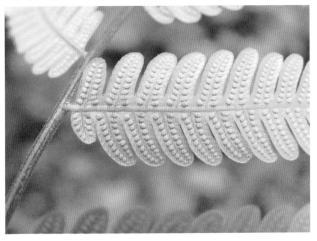

植物名称：渐尖毛蕨 *Cyclosorus acuminatus* (Houttuyn) Nakai

　　植物形态：根状茎长而横走，先端及叶柄基部生棕色披针形鳞片。叶远生；叶柄长10～50 cm，棕禾秆色；叶片披针形，二回羽裂，基部不狭缩或略狭缩，先端渐尖至尾状；侧生羽片10～20对，线状披针形，基部截形，有短柄，向羽轴分裂达1/2～2/3，先端渐尖；裂片顶端锐尖，边缘全缘或具齿；羽片基部上侧裂片总是伸长；叶纸质或近革质，两面近光滑；叶脉下面凸起，小脉单一，基部1对在顶端相接，有较短的外行小脉。孢子囊群圆形，稍近叶缘；囊群盖圆肾形，棕色。

　　生境及分布：生于海拔1900 m以下的田边、路旁或林下山谷中。分布于贵州各地。

　　采收加工：夏季、秋季采收，晒干。

　　功能与主治：全草、根茎入药，泻火解毒，健脾，镇惊。主治消化不良，烧烫伤，狂犬咬伤。

　　附注：《植物名实图考》收载品种。

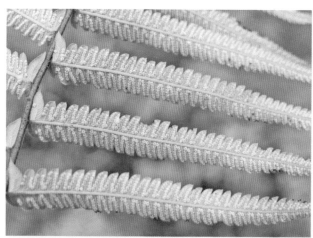

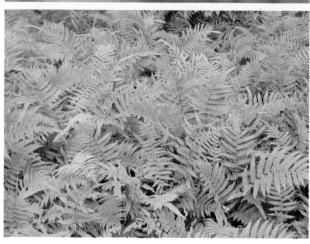

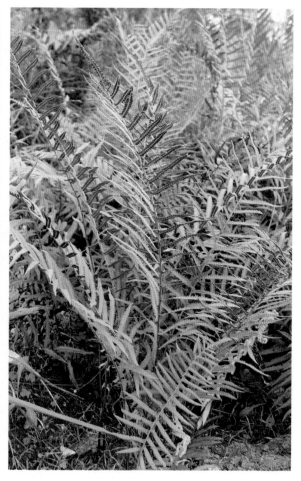

植物名称： 干旱毛蕨 *Cyclosorus aridus* (D. Don) Ching

别称： 凤尾草、蜜腺小毛蕨

植物形态： 植株高70～130 cm。根状茎长而横走，连同叶柄基部疏被棕色披针形鳞片。叶远生；叶柄长15～30 cm；叶片披针形，基部渐狭缩，先端短渐尖，二回羽裂；羽片20～30对，中部羽片线状披针形，基部截形，浅裂，先端渐尖至尾状；裂片三角形，全缘，短尖；下部2～10对羽片缩短；叶纸质至近革质，干后淡棕色，上面近光滑，仅沿羽轴有少数短针毛，下面则沿羽轴、叶脉被短针毛，同时沿叶脉有黄色或橙色棒状腺体；小脉6～12对，基部2对网结，其上的1或2对伸达缺刻处。孢子囊群圆形，中生；囊群盖圆肾形，棕色，具腺体。

生境及分布： 生于海拔800 m的溪边、路边或林缘。分布于江口、丹寨、榕江、黎平、册亨、望谟、罗甸、平塘、都匀、三都、荔波、赤水等地。

采收加工： 全年均可采收，晒干。

功能与主治： 全草入药，止痢，清热解毒。主治细菌性痢疾，乳蛾，狂犬咬伤，扁桃体炎，枪弹伤。

附注： 民间草药。

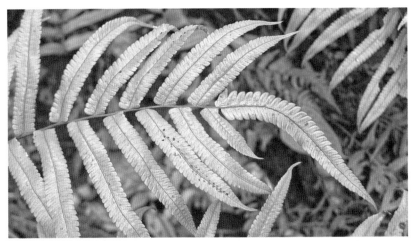

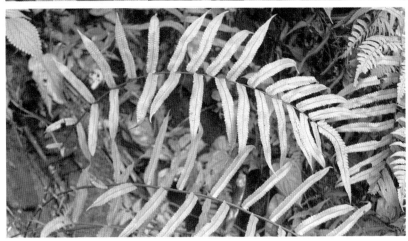

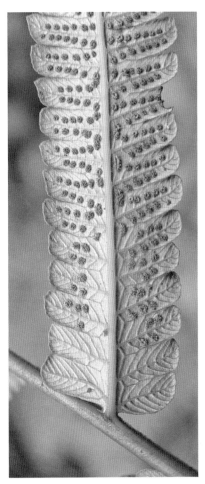

植物名称：齿牙毛蕨 *Cyclosorus dentatus* (Forsskål) Ching

别称：野小毛蕨、子舒筋草

植物形态：植株高40～90 cm。根状茎直立至横卧，先端连同叶柄基部密被鳞片；鳞片棕色，狭披针形。叶簇生或近生；叶柄长15～28 cm，基部黑褐色，上部禾秆色；叶片基部狭缩，先端渐尖，二回羽裂；侧生羽片12～20对，下部数对稍缩短；中部羽片披针形至倒披针形，基部截形，向羽轴分裂达1/2～2/3，先端渐尖；裂片长圆形，先端圆；叶草质至纸质，两面有毛，沿叶脉有少数针毛；每裂片有小脉约7对；基部1对网结，接着的1对伸向缺刻处。孢子囊群圆形，中生；囊群盖上有密毛。

生境及分布：生于海拔350～1400 m的溪边或林下，土生或石隙生。分布于水城、镇宁、紫云、册亨、望谟、罗甸、贵定、习水、赤水、清镇等地。

采收加工：春季、秋季采收，洗净，晒干。

功能与主治：根茎入药，舒筋活络，散瘀。主治风湿筋骨痛，手足麻木，瘰疬，痞块，痢疾，跌打损伤。

附注：《新华本草纲要》收载品种。

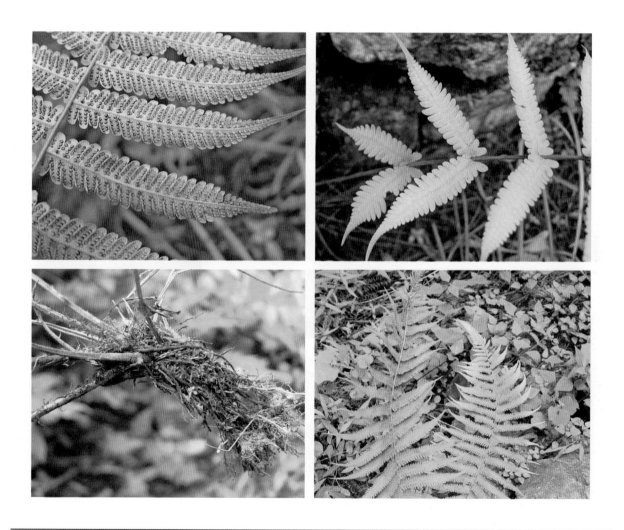

植物名称：**华南毛蕨** *Cyclosorus parasiticus* (Linnaeus) Farwell

别称：密毛小毛蕨、冷蕨棵

植物形态：植株高40~90 cm。根状茎横走，连同叶柄基部具棕色披针形鳞片。叶近生；叶柄长14~40 cm，禾秆色；叶披针形，先端渐尖，基部略狭缩；侧生羽片15~20对，下部1或2对反折；中部羽片线状披针形，基部截形，向羽轴分裂达1/2~3/4，先端长渐尖；裂片长圆形或镰状，全缘，先端钝圆；叶草质，干后绿色或黄绿色，两面遍布细针毛，下面各处有橙红色腺体；小脉6~8对，基部1对网结，其余伸达缺刻之上。孢子囊群圆形，生小脉中部；囊群盖被密毛。

生境及分布：生于海拔300~1200 m的山坡林缘、溪边或路边。分布于石阡、沿河、榕江、黄平、黔西、织金、镇宁、紫云、关岭、兴义、安龙、册亨、望谟、罗甸、平塘、惠水、贵定、赤水及贵阳等地。

采收加工：夏季、秋季采收，晒干。

功能与主治：全草入药，祛风除湿，清热，止痢。主治风湿筋骨痛，感冒，痢疾。

附注：《新华本草纲要》收载品种。

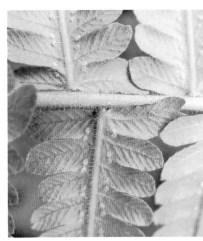

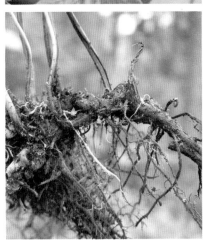

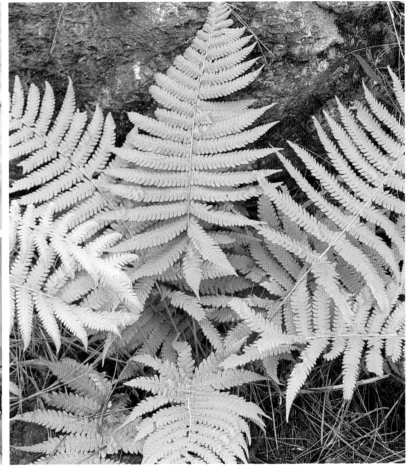

植物名称：圣蕨 *Dictyocline griffithii* T. Moore

别称：铁甲草

植物形态：植株高达1.1 m。根状茎短而斜升，连同叶柄基部疏被鳞片；鳞片褐色，披针形，边缘睫状。叶柄长28~60 cm，下部棕色上部禾秆色，密被开展的长针毛；叶片长圆形，（23~50 cm）×（17~28 cm），基部心形，先端渐尖，奇数一回羽状；侧生羽片2~4对，对生，斜展，长圆状披针形，基部圆楔形，有短柄，先端渐尖至短尾尖，边缘全缘或波状；顶生羽片大，三叉状；叶草质至纸质，干后绿色或褐绿色；叶轴、羽轴和叶脉两面被灰色长针毛；叶脉网状，侧脉明显，侧脉间有2~3行网眼，网眼斜方形至五角形。孢子囊沿网眼着生，成熟时布满整个叶下面，每个孢子囊近顶部有数枚针毛。

生境及分布：生于海拔750~1050 m的密林下或阴湿溪边。分布于贞丰、贵定、赤水及毕节等地。

采收加工：秋季采收，晒干。

功能与主治：根茎入药，理气活血。主治小儿惊厥，虚劳内伤。

附注：《新华本草纲要》收载品种。

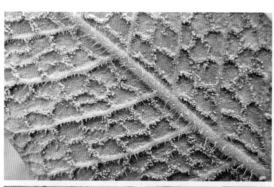

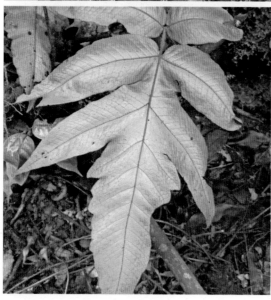

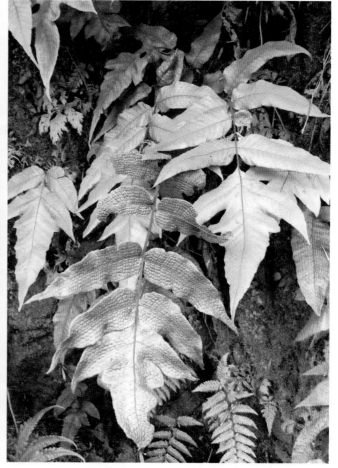

植物名称：戟叶圣蕨 *Dictyocline sagittifolia* Ching

植物形态：植株高30～50 cm。根状茎短而斜升，疏被鳞片；鳞片褐色，线状披针形，边缘睫状。叶簇生；叶柄长15～32 cm，灰禾秆色，基部有鳞片，通体密被短刚毛；叶片戟形，（15～22 cm）×（9～17 cm），基部深心形，全缘或波状，有时有圆齿或三角形粗齿，先端短渐尖；叶纸质，粗糙，干后深褐色；上面有贴伏的短刚毛，中肋和叶脉两面被短毛；叶脉网状，侧脉明显，斜展，侧脉间有大大小小近方形或五角形的网眼，一些网眼内有内藏小脉。孢子囊沿网眼着生，每个孢子囊近顶部有2～3枚针毛。

生境及分布：生于海拔650～1100 m的溪边林下。分布于江口、松桃、雷山、黎平、荔波、惠水、赤水等地。

采收加工：秋季采收，洗净，晒干。

功能与主治：根茎入药，主治小儿惊厥。

附注：民间草药。

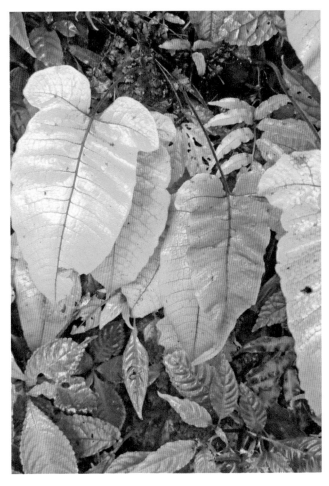
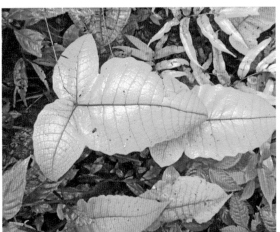
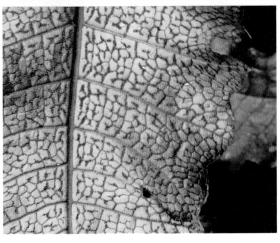

植物名称：羽裂圣蕨 *Dictyocline wilfordii* (Hooker) J. Smith

植物形态：植株高30～50 cm。根状茎短粗，斜升，密被黑褐色的披针形硬鳞片；鳞片边缘具针状短毛。叶簇生；叶柄长17～30 cm，深禾秆色，坚硬，下部密被和根状茎上相同的鳞片，并密生短刚毛和针状长毛；叶片长约20 cm，基部宽约17 cm，三角形，渐尖头，基部心脏形，下部羽状深裂几达叶轴，向上为深羽裂，顶部呈波状；侧生裂片通常3对，基部1对最大，9 cm×（2.5～3.5 cm），阔披针形，略向上弯弓，渐尖头，全缘或呈波状，以阔翅和上一对相连（有时近分开），其余的裂片同形，但向上逐渐缩短，最上的呈三角形，裂片的主脉两面均隆起，并有针状毛密生；侧脉明显，侧脉间小脉为网状，有3行近四方形或五角形网眼，通常有单一或分叉的内藏小脉；叶粗纸质，干后褐色，下面沿叶脉有针状毛，上面密生伏贴的刚毛。孢子囊沿网脉疏生，无盖。

生境及分布：生于海拔800～1100 m的阴湿溪边。分布于江口、晴隆、惠水、赤水等地。

采收加工：夏季、秋季采收，晒干。

功能与主治：根茎入药，主治小儿惊厥，虚劳内伤。

附注：《新华本草纲要》收载品种。

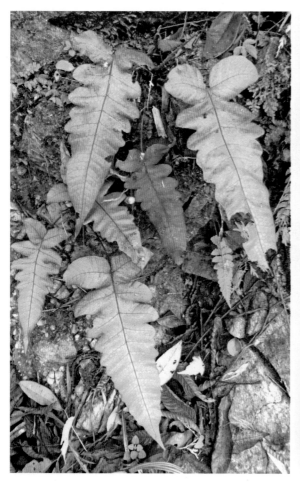
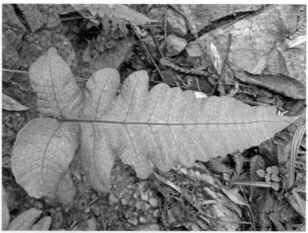
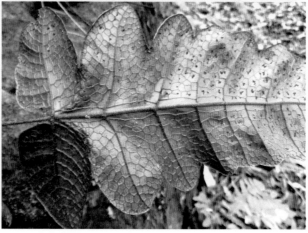

植物名称：方杆蕨 *Glaphyropteridopsis erubescens* (Wallich ex Hooker) Ching

植物形态：植株高达2 m或过之。根状茎粗壮，斜升，木质，光滑。叶簇生；叶柄长约1 m，粗过1 cm，有棱，光滑，禾秆色；叶片通常与叶柄等长，宽达60 cm，向基部稍狭，二回羽状深裂；羽片多数，线状披针形，下部数对略缩短并反折；裂片多，篦齿状排列，镰状披针形，全缘，先端短尖；叶纸质，两面光滑；叶轴常呈红色，横切面方形，羽轴上面沟内具针毛；叶脉明显，裂片上的小脉单一。孢子囊群圆形，生小脉基部，紧靠主脉两侧，每侧成1列，成熟时汇成线状，无囊群盖。

生境及分布：生于海拔500～1400 m的河谷溪边。分布于贵州各地。

采收加工：夏季、秋季采收，晒干。

功能与主治：全草入药，祛风除湿，杀虫。主治风湿性关节炎，蛔虫病，蛲虫病。

附注：民间草药。

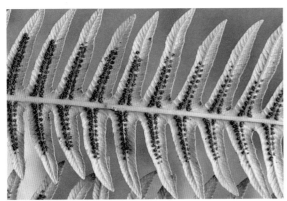

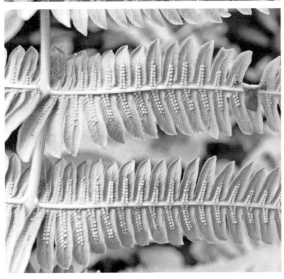

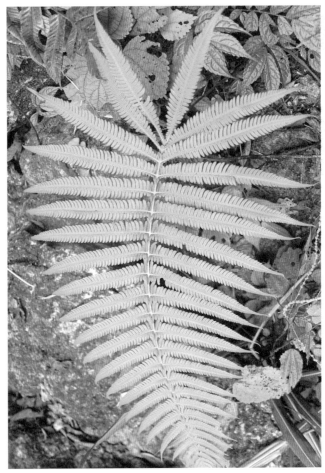

植物名称：小叶茯蕨 *Leptogramma tottoides* H. Itô

植物形态：植株高16～43 cm。根状茎直立或斜升，连同叶柄基部疏被棕色、卵形至卵状披针形鳞片和灰白色针毛。叶簇生；叶柄细弱，长5～20 cm，暗禾秆色，遍生长针毛；叶片戟状披针形，基部戟形，最宽，先端渐尖，一回羽状；羽片无柄，下部2～3对分离，上部的与叶轴贴生，基部1对最大，长圆形或披针形，先端钝或短尖，边缘波状至羽状分裂；裂片钝三角形，全缘，从第二对羽片起突然缩短；叶薄草质，干后暗褐绿色，两面具灰白色针毛；叶脉分离，侧脉单一。孢子囊群长圆形或短线形，沿侧脉下侧着生。每一孢子囊上近顶端有2或3枚针毛。

生境及分布：生于海拔700～2100 m的山林下、林缘、溪边。分布于贵州各地。

采收加工：夏季、秋季采收，晒干。

功能与主治：全草入药，清热解毒，利尿。主治流行性感冒，肺炎，小便不利。

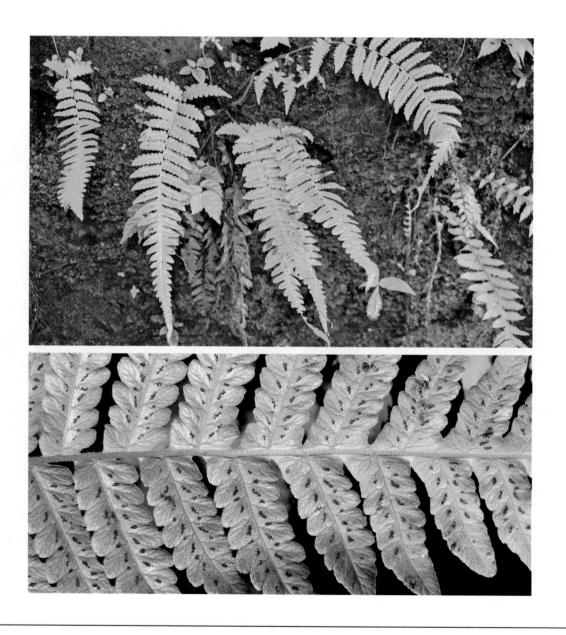

植物名称：针毛蕨 *Macrothelypteris oligophlebia* (Baker) Ching

别称：光叶金星蕨、金鸡尾巴草

植物形态：植株高50～90 cm。根状茎短而横卧至斜升，连同叶柄基部被鳞片；鳞片褐色，披针形，有缘毛。叶柄长达41 cm，禾秆色，基部以上光滑；叶片三角状卵形，三回羽裂或三回羽状；羽片10～12对，基部羽片不缩短或略缩短，长圆状披针形，二回羽裂或二回羽状；小羽片10～18对，披针形，基部圆截形，无柄，上部的彼此以狭翅相连；末回小羽片或裂片长圆形，先端钝，边缘全缘或具圆齿；叶草质，两面光滑；叶轴、羽轴及小羽轴干后多少泛红色；叶脉分离，可见，小脉不达叶边。孢子囊群小，圆形，着生于小脉近先端；囊群盖小，圆肾形，成熟时早落。

生境及分布：生于海拔400～1500 m的山谷路边、林缘或灌丛旁。分布于江口、锦屏、三穗及毕节等地。

采收加工：夏季、秋季采收，晒干或鲜用。

功能与主治：根茎入药，清热解毒，止血，消肿，杀虫。主治烧烫伤，外伤出血，疖肿，蛔虫病。

附注：《新华本草纲要》收载品种。

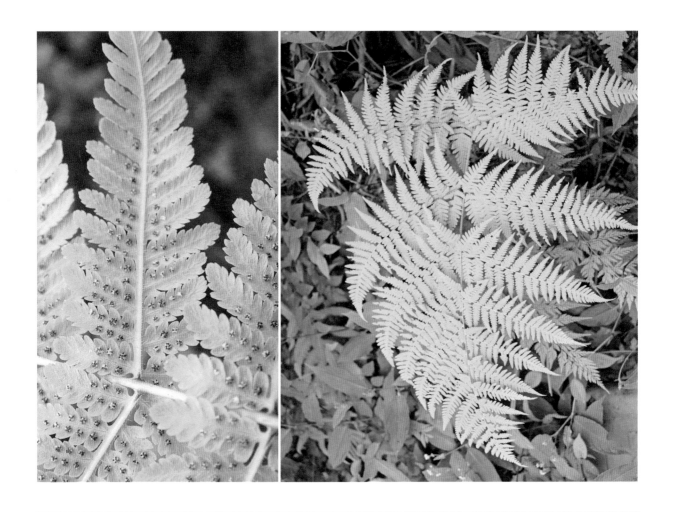

植物名称：**普通针毛蕨** *Macrothelypteris torresiana* (Gaudichaud) Ching

　　植物形态：植株高45～100 cm或过之。根状茎短，直立至斜升，连同叶柄基部被鳞片；鳞片褐色，线状披针形，先端细长。叶柄长28～56 cm，禾秆色，基部有短毛，向上光滑；叶片三角状卵形，基部不狭缩，三回羽状；羽片10～16对，下部羽片最大，长圆状披针形，具短柄，先端长渐尖；一回小羽片10～20对，下部的披针形，无柄或有短柄；末回小羽片或裂片长圆形，常多少呈镰状，先端钝，全缘或浅裂；叶草质，下面有较密的长针毛；叶脉分离，小脉不达叶边。孢子囊群小，着生于小脉近先端；囊群盖小，圆肾形，早落。

　　生境及分布：生于海拔1300 m以下的溪边、山坡林下、林缘。分布于江口、德江、印江、从江、黎平、织金、紫云、镇宁、关岭、兴义、安龙、册亨、望谟、晴隆、罗甸、平塘、荔波、三都、赤水及贵阳等地。

　　采收加工：夏季、秋季采收，晒干。

　　功能与主治：全草入药，主治水肿，痈毒。

　　附注：民间草药。

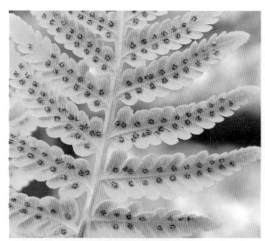

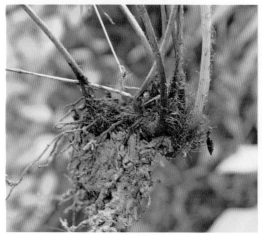

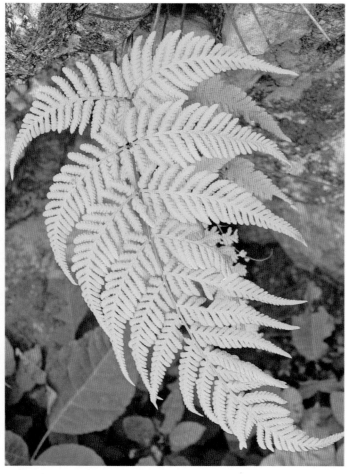

植物名称：疏羽凸轴蕨 *Metathelypteris laxa* (Franchet & Savatier) Ching

植物形态：植株高38～62 cm。根状茎横卧或横走，先端连同叶柄基部疏被灰白色短毛和棕色披针形鳞片。叶近生；叶柄长18～28 cm，淡绿色，基部以上近光滑；叶片长圆形至长圆状披针形，基部不缩小，二回羽裂；羽片10～15对，狭披针形，无柄，中部最宽；下部羽片向基部明显狭缩，先端长渐尖，羽状深裂达羽轴两侧的狭翅；裂片长圆形或镰状长圆形，边缘全缘或具圆齿，先端钝或短尖；叶草质，两面被短针毛；叶脉分离，侧脉分叉，不达叶缘。孢子囊群小，圆形，着生小脉末端；囊群盖小，圆肾形，边缘疏睫状。

生境及分布：生于海拔600～1900 m的路边、林下、林缘或灌丛旁。分布于江口、雷山、镇远、威宁、纳雍、水城、贵定、都匀、惠水、荔波、赤水、桐梓、绥阳、正安、道真及贵阳等地。

采收加工：夏季、秋季采收，晒干。

功能与主治：全草入药，清热解毒。

附注：民间草药。

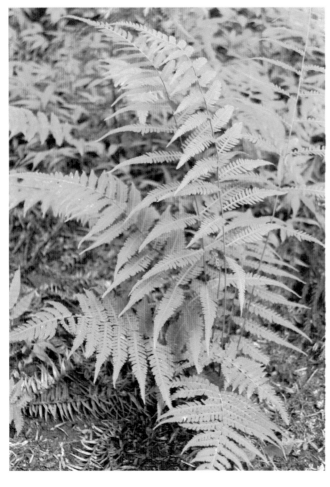
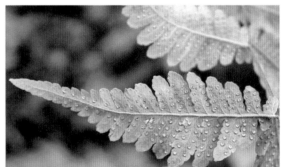
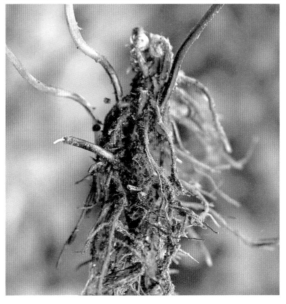

植物名称：长根金星蕨 *Parathelypteris beddomei* (Baker) Ching

植物形态：植株高40～76 cm。根状茎细长横走。叶柄长4～25 cm，淡禾秆色，基部疏被卵形至卵状披针形鳞片，向上光滑；叶片披针形，向基部渐缩小，二回羽裂，先端渐尖并羽裂；羽片25～32对，互生，无柄，几平展，下部数对渐缩小成耳状，中部羽片最大，狭披针形，羽状深裂；裂片10～20对，长圆形，全缘，先端钝圆；叶草质，干后淡绿色，有时下面有橙色球状腺体；叶脉分离，羽状，侧脉单一，两面疏被淡灰色针毛。孢子囊群小，生于小脉近末端处，紧靠叶边；囊群盖小，圆肾形。

生境及分布：生于海拔500～2500 m的路边、山坡林缘、疏林下或湿地。分布于贵州各地。

采收加工：夏季采收，晒干。

功能与主治：叶、全草入药，消炎止血。主治外伤出血。

附注：贵州药用新资源。

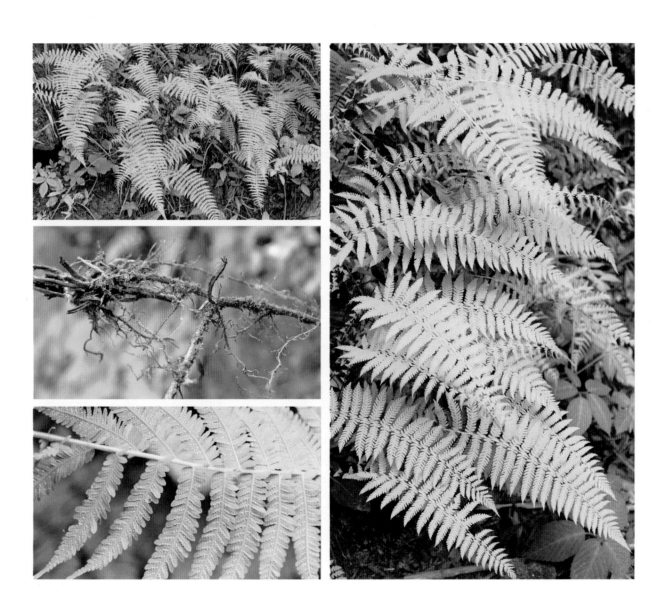

植物名称：金星蕨 *Parathelypteris glanduligera* (Kunze) Ching

别称：腺毛金星蕨、水蕨菜

植物形态：植株高21～70 cm。根状茎长而横走，光滑，先端疏被披针形鳞片。叶近生或远生；叶柄长8～37 cm，禾秆色，基部被少数鳞片，向上光滑；叶片长圆形或长圆状披针形，向基部不变狭，二回羽裂，先端渐尖并羽裂；羽片9～18对，平展，互生，披针形，羽裂几达羽轴；裂片互生，邻接，长圆形，全缘，或少有在较大植株上边缘具圆齿，先端钝圆；叶草质，干后绿色或草绿色，下面有短柔毛和橙黄色球状腺体；叶脉明显，侧脉单一。孢子囊群圆形，背生于侧脉近先端处，靠近叶缘；囊群盖圆肾形，膜质，疏被灰白色刚毛。

生境及分布：生于海拔1500 m以下的山坡疏林下、路边或溪边。分布于贵州各地。

采收加工：夏季采收，晒干或鲜用。

功能与主治：叶入药，清热，止血，止痢。主治烧烫伤，吐血，痢疾。

附注：《新华本草纲要》收载品种。产藏量较大，可开发利用。

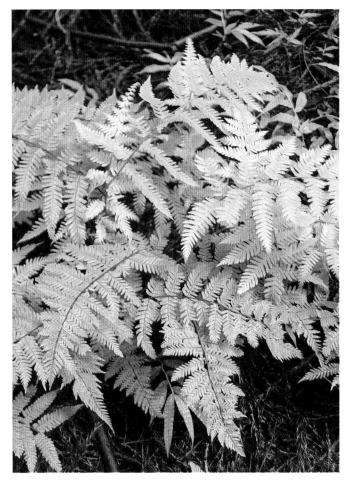
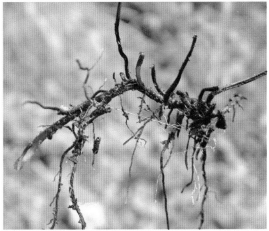
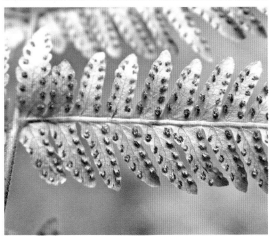

植物名称：光脚金星蕨 *Parathelypteris japonica* (Baker) Ching

植物形态：植株高达73 cm。根状茎短，横卧或斜升。叶近生或几簇生；叶柄长24～46 cm，栗褐色，基部疏被鳞片，鳞片褐色，披针形，向上光滑；叶片长圆形，基部不变狭，二回羽裂，先端渐尖并羽裂；羽片15～20对，平展，无柄；中部羽片披针形，基部近截形，对称，羽裂，先端渐尖；裂片长圆形，有时略呈镰状，全缘，先端钝圆；叶草质，干后暗绿色，下面有橙红色球状腺体；叶轴、羽轴两面有针毛；叶脉明显，侧脉单一，每裂片上（6～）8～10对。孢子囊群圆形，背生于侧脉中部稍上处；囊群盖大，圆肾形，被毛。

生境及分布：生于海拔600～2100 m的疏林下、林缘、溪沟边。贵州除南部与邻省区接界各县市尚未见报道外，其余地区均有分布。

采收加工：夏季采收，晒干或鲜用。

功能与主治：叶入药，清热解毒，利尿止血。主治烧烫伤，吐血，外伤出血，痢疾，小便不利。

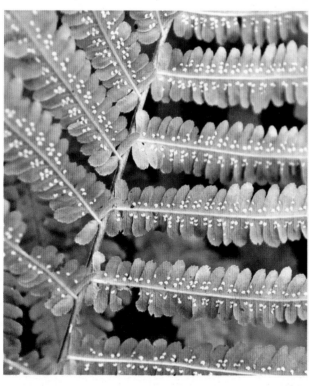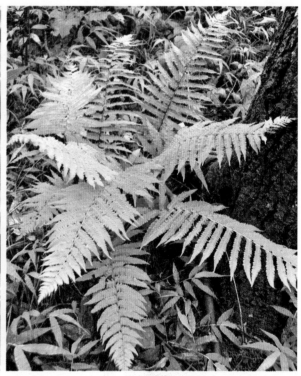

植物名称：延羽卵果蕨 *Phegopteris decursive-pinnata* (H. C. Hall) Fée

植物形态：植株高30~70 cm。根状茎短而直立，连同叶柄基部密被棕色、具缘毛的狭披针形鳞片。叶簇生；叶柄禾秆色，长7~16 cm；叶片狭披针形，向基部渐缩小，二回羽裂或一回羽状而边缘有齿，先端渐尖并羽裂；羽片20~30对，互生，斜展，中部羽片最大，狭披针形，基部宽而下延，羽片之间以圆耳状或三角状的翅相连，先端渐尖；裂片斜展，卵状三角形，全缘，先端钝；羽片向两端渐缩短，基部1对常缩成小耳；叶草质，沿叶轴、羽轴及小脉两面有针毛及分叉的毛和星状毛，叶轴和羽轴下面则有棕色小鳞片；叶脉羽状，侧脉单一。孢子囊群近圆形或卵形，生小脉先端。

生境及分布：生于海拔2000 m以下的平原、丘陵、河沟两岸或林缘路边。分布于贵州各地。

采收加工：夏季、秋季采收，洗净，晒干或鲜用。

功能与主治：根茎入药，利湿消肿，收敛解毒。主治水湿胀满，痈毒溃烂久不收口。

附注：《新华本草纲要》收载品种。

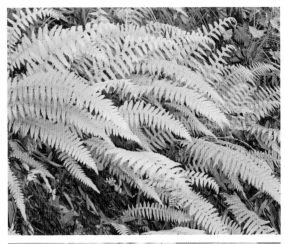

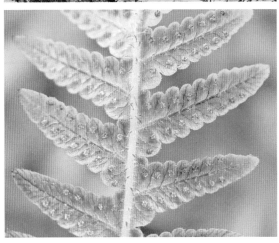

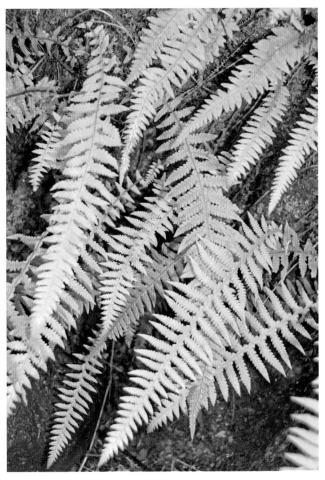

植物名称：**红色新月蕨** *Pronephrium lakhimpurense* (Rosenstock) Holttum

植物形态：植株高达2 m或更高。根状茎长而横走。叶远生；叶柄长53～128 cm，基部被少数卵形鳞片；叶片长圆形，奇数一回羽状；侧生羽片7～11对，斜展，具短柄或几无柄，狭长圆状披针形，基部圆形或阔楔形，边缘全缘或波状，先端尾状；叶草质或薄纸质，干后呈红色，两面光滑；叶脉明显，小脉13～17对，外行小脉不伸达上1对小脉的交结点。孢子囊群圆形，中生或在小脉中部以上，在侧脉间排成2行，成熟时常汇生；无囊群盖。

生境及分布：生于海拔1000 m以下的沟谷林下。分布于黎平、安龙、荔波、三都、赤水等地。

采收加工：夏季、秋季采收，晒干或鲜用。

功能与主治：根茎入药，清热解毒，祛瘀止血，去腐生肌。主治疔疮疖肿，跌打损伤，外伤出血。

附注：民间草药。

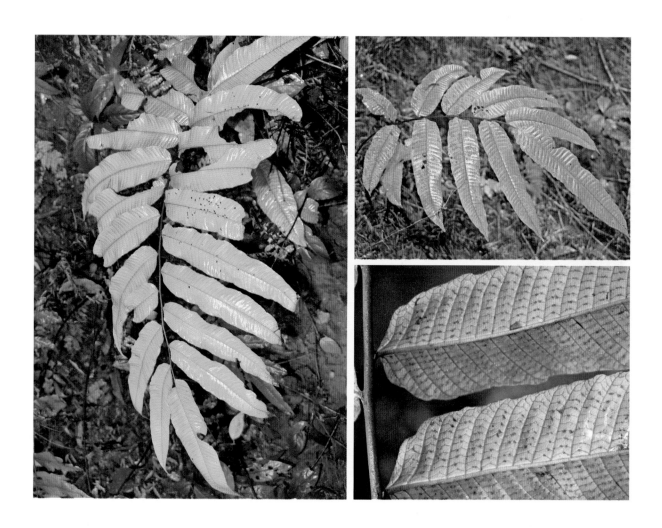

植物名称：大羽新月蕨 *Pronephrium nudatum* (Roxburgh) Holttum

别称：多羽新月蕨

植物形态：植株高达2 m或更高。根状茎长而横走。叶远生；叶柄长53～128 cm，基部被少数卵形鳞片；叶片长圆形，奇数一回羽状；侧生羽片7～11对，斜展，具短柄或几无柄，狭长圆状披针形，基部圆形或阔楔形，边缘全缘或波状，先端尾状；叶草质或薄纸质，干后呈红色，两面光滑；叶脉明显，小脉13～17对，外行小脉不伸达上一对小脉的交结点。孢子囊群圆形，中生或在小脉中部以上，在侧脉间排成2行，成熟时常汇生；无囊群盖。

生境及分布：生于海拔700 m以下的溪边、林下。分布于兴义、册亨、望谟等地。

采收加工：夏季、秋季采收，晒干或鲜用。

功能与主治：根茎入药，清热解毒，祛瘀止血，去腐生肌。主治疔疮疖肿，跌打损伤，外伤出血。

附注：民间草药。

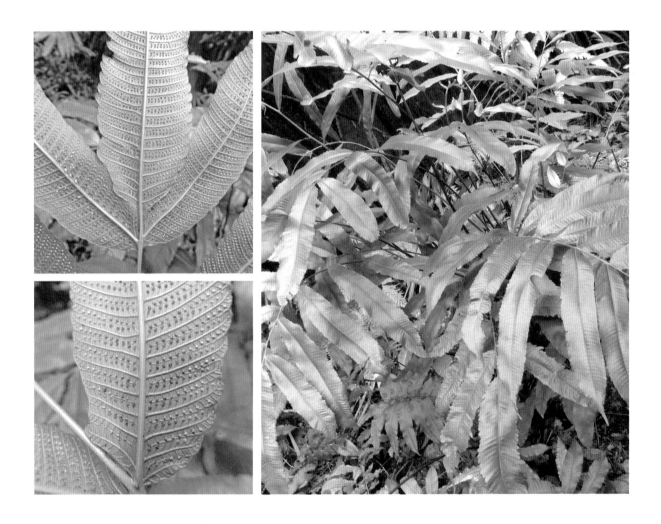

植物名称：披针新月蕨 *Pronephrium penangianum* (Hooker) Holttum
别称：铁板金

植物形态：植株高68～170 cm。根状茎长而横走，具少数棕色披针形鳞片。叶近生或远生；叶柄长33～80 cm，基部深棕色，向上淡棕色或禾秆色，光滑；叶片长圆状披针形，一回羽状；侧生羽片9～17对，互生、有短柄或无柄，狭披针形，基部阔楔形，边缘具锐齿，先端渐尖；叶干后纸质，常呈红棕色，两面光滑；小脉下面明显，6～10对，外行小脉由小脉的交结点伸出，与上面的小脉连接或断开。孢子囊群圆形，生小脉中部或近中部，在侧脉间排成2列；无囊群盖。

生境及分布：生于海拔1500 m左右的林下沟溪边阴湿处。分布于贵州各地。

采收加工：夏季、秋季采收，晒干或鲜用。

功能与主治：根茎、叶入药，活血散瘀，利湿。主治风湿麻痹，痢疾，跌打腰痛。

附注：《新华本草纲要》收载品种。贵州苗族用药。

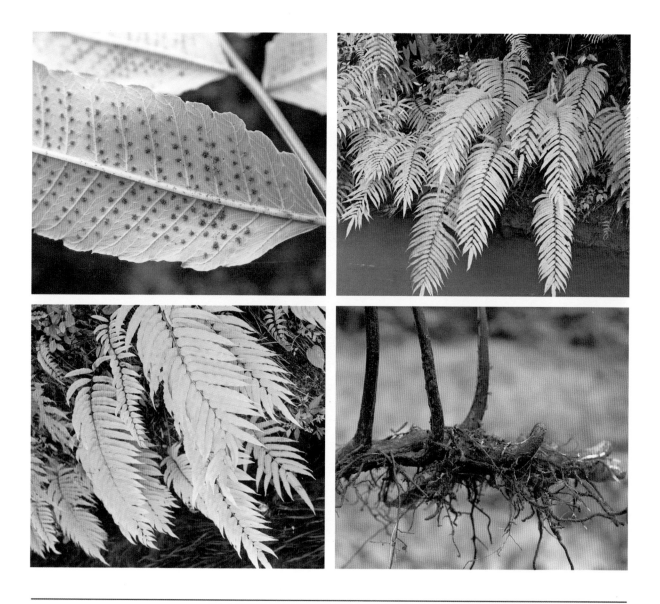

植物名称：西南假毛蕨 *Pseudocyclosorus esquirolii* (Christ) Ching

植物形态： 植株高达2 m。根状茎横走。叶近生或远生；叶柄长20～52 cm，基部疏被鳞片，向上被毛至近光滑，禾秆色；叶片披针形，基部渐狭，二回羽裂，先端羽裂渐尖；羽片23～40对，中部的最大，线状披针形，基部截形，先端渐尖至长渐尖，羽裂几达羽轴；裂片长圆状披针形，多少镰状，全缘，先端钝或短尖；下部数对羽片渐缩小成三角形耳片；叶纸质，两面光滑，叶轴、羽轴下面有针毛，羽轴上面沟内密生刚毛；叶脉可见，基部1对小脉出自主脉基部，上侧的达于缺刻底部，下侧的伸达缺刻以上的边缘。孢子囊群圆形，生小脉中部；囊群盖圆肾形，光滑，宿存。

生境及分布： 生于海拔1500 m以下的溪边林下石隙或砾石间。分布于贵州各地。

采收加工： 夏季、秋季采收，晒干。

功能与主治： 全草入药，清热解毒。

附注： 民间草药。

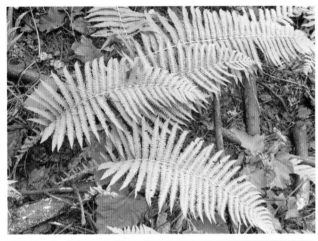

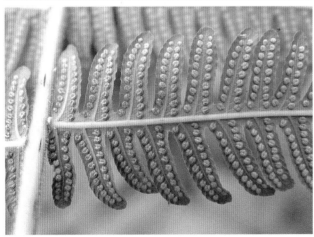

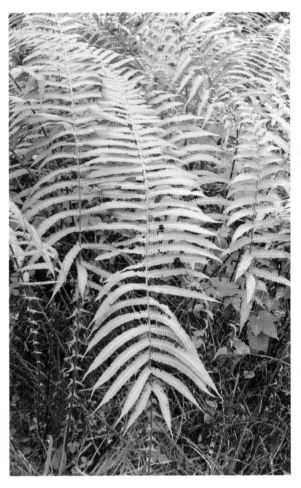

植物名称：普通假毛蕨 *Pseudocyclosorus subochthodes* (Ching) Ching

植物形态：根状茎短而横卧，疏被鳞片；鳞片薄，棕色，卵形。叶近生；叶柄长10～20 cm，基部深棕色，疏被鳞片，上部禾秆色，多少被毛；叶片披针形，先端突然狭缩，基部渐缩小或有时突狭缩，二回羽裂；羽片13～31对，互生，斜展，无柄，披针形；下部2～4对羽片渐缩成三角状耳片；中部羽片基部阔楔形，先端长渐尖，羽裂几达羽轴；裂片斜展，披针形，全缘，先端短尖；叶干后灰绿色，纸质，沿叶脉两面多少有毛；叶轴、羽轴有较密的白色柔毛或针毛；叶脉分离，基部1对小脉出自主脉基部之上，上侧的达于缺刻底部，下侧的伸达缺刻以上的边缘。孢子囊群圆形，生小脉中部以上，稍近叶缘；囊群盖圆肾形，光滑，宿存。

生境及分布：生于海拔300～1400 m的山谷溪边砾石间或石隙，牢固着生，可抵御溪流冲刷。分布于江口、印江、松桃、雷山、台江、剑河、镇宁、贞丰、贵定、都匀、三都、赤水、道真及贵阳等地。

采收加工：夏季、秋季采收，晒干。

功能与主治：全草入药，清热解毒。

附注：民间草药。

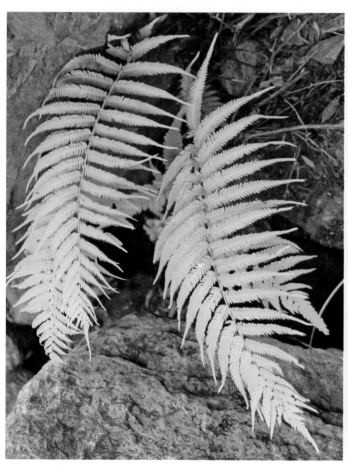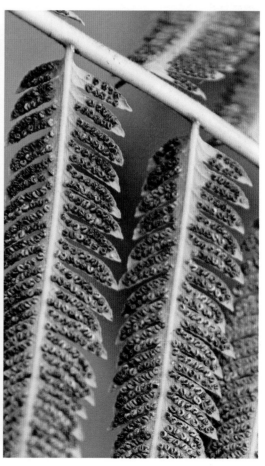

植物名称：紫柄蕨 *Pseudophegopteris pyrrhorhachis* (Kunze) Ching

植物形态： 植株高70～140 cm。根状茎长而横走，先端有鳞片。叶近生或远生；叶柄栗红色或栗紫色，有光泽，长34～51 cm，基部具短毛及少数披针形鳞片，向上光滑；叶片椭圆状披针形，基部多少狭缩，二至三回羽裂，先端渐尖；羽片13～20对，对生，无柄；中部羽片较大，基部圆楔形至近截形，先端渐尖或长渐尖；小羽片或裂片长圆形至长圆状披针形，互生，平展，贴生羽轴，彼此以狭翅相连，分裂而形成小裂片；小裂片卵状三角形至长圆形；叶草质，上面光滑，下面有少数灰白色针毛或几光滑；羽轴、小羽轴上面密被短针毛；叶脉分离，裂片上的侧脉通常单一。孢子囊群卵形或近圆形，生侧脉中部，孢子囊上无针毛。

生境及分布： 生于海拔500～2200 m的山坡林下、林缘、山谷溪沟边，土生。分布于梵净山、雷公山和道真大沙河、赤水金沙沟等自然保护区以及赫章、纳雍、晴隆、兴仁等地。

采收加工： 夏季、秋季采收，晒干。

功能与主治： 全草入药，祛风利湿，清热消肿，止血。主治风湿，疮疡肿毒，吐血，便血。

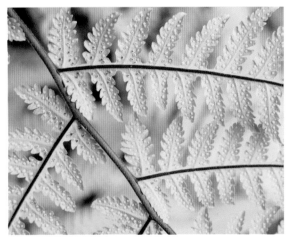

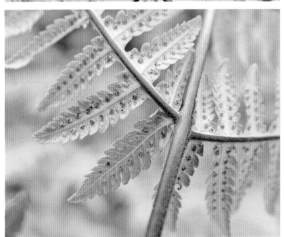

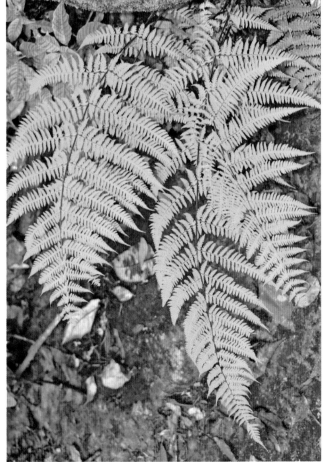

植物名称：**贯众叶溪边蕨** *Stegnogramma cyrtomioides* (C. Christensen) Ching

别称：波叶溪边蕨、乳鸡蕨、小狗鸡子

植物形态：植株高达51 cm。根状茎直立或斜升，连同叶柄基部疏被鳞片；鳞片棕色，披针形。叶柄长11～26 cm，深禾秆色，下部密被毛；毛白色，多细胞，长2～3 mm，向上变短而稀疏至近光滑。叶片披针形，基部略狭缩，先端渐尖，一回羽状；羽片6～10对，中部羽片较大，卵状长圆形至阔披针形，边缘全缘或波状，先端钝或短尖；叶草质，粗糙，两面具针毛，叶轴上面密被短针毛，下面有多细胞长毛；叶脉明显，每羽片有侧脉约10对，小脉3～4对，常仅基部1对联结，形成三角形网眼。孢子囊群线形；每个孢子囊近顶部有针毛多达6枚。

生境及分布：生于海拔800～1150 m的山坡林下、林缘或沟边湿地。分布于江口、印江、赤水及贵阳等地。

采收加工：夏季、秋季采收，晒干或鲜用。

功能与主治：根茎入药，平肝潜阳。主治眩晕，心烦失眠，盗汗。

附注：贵州药用新资源。

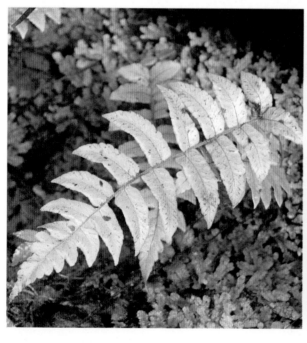
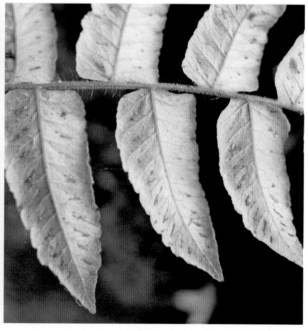

岩蕨科 Woodsiaceae

中小型旱生蕨类。根状茎短而直立或横卧，或为斜升，被鳞片；鳞片披针形，棕色，膜质。叶簇生；叶柄多少被鳞片及节状长毛，有的具有关节；叶片椭圆状披针形至狭披针形，一回羽状或二回羽裂；叶脉羽状，分离，小脉先端往往有水囊体，不达叶边；叶多少被粗毛、细长毛、腺毛或头状腺体，或羽轴下面被小鳞片；叶轴下面圆形，上面有浅纵沟，通常被同样的毛及小鳞片。孢子囊群圆形，着生于小脉的中部或近顶部，不具隔丝；囊托略隆起，在远轴一端生出孢子囊；囊群盖下位，膜质，形状多样，顶端开口，无盖或假盖膜质；孢子囊大型，球形。孢子椭圆形，两侧对称，单裂缝，外壁表面光滑。

滇蕨属 Cheilanthopsis 和膀胱蕨属 Protowoodsia 并入岩蕨属 Woodsia。

本科约4属43种，主要分布于北半球温带及寒带，少数分布于南美洲，南美洲有1种。我国有3属24种，9特有种。主产我国北部，向南分布至南岭山脉以北及喜马拉雅山区。

植物名称：耳羽岩蕨 *Woodsia polystichoides* D. C. Eaton

别称：耳羽草、蜈蚣旗根

植物形态： 植株高10～30 cm。根状茎短而直立，顶端密生鳞片；鳞片棕色，卵状披针形，膜质，边缘略呈流苏状。叶簇生；叶柄深禾秆色至栗褐色，长1.5～7 cm，在顶端或近顶端有关节，具线形或线状披针形鳞片及长毛；叶片一回羽状，狭披针形，向基部狭缩，先端渐尖；羽片15～28对，中部的较大，基部不对称，上侧耳状，截形，下侧楔形，先端钝，全缘或波状；下部数对羽片缩小并多少向下反折；叶纸质，两面有长毛，沿中肋和侧脉下面有小鳞片；叶脉羽状，小脉先端在近叶缘处成水囊体。孢子囊群圆形，生上侧小脉顶端，近叶缘生；囊群盖碗形。

生境及分布： 生于海拔1400～2400 m的高山河谷、山顶石隙。分布于江口、印江、德江、桐梓、赫章、水城、威宁、纳雍、道真等地。

采收加工： 全年均可采收，洗净，鲜用。

功能与主治： 根茎入药，舒筋活络。主治筋伤疼痛，活动不利。

附注：《新华本草纲要》收载品种。

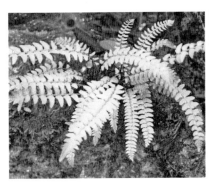
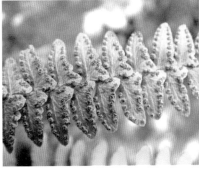
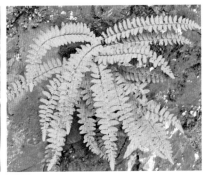

蹄盖蕨科 Athyriaceae

　　中小型蕨类。土生。根状茎横走、横卧或斜升至直立，多少被鳞片；鳞片披针形、卵形、心形，或为狭长披针形，全缘或边缘有细齿。叶簇生、近生或远生；叶柄具1~2条纵沟，有2条维管束，向上会合成"V"字形。叶片通常一至三回羽状，顶部羽裂渐尖或奇数羽状，有时近奇数羽状，无毛或有毛；叶片、羽片全缘或有锯齿，少有全缘；叶轴、各回羽轴及中肋上面通常有彼此贯通或不相通的纵沟；叶脉分离，羽状，侧脉单一或分叉，少联结。孢子囊群圆形、椭圆形、线形、新月形、马蹄形或圆肾形，有或无囊群盖；囊群盖圆肾形、线形、新月形、弯钩形或马蹄形，以弯缺处或一侧着生，成熟时扁平或拱胀。孢子通常极面观椭圆形，赤道面观肾形或半圆形，单裂缝，周壁有多种纹饰，常见褶皱纹饰。

　　本科系统变化较大，光叶蕨属 *Cystoathyrium*、羽节蕨属 *Gymnocarpium*、亮毛蕨属 *Acystopteris* 及冷蕨属 *Cystopteris* 已经独立成为冷蕨科 Cystopteridaceae。肠蕨属 *Diplaziopsis* 独立成肠蕨科 Diplaziopsidaceae。轴果蕨属 *Rhachidosorus* 独立成轴果蕨科 Rhachidosoraceae。短肠蕨属 *Allantodia*、毛轴线盖蕨属 *Monomelangium* 和菜蕨属 *Callipteris* 并入双盖蕨属 *Diplazium*。假蹄盖蕨属 *Athyriopsis*、蛾眉蕨属 *Lunathyrium*、介蕨属 *Dryoathyrium* 和网蕨属 *Dictyodroma* 并入对囊蕨属 *Deparia*。拟鳞毛蕨属 *Kuniwatsukia* 并入安蕨属 *Anisocampium*。假冷蕨属 *Pseudocystopteris* 并入蹄盖蕨属 *Athyrium*。日本安蕨 *Anisocampium niponicum* (Mettenius) Yea C. Liu 并入安蕨属 *Anisocampium*。

　　本科5属约600种，广泛分布于热带至寒带地区。我国有5属278种，135特有种，全国均有分布。

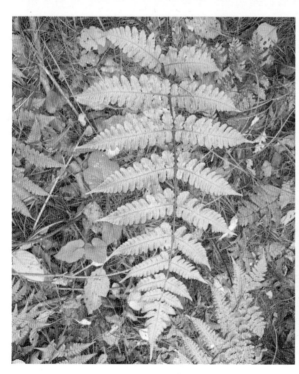
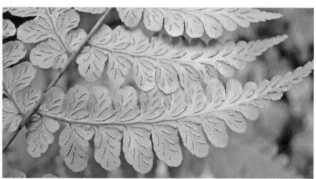
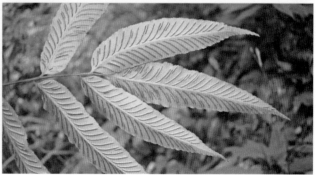

植物名称：日本安蕨 *Anisocampium niponicum* (Mettenius) Yea C. Liu, W. L. Chiou & M. Kato
别称：日本蹄盖蕨、华东蹄盖蕨

植物形态：植株高达1.1 m。根状茎横卧，先端和叶柄基部密被鳞片；鳞片红棕色，膜质，披针形。叶近生；叶柄禾秆色，长15～50 cm，下部疏被鳞片，向上光滑；叶片二回羽状，卵形或卵状长圆形，先端突然狭缩；羽片6～12对，互生，斜展，披针形，基部圆楔形，先端渐尖至尾状；下部羽片最大，有长5～10 mm的柄；小羽片10～20对，互生，斜展，有短柄或无柄，披针形，基部不对称，先端短尖或钝，羽状浅裂至半裂；裂片长圆形，边缘具锐齿；叶脉羽状，裂片上的侧脉单一；叶草质，两面光滑；叶轴、羽轴有少数膜质小鳞片。孢子囊群长圆形、钩形或马蹄形；囊群盖与囊群形状相似，棕色，膜质，啮蚀状。

生境及分布：生于海拔140～2200 m的较为阴湿的山坡路边、疏林下。贵州各地均有分布。

采收加工：夏季、秋季采挖，洗净，晒干。

功能与主治：根茎入药，清热解毒，止血，驱虫。主治疮痈肿毒，痢疾，衄血，蛔虫病，虫积腹痛。

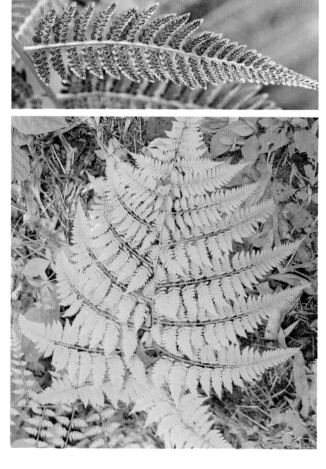
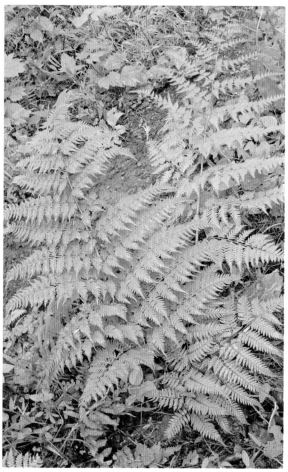

植物名称：华东安蕨 *Anisocampium sheareri* (Baker) Ching

植物形态：植株高达65～110 cm。根状茎长而横走，被棕色披针形鳞片。叶远生；叶柄长20～40（～57）cm，禾秆色，基部暗棕色，疏被鳞片，向上光滑；叶片一回羽状，卵形或卵状三角形，基部圆楔形，先端羽裂渐尖；羽片5～8对，镰状披针形；基部1对羽片的基部不对称，上侧截形，下侧狭楔形，边缘羽状浅裂至深裂；其余羽片基部对称或近对称，边缘羽状浅裂；裂片先端圆，具软骨质锐齿；叶脉羽状，侧脉单一或分叉；叶草质至纸质，两面光滑；羽轴、中肋及叶脉下面有灰色短毛。孢子囊群圆形，生于小脉中部；囊群盖小，圆肾形，膜质，边缘睫状，早落。

生境及分布：生于海拔300～1850 m的溪边林下。分布于江口、松桃、沿河、玉屏、德江、思南、麻江、黄平、丹寨、黎平、天柱、锦屏、剑河、镇远、金沙、惠水、独山、荔波、三都、贵定、都匀、岑巩、瓮安、凤冈、赤水、清镇、息烽及安顺等地。

采收加工：夏季、秋季采挖，洗净，晒干。

功能与主治：根茎入药，清热利湿。主治痢疾等。

附注：产藏量较大，可开发利用。

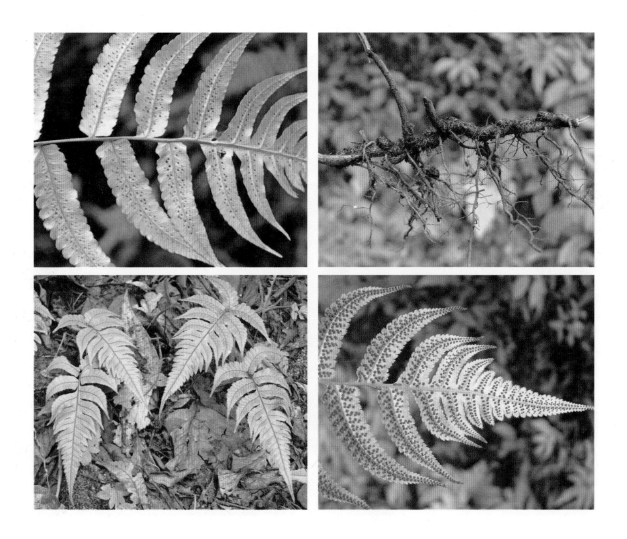

植物名称：**翅轴蹄盖蕨** *Athyrium delavayi* Christ

植物形态：植株高约50 cm。根状茎短而直立。叶簇生；叶柄长12～24 cm，基部深棕色，密被棕色线状披针形鳞片，向上渐光滑，禾秆色；叶片二回羽状，长圆形，先端突然变狭，基部略变狭；羽片10～20对，互生，平展而向上弯弓；下部几对羽片稍缩短，强度反折；中部的线状披针形，无柄或几无柄，先端尾状，一回羽状；小羽片15～20对，密接，近长方形，无柄或有短柄，基部不对称，上侧截形，下侧楔形，先端钝，具张开的锐齿，基部1对小羽片较大，通常覆盖叶轴；叶草质，光滑；叶轴、羽轴下面有短腺毛，上面有硬刺；叶脉分离。孢子囊群长圆形或新月形，每小羽片上2～3对，近中肋着生；囊群盖同形，膜质，全缘，宿存。

生境及分布：生于海拔800～1600 m的阴湿林下或林缘。分布于松桃、雷山、黔西、赤水、习水、普安等地。

采收加工：全年均可采收，洗净，鲜用或晒干。

功能与主治：全草入药，凉血，止血，清热解毒，消炎。主治水火烫伤，肺热咳嗽。

附注：《新华本草纲要》收载品种。

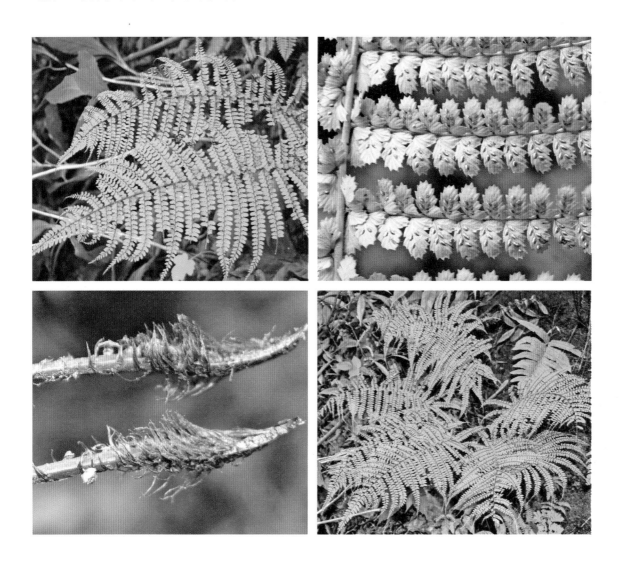

植物名称：长江蹄盖蕨 *Athyrium iseanum* Rosenstock

植物形态：植株高25~60（~80）cm。根状茎短而直立。叶簇生；叶柄长10~30（~50）cm，基部密被褐色披针形鳞片，向上近光滑，禾秆色或淡褐色；叶片卵状长圆形或长圆形，基部不狭缩或略变狭，先端渐尖至尾尖，三回羽状深裂；羽片8~18对，互生，斜展，有柄，披针形，中部羽片基部宽楔形，先端渐尖；小羽片狭卵形，基部不对称，上侧截形，下侧楔形，中部羽片的基部小羽片近对生；裂片长圆形，基部上侧的最大，具短齿；叶草质，两面光滑；羽轴、小羽轴上面有针状刺；叶轴、羽轴、小羽轴下面多少被腺毛；叶脉分离。孢子囊群长圆形、新月形、钩形、马蹄形或圆肾形，近中肋着生；囊群盖同形，膜质、全缘，宿存。

生境及分布：生于海拔800~2200 m的阴湿林下或溪边。分布于江口、印江、雷山、剑河、黎平、赫章、瓮安、三都、赤水、桐梓、正安、绥阳等地。

采收加工：夏季、秋季采收，洗净，鲜用或晒干。

功能与主治：全草入药，解毒，止血。主治疮毒，痢疾，外伤出血。

附注：《新华本草纲要》收载品种。

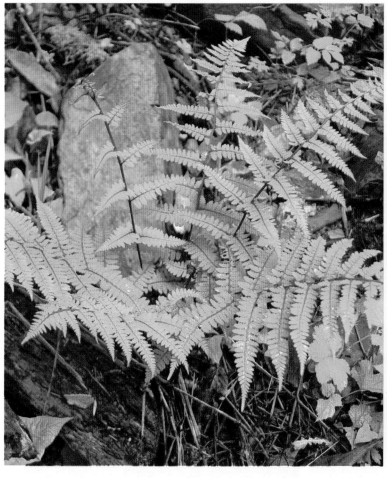
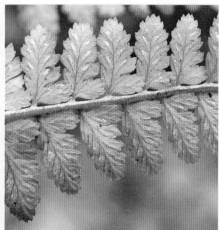
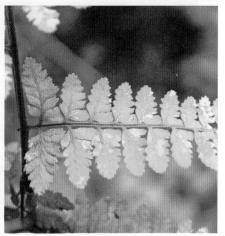

植物名称：**川滇蹄盖蕨** *Athyrium mackinnonii* **(C. Hope) C. Christensen**

植物形态：植株高65～100 cm。根状茎短而直立或斜升，先端及叶柄基部密被狭披针形鳞片；鳞片中央黑棕色，边缘棕色，先端纤维状。叶簇生；叶柄长28～58 cm，基部黑褐色，向上禾秆色，光滑；叶片卵形或卵状三角形，先端略急狭缩，二回羽状；羽片12～20对，互生，斜展，有短柄，长圆状披针形，先端渐尖至尾尖，基部羽片不缩短，中、下部羽片一回羽状；小羽片12～20对，互生，斜展，下部的几对缩短，常为卵形，中部的多为长圆形或长圆状披针形，基部略不对称，上侧耳状，先端钝或短尖，边缘具齿，羽状浅裂或深裂；叶纸质，两面光滑；叶轴、羽轴下面光滑或疏被短毛；叶脉分离。孢子囊群长圆形或短线形，偶有钩形或马蹄形；囊群盖同形，膜质，近全缘，宿存。

生境及分布：生于海拔1000～1500 m的林下、林缘。分布于贵阳等地。

采收加工：夏季、秋季采收，除去须根，洗净，晒干。

功能与主治：根茎入药，清热解毒，凉血止血。主治疮痈肿毒，外伤出血，烧烫伤。

附注：民间草药。

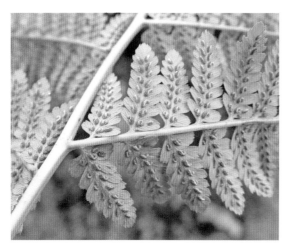

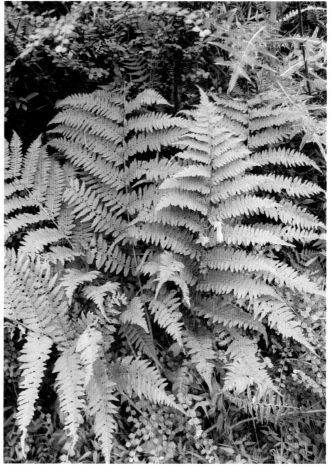

植物名称：**光蹄盖蕨** *Athyrium otophorum* (Miquel) Koidzumi

植物形态：植株高30~70 cm。根状茎短而直立或斜升，先端和叶柄基部密被黑褐色狭披针形鳞片。叶簇生；叶柄长15~35 cm，基部黑褐色，向上光滑，多少呈浅紫红色；叶片三角状卵形至卵状长圆形，基部不缩短或略缩短，先端急狭缩，二回羽状；羽片6~10对，互生，近平展，有短柄，披针形，基部截形，先端渐尖至长渐尖，一回羽状；小羽片约15对，三角状卵形至长圆状披针形，无柄，基部不对称，上侧耳状，耳片先端急尖，边缘近全缘或具小齿；叶草质至纸质，两面光滑；叶轴、羽轴淡紫红色，上面具刺状突起；叶脉分离，往往也呈淡紫色。孢子囊群长圆形，近主脉着生；囊群盖同形，膜质，全缘，宿存。

生境及分布：生于海拔700~1600 m的山坡林下、河谷溪边湿地、灌丛下石隙间。贵州各地均有分布，中部酸性山地较为常见。

采收加工：夏季、秋季采收，除去须根，洗净，晒干。

功能与主治：根茎入药，清热解毒，止血，驱虫。主治疮痈肿毒，血热出血，虫积腹痛。

附注：民间草药。

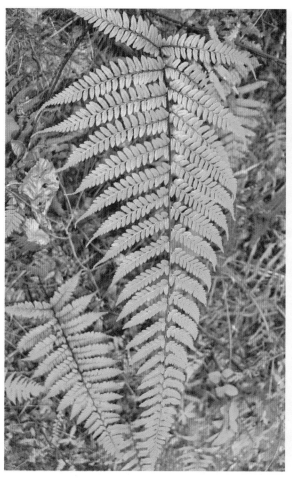
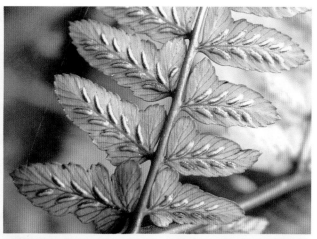
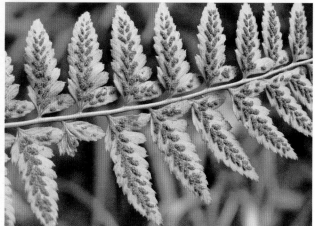

植物名称：贵州蹄盖蕨 *Athyrium pubicostatum* **Ching & Z. Y. Liu**

植物形态：植株高达60 cm。根状茎短而直立。叶簇生；叶柄长15～22 cm，基部密被线状披针形深棕色鳞片；向上光滑，禾秆色；叶片长圆形至披针形，基部截形，不狭缩或略狭缩，先端渐尖，二回羽状；羽片12～18对，狭披针形，中部羽片基部截形，无柄或几无柄，先端渐尖，一回羽状；小羽片10～15对，互生，平展，接近，无柄，三角状长圆形，基部不对称，上侧多少呈耳状，下侧楔形而略下延，先端钝或急尖，边缘全缘或有细齿；叶草质至纸质，两面光滑；叶轴、羽轴禾秆色，上面具刺，下面密被腺毛；叶脉分离，侧脉单一或二叉。孢子囊群长圆形至线形；囊群盖同形，膜质，宿存。

生境及分布：生于海拔1000～2100 m的酸性山地林下。分布于江口、雷山及贵阳等地。

采收加工：夏季、秋季采收，除去须根，洗净，晒干。

功能与主治：根茎入药，清热解毒，凉血止血，杀虫。主治虫积腹痛，流行性感冒，麻疹，吐血。

附注：民间草药。

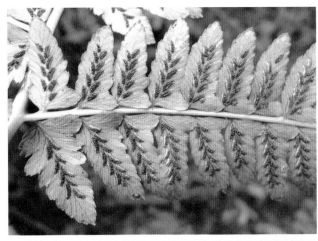

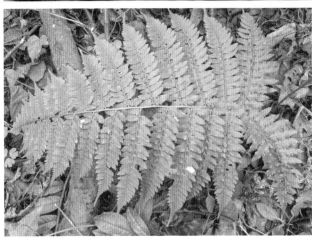

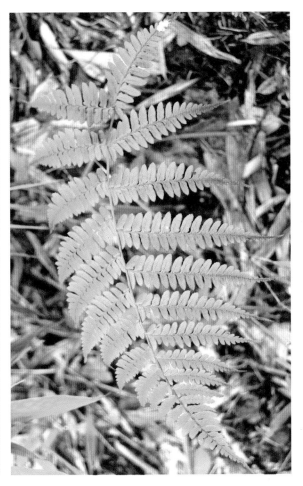

植物名称：华中蹄盖蕨 *Athyrium wardii* (Hooker) Makino

植物形态：植株高32～70 cm。根状茎短而直立或斜升，先端及叶柄基部密被棕色线状披针形鳞片。叶簇生；叶柄长16～35 cm，禾秆色或常呈紫红色，光滑；叶片卵形或卵状三角形，基部不变狭，先端急狭缩，尾状，二回羽状；羽片4～8对，互生，斜展，有短柄，披针形至狭披针形，下部羽片基部略变狭，近截形，先端渐尖或尾状，一回羽状；小羽片8～15对，互生，近平展，无柄，卵形或长圆形，基部不对称，上侧稍呈耳状，先端钝圆，边缘具齿至浅裂；叶草质或纸质，两面光滑；叶轴、羽轴常呈淡紫红色，上面有短刺突；羽轴和主脉下面被短腺毛；叶脉分离。孢子囊群长圆形或短线形，偶有钩形；囊群盖同形，膜质，近全缘，宿存。

生境及分布：生于海拔700～2200 m的酸性山地林下、林缘、溪边。分布于贵州各地。

采收加工：夏季、秋季采收，除去须根，洗净，晒干。

功能与主治：根茎入药，清热解毒，止血，驱虫。主治疮毒，衄血，痢疾，虫积腹痛。

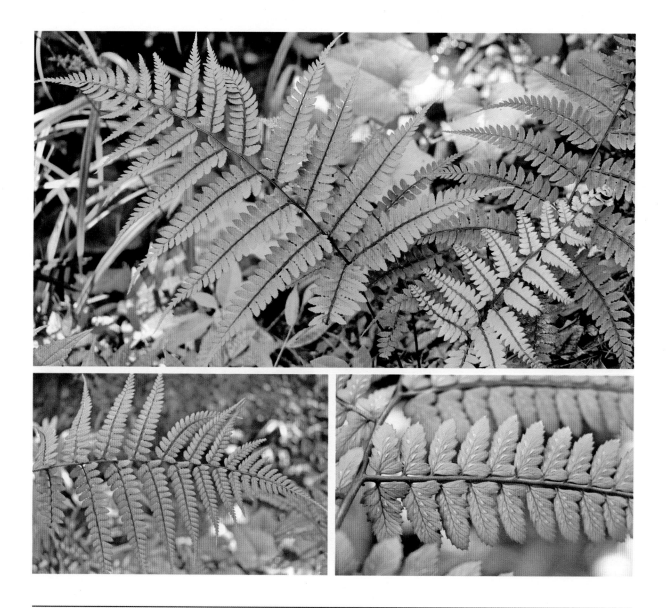

植物名称：禾秆蹄盖蕨 *Athyrium yokoscense* (Franchet & Savatier) Christ

别称：横须贺蹄盖蕨、尖裂蹄盖蕨

植物形态： 植株高40~62 cm。根状茎短而直立，先端及叶柄基部密被狭披针形鳞片。叶簇生；叶柄长17~30 cm，基部黑褐色，向上禾秆色，光滑；叶片长圆形或披针形，基部不变狭或略狭缩，先端长渐尖，二回羽状；羽片12~16对，中下部的平展，上部的斜展，基部1对或2对稍缩短，并多少反折；中部羽片狭披针形，无柄或几无柄，基部最宽，截形，先端长渐尖，一回羽状；小羽片长圆形或狭三角形，基部与羽轴以狭翅相连，上侧稍凸起，先端短尖，边缘具粗齿；叶纸质，干后绿色，两面光滑；羽轴上面有短刺突；叶脉分离。孢子囊群卵形，长圆形，钩形或马蹄形；囊群盖同形，膜质，全缘，宿存。

生境及分布： 生于海拔1200~2400 m的路边林缘或山顶石隙间。分布于梵净山等地。

采收加工： 夏季、秋季采收，除去须根，洗净，晒干。

功能与主治： 根茎入药，驱虫，解毒，止血。主治蛔虫病，外伤出血。

附注： 贵州药用新资源。产藏量较小，需加以保护。

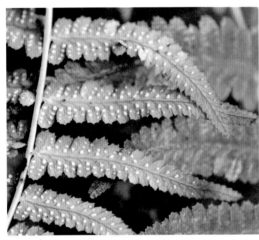

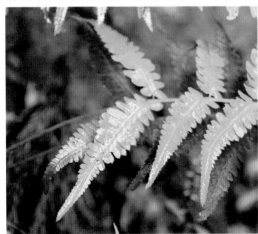

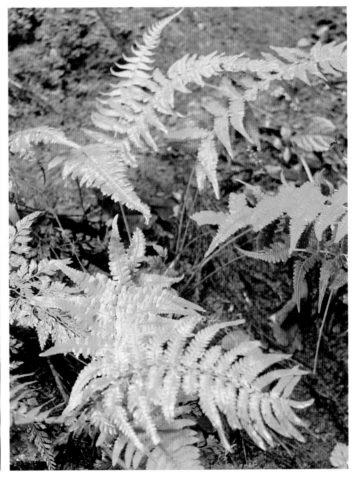

植物名称：尖头蹄盖蕨 *Athyrium vidalii* (Franchet et Savatier) Nakai

植物形态：植株高46~55 cm。根状茎短而直立或斜升，先端及叶柄基部密被狭披针形鳞片；鳞片先端纤维状。叶簇生；叶柄长18~33 cm，基部黑褐色，向上禾秆色，光滑；叶片卵形或卵状三角形，先端急狭缩，二回羽状；羽片8~12对，互生，斜展，有短柄，长圆状披针形，先端渐尖至尾尖，基部羽片不缩短，中部羽片一回羽状；小羽片10~15对，互生，略斜展，中部小羽片长圆形或长圆状披针形，基部不对称，上侧耳状，先端钝或短尖，边缘具齿或常羽裂；叶草质或纸质，干后褐绿色，两面光滑；叶轴、羽轴禾秆色或常呈淡紫红色，下面光滑或疏被短毛；叶脉分离。孢子囊群长圆形或短线形，偶有钩形或马蹄形；囊群盖同形，膜质，近全缘或啮蚀状，宿存。

生境及分布：生于海拔1200~2400 m的路边林缘或山顶石隙间。分布于绥阳、正安、道真、贵定及贵阳等地。

采收加工：夏季、秋季采收，除去须根，洗净，晒干。

功能与主治：根茎入药，清热解毒，凉血止血。主治疮痈肿毒，外伤出血，烧烫伤。

附注：民间草药。

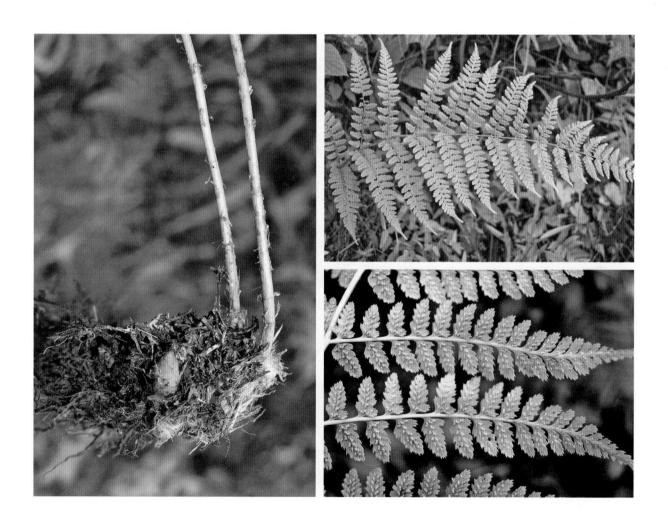

植物名称：角蕨 *Cornopteris decurrenti-alata* (Hooker) Nakai

植物形态：植株高35～70 cm。根状茎横卧，先端被棕色披针形鳞片。叶近生；叶柄暗绿色，长12～40 cm，基部有鳞片，向上近光滑或具节状毛，上面有沟；叶片三回羽裂，卵状长圆形，（23～40 cm）×（15～30 cm），先端渐尖；羽片7～10对，斜展，披针形；下部羽片最大，（8～18 cm）×（2.5～7 cm），基部近截形，无柄，先端短尖至渐尖，羽状全裂至一回羽状；裂片长圆形，先端圆形或近截形，边缘全缘至具圆齿；叶脉羽状；叶草质，干后褐色，有毛或无毛。孢子囊群短线形或狭椭圆形。

生境及分布：生于海拔800～2000 m的阴湿林下、溪边。分布于梵净山、雷公山等地。

采收加工：夏季、秋季采收，除去须根，洗净，晒干。

功能与主治：根茎入药，清热解毒，利尿消肿，舒经活络。主治痢疾，乳蛾，疮毒，小便不利，跌打损伤，劳伤。

附注：民间草药。

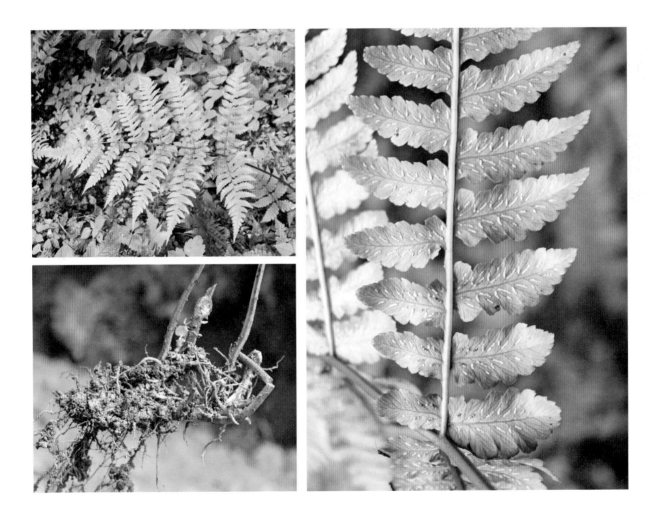

植物名称：黑叶角蕨 *Cornopteris opaca* (D. Don) Tagawa

植物形态：植株高达1 m或过之。根状茎短，斜升至直立，先端被棕色披针形或阔披针形鳞片。叶簇生；叶柄暗绿色，长达50 cm，基部疏被鳞片，向上近光滑；叶片卵状三角形至长圆形，基部圆楔形，先端渐尖，二至三回羽裂；羽片7~8对，具有长达5 mm的柄，长圆状披针形至线状披针形，基部截形，先端渐尖或短尾状；小羽片长圆形，基部宽楔形，无柄，多数与羽轴贴生，先端短尖至渐尖，边缘具浅齿或羽裂；基部小羽片很短，先端圆；裂片先端近截形或呈圆形；叶脉羽状，小脉单一或分叉；叶草质，干后暗褐色，两面光滑；中肋下面有棕色小鳞片。孢子囊群长圆形至线形。

生境及分布：生于海拔1200~1900 m的路边林缘或溪边。分布于印江、贵定、安龙、贞丰及贵阳等地。

采收加工：夏季、秋季采收，除去须根，洗净，晒干。

功能与主治：根茎入药，清热解毒，利尿消肿，舒经活络。主治痢疾，乳蛾，疮毒，小便不利，跌打损伤，劳伤。

附注：贵州药用新资源。贵州少见，需加以保护。

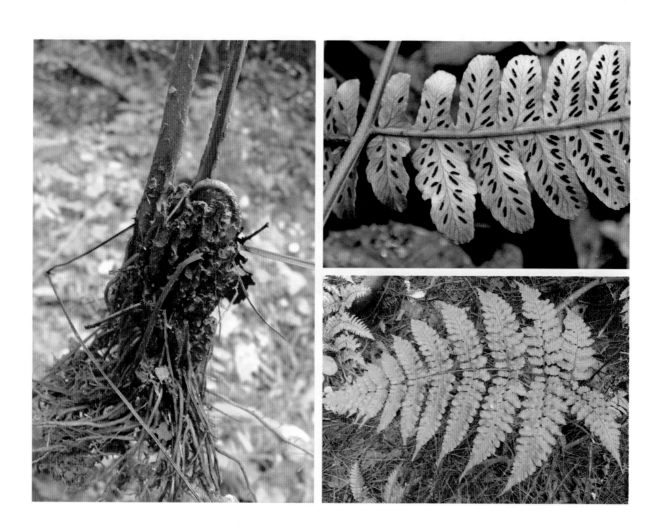

植物名称：对囊蕨 *Deparia boryana* (Willdenow) M. Kato

别称：介蕨、贯众

植物形态：植株高1 m或过之。根状茎横卧，连同叶柄基部被披针形鳞片。叶近生；叶柄禾秆色，长50~60 cm；叶片三回深羽裂，卵形，先端渐尖；羽片8~10对，互生，有柄，长圆状披针形；小羽片约15对，互生，无柄或有柄，平展，狭三角形至长圆状披针形，基部截形，先端渐尖，深羽裂；裂片8~14对，边缘具圆齿或全缘，先端钝圆；叶脉在裂片上羽状，侧脉单一或分叉；叶草质，叶轴、羽轴及中脉疏被棕色披针形小鳞片及蠕虫状鳞毛。孢子囊群小，圆形；囊群盖棕色，圆肾形，膜质，撕裂状，早落。

生境及分布：生于海拔1400 m以下的林下溪沟或石缝中。分布于水城、望谟、独山、赤水、正安及毕节等地。

采收加工：夏季、秋季采收，洗净，鲜用或晒干。

功能与主治：根茎入药。主治钩虫病。

附注：民间草药。

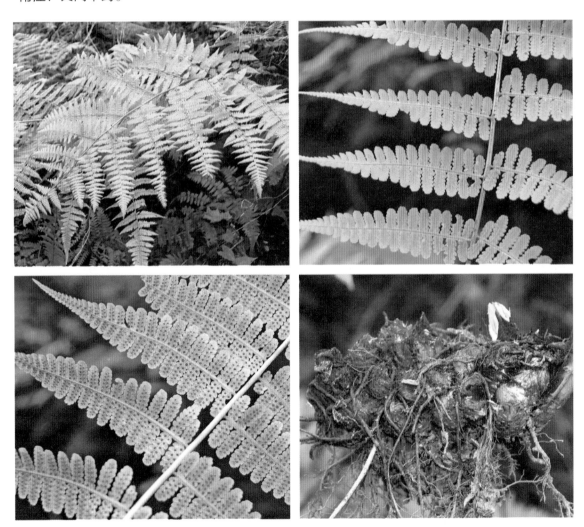

植物名称：**鄂西对囊蕨** *Deparia henryi* (Baker) M. Kato

植物形态：植株高达1 m。根状茎横卧。叶近生；叶柄长34～47 cm，基部有深棕色披针形鳞片，向上渐光滑。叶片二回深羽裂，椭圆形或长圆形，向基部不狭缩或略狭缩，先端渐尖；羽片12～15对，互生，无柄，披针形；裂片长圆形，边缘具圆齿，先端钝圆；叶脉在裂片上呈羽状，侧脉二叉或三叉分枝；叶草质或纸质，上面光滑；叶轴和羽轴下面有小鳞片及蠕虫状鳞毛。孢子囊群长圆形，钩形，新月形或马蹄形，生于叶脉中部以下；囊群盖与囊群同形，膜质，撕裂状，并在边缘呈睫状，宿存。

生境及分布：生于海拔1400～2000 m的山谷湿地及山洞内。分布于桐梓、绥阳、正安、道真等地。

采收加工：夏季、秋季采收，洗净，鲜用或晒干。

功能与主治：全草入药，清热消肿。主治疮痈肿毒。

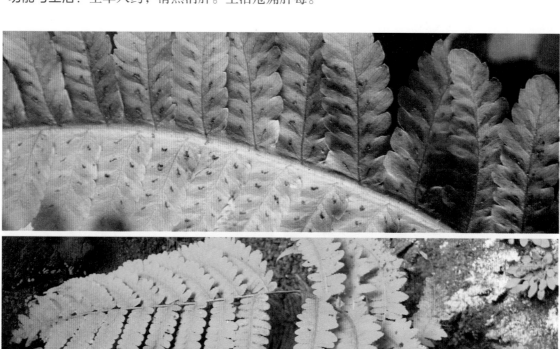

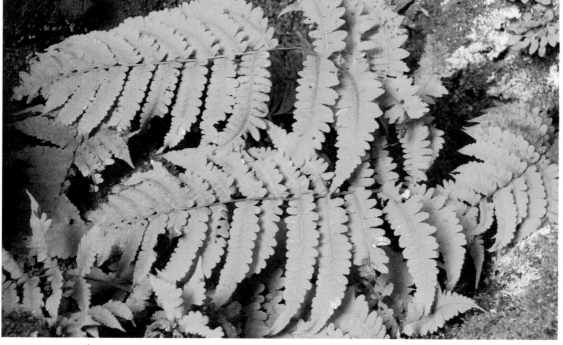

植物名称：单叶对囊蕨 *Deparia lancea* (Thunberg) Fraser-Jenkins

别称：单叶双盖蕨

植物形态：植株高15～50 cm。根状茎长而横走，连同叶柄基部被鳞片；鳞片黑色或棕色，披针形至线状披针形。叶远生；叶柄淡灰色，长5～22 cm；叶片狭披针形或线状披针形，（10～29 cm）×（1.5～3 cm），两端渐变狭，边缘全缘或略呈波状；中肋两面凸起；叶脉分离，达于叶边；叶纸质或近革质。孢子囊群线形，长达1 cm，单生或双生一脉；囊群盖淡棕色，膜质。

生境及分布：生于海拔140～1300 m酸性山地的沟谷、林下、路边、土生或石生。分布于贵州各地。

采收加工：全年或夏、秋季采收，洗净，鲜用或晒干。

功能与主治：全草入药，清热凉血，利尿通淋。

附注：民间草药。

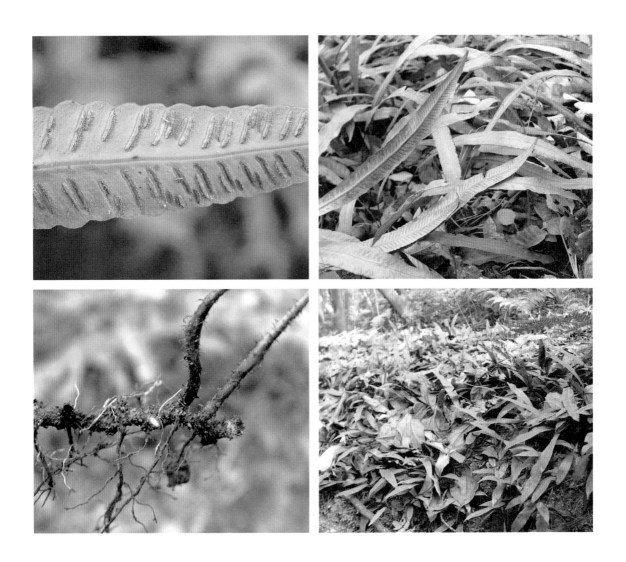

植物名称：大久保对囊蕨 *Deparia okuboana* (Makino) M. Kato

别称：华中介蕨

植物形态：植株高逾1 m。根状茎横卧。叶近生；叶柄长17～55 cm，淡棕禾秆色，基部疏被褐色披针形鳞片，向上光滑；叶片三回羽裂，宽卵形，基部圆楔形，先端渐尖；羽片6～11对，互生，略斜展，下部羽片较大，椭圆状披针形，向基部变狭，几无柄，先端渐尖；小羽片长圆形至长圆状披针形，互生，平展，基部近方形或宽楔形，下延并与羽轴贴生，通常羽状半裂，先端钝或短尖；裂片长圆形，斜展，全缘，圆头；叶脉在裂片上羽状，侧脉2～4对，单一；叶草质或纸质，草绿色；叶轴、羽轴及中脉疏被蠕虫状小鳞片和毛。孢子囊群圆形；囊群盖圆肾形，淡棕色，膜质，宿存。

生境及分布：生于海拔500～2500 m的密林下沟中。分布于江口、松桃、沿河、德江、玉屏、思南、麻江、丹寨、黎平、黄平、天柱、锦屏、剑河、镇远、金沙、惠水、独山、荔波、三都、贵定、都匀、岑巩、瓮安、凤冈、赤水及安顺、贵阳等地。

采收加工：全年或夏季、秋季采收，洗净，鲜用或晒干。

功能与主治：全草入药，清热消肿。主治疮痈肿毒。

附注：《新华本草纲要》收载品种。

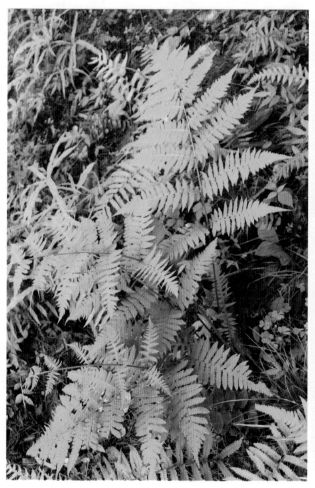
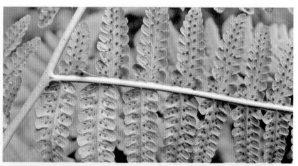
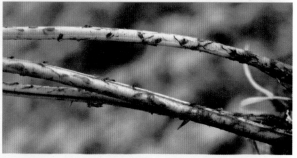
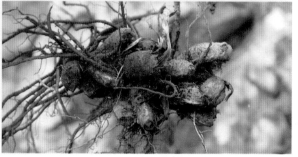

植物名称：**毛叶对囊蕨** *Deparia petersenii* (Kunze) M. Kato

别称：假蹄盖蕨

植物形态：植株高达90 cm。根状茎长而横走，先端密被棕色阔披针形鳞片。叶远生；叶柄基部通常深棕色，上部禾秆色，长15～50 cm，疏被鳞片和节状毛；叶片多变，通常阔卵状披针形或长圆状披针形，有时卵形，二回羽裂，羽片8～10对，披针形，平展或略斜展，中部以下羽片基部近截形，先端短尖至渐尖；裂片长圆形，边缘全缘至有浅圆齿，先端钝圆；叶脉羽状，每裂片有侧脉4～8对，单一或分叉；叶草质，上面色深；叶轴、羽轴和叶脉两面具长节毛，叶轴下面有小鳞片，在下面脉间光滑或有毛。孢子囊群短线形，单生，或在基部上侧小脉上双生；囊群盖与囊群同形，淡棕色，膜质，边缘啮蚀状。

生境及分布：生于海拔1500 m以下酸性山地的山谷林下或村旁路边湿地。分布于江口、松桃、印江、从江、黄平、赫章、大方、黔西、紫云、贞丰、望谟、贵定、都匀、平塘、道真、赤水、习水、清镇、修文、息烽等地。

采收加工：秋季采挖，洗净，鲜用或晒干。

功能与主治：根茎入药，清热消肿。主治疮痈肿毒，乳痈，目赤肿痛。

附注：《新华本草纲要》收载品种。

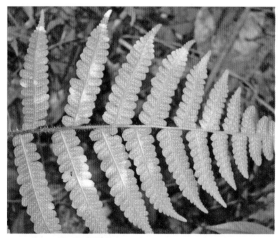

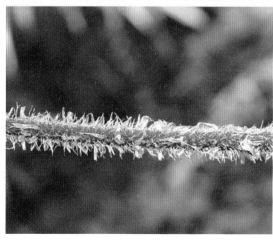

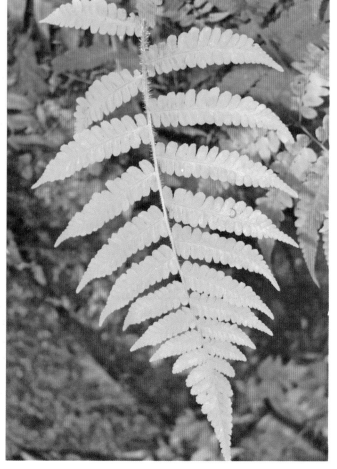

植物名称：华中对囊蕨 *Deparia shennongensis* (Ching, Boufford & K. H. Shing)X. C. Zhang

别称：华中峨眉蕨

植物形态：植株高65～80 cm。根状茎直立或斜升，先端和叶柄基部被鳞片；鳞片棕色，膜质，披针形。叶簇生；叶柄长9～14 cm，禾秆色或红棕色，疏被短毛或近光滑；叶片二回羽状深裂，披针形，基部渐狭，先端渐尖；羽片20～25对，中部羽片最大，狭披针形，基部截形，先端渐尖，羽状深裂；裂片长圆形，先端圆钝，边缘有圆齿，裂片间缺刻处无多细胞毛；下部5～8对羽片渐缩短；基部羽片小，耳片状；叶脉在裂片上羽状，侧脉5～7对，单一；叶草质，两面近光滑；叶轴、羽轴上面疏被多细胞短毛。孢子囊群椭圆形，每裂片有2～4对；囊群盖与囊群同形，边缘啮蚀状，宿存。

生境及分布：生于海拔1250～2400 m的山坡密林下或溪边。分布于江口、印江、纳雍、大方、桐梓、绥阳、道真等地。

采收加工：夏季、秋季采收，晒干。

功能与主治：全草入药，清热解毒，消肿。

附注：民间草药。

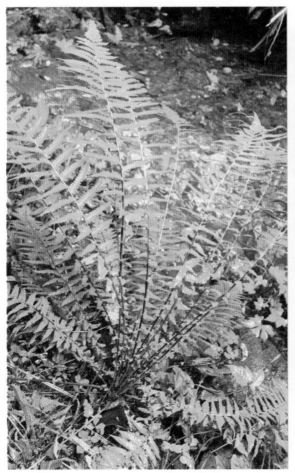
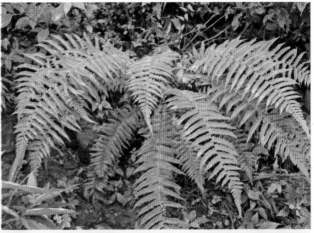
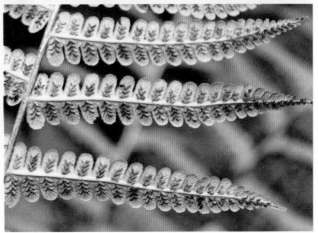

植物名称：单叉对囊蕨 *Deparia unifurcata* (Baker) M. Kato

别称：峨眉介蕨

植物形态：植株高50～90 cm。根状茎横走。叶近生或远生；叶柄长20～37 cm，禾秆色，基部被棕色、披针形鳞片；叶片狭卵形或长圆状披针形，基部不变狭，先端渐尖，二回深羽裂；羽片9～13对，长圆状披针形，基部阔楔形或截形，先端渐尖或尾状，羽状深裂；裂片长圆形，先端钝圆，边缘具圆齿；基部羽片的基部1对裂片缩短；叶脉羽状，侧脉分叉，稀单一；叶草质；叶轴上面具黑褐色蠕虫状鳞片和毛，羽轴上面也有。孢子囊群圆形，每裂片有1～4（～5）对；囊群盖圆肾形，小而早落。

生境及分布：生于海拔300～2500 m的山坡、河谷林下或岩洞内外。分布于江口、沿河、印江、镇远、威宁、纳雍、黔西、金沙、镇宁、紫云、普安、三穗、龙里、贵定、都匀、赤水、桐梓、绥阳、道真、清镇、修文、息烽等地。

采收加工：夏季、秋季采收，晒干。

功能与主治：全草入药，清热利湿。

附注：民间草药。

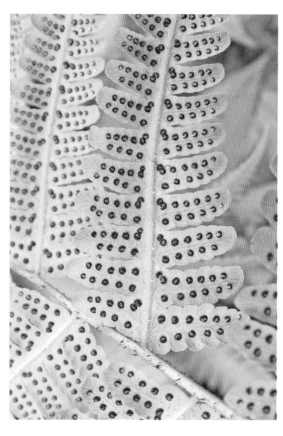
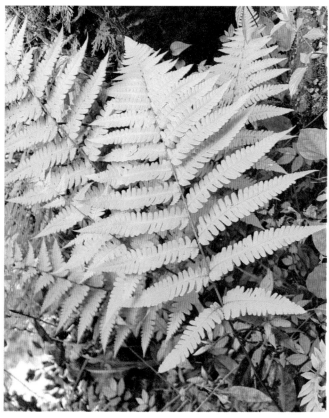

植物名称：**中华双盖蕨** *Diplazium chinense* (Baker) C. Christensen

别称：中华短肠蕨

植物形态：植株高达80 cm或过之。根状茎斜升至横走。叶簇生或近生；叶柄基部黑褐色，具黑色披针形鳞片，上部禾秆色，光滑，长30～40 cm；叶片三角形，三回羽状；羽片8～10对，斜展，基部羽片最大，有1～3 cm长的柄，长圆形或长圆状披针形，先端渐尖至尾状，二回羽状；小羽片互生，近平展，长圆形至长圆状披针形，具短柄或无柄，基部浅心形，先端渐尖；末回小羽片或裂片长圆形，先端钝圆，边缘具圆齿或羽状浅裂，稀深裂；叶草质，两面光滑；叶轴和羽轴禾秆色，光滑；叶脉在末回小羽片或裂片上羽状，小脉分叉，稀单一。孢子囊群长圆形至线形，生小脉中部；囊群盖与囊群同形，膜质。

生境及分布：生于海拔900～1500 m的石灰岩林下、林缘、河谷或岩洞口。分布于德江、镇宁、关岭、龙里及贵阳等地。

采收加工：全年采收，洗净，晒干。

功能与主治：全草入药，清热，祛湿。主治黄疸型肝炎，流行性感冒。

附注：《新华本草纲要》收载品种。

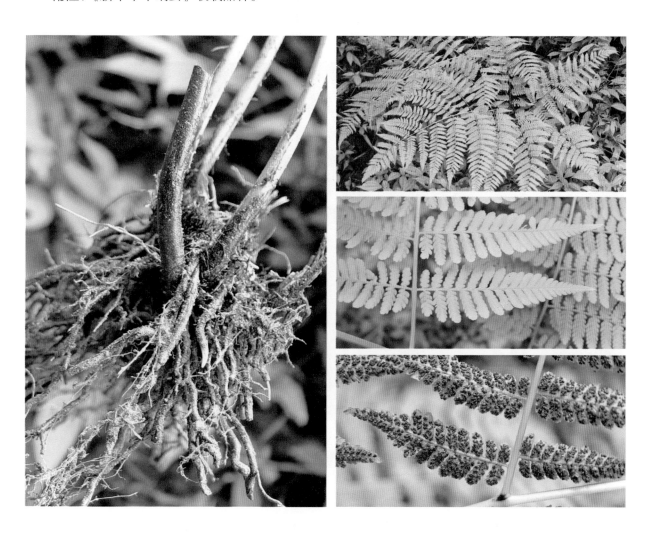

植物名称：厚叶双盖蕨 *Diplazium crassiusculum* Ching

植物形态： 植株高60～90 cm。根状茎短而斜升，先端及叶柄基部被鳞片；鳞片黑色，狭披针形，边缘有齿突。叶簇生；叶柄基部黑色，上部禾秆色，光滑，长27～50 cm；叶片奇数一回羽状，长圆形，（33～42 cm）×（15～25 cm）；侧生羽片1～3对，互生或近对生，斜展，有短柄，狭披针形，（14～24 cm）×（3～5.5 cm），基部圆楔形，羽片下部边缘常近全缘或波状，中部向先端具锯齿，先端渐尖至短尾状；顶生羽片与侧生羽片相似或较大；叶厚纸质或近革质，干后褐绿色，两面光滑；叶脉分离，侧脉分叉。孢子囊群和囊群盖长线形，长达2.5 cm，常单生于侧脉上的侧小脉上。

生境及分布： 生于海拔600～1050 m的阴湿林下或灌丛下。分布于榕江、贞丰、荔波、三都、独山、赤水等地。

采收加工： 夏季、秋季采收，晒干。

功能与主治： 全草入药，清热解毒，利尿，通淋。

附注： 民间草药。

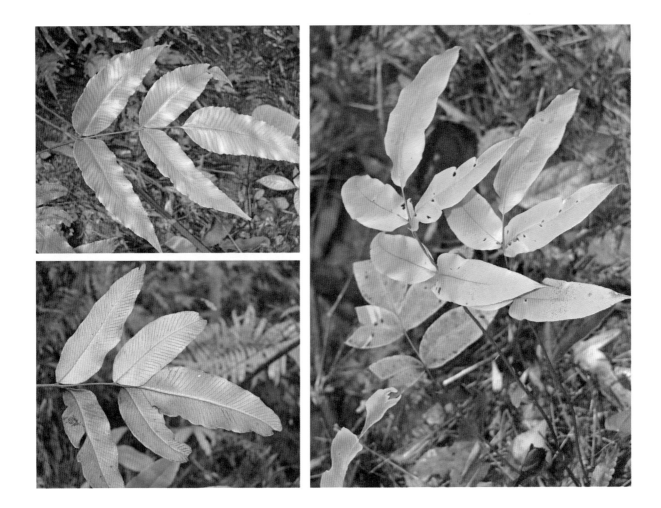

植物名称：毛柄双盖蕨 *Diplazium dilatatum* Blume

别称：膨大短肠蕨、毛柄短肠蕨

植物形态：植株高达2 m或更高。根状茎直立或斜升，先端及叶柄基部密被线状披针形鳞片；鳞片棕色或黄棕色，边缘黑色并有齿突。叶簇生；叶柄基部黑棕色，向上渐光滑，绿禾秆色，长60～90 cm；叶片三角形，比叶柄长，二回羽状；羽片约6对，互生，斜展；下部羽片，柄长2～5 cm，长圆形至长圆状披针形，先端渐尖，一回羽状；小羽片9～12对，互生，近平展，有短柄，狭三角状披针形或长圆状披针形，基部截形，先端渐尖，有粗齿或羽状浅裂，稀半裂；叶纸质，光滑；沿叶轴、羽轴及小羽轴常有少数二色小鳞片；叶脉羽状，小脉单一。孢子囊群线形，多数单生，少数双生；囊群盖与囊群同形。

生境及分布：生于海拔450～900 m的河谷林下或土生。分布于镇宁、关岭、册亨、望谟、贞丰、独山、罗甸、赤水等地。

采收加工：秋季采收，洗净，晒干。

功能与主治：根茎入药，清热解毒，除湿，驱虫。主治肝炎，流行性感冒，疮痈肿毒，肠道寄生虫病。

附注：《新华本草纲要》收载品种。

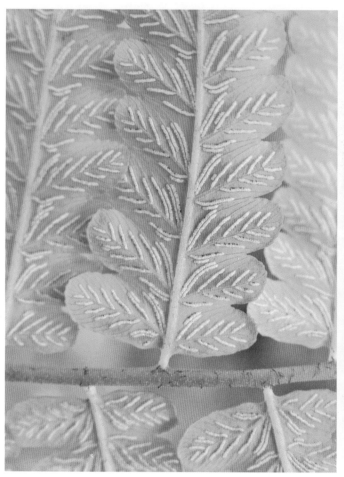

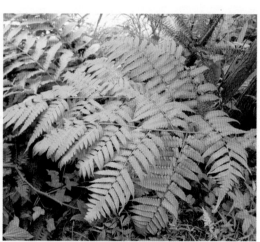

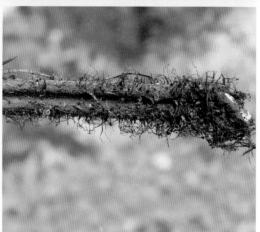

植物名称：食用双盖蕨 *Diplazium esculentum* (Retzius) Swartz

别称：菜蕨

植物形态：植株高达1.5 m或过之。根状茎粗壮，直立或斜升，密被鳞片；鳞片棕色或深棕色，狭披针形，边缘具齿突。叶簇生；叶柄长30~55 cm，禾秆色至棕禾秆色，基部具鳞片，向上光滑；叶片椭圆形，基部变狭，先端渐尖，一至二回羽状；羽片8~14对，互生，斜展，中部羽片阔披针形，有柄，一回羽状；小羽片互生，平展，狭三角状披针形，基部近截形，两侧稍呈耳状，先端渐尖，边缘具齿或羽状浅裂；下部1或2对羽片明显缩短；叶纸质，光滑；叶轴、羽轴光滑；叶脉羽状，下部2或3对小脉结合。孢子囊群线形，沿小脉着生，并与之同长；囊群盖与囊群同形，棕色，膜质，全缘。

生境及分布：生于海拔300~800 m的山谷溪边、河岸冲积沙地或石灰岩洞口。分布于榕江、从江、黎平、天柱、黔西、金沙、册亨、望谟、罗甸、荔波、三都等地。

采收加工：夏季、秋季采收，洗净，晒干。

功能与主治：根茎入药，清热解毒。主治痢疾，疮痈肿毒等。

附注：民间草药。

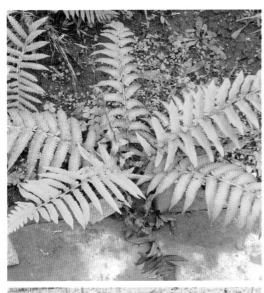

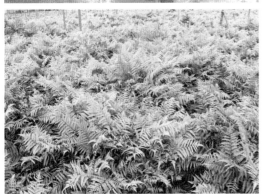

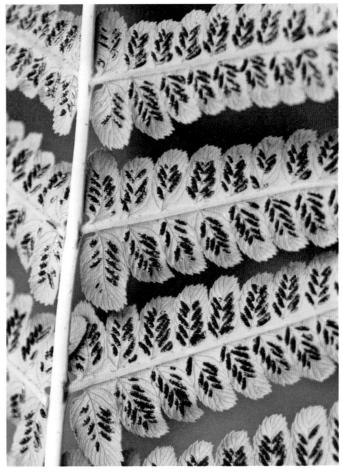

植物名称：毛轴食用双盖蕨 *Diplazium esculentum* (Retzius) Swartz var. *pubescens* (Link) Tardieu & C. Christensen

别称：毛轴菜蕨

植物形态：本变种与原变种食用双盖蕨*Diplazium esculentum* (Retzius) Swartz var. *esculentum*的区别在于叶轴及羽片下面密被锈黄色短毛。

生境及分布：生于海拔300～600 m的山谷溪边、石灰岩洞口或河岸冲积沙地。分布于从江、榕江、黎平、天柱、册亨、望谟、罗甸、荔波、三都等地。

采收加工：夏季、秋季采收，洗净，鲜用或晒干。

功能与主治：全草入药，清热解毒。

附注：民间草药。嫩芽可做蔬菜食用。

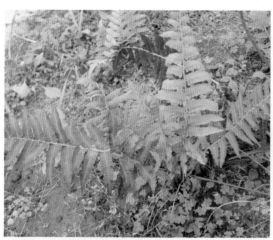
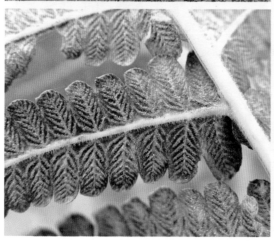
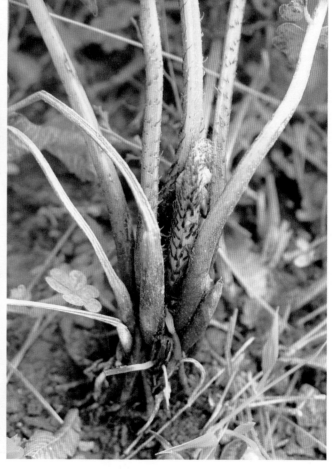

植物名称：鳞轴双盖蕨 *Diplazium hirtipes* Christ

植物形态：根状茎直立或斜升，密被鳞片；鳞片棕色、黑褐色至黑色，狭披针形，边缘黑色，有齿突。叶簇生；叶柄长12～22 cm，基部黑褐色，上部禾秆色，密生张开的线状披针形鳞片；叶片披针形，基部略变狭，先端渐尖，一回羽状；羽片15～20对，中部羽片互生，近平展，狭披针形，平直或略上弯，基部近截形，上侧或两侧耳状，先端渐尖，边缘波状或羽状浅裂；基部1或2对羽片稍缩短并反折，具短柄；叶片草质，上面光滑，下面多少被腺毛；叶轴密被鳞片；叶脉分离，侧脉羽状，小脉单一。孢子囊群和囊群盖线形，多少弯曲，近羽轴着生。

生境及分布：生于海拔900～2250 m的高山地的林下，土生。分布于贵州各地。

采收加工：秋季采收，洗净，晒干。

功能与主治：根茎入药，清热解毒、活血化瘀。主治流行性感冒，肺炎，跌打损伤等。

附注：民间草药。

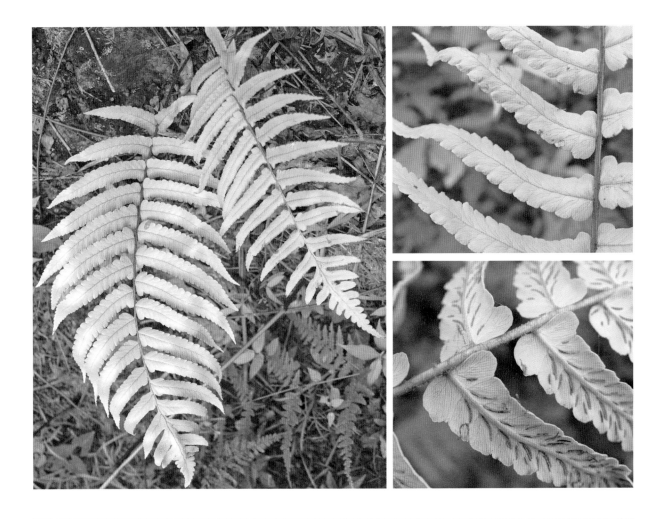

植物名称：**江南双盖蕨** *Diplazium mettenianum* (Miquel) C. Christensen
别称：江南短肠蕨

植物形态：植株高40~80 cm。根状茎长而横走，先端密被鳞片；鳞片黑色，有光泽，狭披针形至线状披针形，边缘具齿。叶近生或远生；叶柄长20~40 cm，基部黑褐色，疏被鳞片，向上渐为禾秆色；叶片阔卵状三角形至卵状披针形，一回羽状；羽片8~12对，镰状披针形，互生，但基部1对通常对生；下部羽片边缘波状至羽状深裂，基部近截形或浅心形，有长可达1 cm以上的柄；裂片钝圆，全缘或有齿；叶纸质，两面光滑；叶脉羽状，小脉多单一，稀二叉分枝。孢子囊群和囊群盖线形。

生境及分布：生于海拔550~1500 m的山谷路边、林下或林缘，土生或石隙生。分布于江口、印江、松桃、雷山、纳雍、紫云、荔波、独山、三都、都匀、贵定、桐梓、正安、清镇、息烽等地。
采收加工：秋季采收，洗净，晒干。
功能与主治：根茎入药，清热解毒。
附注：民间草药。

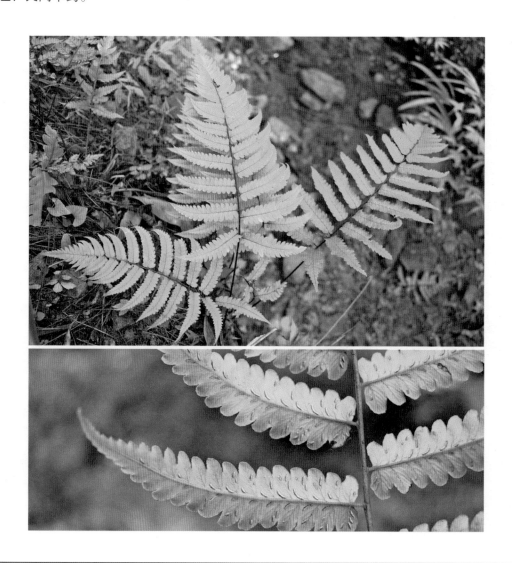

植物名称：**南川双盖蕨** *Diplazium nanchuanicum* (W. M. Chu) Z. R. He

植物形态：植株高达2 m。根状茎直立，斜升或横卧，常呈树干状，外周密生气生根，高至54 cm，根状茎连气生根粗达10 cm，先端密被披针形至线状披针形鳞片，鳞片深棕色至黑色，边缘具齿，先端长渐尖。叶近生或簇生；叶柄淡绿色，基部呈黑色，18～57（～80）cm，具披针形鳞片，鳞片易落，留下淡绿色长圆锥状的小柄；叶片二回羽状，阔卵状三角形，先端渐尖；羽片8～10对，斜展；下部羽片宽长圆状披针形，柄长达5 cm，先端渐尖或尾状；小羽片8～12对，平展，披针形至阔披针形，基部截形或浅心形，羽状中裂，先端渐尖或尾状；裂片达10对，边缘全缘或略具圆齿，先端圆；叶草质至纸质两面光滑；叶轴、羽轴淡绿色；叶脉羽状，小脉多单一，稀二叉分枝。孢子囊群线形，靠近中肋；囊群盖同形。

生境及分布：生于海拔1100～1300 m的中山或高山地的林下。分布于金沙、赤水、道真及安顺等地。

采收加工：秋季采收，洗净，晒干。

功能与主治：根茎入药，活血散瘀，利湿。

附注：民间草药。

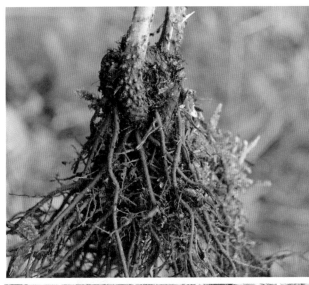

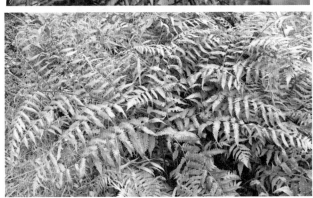

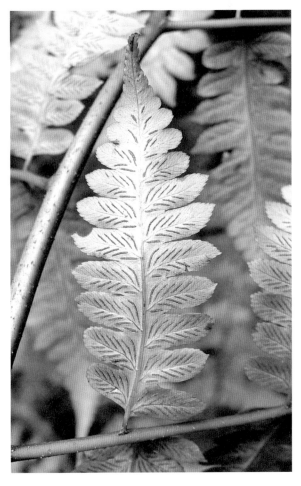

植物名称：薄叶双盖蕨 *Diplazium pinfaense* Ching

植物形态：植株高28～80 cm。根状茎短而直立或斜升，先端及叶柄基部密被鳞片；鳞片褐色，披针形，全缘。叶簇生；叶柄长14～41 cm，基部棕色，上部光滑，禾秆色；叶片约与叶柄等长，长圆形，奇数一回羽状；侧生羽片2～4对，互生，斜展，有短柄，长圆状披针形，（9～20 cm）×（2～4.5 cm），基部圆楔形，先端渐尖或短尖，边缘具锯齿；顶生羽片与侧生羽片同形同大；叶片草质，干后绿色或黄绿色，两面光滑；叶脉分离，侧脉斜展，有小脉，伸达齿缘。孢子囊群线形，长达2 cm，多少弯弓，单生或双生；囊群盖同形，膜质，宿存。

生境及分布：生于海拔500～1000 m的山谷溪边、林下、林缘。分布于贵州各地。

采收加工：夏季采收，洗净，鲜用或晒干。

功能与主治：全草入药，清热解毒，利尿通淋。主治小便淋漓涩痛，痢疾，腹泻。

附注：民间草药。

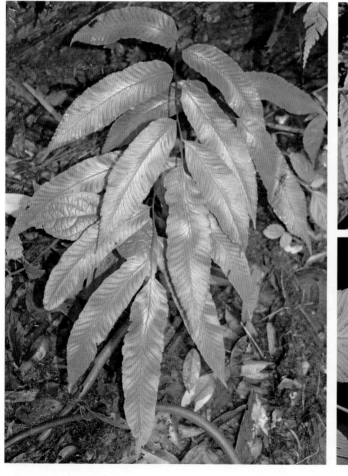
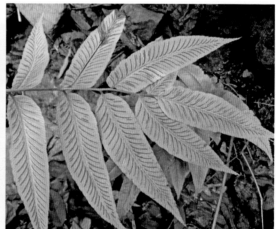
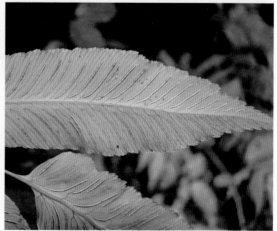

植物名称： 双生双盖蕨 *Diplazium prolixum* Rosenstock

别称： 双生短肠蕨

　　植物形态： 植株高达1.8 m。根状茎斜升至横卧，先端连同叶柄基部密被鳞片；鳞片黑色，线状披针形，全缘。叶簇生或近生；叶柄基部黑色，向上淡棕色或禾秆色，长30～95 cm；叶片三角形或卵状三角形，三回羽状；羽片8～10对，互生或基部的对生，下部羽片长圆形至长圆状披针形，有3～6 cm的柄，先端渐尖，二回羽状；小羽片10～15对，互生，长圆状披针形至狭披针形，柄长2～10 mm，先端渐尖至尾状；末回小羽片长圆形至长圆状披针形，先端钝，基部常以狭翅与小羽轴相连，羽状半裂至深裂；叶片草质，两面光滑；叶轴和羽轴禾秆色，光滑；叶脉在末回小羽片或裂片上羽状，小脉单一或二叉分枝。孢子囊群长圆形，稍近中肋着生；囊群盖腊肠形，膜质，不规则破裂。

　　生境及分布： 生于海拔300～1300 m的山坡、河谷、林下。分布于贵州各地。

　　采收加工： 秋季采收，洗净，晒干。

　　功能与主治： 根茎入药，清热祛湿，消肿止痛。主治风热感冒，风湿痹痛，跌打损伤。

　　附注： 民间草药。

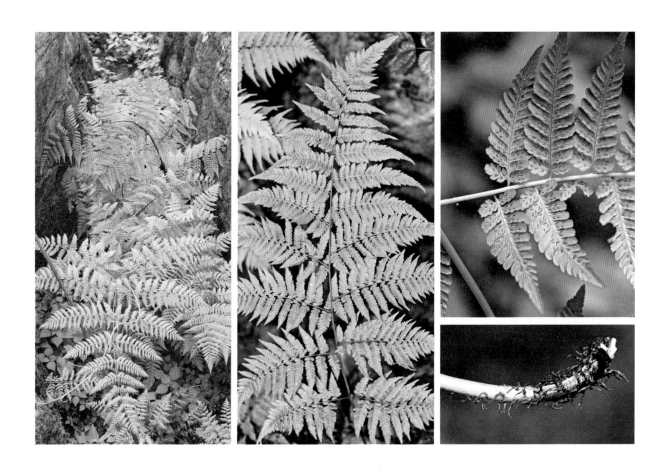

植物名称：**鳞柄双盖蕨** *Diplazium squamigerum* (Mettenius) C. Hope

别称：有鳞短肠蕨

植物形态：植株高60~80 cm。根状茎斜升至直立或横走，顶端密被狭披针形鳞片；鳞片黑褐色，边缘具齿。叶近生至簇生；叶柄长25~35 cm，自基部到叶轴及羽轴均被较多的褐色披针形鳞片；叶片阔卵状三角形，长宽几相等，先端渐尖，二回羽状；羽片8~10对，互生或对生，斜展，披针形，基部羽片最大，先端尾尖，下部略变狭，具长约2 cm的柄，一回羽状；小羽片约12对，长圆形或狭卵状三角形，下部的较小而有短柄，中部的较大但无柄，基部圆截形，近对称，先端圆钝，羽状深裂；裂片长圆形，先端圆，边缘全缘或波状；叶片草质，两面光滑；叶脉在裂片上羽状，小脉二叉分枝。孢子囊群线形，多少弯弓；囊群盖线形，膜质，全缘，宿存。

生境及分布：生于海拔900~2850 m的中山或高山地的林下，土生。分布于江口、印江、雷山、赫章、威宁、纳雍、瓮安、都匀、桐梓、绥阳、道真等地。

采收加工：秋季采收，洗净，晒干。

功能与主治：根茎入药，清热解毒。

附注：民间草药。

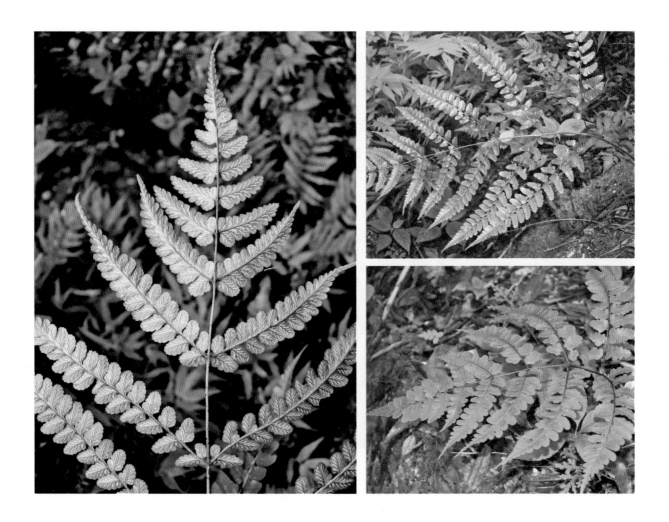

球子蕨科 Onocleaceae

中型蕨类。土生。根状茎粗短，直立或横走，被膜质的卵状披针形至披针形鳞片。叶簇生或疏生，有柄，二型。营养叶绿色，椭圆状披针形或卵状三角形，一回羽状或二回羽裂，羽片线状披针形至阔披针形，裂片镰状披针形至椭圆形，全缘或有微齿；叶脉羽状、分离或联结，无内藏小脉。孢子叶椭圆形至线形，一回羽状，反卷成荚果状；叶脉分离，羽状或叉状分枝。孢子囊群圆形，着生于囊托上；囊群盖下位或无盖，外为反卷的变质叶片包被；孢子囊圆球形，有长柄，环带由36~40个增厚细胞组成，纵行。孢子两侧对称，单裂缝，不具边缘，表面上有小刺状纹饰，外壁表面光滑。

本科4属5种，主要分布于北半球温带地区。我国有3属4种，主要分布于华中、华北、华东及西南地区等地。

植物名称：东方荚果蕨 *Pentarhizidium orientale* (Hooker) Hayata

别称：大叶蕨、马来巴

植物形态：植株高达1.1 m。根状茎直立或斜升，先端及叶柄基部密被鳞片；鳞片褐棕色，披针形，膜质，全缘。叶近生至簇生，二型。营养叶叶柄长19~32 cm，禾秆色；叶片卵状长圆形，基部通常不变狭，二回羽裂；羽片平展，狭披针形，中下部羽状半裂至深裂；裂片长圆形，多少呈镰状，先端钝或短尖，边缘具齿；叶草质或纸质，两面光滑；叶轴、羽轴、中肋下面疏被狭披针形小鳞片或几光滑；叶脉羽状，侧脉单一，稀二叉。孢子叶一回羽状；羽片荚果状，有光泽。孢子囊群圆形；囊群盖膜质。

生境及分布：生于海拔850~2200 m的阴湿林下或林缘。分布于江口、印江、松桃、雷山、威宁、赫章、大方、黔西、六枝、盘州、关岭、贵定、都匀、赤水、桐梓、正安、道真、绥阳、修文、清镇等地。

采收加工：全年均可采收，洗净，鲜用或晒干。

功能与主治：根茎、叶入药，祛风，止血。主治风湿骨痛，外伤出血。

附注：《新华本草纲要》收载品种。

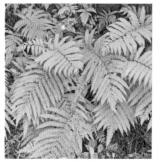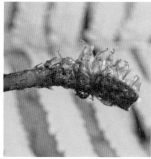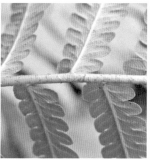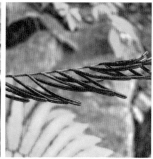

乌毛蕨科 Blechnaceae

中型蕨类。土生，或有时为附生。根状茎横走或直立，偶有横卧或斜升，有时形成树干状的直立主轴，被具细密筛孔的全缘、红棕色鳞片。叶一型或二型，有柄，叶柄内有多条维管束；叶片单叶或一至二回羽裂，无毛或常被小鳞片；叶脉分离或网状，分离小脉单一或分叉，平行，网状小脉则常沿主脉两侧各形成1~3行多角形网眼，无内藏小脉。孢子囊群汇生，椭圆形，着生于小脉上或网眼外侧的小脉上；囊群盖同形，开向主脉，少无盖；孢子囊大，环带纵行而于基部中断。孢子椭圆形，两侧对称，单裂缝，外壁表面光滑或纹饰模糊。

光叶藤蕨科 Stenochlaenaceae 并入该科。

本科14属约250种，南半球热带地区为其多样性中心。我国有8属14种，1特有种，分布于西南、华南、华中及华东等地。

植物名称：乌毛蕨 *Blechnum orientale* Linnaeus

别称：贯众、黑狗脊

植物形态：植株高达2 m或更高。根状茎粗壮，直立，连同叶柄基部密被鳞片；鳞片中央深棕色，边缘棕色，线形，坚挺而有光泽。叶簇生；叶柄长10~60 cm，棕禾秆色，坚硬；叶片奇数一回羽状，卵状披针形，羽片多数，无柄，互生，斜展；下部羽片突然收缩成小圆耳片；向上的线形至线状披针形；基部圆形或近截形，或者贴生，基部下侧下延于叶轴，先端渐尖，顶生羽片与中部羽片相似；叶革质，光滑而有光泽；叶脉分离，单一或分叉。

生境及分布：生于海拔200~950 m的山谷溪边林下。分布于从江、榕江、黎平、剑河、黄平、关岭、册亨、罗甸、平塘、独山、荔波、三都、都匀、赤水等地。

采收加工：春季、秋季采挖，除去杂质，晒干或鲜用。

功能与主治：根茎入药，清热解毒，杀虫，止血。主治流行性感冒，乙型脑炎，斑疹，肠道寄生虫病，衄血，吐血，血崩。

附注：《新华本草纲要》收载品种。

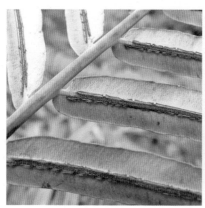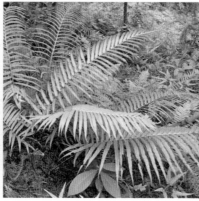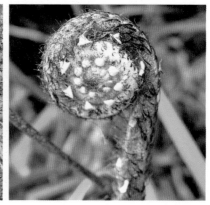

植物名称：苏铁蕨 *Brainea insignis* (Hooker) J. Smith

植物形态：茎直立，木质，高达50 cm，直径5～10 cm，先端有鳞片；鳞片红棕色，线形，长达3 mm。叶簇生成顶部树冠；叶柄长10～30 cm，禾秆色，基部密生鳞片；叶片椭圆状披针形，厚纸质至革质，下面沿叶轴和叶脉有小鳞片；羽片多数，对生或互生，近无柄，线形；中部羽片基部浅心形，先端渐尖，边缘有细密小齿；基部羽片略缩短；叶脉除羽轴旁1列近三角形网眼外均分离，单一或分叉。孢子囊群沿网眼着生，成熟时满铺羽片下面，无囊群盖。孢子二面体型。

生境及分布：生于海拔300～800 m的灌丛或荒坡。分布于镇宁、安龙等地。

采收加工：全年均可采收，洗净，鲜用或晒干。

功能与主治：根茎入药，清热解毒，活血散瘀，收敛止血，杀虫。主治烧烫伤，外伤出血，感冒，蛔虫病。

附注：国家珍稀濒危二级保护植物。《新华本草纲要》收载品种。

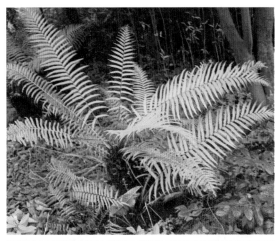

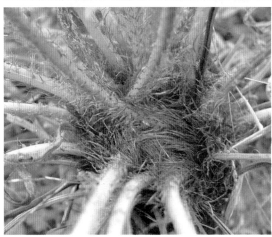

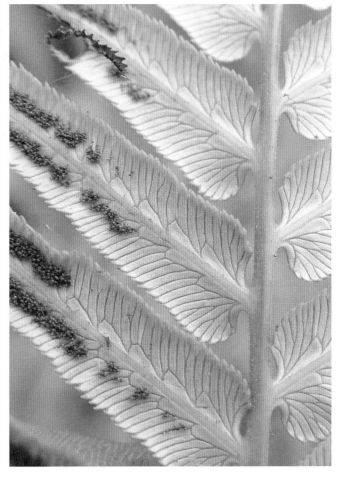

植物名称：荚囊蕨 *Struthiopteris eburnea* (Christ) Ching

别称：天鹅抱蛋、象牙乌毛蕨

植物形态：植株高20～50 cm。根状茎短而直立或长而斜升，密被鳞片；鳞片棕色，披针形，全缘，先端纤维状。叶簇生，近二型；叶柄禾秆色或棕禾秆色，长3～18 cm，疏被鳞片至光滑；营养叶叶片狭披针形，下部渐狭缩，先端渐尖，篦齿状羽状深裂几达叶轴；羽片（裂片）多数，略呈镰状披针形，中部的较大，先端短尖；下部的渐缩小，基部1对羽片小耳状；叶革质，干后上面灰绿色，下面象牙色；叶脉分离，不明显，不达叶边；孢子叶与营养叶等长但较狭。孢子囊群及囊群盖线形。

生境及分布：生于海拔500～1800 m的湿石灰岩壁上。分布于贵州各地。

采收加工：秋季采挖，洗净，晒干或鲜用。

功能与主治：全草入药，清热解毒，散瘀消肿。主治淋证，跌打损伤，疮痈肿毒。

附注：《新华本草纲要》收载品种。

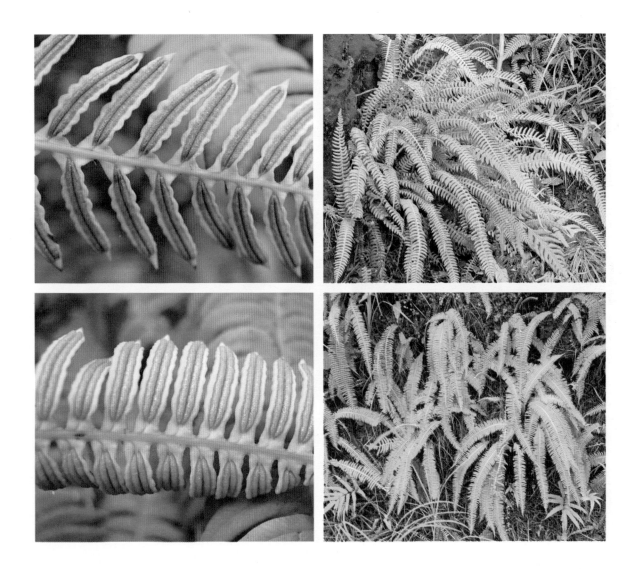

植物名称：狗脊 *Woodwardia japonica* (Linnaeus f.) Smith

别称：贯众、毛狗头

植物形态：植株高45～170 cm。根状茎粗壮，直立或斜升，密被鳞片；鳞片红棕色，披针形，膜质，全缘。叶柄深禾秆色，长15～70 cm，基部密生鳞片；上部及叶轴疏被鳞片；叶片长圆形，二回羽裂，纸质至革质，先端渐尖；羽片6～16对，中部披针形至狭披针形，有短柄，羽状中裂至深裂；裂片通常三角形，最下1对缩短，下侧1片圆耳状，边缘有小齿；叶脉网状，沿羽轴及中肋有2或3行网眼，向外分离，单一或分叉。孢子囊群长圆形，与羽轴或中肋平行，不连续，下陷，囊群盖革质。

生境及分布：生于海拔1800 m以下的疏林下或溪边路旁。分布于贵州各地。

采收加工：春季、秋季采挖，除去杂质，晒干。

功能与主治：根茎入药，清热解毒，散瘀，杀虫。主治虫积腹痛，湿热便血，血崩，痢疾，疮痛肿毒。

附注：《本草图经》《贵州省中药材、民族药材质量标准》收载品种。贵州布依族、苗族用药，产藏量较大，可开发利用。

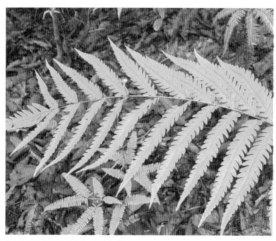

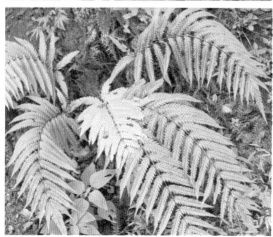

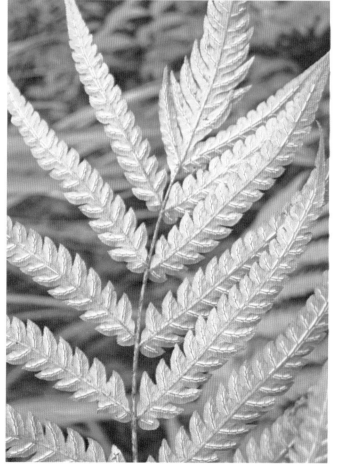

植物名称：**顶芽狗脊** *Woodwardia unigemmata* (Makino) Nakai

别称：单芽狗脊蕨、细叶虎牙风

植物形态：植株多为70~100 cm，最大者高过2 m。根状茎短，粗壮，直立至横卧，密被大的棕色披针形鳞片。叶簇生，叶柄长30~60 cm，禾秆色至棕禾秆色；叶片长圆形，革质，靠近叶轴先端有1个芽孢，二回羽裂；羽片8~15对，无柄或有短柄，长圆状披针形，下部羽片最大，基部对称，宽楔形，先端渐尖至尾状，羽状深裂；裂片15~22对，披针形，边缘具角质齿；叶脉网状，沿羽轴和中肋有2或3行网眼，在边上的分离，单一或分叉。孢子囊群长圆形至短线形，下陷；囊群盖与囊群同形，开向中脉。

生境及分布：生于海拔2200 m以下酸性山地的林下或灌丛中。分布于贵州各地。

采收加工：春季、秋季采挖，除去杂质，晒干。

功能与主治：根茎入药，清热解毒，散瘀，杀虫。主治虫积腹痛，感冒，便血，血崩，疮痈肿毒。

附注：《本草图经》《贵州省中药材、民族药材质量标准》收载品种。贵州水族用药，产藏量较大，可开发利用。

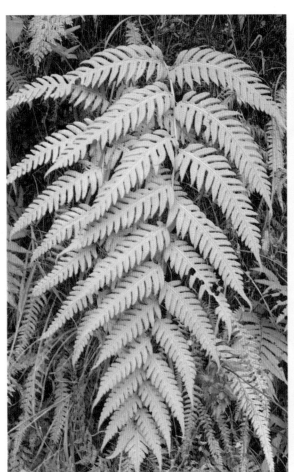
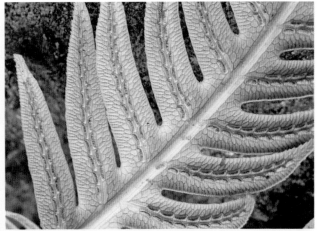
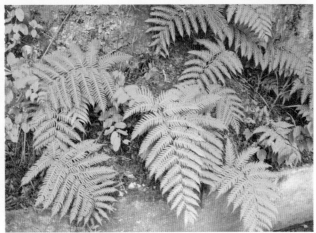

肿足蕨科 Hypodematiaceae

中型或小型旱生蕨类。土生或石生。根状茎横卧或斜升，密被鳞片。鳞片大，红棕色，膜质，披针形，有光泽。叶近生；叶柄禾秆色，基部膨大成纺锤形，隐没于鳞片中，向上光滑或被毛，内具2条维管束，向上结合成"V"字形；叶片卵状三角形或阔卵状五角形，三至四回羽状；羽片互生或下部的对生，基部1对最大，上部的渐缩小；叶草质或纸质，两面及叶轴、羽轴常被灰白色针毛，或有腺毛，稀光滑；叶脉分离，羽状，小脉伸达叶边。孢子囊群圆形，背生小脉；囊群盖圆肾形或马蹄形，膜质，多少具毛或腺毛，少有光滑者，宿存。孢子二面体型。

原骨碎补科Davalliaceae的大膜盖蕨属 Leucostegia 并入该科。

本科3属约20种，主要分布于热带、亚热带及温带地区。我国有2属13种，8特有种。

植物名称：肿足蕨 *Hypodematium crenatum* (Forsskal) Kuhn & Decken

别称：黄鼠狼

植物形态：植株高（15～）30～50（～60）cm。根状茎横卧；鳞片红棕色，狭披针形，边缘全缘，先端丝状。叶近生；叶柄禾秆色，长16～28 cm，基部密生鳞片，向上被灰白色毛；叶片卵状五角形，四回羽裂；羽片6～9对，略斜展，基部1对最大，三角形或狭三角形，三回羽裂；羽轴下侧的小羽片大于上侧的，长圆形至阔披针形；末回小羽片长圆形；裂片先端圆，全缘或波状；叶草质，遍体密被灰白毛；叶脉羽状，侧脉单一，稀分叉。孢子囊群大，生小脉中部，圆形；囊群盖大，圆肾形或马蹄形，膜质，被毛，宿存。

生境及分布：生于海拔2300 m以下的干旱石灰岩缝或砖墙上。分布于贵州各地。

采收加工：夏季、秋季采收，洗净，鲜用或晒干。

功能与主治：根茎、全草入药，清热解毒，祛风利湿，止血生肌。主治乳痈，疥疮，淋浊，痢疾，风湿性关节痛，外伤出血。

附注：《植物名实图考》收载品种。产藏量较大，可开发利用。

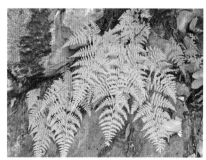
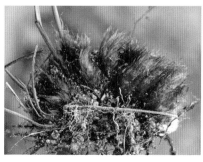
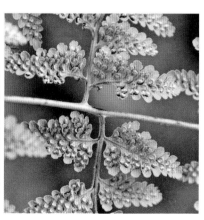

鳞毛蕨科 Dryopteridaceae

　　小型至大型蕨类。土生、石生、附生及半附生。根状茎直立、斜升、匍匐或攀缘，有鳞；鳞片基部附着，很少盾状，全缘或齿状。叶簇生或近生，有柄；叶片一至五回羽状或为单叶，一型、二型或近二型，与叶柄连接处有关节或无关节，各回羽轴和主脉下面多少被披针形或钻形鳞片，各回小羽轴和主脉下面圆而隆起，上面具纵沟，并在着生处开向下一回小羽轴上面的纵沟，基部下侧下延，光滑无毛；叶脉通常分离或网状，小脉单一或二叉分枝。孢子囊上位或下位，有或无盖，密布孢子叶背部，具柄或无柄，圆形，顶生或背生于小脉；盖厚膜质，圆肾形或圆形，盾状着生，少为椭圆形。孢子两面体型，具薄壁。

　　柄盖蕨科Peranemaceae、实蕨科Bolbitidaceae、舌蕨科Elaphoglossaceae及原三叉蕨科Aspidiacea轴鳞蕨属Dryopsis、节毛蕨属Lastreopsis和肋毛蕨属Ctenitis并入该科。毛枝蕨属Leptorumohra及黔蕨属Phanerophlebiopsis并入复叶耳蕨属Arachniodes。假复叶耳蕨属Acrorumohra、肉刺蕨属Nothoperanema及石盖蕨属Lithostegia并入鳞毛蕨属Dryopteris。鞭叶蕨属Cyrtomidictyum、玉龙蕨属Sorolepidium、柳叶蕨属Cyrtogonellum及贯众属Cyrtomium（仅叶片先端羽裂的种类）并入耳蕨属Polystichum。刺蕨属Egenolfia并入实蕨属Bolbitis。

　　本科25属约2100种。世界广泛分布，东亚是其分布中心。我国有10属约493种，260特有种，全国均有分布。

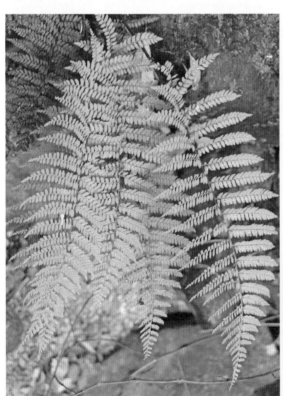

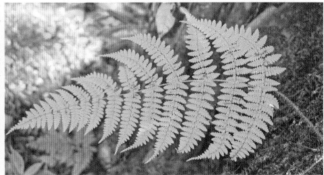

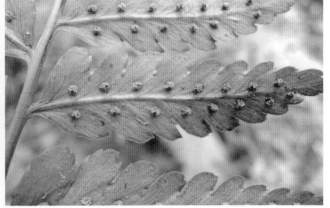

植物名称：斜方复叶耳蕨 *Arachniodes amabilis* (Blume) Tindale

别称：可爱复叶耳蕨、大叶鸭脚莲

植物形态：根状茎横卧，连同叶柄基部密被棕色狭披针形鳞片。叶近生；叶柄长20~46 cm，禾秆色，基部以上渐光滑；叶片卵形至长圆形，（23~40 cm）×（14~20 cm），二回羽状，稀三回羽状；侧生羽片3~8对，基部1对较大，近三角形，其基部下侧1片小羽片常明显伸长并为羽状；上部羽片线状披针形，一回羽状；顶生羽片与中部的侧生羽片相似；小羽片斜方形，基部不对称，上侧截形，下侧楔形，先端锐尖并具芒，边缘有芒状尖齿；叶纸质，两面光滑；叶脉羽状。孢子囊群圆形，生小脉顶端；囊群盖圆肾形，边缘有睫状毛。

生境及分布：生于海拔1500 m以下酸性山地的林下或溪边石缝中。分布于贵州各地。

采收加工：全年均可采收，洗净，晒干或鲜用。

功能与主治：根茎入药，祛风止痛，益肺止咳。主治关节痛，肺痨咳嗽。

附注：《新华本草纲要》收载品种。

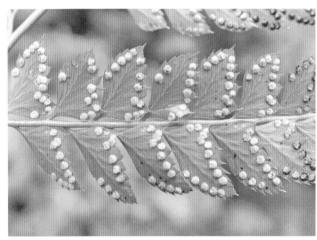

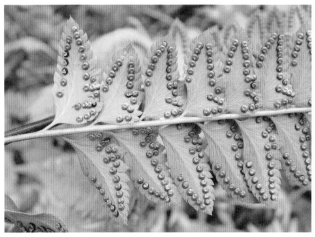

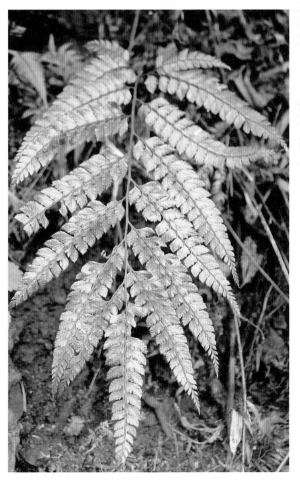

植物名称：美丽复叶耳蕨 *Arachniodes amoena* (Ching) Ching

植物形态：根状茎横卧；鳞片深棕色，卵状披针形，厚而有光泽。叶近生；叶柄长22～46 cm，禾秆色，基部被鳞片，向上光滑；叶片近五角形，（23～40 cm）×（16～35 cm），三回羽状；羽片2～5对，基部1对最大，近三角形，三回羽状；基部1对小羽片伸长，下侧的尤长；第二对及以上的羽片线状披针形，通常一回羽状；顶生羽片与中部的侧生羽片同形；末回小羽片斜长圆形，基部不对称，上侧截形，下侧楔形，先端钝，边缘多少分裂；裂片顶端有齿，芒状；叶纸质，两面光滑；叶脉分离。孢子囊群圆形，生小脉顶端；囊群盖圆肾形，全缘。

生境及分布：生于海拔700～1200 m酸性山地的山坡、沟谷林下或林缘。分布于江口、印江、雷山、榕江、从江、龙里、都匀及贵阳等地。

采收加工：全年均可采收，洗净，晒干。

功能与主治：全草入药。主治关节痛。

附注：《新华本草纲要》收载品种。

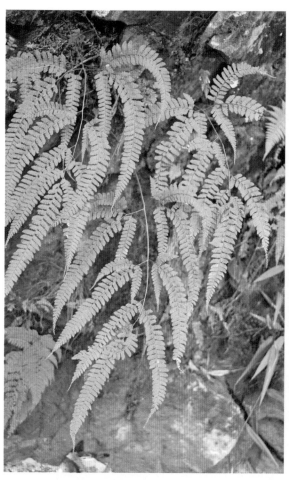
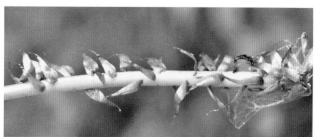
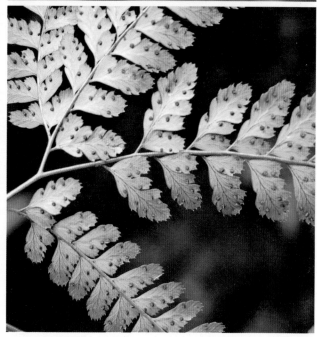

植物名称：**粗齿黔蕨** *Arachniodes blinii* (H. Léveillé) T. Nakaike

别称：点星蕨

植物形态：根状茎粗，长而横走。叶近生或远生；叶柄长20～45 cm，基部密生棕色狭披针形鳞片，向上渐光滑；叶片长圆形至披针形，（20～55 cm）×（12～22 cm），基部不狭缩，先端具顶生羽片或羽裂渐尖，一回羽状；羽片6～13对，互生或下部的对生，略斜展，披针形或狭披针形，有时镰状，有柄；中、下部的较大，基部楔形，对称或近对称，先端渐尖，边缘具粗齿、圆齿，或常浅裂，齿或裂片上有1至数个软骨质芒刺；叶薄革质，两面光滑，上面有光泽；叶脉羽状，每组侧脉有小脉2～4对，小脉单一或二叉。孢子囊群圆形，生小脉顶端或近顶处，在羽片中肋每侧1～3行；囊群盖棕色，圆肾形，早落。

生境及分布：生于海拔500～1650 m的酸性山地、河谷溪边、林缘或林下。分布于江口、印江、榕江、雷山、黎平、惠水、独山等地。

采收加工：全年均可采收，洗净，晒干。

功能与主治：根茎入药。主治腰痛，瘰疬。

附注：民间草药。

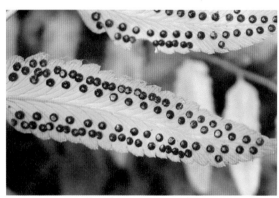

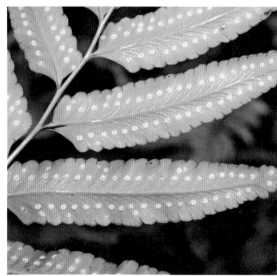

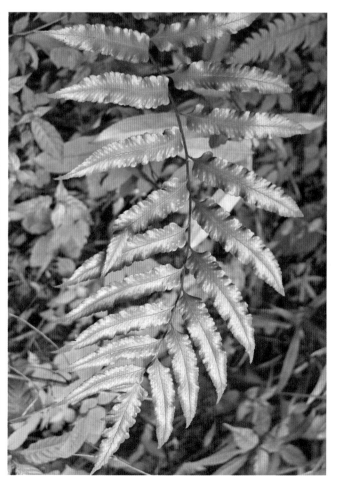

植物名称：**中华复叶耳蕨** *Arachniodes chinensis* (Rosenstock) Ching

植物形态：根状茎短而横卧，密被鳞片；鳞片棕色，线状披针形，开展，全缘。叶近生；叶柄长22～60 cm，禾秆色，基部鳞片与根状茎上的相似，向上具多数黑色或黑褐色贴生的线状披针形鳞片；叶片卵状三角形至卵状长圆形，（23～47 cm）×（16～30 cm），顶端羽裂渐尖或突然变狭呈尾状，二至三回羽状；羽片6～10对，基部1对最大，狭三角形或三角状披针形，一至二回羽状；基部1对小羽片伸长，下侧1片尤长，达10 cm；第二对，有时第三对羽片与基部1对相似而较狭；上部羽片披针形或常为镰状披针形；末回小羽片镰状长圆形，基部上侧截形，耳状，下侧楔形，先端锐尖或钝，边缘具齿或羽裂，有芒；叶纸质或薄革质，上面光滑，下面沿叶脉有小鳞片；叶轴具黑色或深棕色贴生鳞片；叶脉分离。孢子囊群顶生于小脉上；囊群盖棕色，边缘通常呈睫状。

生境及分布：生于海拔540～1400 m的酸性山地的山坡林下、溪边。分布于惠水、罗甸、贵定、都匀、独山、三都、荔波、雷山、台江、剑河、江口、正安、赤水及安顺等地。

采收加工：夏季采收，除去杂质，晒干或鲜用。

功能与主治：根茎入药，清热解毒，消肿散瘀，止血止痢。主治疮痈肿毒，崩漏，外伤出血，痢疾。

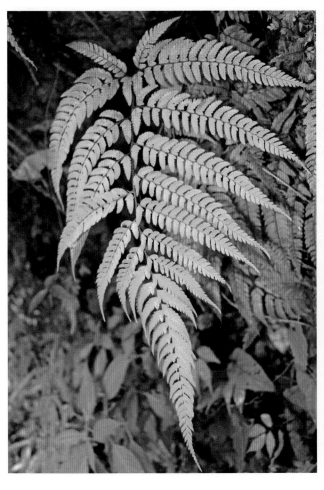
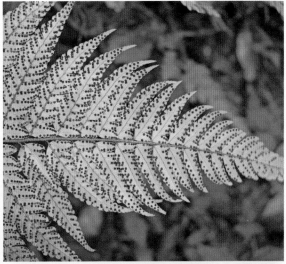
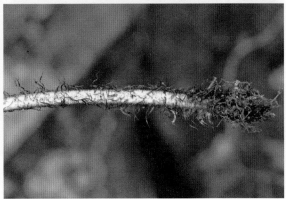

植物名称：**细裂复叶耳蕨** *Arachniodes coniifolia* (T. Moore) Ching

植物形态：根状茎短而斜升，先端密被鳞片；鳞片深棕色，披针形，全缘。叶近生；叶柄长42～56 cm，禾秆色，下部密被张开的黑褐色披针形鳞片，向上至叶轴、羽轴、小羽轴疏具同样的小鳞片；叶片卵形至卵状长圆形，（40～60 cm）×（36～45 cm），先端尾状，五回羽状细裂至五回羽状；羽片约10对，互生，斜展，基部1对最大，三角状披针形，有长1.5 cm的柄，基部下侧1片小羽片较大；第二对及向上的羽片渐缩小，狭披针形，且其基部上侧小羽片较大；各回小羽片之间彼此密接，除末回小羽片外均有短柄；末回小羽片或裂片狭椭圆形或菱形，先端具棘状锐齿；叶草质，上面光滑，下面沿叶脉疏被棕色小鳞片；叶脉分离。孢子囊群顶生小脉；囊群盖棕色，小而早落。

生境及分布：生于海拔500～1600 m的山坡林下。分布于江口、松桃、贞丰等地。

采收加工：全年均可采收，除去杂质，晒干或鲜用。

功能与主治：根茎入药，清热解毒。主治感冒发热，湿热痢疾。

附注：民间草药。

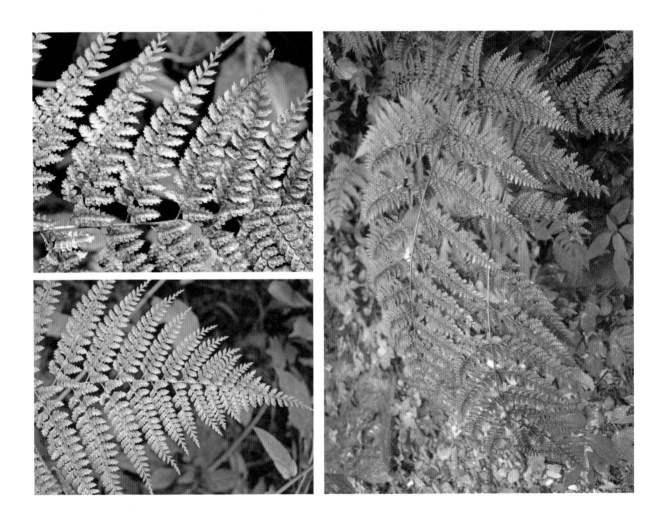

植物名称：**四回毛枝蕨** *Arachniodes quadripinnata* (Hayata) Serizawa

植物形态：植株高达80 cm。根状茎长而横走，连同叶柄下部多少被卵状披针形鳞片。叶远生；叶柄长20～35 cm，基部紫褐色，向上渐为棕禾秆色或禾秆色，光滑；叶片五角形，（29～42 cm）×（27～40 cm），四至五回羽状；叶薄草质，干后褐绿色，两面多少有淡灰色单细胞针毛，各回小羽轴和主脉下面疏被狭披针形至毛状小鳞片；叶脉分离。孢子囊群圆形，生小脉顶端；囊群盖圆肾形，边缘多少具缘毛。

生境及分布：生于海拔1300～1900 m的林下、灌丛中及溪边。分布于道真、纳雍、赫章、水城、龙里、雷山等地。

采收加工：夏季采收，除去杂质，晒干或鲜用。

功能与主治：根茎入药，清热解毒，凉血，驱虫。主治风热感冒，吐血，崩漏，带下病，蛔虫病等。

附注：《新华本草纲要》收载品种。

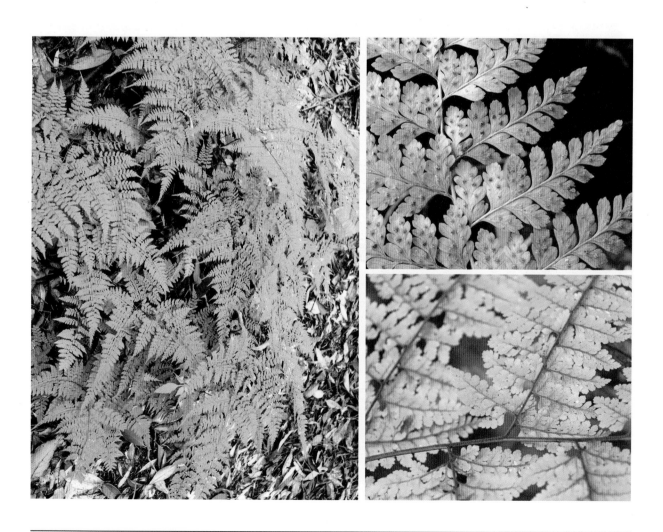

植物名称：长尾复叶耳蕨 *Arachniodes simplicior* (Makino) Ohwi

别称：稀羽复叶耳蕨、小叶金鸡尾巴草

植物形态：根状茎横卧；鳞片棕色，线状披针形。叶近生；叶柄长20~35 cm，禾秆色，基部被鳞片，向上几光滑；叶片卵形至卵状长圆形，先端具顶生羽片，尾状，（20~35 cm）×（14~25 cm），三回羽裂或三回羽状；羽片3~6对，互生或下部的对生，斜展，有柄，基部1对最大，卵状三角形，先端渐尖，基部下侧小羽片最大，并常为一回羽状，其余小羽片向上渐缩短；从第二对羽片向上渐变小，通常为镰状披针形，一回羽状；末回小羽片卵状长圆形，基部不对称，上侧截形，多少凸起成耳状，下侧楔形，边缘浅裂至深裂而有芒状锯齿，先端锐尖，芒状；叶纸质或近革质，上面亮绿色，两面光滑；叶脉分离。孢子囊群圆形，生小脉顶端；囊群盖圆肾形，全缘。

生境及分布：生于海拔400~1500 m的林下、灌丛中或酸性山地。分布于贵州各地。

采收加工：全年均可采收，除去杂质，晒干或鲜用。

功能与主治：根茎入药，清热解毒。主治内热腹痛。

附注：《新华本草纲要》收载品种。

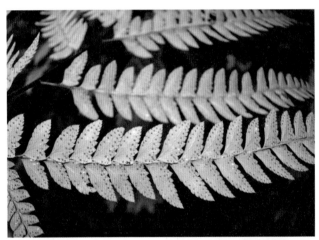

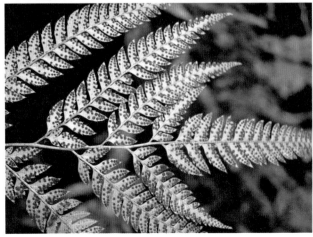

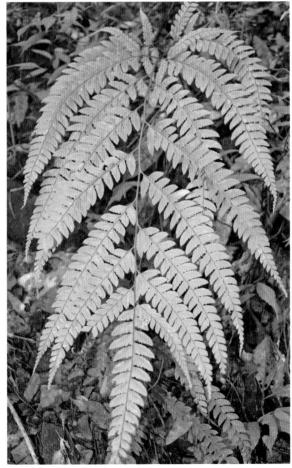

植物名称：**美观复叶耳蕨** *Arachniodes speciosa* (D. Don) Ching

别称：华丽复叶耳蕨

植物形态：根状茎短而斜升或横卧；鳞片褐色或黑褐色，狭披针形，全缘。叶近生；叶柄长27～45 cm，禾秆色，基部被鳞片，向上渐光滑；叶片卵状三角形或卵状五角形，先端多少狭缩，渐尖，（25～45 cm）×（18～30 cm），三至四回羽状；羽片7～10对，互生，斜展，有柄，基部1对最大，三角形或斜四边形，一回小羽片互生，基部下侧的最长，并常为一至二回羽状；第二对羽片向上渐变狭并缩小，狭三角形或披针形至线状披针形；末回小羽片菱形、镰状三角形或镰状披针形，先端短尖，具芒，基部不对称，上侧截形，下侧狭楔形，边缘具齿，芒状；叶纸质至薄革质，两面光滑；叶轴、羽轴、小羽轴下面疏具鳞片；鳞片小，卵形，先端纤维状；叶脉分离。孢子囊群圆形，近顶生或顶生小脉；囊群盖圆肾形，全缘。

生境及分布：生于海拔600～1450 m的山坡下、林缘、灌丛中或溪边。分布于印江、麻江、雷山、锦屏、从江、黔西、安龙、望谟、荔波、龙里、都匀、独山、绥阳、赤水及安顺、贵阳等地。

采收加工：全年均可采挖，除去须根，削去叶柄，晒干或鲜用。

功能与主治：根茎入药，清热解毒，祛风止痒，活血散瘀。主治内热腹痛，热泻，风疹，跌打瘀肿。

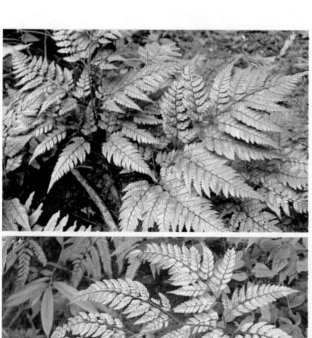

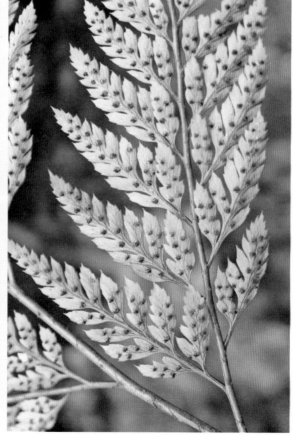

植物名称：长叶实蕨 *Bolbitis heteroclita* (C. Presl) Ching

别称：野公尾、单刀石韦

植物形态：根状茎粗而横走，密被鳞片；鳞片卵状披针形，盾状着生，近全缘。叶近生，叶柄长15 cm或更长，禾秆色，疏被鳞片。叶二型。营养叶变化大，或为披针形的单叶，或三出，或一回羽状；顶生羽片特别长大，披针形；侧生羽片1～5对，近无柄，阔披针形，先端渐尖，基部圆楔形，边缘近全缘或呈浅波状而具少数疏刚毛状齿；侧脉明显；小脉联结成整齐的四角形或六角形网眼，网眼在侧脉之间排列成3行，无内藏小脉，近叶缘的小脉分离；叶薄草质。孢子叶叶柄较长，叶片与营养叶同形而较小。孢子囊群初沿网脉分布，后满布孢子叶下面。

生境及分布：生于海拔150～1250 m的阴湿林下或溪边。分布于榕江、黎平、织金、安龙、兴义、望谟、罗甸、独山、三都、荔波、赤水等地。

采收加工：秋季、冬季采收，除去须根，洗净，晒干。

功能与主治：全草入药，清热解毒，止咳，止血，收敛。主治咳嗽，吐血，痢疾，烧烫伤，跌打损伤。

附注：《新华本草纲要》收载品种。

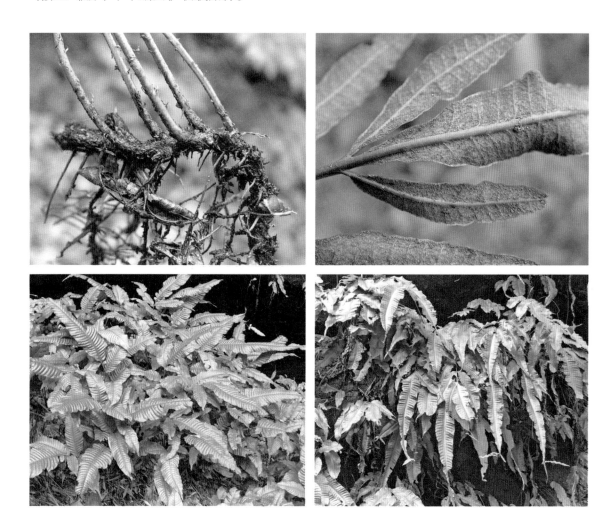

植物名称：华南实蕨 *Bolbitis subcordata* (Copeland) Ching
别称：海南实蕨

植物形态：根状茎粗而横走，密被鳞片；鳞片卵状披针形，先端渐尖，盾状着生，近全缘。叶簇生；叶柄长30~60 cm；叶二型。营养叶椭圆形，长20~50 cm，一回羽状；羽片4~10对，下部的对生，有短柄；顶生羽片基部三裂，其先端常延长入土生根；侧生羽片阔披针形，先端渐尖，基部圆形或圆楔形，叶缘有深波状裂片，半圆形的裂片有微锯齿，缺刻内有1枚明显的尖刺；侧脉明显，开展，小脉在侧脉之间联结成3行网眼，内藏小脉有或无，近叶缘的小脉分离；叶草质，干后变黑色，两面光滑；叶轴上面有沟。孢子叶与营养叶同形而较小，宽7~10 cm；羽片长6~8 cm。孢子囊群初沿网脉分布，后满布能育羽片下面。

生境及分布：生于海拔500 m左右的溪边林下阴处，土生。分布于荔波等地。

采收加工：夏季、秋季采收，鲜用或晒干。

功能与主治：全草入药，清热解毒，凉血止血。主治毒蛇咬伤，痢疾，吐血，衄血及外伤出血。

附注：贵州药用新资源。

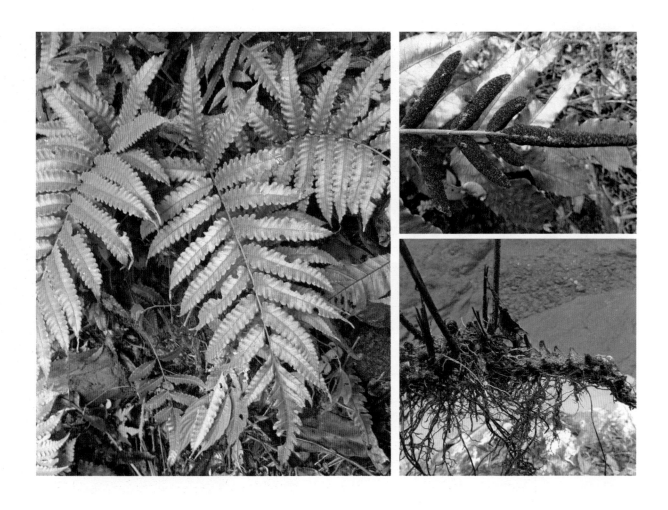

植物名称： 亮鳞肋毛蕨 *Ctenitis subglandulosa* (Hance) Ching

别称： 虹鳞肋毛蕨

植物形态： 植株高达1 m以上。根状茎短而直立或斜升。叶簇生；叶柄棕禾秆色，长40~60 cm，基部密被棕色狭披针形鳞片，上部及叶轴、羽轴、中肋被膜质、红棕色、披针形或具虹彩的鳞片；叶片卵状三角形，80 cm×55 cm，三至四回羽裂；羽片10~12对，基部1对最大，斜三角形，有长约4 cm的柄，一回小羽片约10对，基部下侧1片一回小羽片最大，长达13 cm，狭三角状披针形，有柄，先端渐尖；二回小羽片狭长圆形，与小羽轴合生；裂片长圆形，先端钝；第二对及其上的羽片渐变小，狭三角形至长圆状披针形；叶薄纸质或草质，两面在脉间有时具短毛；叶脉羽状。孢子囊群背生小脉；囊群盖通常小而早落。

生境及分布： 生于海拔500~1600 m的林下湿石缝中或石灰岩地区。分布于贵州各地。

采收加工： 夏季、秋季采收，洗净，晒干。

功能与主治： 根茎入药，主治风湿骨痛。

附注： 民间草药。

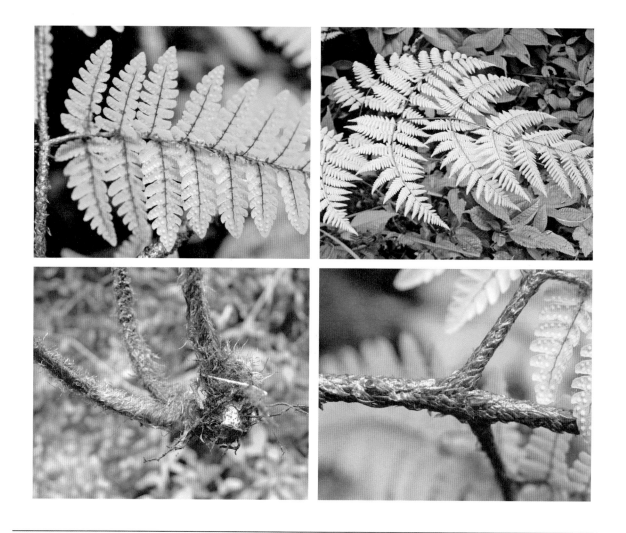

植物名称：**刺齿贯众** *Cyrtomium caryotideum* (Wallich ex Hooker & Greville) C. Presl

别称：牛尾贯众、尖耳贯众

植物形态：植株高40～70 cm。根状茎直立或斜升，密被鳞片；鳞片阔披针形，深褐色。叶簇生；叶柄禾秆色，长15～30 cm，疏被鳞片；叶片长圆状披针形，（25～40 cm）×（11～22 cm），奇数一回羽状，顶生羽片大，二叉状或三叉状；侧生羽片5～7对，对生或上部的互生，略斜展，具短柄，阔镰状三角形；中部羽片基部楔形或圆楔形，上侧或有时两侧具长尖耳，边缘密生刺状尖齿，先端渐尖或常为尾状；叶纸质，两面光滑或下面沿叶脉疏被纤维状小鳞片；叶轴疏具线状棕色鳞片或光滑；叶脉网状，在中肋每侧有多行网眼。孢子囊群遍生羽片下面；囊群盖边缘流苏状。

生境及分布：生于海拔400～2000 m的林下山谷阴湿处。分布于贵州各地。

采收加工：全年均可采挖，除去杂质，晒干或鲜用。

功能与主治：根茎入药，清热解毒，活血散瘀，利水。主治瘰疬，疮痈肿毒，感冒，崩漏，跌打损伤，水肿。

附注：《新华本草纲要》收载品种。产藏量较大，可开发利用。

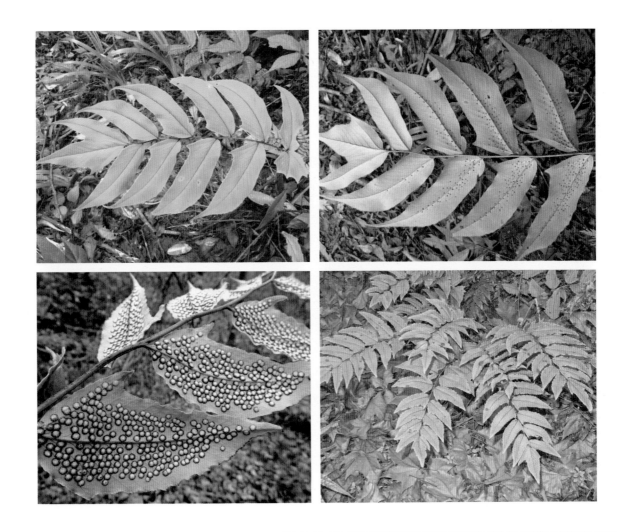

植物名称：披针贯众 *Cyrtomium devexiscapulae* (Koidzumi) Koidzumi & Ching

植物形态：根状茎直立或斜升，密被鳞片；鳞片卵状披针形，棕色。叶簇生；叶柄棕禾秆色，长35～55 cm，疏被鳞片；叶片披针形，（40～64 cm）×（12～20 cm），奇数一回羽状，顶生羽片卵形或卵状披针形，下部常有浅裂片；侧生羽片5～11对，互生，斜展，具短柄；下部羽片镰状披针形，先端尾状；中上部羽片披针形或长圆状披针形；各羽片基部不对称，上侧截形或近截形，下侧楔形，边缘加厚，全缘或波状；叶薄革质，两面光滑；叶脉网状，在中肋每侧有5～6行网眼。孢子囊群遍生羽片下面；囊群盖全缘。

生境及分布：生于海拔150～750 m的阴湿林下或灌丛下。分布于黎平、兴义、荔波、三都等地。

采收加工：全年均可采挖，除去杂质，晒干。

功能与主治：根茎入药，活血散瘀，利水通淋。主治流行性感冒，水肿，跌打损伤，血崩，蛔虫病。

附注：民间草药。

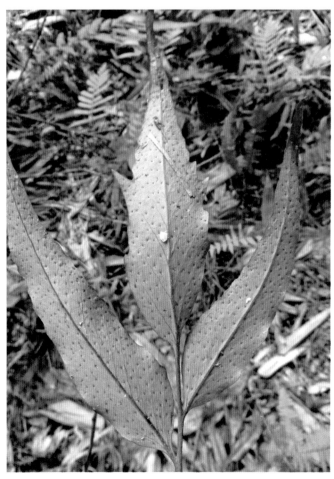
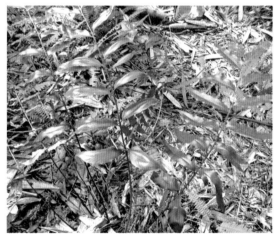

植物名称：贯众 *Cyrtomium fortunei* J. Smith

别称：铁狼鸡、小野鸡尾

植物形态：植株高35～70 cm。根状茎直立或斜升；鳞片阔卵状披针形，深棕色。叶簇生；叶柄禾秆色，长10～20 cm，被鳞片；叶片长圆状披针形，（25～50 cm）×（6～16 cm），奇数一回羽状，顶生羽片卵形至卵状披针形，下部具1或2个浅裂片；侧生羽片9～23对，平展，有短柄，略呈镰状披针形；中部羽片，基部不对称，下侧圆楔形，上侧近截形，稍凸起或不凸起，边缘或具齿，先端渐尖或长渐尖；叶纸质，两面光滑；叶轴疏具披针形及线状小鳞片或光滑；叶脉网状，在中肋每侧约4行网眼。孢子囊群遍生羽片下面；囊群盖全缘。

生境及分布：生于海拔150～2300 m的山地林下路旁或溪沟边。分布于贵州各地。

采收加工：全年均可采挖，晒干。

功能与主治：根茎入药，清热平肝，止血，消炎，解毒，杀虫。主治感冒，温病斑疹，痧秽中毒，疟疾，痢疾，肝炎，血崩，带下病，乳痈，瘰疬，跌打损伤。

附注：《植物名实图考》收载品种。贵州仡佬族、苗族、侗族用药，产藏量较大，可开发利用。

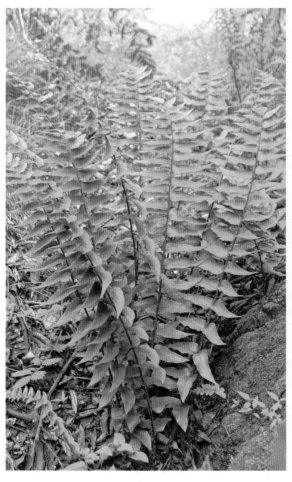
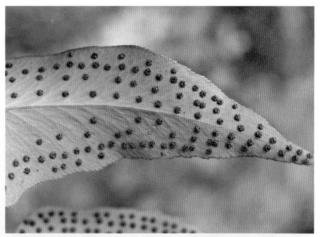
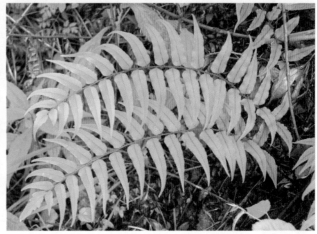

植物名称：**大叶贯众** *Cyrtomium macrophyllum* **(Makino) Tagawa**

别称：化药

植物形态：根状茎直立或斜升；鳞片卵形至披针形，深棕色。叶簇生；叶柄禾秆色，长20~36 cm，基部和下部密被鳞片；叶片长圆形至长圆状披针形，（25~50 cm）×（14~28 cm），奇数一回羽状，顶生羽片三叉状，卵形或菱状卵形；侧生羽片3~7对，互生或下部的对生，略斜展，有短柄，基部羽片卵形，其余的狭卵形至长圆状披针形，各羽片基部圆形或圆楔形，对称或近对称，先端渐尖至短尾状，边缘全缘或有时上部具齿；叶纸质，两面光滑或下面疏被纤维状鳞片；叶轴具披针形至线形鳞片；叶脉网状，在中肋每侧有7~9行网眼。孢子囊群遍生羽片下面；囊群盖全缘。

生境及分布：生于海拔2500 m以下的山谷溪沟石旁、路边阴湿处或酸性山地。分布于江口、印江、德江、松桃、雷山、黎平、威宁、赫章、大方、黔西、织金、瓮安、龙里、都匀、绥阳、习水、桐梓、道真、正安、修文、息烽等地。

采收加工：全年均可采挖，洗净，晒干或鲜用。

功能与主治：根茎入药，清热解毒，活血，止血，杀虫。主治崩漏，带下病，烧烫伤，跌打损伤，蛔虫病。

附注：《新华本草纲要》收载品种。

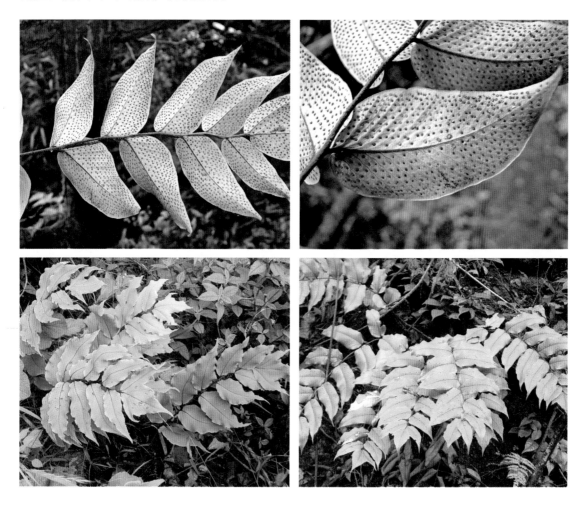

植物名称：**低头贯众** *Cyrtomium nephrolepioides* (Christ) Copeland

植物形态：根状茎直立或斜升；鳞片卵形至披针形，深棕色。叶簇生；叶柄禾秆色，长20～36 cm，基部和下部密被鳞片；叶片长圆形至长圆状披针形，（25～50 cm）×（14～28 cm），奇数一回羽状，顶生羽片三叉状，卵形或菱状卵形；侧生羽片3～7对，互生或下部的对生，略斜展，有短柄，基部羽片卵形，其余的狭卵形至长圆状披针形，各羽片基部圆形或圆楔形，对称或近对称，先端渐尖至短尾状，边缘全缘或有时上部具齿；叶纸质，两面光滑或下面疏被纤维状鳞片；叶轴具披针形至线形鳞片；叶脉网状，在中肋每侧有7～9行网眼。孢子囊群遍生羽片下面；囊群盖全缘。

生境及分布：生于600～1500 m溪边，阴湿处的石头上。分布于贵定、惠水、绥阳及贵阳等地。

采收加工：全年均可采挖，洗净，晒干或鲜用。

功能与主治：根茎入药，清热解毒，驱虫。主治流行性感冒，疮痈肿毒，虫蛇咬伤，蛔虫病。

附注：民间草药。

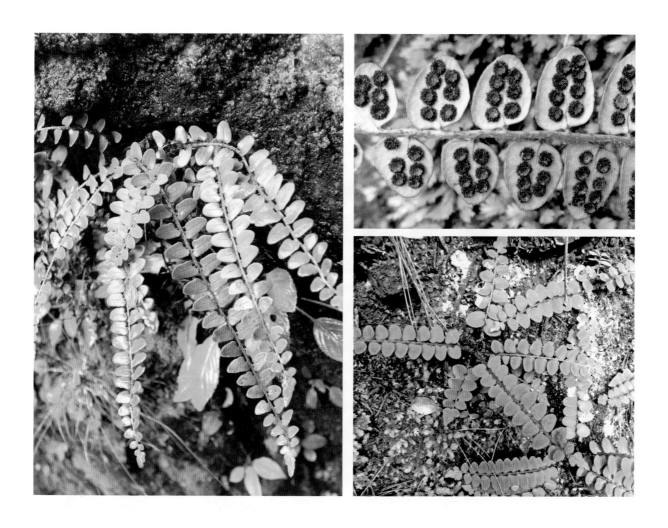

植物名称：**齿盖贯众** *Cyrtomium tukusicola* Tagawa

植物形态：植株高达97 cm。根状茎直立。叶簇生；叶柄禾秆色，长30~48 cm，下部密被鳞片；鳞片深褐色，卵状披针形，边缘具缘毛；叶片长圆形，（35~49 cm）×（18~24 cm），奇数一回羽状，顶生羽片菱状卵形，二叉状或三叉状；侧生羽片7~9对，互生或下部羽片对生，略斜展，有短柄，基部羽片常呈卵形或狭卵形，较大；中部羽片长圆状披针形，基部上侧稍凸起，楔形或圆楔形，下侧楔形或圆楔形，先端渐尖或尾状，边缘疏具齿；叶纸质，两面光滑或下面疏被毛状鳞片；叶轴具披针形至线形鳞片；叶脉网状，在中肋每侧有7~8行网眼。孢子囊群遍生羽片下面；囊群盖边缘明显牙齿状。

生境及分布：生于海拔1000~2300 m的林下。分布于江口、印江、施秉、镇远、雷山、威宁、黔西、桐梓、绥阳、道真、务川等地。

采收加工：秋季采挖，除去须根，洗净，鲜用或晒干。

功能与主治：根茎入药，清热解毒。

附注：民间草药。

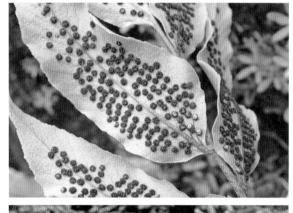

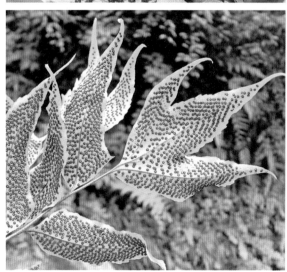

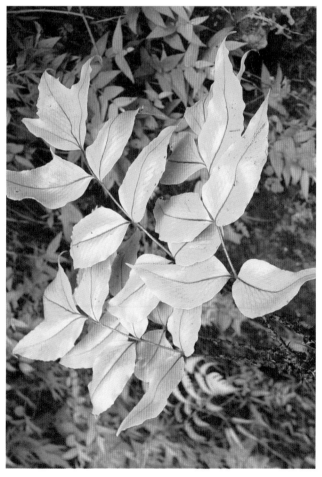

植物名称：**线羽贯众** *Cyrtomium urophyllum* Ching

别称：凤尾莲

植物形态：植株高75～93 cm。根状茎直立，密被卵形或卵状披针形深棕色鳞片。叶簇生；叶柄禾秆色，长28～35 cm，下部密被鳞片；叶片长圆形，（47～58 cm）×（16～25 cm），奇数一回羽状，顶生羽片倒卵形或菱状卵形，二叉状或三叉状；侧生羽片10～12对，互生，略斜展，具短柄，线状披针形；中部羽片，基部楔形，边缘全缘或略具齿，先端渐尖或尾状；叶纸质，两面光滑，上面具凸起的圆点，对应于下面凹处生孢子囊群；叶轴疏具披针形或线状棕色鳞片；叶脉网状，在中肋每侧有多行网眼。孢子囊群遍生羽片下面；囊群盖边缘全缘。

生境及分布：生于海拔500～1400 m的山谷阴湿林下。分布于印江、赤水、道真、务川及安顺等地。

采收加工：全年均可采挖，除去杂质，洗净，晒干。

功能与主治：根茎入药，清热解毒，散热。主治感冒，热病，心悸。

附注：贵州药用新资源。

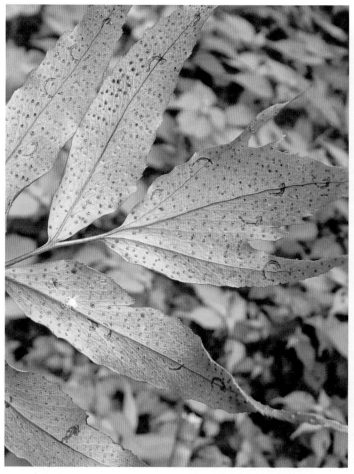
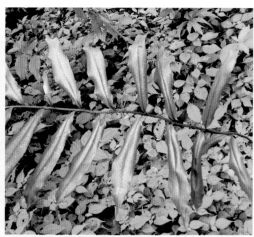
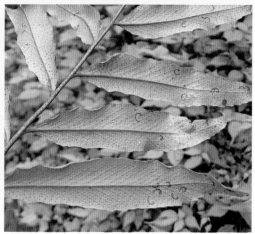

植物名称：阔羽贯众 *Cyrtomium yamamotoi* Tagawa

　　植物形态：植株高达97 cm。根状茎直立。叶簇生；叶柄禾秆色，长30～48 cm，下部密被鳞片；鳞片深褐色，卵状披针形，边缘具缘毛；叶片长圆形，（35～49 cm）×（18～24 cm），奇数一回羽状，顶生羽片菱状卵形，二叉状或三叉状；侧生羽片7～9对，互生或下部羽片对生，略斜展，有短柄，基部羽片常呈卵形或狭卵形，较大；中部羽片长圆状披针形，基部上侧稍凸起，楔形或圆楔形，下侧楔形或圆楔形，先端渐尖或尾状，边缘疏具齿；叶纸质，两面光滑或下面疏被毛状鳞片；叶轴具披针形至线形鳞片；叶脉网状，在中肋每侧有7～8行网眼。孢子囊群遍生羽片下面；囊群盖边缘明显牙齿状。

　　生境及分布：生于海拔500～1300 m的山谷阴湿林下。分布于赤水、习水等地。

　　采收加工：秋季采挖，除去须根，洗净，鲜用或晒干。

　　功能与主治：根茎入药，清热解毒，凉血，杀虫。主治流行性感冒，风热感冒，流行性脑脊髓膜炎，崩漏，蛔虫病。

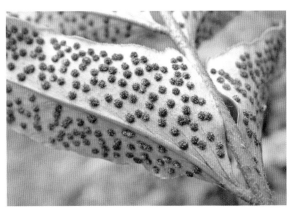

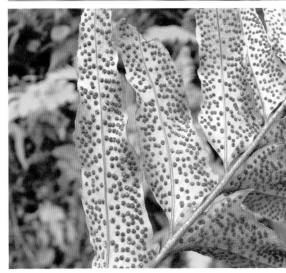

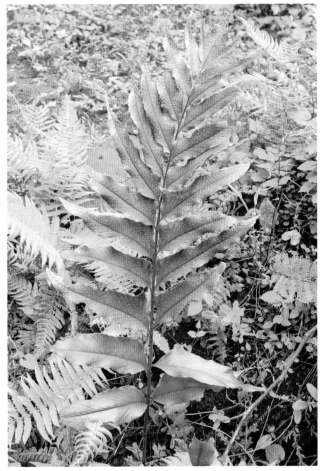

植物名称：阔鳞鳞毛蕨 *Dryopteris championii* (Bentham) C. Christensen ex Ching

别称： 张氏鳞毛蕨、细叶土凤尾

植物形态： 植株高达94 cm。根状茎直立或斜升，密被鳞片；鳞片棕色，卵状披针形及狭披针形，膜质。叶簇生；叶柄禾秆色，长16～48 cm，遍及叶轴密生红棕色、阔披针形及狭披针形、边缘具齿的膜质鳞片；叶片卵状长圆形至长圆形，（26～46 cm）×（16～30 cm），二回羽状；羽片10～15对，互生，斜展，披针形，基部羽片较大，有柄，先端渐尖或长渐尖；小羽片卵形至卵状长圆形，基部圆形或浅心形，有短柄或无柄，两侧凸起，先端钝圆，边缘具疏齿至羽状深裂；叶纸质，上面光滑，下面沿羽轴有泡状鳞片；叶脉羽状。孢子囊群背生小脉，在主脉两侧各1列；囊群盖棕色，圆肾形，全缘。

生境及分布： 生于海拔300～1500 m酸性土的疏林下或灌丛中。分布于贵州各地。

采收加工： 夏季、秋季采收，洗净，晒干。

功能与主治： 根茎入药，清热解毒，止咳平喘。主治感冒，气喘，便血，痛经，钩虫病，烧烫伤。

附注：《新华本草纲要》收载品种。

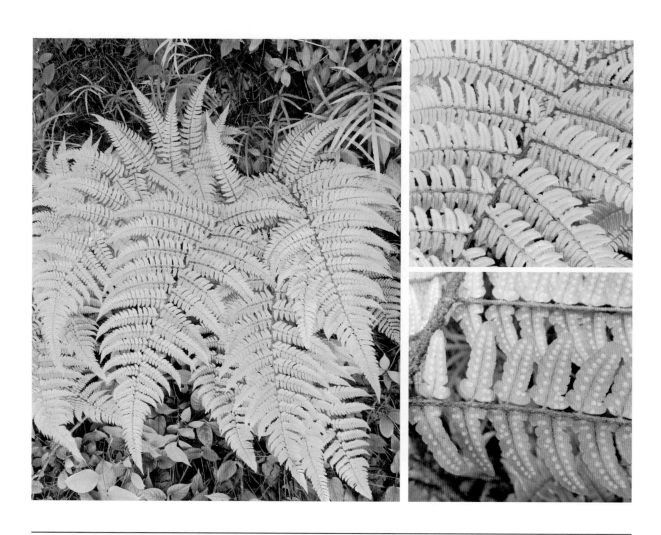

植物名称：金冠鳞毛蕨 *Dryopteris chrysocoma* (Christ) C. Christensen

别称：金黄鳞毛蕨

植物形态：植株高28～55 cm。根状茎直立或斜升，鳞片淡棕色至红棕色，披针形，先端毛发状，边缘睫状。叶簇生；叶柄长7～20 cm，禾秆色，连同叶轴被鳞片；鳞片阔卵状披针形及线状披针形；叶片椭圆形至披针形，（21～43 cm）×（7～16 cm），二回羽裂或二回羽状；羽片10～18对，互生，斜展，几无柄，中部羽片狭长圆状披针形，基部宽楔形或截形，先端渐尖；小羽片或裂片长圆形，边缘全缘或有缺刻状齿，先端钝圆或近截形，具细钝齿；下部数对羽片渐缩小；叶纸质，羽轴下面有披针形小鳞片；叶脉羽状，侧脉多分叉。孢子囊群大，即使成熟也笼罩于螺壳状的囊群盖下。

生境及分布：生于海拔1550～2200 m的西部山坡林下或灌丛下。分布于威宁、赫章、大方、水城等地。

采收加工：全年均可采挖，除去杂质，洗净，鲜用或晒干。

功能与主治：根茎入药，清热解毒，祛瘀止血。主治热毒斑疹，金疮，产后血气胀痛，崩漏，带下病，衄血，痢疾。

附注：贵州药用新资源。

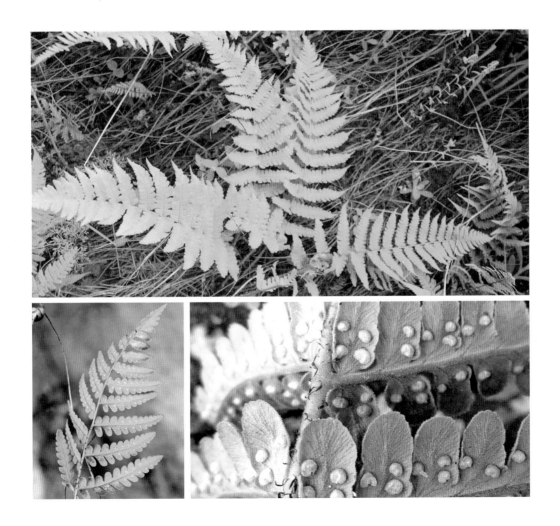

植物名称：桫椤鳞毛蕨 *Dryopteris cycadina* (Franchet & Savatier) C. Christensen

别称：暗鳞鳞毛蕨、暗色鳞毛蕨

植物形态：植株高30～60 cm。根状茎直立，先端及叶柄基部密被鳞片；鳞片褐黑色，狭披针形，边缘睫状。叶簇生；叶柄长10～20 cm，棕禾秆色至棕色，上部及叶轴密生鳞片；鳞片黑色或褐黑色，线状披针形或钻形，边缘睫状；叶片椭圆状披针形，（20～40 cm）×（12～16 cm），一回羽状；羽片20～25对，互生，近平展，镰状披针形，中部羽片较大，基部截形或浅心形，有短柄，先端渐尖，边缘具粗齿或浅裂，下部1至数对羽片缩小并反折；叶纸质，上面光滑，下面沿叶脉疏被小鳞片；叶脉羽状，侧脉单一。孢子囊群背生小脉，散布于近羽轴处；囊群盖棕色，圆肾形，近全缘。

生境及分布：生于海拔850～2010 m的密林下、林缘、溪边或田边阴处。分布于江口、印江、松桃、雷山、大方、赫章、黔西、纳雍、安龙、荔波、惠水、龙里、贵定、道真、余庆、及安顺、贵阳等地。

采收加工：全年均可采挖，除去杂质，洗净，鲜用或晒干。

功能与主治：根茎入药，凉血止血，驱虫。主治功能性子宫出血，蛔虫病。

附注：《新华本草纲要》收载品种。

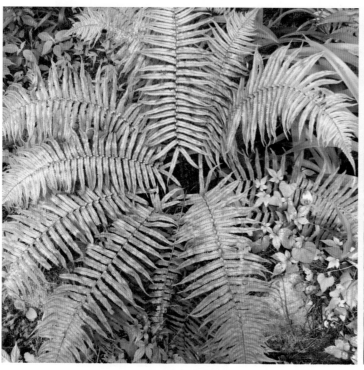
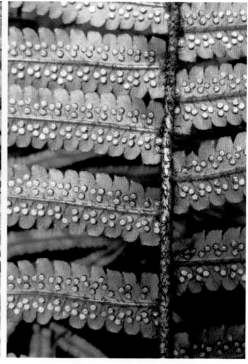

植物名称：**远轴鳞毛蕨** *Dryopteris dickinsii* (Franchet & Savatier) C. Christensen
别称：狭基鳞毛蕨

植物形态：植株高43～98 cm。根状茎直立，先端及叶柄基部密被鳞片；鳞片棕色或淡褐色，披针形或狭披针形，膜质，全缘。叶簇生；叶柄长16～30 cm，禾秆色至棕色，上部及叶轴疏被渐变狭的褐黑色鳞片；叶片狭椭圆形至倒披针形，(27～68 cm)×(12～22 cm)，一回羽状；羽片18～25对，互生，平展，披针形，中部羽片，基部宽楔形至截形，有短柄，先端短尖或渐尖，边缘具粗齿或浅裂，下部数对羽片缩小；叶纸质，下面沿羽轴疏被小鳞片；叶脉羽状，侧脉每组3～5条。孢子囊群在中肋每侧不规则的2～4列，近叶边着生；囊群盖红棕色，圆肾形，全缘。

生境及分布：生于海拔1000～2750 m的山谷或山坡林下。分布于印江、雷山、锦屏、赫章、黔西、紫云、兴义、长顺、龙里、贵定、都匀、平塘、独山、瓮安、桐梓、正安、绥阳及贵阳等地。

采收加工：全年均可采挖，除去须根，洗净，晒干或鲜用。

功能与主治：根茎入药，清热止痛。

附注：民间草药。

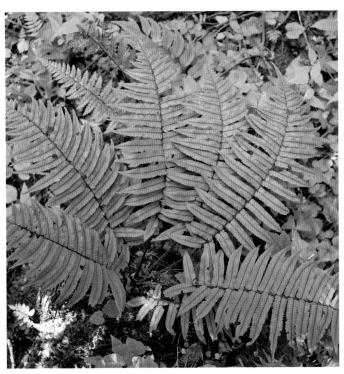
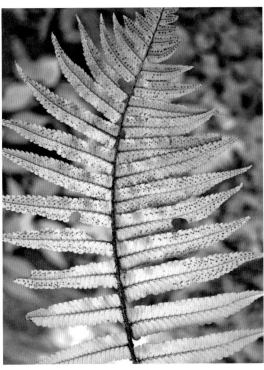

植物名称：红盖鳞毛蕨 *Dryopteris erythrosora* (D. C. Eaton) Kuntze

植物形态：植株高49～93 cm。根状茎直立或斜升，先端和叶柄基部密被鳞片；鳞片棕色，披针形，全缘。叶簇生；叶柄禾秆色，长24～36 cm，基部以上疏被鳞片；叶片卵状长圆形，（25～58 cm）×（14～26 cm），基部通常不狭缩，二回羽状；羽片8～14对，互生或下部的对生，斜展，披针形至狭披针形，下部羽片，基部楔形，有柄，先端渐尖或长渐尖；小羽片互生，斜展，卵状长圆形至长圆状披针形，基部不对称，上侧楔形，下侧常下沿于羽轴，先端钝或短尖，边缘具齿至羽状浅裂；叶纸质，光滑，下面沿羽轴密被囊状鳞片；叶脉羽状。孢子囊群在主脉与边缘间1列；囊群盖红色。

生境及分布：生于海拔900～1600 m的酸性山地的常绿阔叶林下。贵州中部和北部多见，贵阳尤多。

采收加工：夏季采挖，除去杂质，洗净，晒干或鲜用。

功能与主治：根茎入药，清热利湿，止血生肌，杀虫。治感冒，风湿，便血，伤口久不愈合，蛔虫病，蛲虫病。

附注：民间草药。

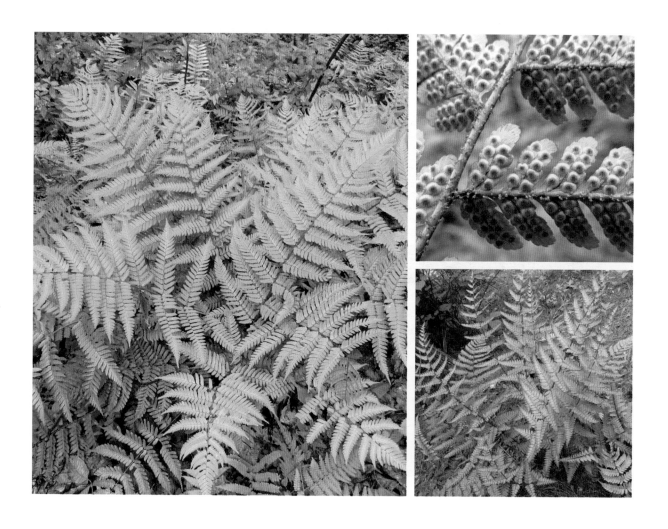

植物名称：黑足鳞毛蕨 *Dryopteris fuscipes* C. Christensen

别称：黑色鳞毛蕨、小叶山鸡尾巴草

植物形态：植株高40~92 cm。根状茎直立或斜升，先端和叶柄基部密被鳞片；鳞片棕色，有光泽，披针形，全缘，较坚挺。叶簇生；叶柄长20~49 cm，基部深褐色至黑色，向上棕禾秆色，疏被鳞片；叶片卵形至卵状长圆形,(18~43 cm)×（ 12~22 cm），基部不狭缩，二回羽状；羽片8~16对，互生或下部的对生，略斜展，有短柄，披针形，中、下部羽片几等大；小羽片互生，略斜展，卵状长圆形至长圆形，下部1至数对的基部两侧常凸起，边缘具浅齿，罕羽状浅裂，先端钝圆；基部羽片的基部下侧小羽片通常明显缩短；叶纸质，叶轴鳞片披针形至线状披针形；羽轴下面有泡状鳞片；叶脉羽状。孢子囊群在主脉与叶缘间1行，近主脉着生；囊群盖棕色，圆肾形，全缘，宿存。

生境及分布：生于海拔140~1500 m的疏林下或灌丛中。分布于贵州各地。

采收加工：全年均可采挖，除去杂质，洗净，晒干或鲜用。

功能与主治：根茎入药，收敛消炎。主治疮毒溃烂久不收口。

附注：《新华本草纲要》收载品种。

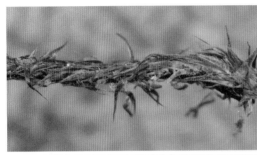

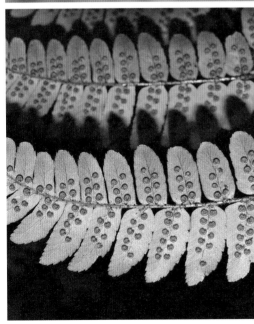

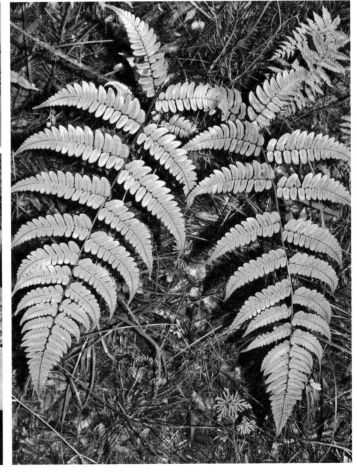

植物名称：泡鳞鳞毛蕨 *Dryopteris kawakamii* Hayata

别称： 泡鳞肋毛蕨

植物形态： 植株高22～45 cm。根状茎直立，密被狭披针形棕色鳞片。叶簇生；叶柄长7～15 cm，禾秆色至棕禾秆色，连同叶轴具鳞片和毛；鳞片先端常为黑色，细长而多少卷曲；叶片阔披针形至披针形，（15～30 cm）×（5～12 cm），从中部向下渐狭缩，二回羽状深裂；羽片15～20对，平展，密接，下部羽片缩小并反折；中部羽片最大，基部截形，无柄，先端渐尖；裂片长圆形，先端平截形或圆截形，有圆齿，边缘全缘或具圆齿；叶草质至纸质；叶轴被长而有关节的毛；羽轴下面有泡状鳞片，上面密生长而有关节的毛；叶脉羽状，两面具毛。孢子囊群生小脉近顶处；囊群盖小，棕色，膜质，宿存。

生境及分布： 生于海拔1600～2100 m的山坡、山顶之密林下或林缘。分布于江口、印江、雷山、赫章、贵定、桐梓、绥阳等地。

采收加工： 夏季、秋季采收，洗净，晒干。

功能与主治： 全草入药，清热解毒。

附注： 民间草药。

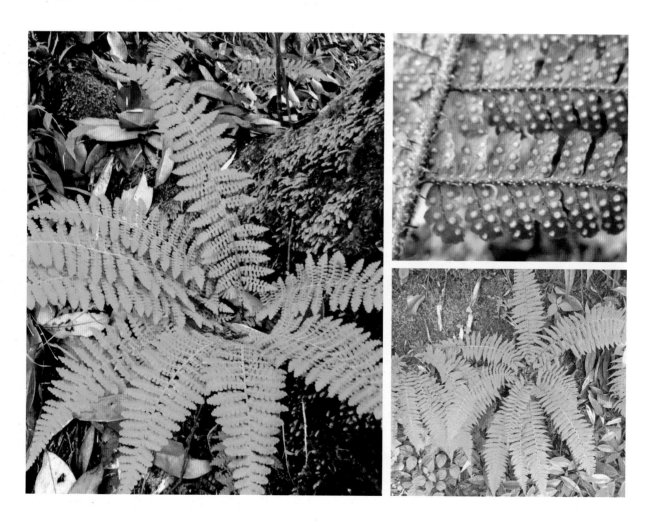

植物名称：**齿果鳞毛蕨** *Dryopteris labordei* (Christ) C. Christensen
别称：青溪鳞毛蕨、拉波鳞毛蕨、齿头鳞毛蕨

植物形态：植株高50～60 cm。根状茎横卧或斜升；鳞片披针形，黑色或黑棕色。叶簇生；叶柄长25～35 cm，基部被黑色披针形鳞片，向上近光滑；叶片卵状披针形，30 cm×25 cm，二回羽状，基部的小羽片羽状深裂或达全裂；羽片约10对，近对生，基部1对最大；小羽片约10对，披针形，基部羽片的下侧1～2对小羽片最大，近无柄，顶端钝圆或短渐尖，边缘羽状深裂或偶为全裂，羽片基部下侧小羽片均弯向羽片顶端而远离叶轴；裂片顶端圆，在前方具1～2枚齿；小羽片的侧脉羽状，不达叶边；叶纸质，除羽轴和小羽片中脉的下面具稀疏的棕色泡状鳞片外，两面近光滑；叶轴和羽轴禾秆色。孢子囊群大；囊群盖圆肾形，深棕色，全缘。

生境及分布：生于海拔800～1900 m的山坡林下、河谷阴处或石隙生。分布于黄平、织金、贞丰、荔波、贵定及安顺、遵义、贵阳等地。

采收加工：全年均可采挖，除去杂质，洗净，晒干或鲜用。

功能与主治：根茎入药，清热利湿，通经活血。主治泄泻，痛经，外伤出血。

附注：《新华本草纲要》收载品种。

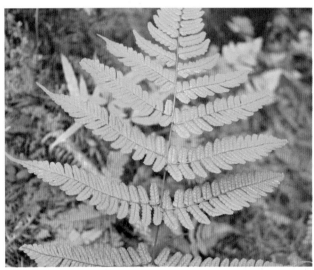

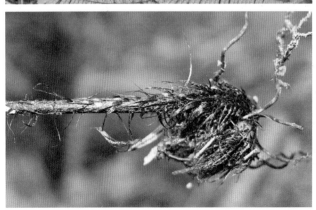

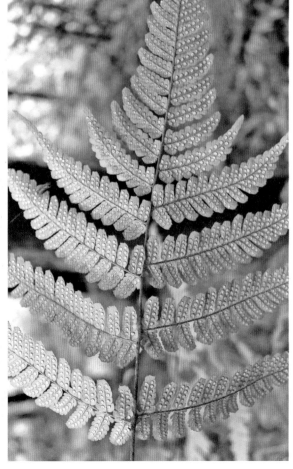

植物名称：黑鳞鳞毛蕨 *Dryopteris lepidopoda* Hayata

别称：厚叶鳞毛蕨、喀西鳞毛蕨

植物形态：植株高44～62 cm。根状茎直立或斜升，先端和叶柄基部密生鳞片；鳞片狭披针形或线状披针形，棕色至黑色，边缘睫状。叶簇生；叶柄禾秆色，长16～28 cm，上部疏被鳞片；叶片狭卵形至长圆形，（25～34 cm）×（13～17 cm），基部不变狭，先端渐尖，二回羽状；羽片14～18对，互生或对生，狭长圆状披针形，具短柄，基部截形，先端略呈尾状并多少上弯；小羽片（裂片）多数与羽轴贴生，长圆形，边缘具齿，先端圆，并有锐牙齿；叶纸质，叶轴、羽轴下面被线状披针形的黑色鳞片；叶脉羽状，侧脉分叉。孢子囊群每裂片4～6对，近中肋着生；囊群盖棕色，全缘，易落。

生境及分布：生于海拔1500～1700 m的路边灌丛下或山谷沟边。分布于赫章、贞丰、长顺等地。

采收加工：全年均可采挖，除去叶及须根，洗净，鲜用或晒干。

功能与主治：根茎入药，驱虫。主治绦虫病。

附注：民间草药。

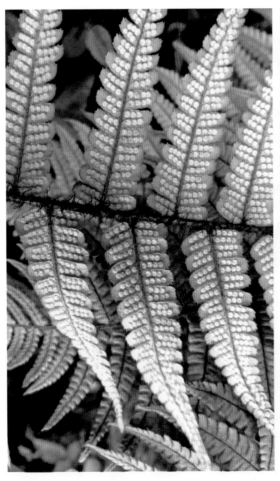
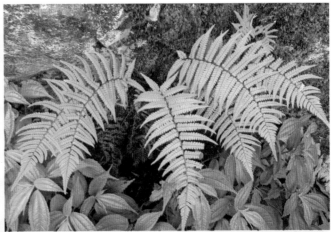
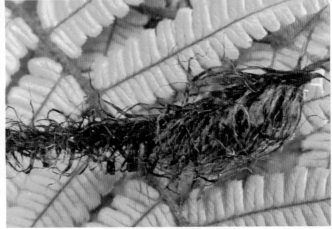

植物名称：**马氏鳞毛蕨** *Dryopteris maximowicziana* (Miquel) C. Christensen

　　植物形态：植株高22～45 cm。根状茎直立，密被狭披针形棕色鳞片。叶簇生；叶柄长7～15 cm，禾秆色至棕禾秆色，连同叶轴具鳞片和毛；鳞片先端常为黑色，细长而多少卷曲；叶片阔披针形至披针形，（15～30 cm）×（5～12 cm），从中部向下渐狭缩，二回羽状深裂；羽片15～20对，平展，密接，下部羽片缩小并反折；中部羽片最大，基部截形，无柄，先端渐尖；裂片长圆形，先端平截形或圆截形，有圆齿，边缘全缘或具圆齿；叶草质或纸质；叶轴被长而有关节的毛；羽轴下面有泡状鳞片，上面密生长而有关节的毛；叶脉羽状，两面具毛。孢子囊群生小脉近顶处；囊群盖小，棕色，膜质，宿存。

　　生境及分布：生于海拔1600～2100 m的山坡、山顶之密林下或林缘。分布于江口、印江、雷山、赫章、贵定、桐梓、绥阳等地。

　　采收加工：夏季、秋季采收，洗净，晒干。

　　功能与主治：全草入药，清热解毒。

　　附注：民间草药。

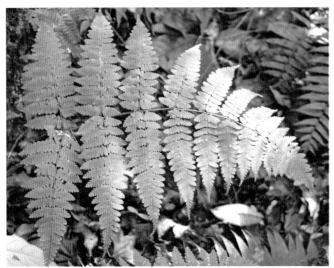

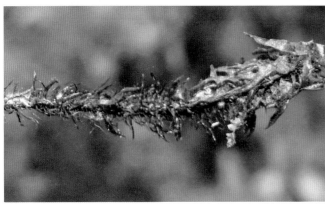

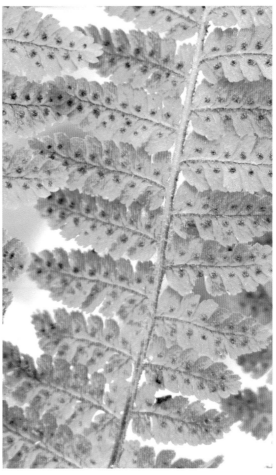

植物名称：**鱼鳞鳞毛蕨** *Dryopteris paleolata* (Pichi Sermolli) Li Bing Zhang

别称：鱼鳞蕨

植物形态：植株高1～1.5 m。根状茎直立或斜升。叶簇生；叶柄禾秆色，长40～80 cm，基部密被鳞片，鳞片卵状披针形；叶片三角状卵形，（50～80 cm）×（47～80 cm），通常四回羽裂；羽片8～12对，对生，平展，具短柄，基部1对最大；末回羽片或裂片邻接，长圆形或椭圆形，先端圆；各回羽轴基部下面有1宿存的心形大鳞片；叶草质至薄纸质，鲜时淡绿色，上面略生有节的毛，下面光滑；叶脉分离。孢子囊群圆形，生小脉顶端或近顶端；囊群盖膜质，半球形，下位，以基部着生，成熟后被压在孢子囊下，宿存。

生境及分布：生于海拔650～1000 m的阴湿林下、林缘或溪沟边。分布于江口、印江、黔西、兴义、独山、贵定、赤水等地。

采收加工：秋季采挖，洗净，晒干。

功能与主治：根茎入药，清热解毒。

附注：民间草药。

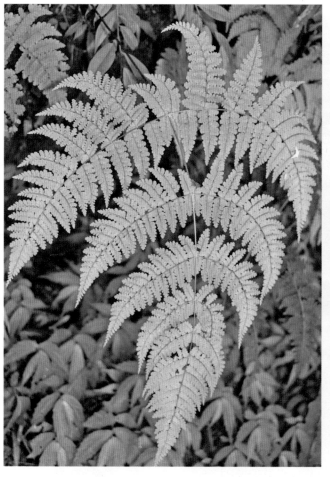
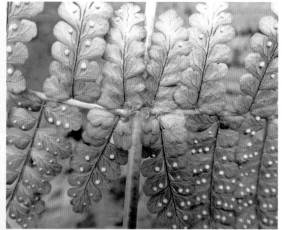
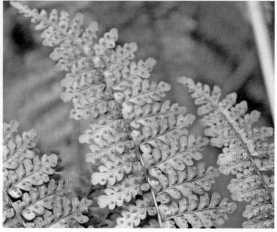

植物名称：**半岛鳞毛蕨** *Dryopteris peninsulae* Kitagawa
别称：辽东鳞毛蕨、小贯众

植物形态：植株高30～60 cm。根状茎直立或斜升。叶簇生；叶柄禾秆色，长11～17 cm，基部密被披针形棕色膜质鳞片，向上疏被鳞片，鳞片渐变小并为线状披针形；叶片卵形至长圆形，（15～40 cm）×（9～23 cm），二回羽状，基部不变狭或略变狭，先端渐尖；羽片8～13对，阔披针形或披针形，中部羽片基部较宽，阔楔形，有短柄，先端渐尖；小羽片长圆形至长圆状披针形，无柄，多与羽轴贴生，先端钝，具短尖齿，边缘近全缘或有浅齿；基部数对小羽片常呈耳状；基部羽片通常略短而宽，下部小羽片有时羽裂；叶纸质；羽轴下面有少数淡棕色小鳞片；叶脉羽状。孢子囊群只生于上部羽片，在中肋每侧1行；囊群盖圆肾形，棕色，宿存。

生境及分布：生于海拔700～1500 m的林下湿地。分布于印江、松桃、德江、施秉、金沙、平坝、瓮安、绥阳、桐梓、道真、正安、凤冈、开阳、息烽等地。

采收加工：全年均可采挖，除去杂质，洗净，晒干或鲜用。

功能与主治：根茎入药，清热解毒，止血，杀虫。主治血崩，吐血，衄血，便血，赤痢，绦虫病、蛔虫病。

附注：《新华本草纲要》收载品种。

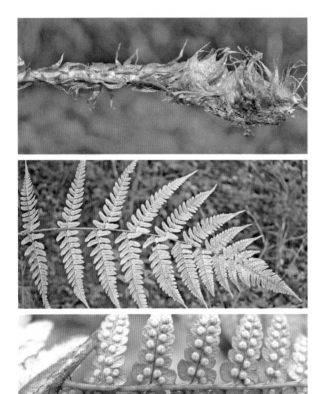

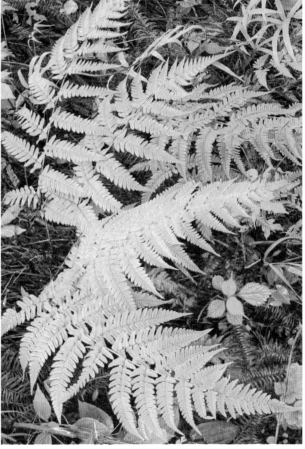

植物名称：无盖鳞毛蕨 *Dryopteris scottii* (Beddome) Ching ex C. Christensen

植物形态：植株高50～80 cm。根状茎粗短，直立，连同叶柄下部密生褐黑色、披针形具疏齿的鳞片。叶簇生；叶柄长18～35 cm，禾秆色，中部向上达叶轴疏生褐黑色、钻状披针形、下部边缘有刺状齿的小鳞片；叶片（25～45 cm）×（15～25 cm），长圆形或三角状卵形，顶端羽裂渐尖，基部不变狭或略变狭，一回羽状；羽片10～16对，披针形或长圆状披针形，渐尖头，基部圆截形，边缘有前伸的波状圆齿；叶脉略可见，侧脉羽状分枝，每组有小脉3～7条；叶薄草质，上面光滑，下面沿羽轴及侧脉有纤维状小鳞片，沿叶轴下面疏生边缘有刺齿、黑褐色或褐棕色的线形鳞片。孢子囊群圆形，生于小脉中部稍下处，在羽轴两侧各排列成不整齐的2～3（～4）行；无盖。

生境及分布：生于海拔500～1200 m的河谷密林下、林缘或灌丛中。分布于江口、印江、松桃、丹寨、雷山、紫云、贞丰、独山、三都、都匀、贵定、赤水、息烽等地。

采收加工：全年均可采挖，除去杂质，洗净，晒干。

功能与主治：根茎入药，消炎。主治烫伤。

附注：民间草药。

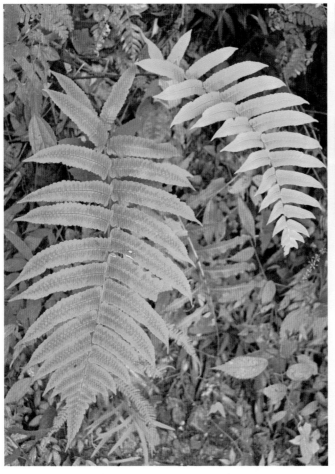
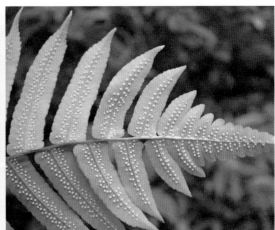
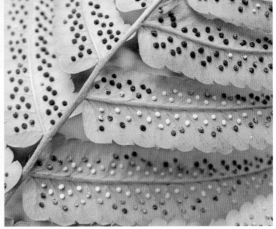

植物名称：**两色鳞毛蕨** *Dryopteris setosa* (Thunberg) Akasawa

植物形态：植株高35～68 cm。根状茎直立或斜升。叶簇生；叶柄禾秆色，长16～34 cm，基部密被鳞片；鳞片狭披针形，基部及边缘棕色，中央和先端黑色；叶片卵状三角形至卵状长圆形，（17～33 cm）×（7～16 cm），先端渐尖，三回羽裂；羽片8～12对，互生，有短柄，基部1对最大，三角形至三角状披针形；小羽片10～12对，互生，略斜展，长圆状披针形，基部羽片的基部下侧小羽片明显伸长，羽状深裂；裂片三角形至长圆形，先端短尖，边缘全缘至波状；叶纸质，光滑；羽轴下面密被鳞片，鳞片基部囊状；叶脉羽状，两面不明显。孢子囊群生于主脉与叶缘间；囊群盖棕色，近全缘。

生境及分布：生于海拔600～1800 m的山谷林下或沟边。分布于江口、铜仁、松桃、玉屏、天柱、雷山、织金、黔西、大方、紫云、关岭、安龙、册亨、兴义、贞丰、荔波、平塘、都匀、道真、绥阳、习水、清镇、开阳、修文、息烽等地。

采收加工：全年均可采挖，除去杂质，晒干或鲜用。

功能与主治：根茎入药，清热解毒。主治流行性感冒。

附注：《新华本草纲要》收载品种。

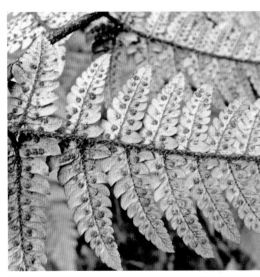

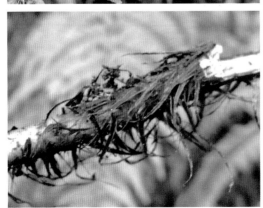

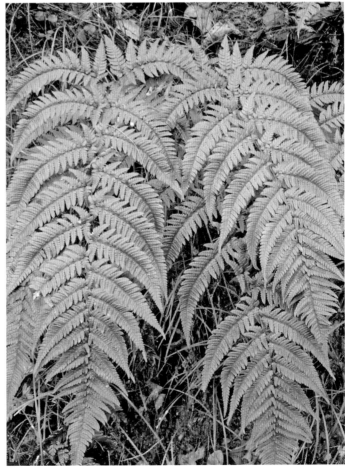

植物名称：奇羽鳞毛蕨 *Dryopteris sieboldii* (Van Houtte ex Mettenius) Kuntze

别称：奇数鳞毛蕨

植物形态：植株高0.5～1.0 m。根状茎粗短，直立，连同叶柄下部密生淡棕色的披针形鳞片。叶簇生；叶柄长20～60 cm，中部以上近光滑；叶片（25～40 cm）×20 cm，长圆形或三角状卵形，奇数一回羽状，侧生羽片1～4对，阔披针形或长圆状披针形，渐尖头，基部为圆形或圆楔形，有短柄，顶生羽片和其下的同形，稍大而有较长的柄，或有时和其下1片羽片合生，羽片全缘或有缺刻状浅锯齿；叶脉不明显，侧脉羽状分叉，每组有小脉4～6条，除基部上侧一条较短外，其余均直上达叶边；叶厚革质，上面无毛，下面偶有纤维状小鳞片。孢子囊群圆形，生于小脉的中部稍下处，沿羽轴两侧各排列成不整齐的3～4行，近叶边处不育；囊群盖圆肾形，全缘。

生境及分布：生于海拔800～1500 m的山坡密林下、溪边或灌丛下。分布于松桃、榕江、黎平、雷山、施秉、剑河、金沙、织金、平坝、瓮安、荔波、三都、都匀、贵定、凤冈、习水等地。

采收加工：全年均可采挖，除去杂质，洗净，晒干。

功能与主治：根茎入药，消炎。主治烫伤。

附注：民间草药。

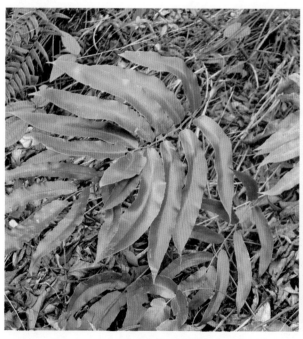
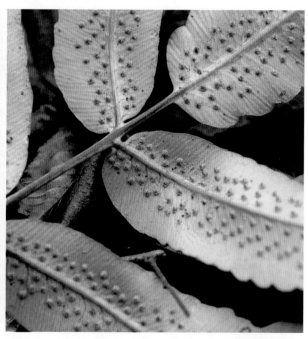

植物名称：稀羽鳞毛蕨 *Dryopteris sparsa* (D. Don) Kuntze

植物形态：植株高达1 m。根状茎直立或斜升，先端及叶柄基部密被鳞片，鳞片棕色，卵形至阔披针形，全缘。叶簇生；叶柄长15～60 cm，下部栗褐色，向上棕禾秆色，渐光滑；叶片卵状长圆形或三角状卵形，（20～44 cm）×（12～22 cm），二至三回羽状，基部最宽，先端长渐尖；羽片7～12对，互生或对生，略斜展，有短柄，基部1对最大，三角形至三角状披针形，略呈镰状，先端尾状，其余羽片披针形；小羽片13～15对，互生，披针形或卵状披针形，基部宽楔形，通常不对称，基部下侧的小羽片比其余的大；末回羽片或裂片多为长圆形，先端钝并有几个尖齿，边缘具疏齿；叶草质至纸质，两面光滑。孢子囊群生小脉中部；囊群盖圆肾形，红棕色，全缘，宿存。

生境及分布：生于海拔150～1600 m的山坡林下或溪沟边。分布于贵州各地。

采收加工：全年均可采挖，除去杂质，洗净，晒干。

功能与主治：根茎入药，驱虫，解毒。

附注：民间草药。

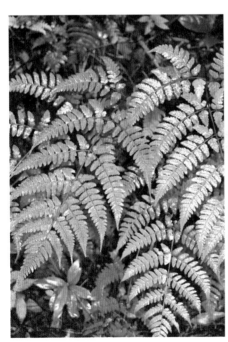
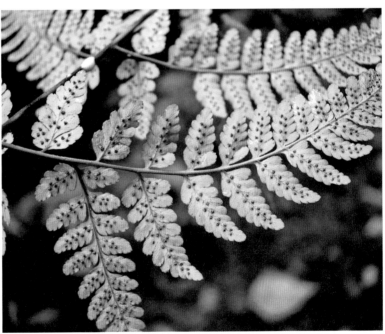

植物名称：**三角鳞毛蕨** *Dryopteris subtriangularis* (C. Hope) C. Christensen

植物形态：植株高达50 cm。根状茎直立或斜升。叶簇生；叶柄禾秆色，长20～29 cm，基部被黑色狭披针形鳞片，向上光滑；叶片三角形，（18～24 cm）×（14～22 cm），基部平截形，先端狭缩，二回羽状；羽片6～8对，披针形，对生或近对生，基部1对最大，基部平截形，有短柄，先端尾尖，略上弯；小羽片长圆形至披针形，基部羽片下侧的小羽片比上侧的大，基部阔楔形，无柄，先端钝而具齿，边缘常浅羽裂；叶草质，光滑，羽轴下面略有泡状鳞片；叶脉羽状。孢子囊群圆形，中生；囊群盖棕色，圆肾形，全缘，宿存。

生境及分布：生于海拔800～1500 m的山坡、谷底密林下。分布于贵州各地。

采收加工：夏季采挖，除去杂质，洗净，晒干或鲜用。

功能与主治：根茎入药，清热利湿，活血调经。主治肠炎泄泻，痢疾，月经不调，痛经。

附注：民间草药。

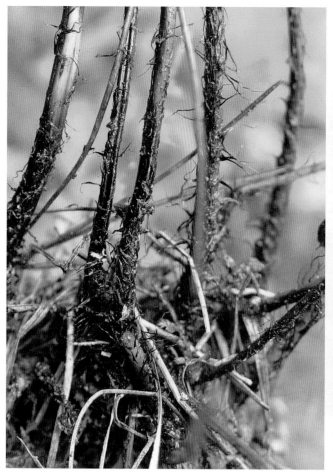
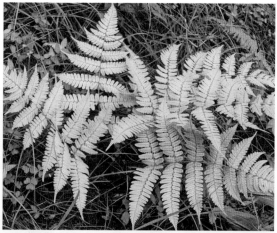
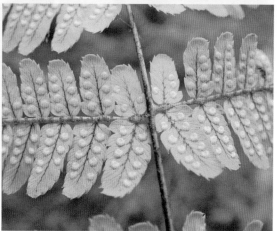

植物名称：柄盖鳞毛蕨 *Dryopteris peranema* Li Bing Zhang

　　植物形态：植株高42～92 cm。根状茎直立或斜升。叶簇生；叶柄棕色而有光泽，长22～48 cm，遍及叶轴密被鳞片，鳞片棕色至黑褐色，质厚，阔披针形至钻形；叶片卵状三角形至狭卵形，（20～48 cm）×（16～36 cm），三回羽状；羽片10～12对，下部的对生，向上互生，平展，密接，基部1对最大，狭三角形，有柄，基部不对称，先端短尾尖；一回小羽片6～10对，卵状长圆形至长圆状披针形，有短柄，先端钝圆至短尖；二回小羽片长圆形，无柄或与小羽轴合生，先端圆，边缘全缘至羽裂；基部羽片以上的各羽片阔披针形至长圆状披针形；叶近革质；羽轴两侧及中肋分叉处有红棕色肉质刺；叶脉分离。孢子囊群生小脉中部以上；无囊群盖。

　　生境及分布：生于海拔900～1900 m的酸性山地的林下、林缘或路边。分布于江口、印江、松桃、雷山、赫章、都匀、瓮安、道真、清镇等地。

　　采收加工：秋季采挖，除去杂质，晒干。

　　功能与主治：根茎入药，清热解毒。

　　附注：民间草药。

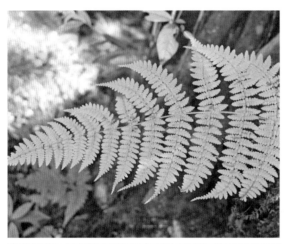

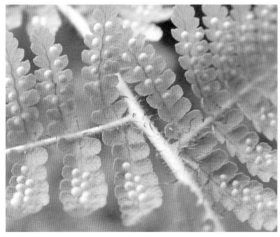

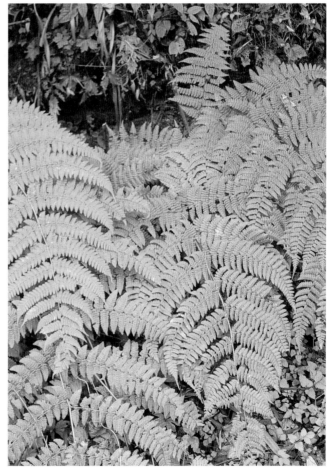

植物名称：变异鳞毛蕨 *Dryopteris varia* (Linnaeus) Kuntze

别称：异鳞鳞毛蕨

植物形态：植株高26～107 cm。根状茎直立或斜升，先端及叶柄基部密被鳞片；鳞片棕色，狭披针形至线形，先端纤维状。叶簇生；叶柄禾秆色，长13～56 cm，基部以上及叶轴鳞片与根状茎上的相似而较小；叶片卵形或呈五角状长圆形，（13～51 cm）×（10～26 cm），先端突然狭缩成长尾状，二回羽状至三回羽状全裂；羽片8～12对，互生，斜展，基部1对最大；小羽片6～13对，披针形，基部羽片的基部下侧小羽片明显伸长，羽状浅裂至全裂；裂片长圆形至披针形，多少镰状，先端短尖；叶近革质；羽轴下面被棕色、基部略呈泡状的线状披针形鳞片；叶脉羽状。孢子囊群大，生小脉中部以上，近叶边或裂片弯缺处；囊群盖棕色，圆肾形，全缘。

生境及分布：生于海拔1500 m以下的酸性山地。分布于贵州各地。

采收加工：全年均可采挖，除去杂质，洗净，晒干或鲜用。

功能与主治：根茎入药，清热，止痛。主治内热腹痛。

附注：《新华本草纲要》收载品种。

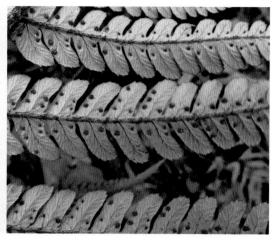

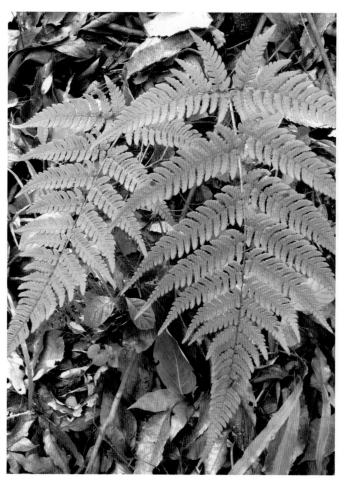

植物名称：**大羽鳞毛蕨** *Dryopteris wallichiana* (Sprengel) Hylander

植物形态：植株高26~107 cm。根状茎直立或斜升，先端及叶柄基部密被鳞片；鳞片棕色，狭披针形至线形，先端纤维状。叶簇生；叶柄禾秆色，长13~56 cm，基部以上及叶轴鳞片与根状茎上的相似而较小；叶片卵形或呈五角状长圆形，（13~51 cm）×（10~26 cm），先端突然狭缩成长尾状，二回羽状至三回羽状全裂；羽片8~12对，互生，斜展，基部1对最大；小羽片6~13对，披针形，基部羽片的基部下侧小羽片明显伸长，羽状浅裂至全裂；裂片长圆形至披针形，多少镰状，先端短尖；叶近革质；羽轴下面被棕色、基部略呈泡状的线状披针形鳞片；叶脉羽状。孢子囊群大，生小脉中部以上，近叶边或裂片弯缺处；囊群盖棕色，圆肾形，全缘。

生境及分布：生于海拔1680~2200 m以下的酸性山地。分布于黔西，大方、威宁、赫章等地。

采收加工：全年均可采挖，除去杂质，洗净，晒干或鲜用。

功能与主治：根茎入药，清热解毒，凉血散瘀。主治头昏，心悸失眠，痔血，血崩，蛔虫病等。

附注：民间草药。

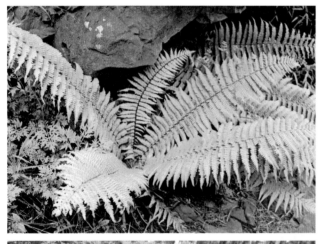

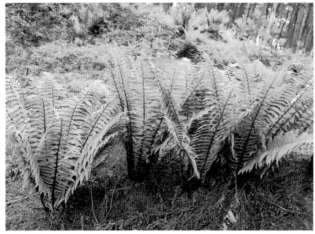

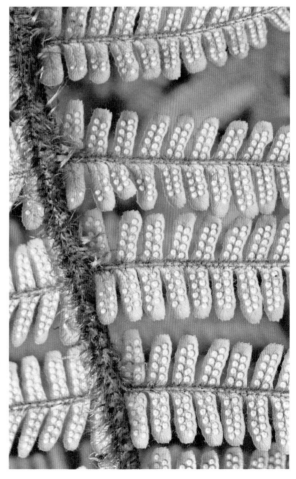

植物名称：舌蕨 *Elaphoglossum marginatum* T. Moore

别称：褐斑舌蕨

植物形态：植株高15～40 cm。根状茎短，横卧或斜升，叶柄基部密被鳞片；鳞片披针形，先端渐尖，边缘具疏睫毛状齿，膜质，褐棕色。叶近生或簇生，二型。营养叶叶柄长5～13 cm，禾秆色，基部以上疏被披针形和卵形的小鳞片；叶片披针形，长10～30 cm，先端渐尖或急尖，基部楔形，短下延，全缘，有软骨质狭边；叶脉仅可见，主脉上面有浅纵沟，下面隆起，侧脉不明显，一至二回分叉，直达叶边，叶质肥厚，两面伏生棕色或褐色星芒状小鳞片，下面较多。孢子叶与营养叶等长或略高于营养叶，叶柄长10～20 cm，叶片与营养叶同形而略较短狭。孢子囊沿侧脉着生，成熟时满布孢子叶下面。

生境及分布：生于海拔1600～2010 m的山坡林下或河谷溪边，附生于石上。分布于江口、雷山、赫章、纳雍、贞丰、安龙等地。

采收加工：夏季采收，晒干。

功能与主治：全草入药，清热解毒。

附注：民间草药。

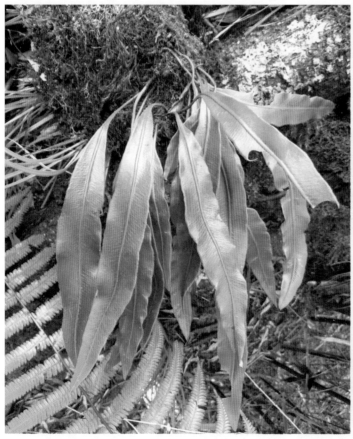
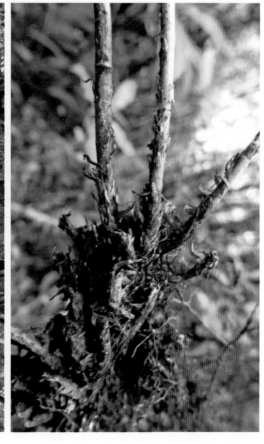

植物名称：华南舌蕨 *Elaphoglossum yoshinagae* (Yatabe) Makino

别称：舌蕨

植物形态：植株高15～30 cm。根状茎短，横卧或斜升，与叶柄下部密被鳞片；鳞片大，卵形或卵状披针形，渐尖头或急尖头，边缘有睫毛状齿，棕色，膜质。叶簇生或近生，二型；营养叶近无柄或具短柄，披针形，长15～30 cm，先端短渐尖，基部楔形，长而下延，几达叶柄基部，全缘，有软骨质狭边，平展或略内卷，叶脉仅可见，主脉宽而平坦，上面的纵沟不明显，侧脉单一或一至二回分叉，几达叶边，叶质肥厚，革质，干后棕色，两面均疏被褐色的星芒状小鳞片，通常主脉下面较多；孢子叶与营养叶等高或略低于营养叶，叶柄较长，7～10 cm，叶片略短而狭。孢子囊沿侧脉着生，成熟时满布孢子叶下面。

生境及分布：生于海拔550～1000 m的溪边阴湿石上。分布于江口、松桃、剑河、都匀等地。

采收加工：夏季采收，去须根，洗净，晒干或鲜用。

功能与主治：根茎入药，清热利湿。主治小便淋漓涩痛。

附注：民间草药。

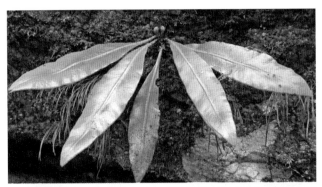

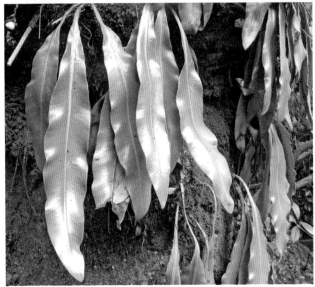

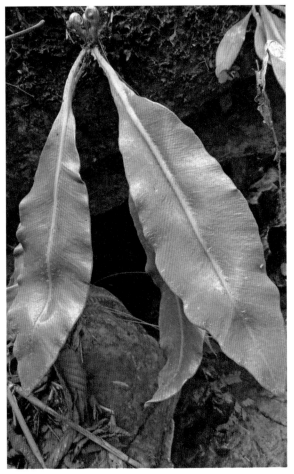

植物名称：**尖齿耳蕨** *Polystichum acutidens* Christ

别称：台东耳蕨、胃病药

植物形态：植株高29～62 cm。根状茎先端连同叶柄基部密被鳞片；鳞片棕色或深褐色，卵形或卵状披针形。叶簇生；叶柄禾秆色，长6～21 cm，基部以上疏被鳞片至几光滑；叶片披针形至狭披针形，（18～41 cm）×（4～6 cm），基部不狭缩，先端尾状，一回羽状；羽片22～48对，互生，邻接，有短柄，镰状披针形，基部不对称，上侧截形凸起呈尖三角形，下侧楔形，边缘有前指、有时内弯的具刺尖齿；叶草质至纸质；叶脉分离，侧脉多数分叉。孢子囊群在中肋每侧1行；囊群盖近全缘，易落。

生境及分布：生于海拔700～2500 m的山谷林下湿地。分布于江口、施秉、黔西、金沙、平坝、关岭、镇宁、普定、安龙、贞丰、晴隆、都匀、独山、龙里、贵定、赤水、道真及贵阳等地。

采收加工：全年均可采收，洗净，鲜用或晒干。

功能与主治：根茎入药，主治胃痛。全草入药，主治头昏，全身疼痛。

附注：《新华本草纲要》收载品种。

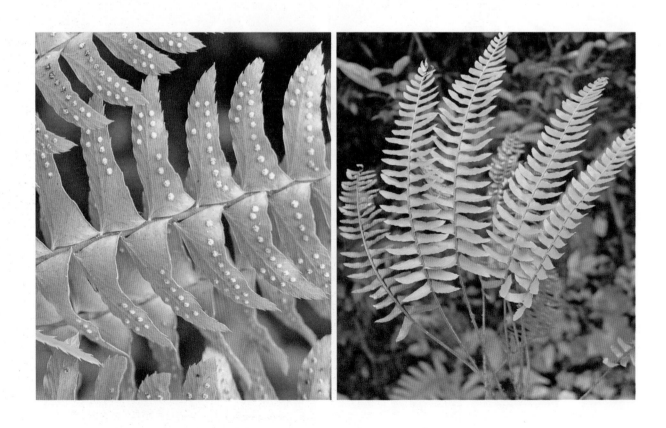

植物名称：角状耳蕨 *Polystichum alcicorne* (Baker) Diels

别称：地柏枝、石黄连

植物形态：植株高24～45 cm。叶簇生；叶柄禾秆色，长9～20 cm，连同叶轴被较密的鳞片，鳞片棕色，阔卵形；叶片狭卵形至卵状披针形，基部圆形，不狭缩或略狭缩，先端渐尖，三回羽状；羽片15～18对，有短柄，长圆状披针形，中部羽片基部略不对称，楔形，先端钝或短尖，二回羽状；一回小羽片长圆形，6～9对，有短柄，基部楔形，先端钝，一回羽状；二回小羽片或裂片倒披针形，宽达1 mm，全缘或先端分叉；叶草质至纸质，上面光滑，下面有少数棕色披针形微小鳞片；羽轴、小羽轴基部下面有棕色、卵状、膜质鳞片；叶脉分离，在末回羽片或裂片上各有1条。孢子囊群顶生于小脉上。

生境及分布：生于海拔800～1500 m的溪边阴石岩或树干上。分布于德江、沿河、思南、黔西、金沙、绥阳及安顺、贵阳等地。

采收加工：全年均可采收，洗净，鲜用或晒干。

功能与主治：全草入药，散瘀消肿，止血。主治外伤肿痛、出血。

附注：《新华本草纲要》收载品种。

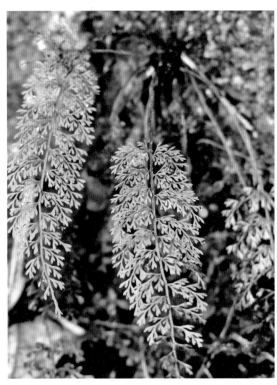
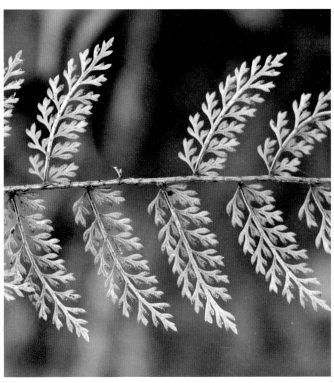

植物名称：**巴郎耳蕨** *Polystichum balansae* Christ

别称：镰羽贯众、巴兰贯众、小羽贯众

植物形态： 植株高45～61 cm。根状茎先端连同叶柄基部密被鳞片；鳞片棕色，阔披针形。叶簇生；叶柄禾秆色，长15～26 cm；叶片披针形，（30～35 cm）×（10～12 cm），基部不狭缩，先端羽裂渐尖，一回羽状；羽片16～20对，互生，略斜展，有短柄，中下部镰状披针形，基部强度不对称，上侧的耳片明显，下侧楔形，边缘近全缘，仅中部以上有疏尖齿；叶纸质；叶脉网结，沿中肋两侧各有2行网眼，网眼内有内藏小脉1或2条。孢子囊群通常在中肋每侧2行；囊群盖全缘，易落。

生境及分布： 生于海拔300～1300 m酸性山地的沟谷湿地、石上或密林下。分布于贵州各地。

采收加工： 全年均可采收，除去杂质，晒干或鲜用。

功能与主治： 根茎入药，清热解毒，杀虫。主治流行性感冒，肠道寄生虫病。

附注：《新华本草纲要》收载品种。

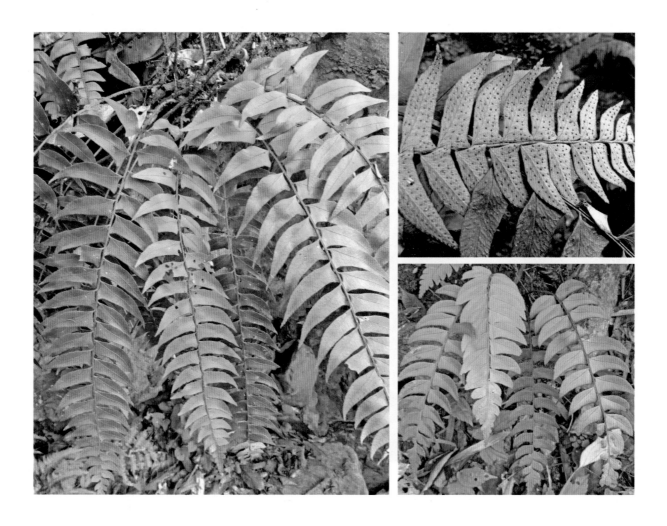

植物名称：**峨眉耳蕨** *Polystichum caruifolium* (Baker) Diels

别称：万年青、树林株

植物形态：植株高25~41 cm。叶簇生；叶柄禾秆色，长9~12 cm，疏被鳞片，鳞片棕色，卵形，渐尖；叶片椭圆状倒披针形，（16~29 cm）×（4~6 cm），向基部狭缩，先端渐尖，四回羽状细裂；羽片超过20对，互生或下部的对生，密接，平展，几无柄，披针形，中部羽片（2~3.2 cm）×（0.8~1.3 cm），下部各羽片稍缩短；一回小羽片6~12对，卵状长圆形，有柄，以狭翅下延于羽轴；末回小羽片或裂片线形，宽不及1 mm，先端锐尖或分叉，全缘；叶草质，干后绿色，上面光滑，下面有棕色狭披针形微小鳞片；叶脉分离，在末回裂片上有1条。孢子囊群顶生小脉；囊群盖大，比末回裂片宽，膜质，早落。

生境及分布：生于海拔1100~1600 m的林下岩石上。分布于盘州、金沙、道真等地。

采收加工：夏季、秋季采收，洗净，鲜用或晒干。

功能与主治：全草入药，清热，泻火，利尿。主治肺胃热盛之鼻肿，小便短赤，疮疖久不收口。

附注：《新华本草纲要》收载品种。

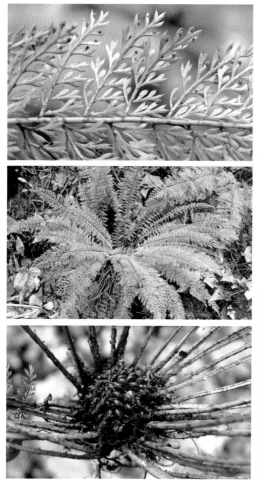

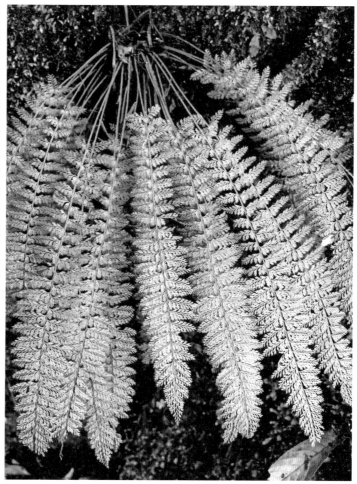

植物名称：圆片耳蕨 *Polystichum cyclolobum* C. Christensen

植物形态：植株高24～40 cm。根状茎直立。叶簇生；叶柄禾秆色，长16～23 cm，密被鳞片，下部的鳞片红棕色，膜质，卵圆形或阔卵形，向上直至叶轴，鳞片渐狭，长圆状披针形，并混有较小的狭披针形和纤维状鳞片；叶片狭披针形，（9～27 cm）×（2.4～4 cm），先端长渐尖，二回羽状；羽片15～25对，卵状三角形或卵状长圆形，基部浅心形，有短柄，先端急尖，有硬尖刺；中、下部羽片有1～2对分离的小羽片，上部羽片羽状浅裂至深裂；小羽片近圆形或菱状圆形，无柄，全缘或有1或2枚具刺的齿，先端有硬尖刺；叶硬革质，上面光滑，下面具棕色纤维状鳞片；叶脉羽状，不显。孢子囊群在中肋两侧各1行，成熟时汇生，满铺于小羽片或裂片下面；囊群盖棕色，边缘啮蚀状。

生境及分布：生于海拔1900～2700 m的石灰岩山地的疏林下或裸石隙。分布于水城、威宁、赫章等地。

采收加工：全年均可采收，洗净，晒干。

功能与主治：根茎入药，清热解毒，止血。主治乳痈，肠炎，外伤出血。

附注：民间草药。

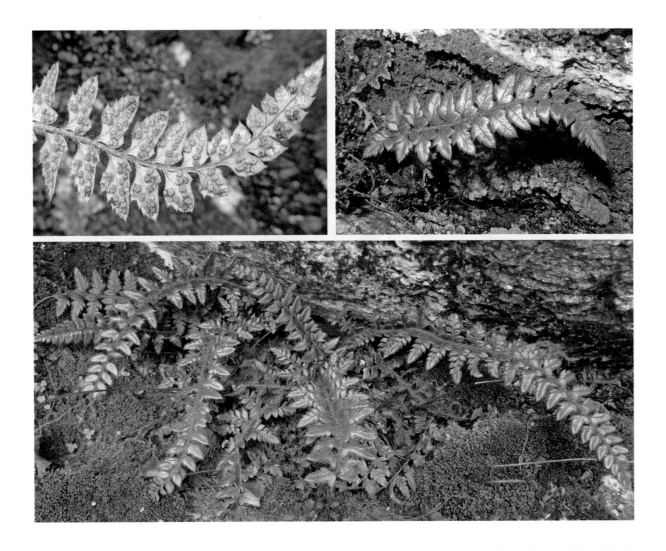

植物名称：**对生耳蕨** *Polystichum deltodon* (Baker) Diels

别称：蜈蚣草

植物形态：植株高达40 cm。根状茎先端连同叶柄基部密被鳞片；鳞片棕色，卵形至卵状披针形，先端渐尖，边缘啮蚀状。叶簇生；叶柄禾秆色，长6～15 cm，基部以上疏被鳞片；叶片狭披针形至线形，（8～25 cm）×（1.5～3.8 cm），基部不狭缩或略狭缩，先端羽裂渐尖，一回羽状；羽片18～35对，密接，镰状长圆形，镰状三角形，基部不对称，上侧截形，有三角形耳片，下侧通直，狭楔形，先端急尖，有短刺，边缘有钝齿或尖齿，有的齿端具刺；下部羽片不缩小或稍缩小，通常不反折，也有反折的；叶纸质，上面光滑，下面略具微小鳞片；叶轴疏被鳞片，鳞片棕色至深棕色，卵形，先端尾状，常贴伏；叶脉羽状，侧脉多数分叉。孢子囊群顶生小脉，靠近羽片边缘；囊群盖棕色，具齿，易落。

生境及分布：生于海拔300～1800 m的石灰岩地区林下、林缘、岩洞内外的石壁或石隙间。分布于凯里、施秉、黄平、金沙、盘州、普安、晴隆、都匀、贵定、凤冈、绥阳、赤水、习水及安顺、贵阳等地。

采收加工：全年均可采收，洗净，鲜用或晒干。

功能与主治：全草、叶入药，清热解毒，活血止血。主治感冒，跌打损伤，外伤出血，毒蛇咬伤。

附注：《新华本草纲要》收载品种。

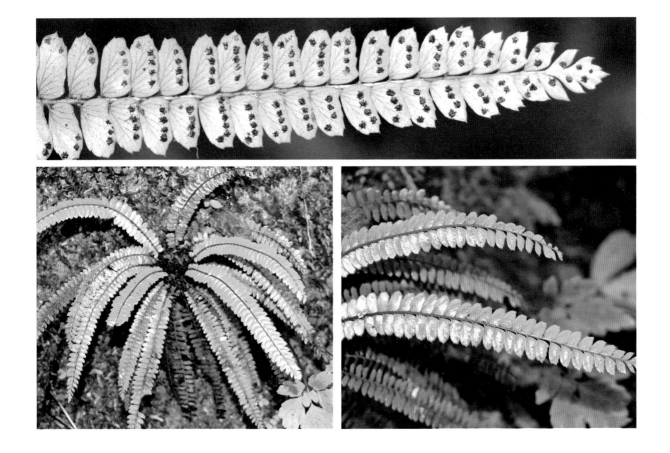

植物名称：蚀盖耳蕨 *Polystichum erosum* Ching et Shing

植物形态：植株高5～15 cm。根茎直立，密生披针形深棕色中央带黑色的鳞片。叶簇生；叶柄长1～5 cm，禾秆色，腹面有纵沟，密生披针形红棕色鳞片，鳞片边缘为卷曲的纤毛状；叶片线状披针形或倒披针形，长5～16 cm，宽1～2.6 cm，先端渐狭，基部略狭，一回羽状；羽片14～25对，下部的对生，向上为互生，平展或略斜向下，无柄，三角卵形或矩圆形；具羽状脉，侧脉单一或基部脉二叉状，腹面不明显，背面微凸。囊群盖大，圆形，边缘啮蚀状，盾状。

生境及分布：生于海拔1400～2400 m的林下岩石上。分布于威宁、水城、赫章、盘州等地。

采收加工：秋季采挖，除去杂质，晒干。

功能与主治：根茎入药，清热解毒，止血。

附注：民间草药。

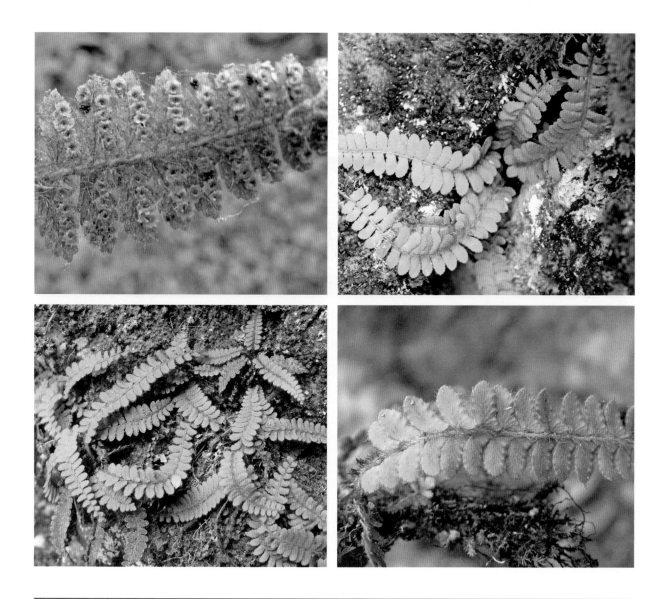

植物名称：杰出耳蕨 *Polystichum excelsius* Ching & Z. Y. Liu

植物形态：植株高31~51 cm。叶簇生；叶柄淡禾秆色，长14~24 cm，连同叶轴密生鳞片，鳞片贴生，棕色，膜质，卵形，全缘；叶片狭卵状长圆形至长圆状披针形，（17~28 cm）×（7~12 cm），基部宽圆形，先端渐尖，二回羽状；羽片16~23对，有短柄，（5~8 cm）×（1.1~1.5 cm），镰状狭披针形，基部近对称，宽楔形，先端渐尖至长渐尖，一回羽状；小羽片10~16对，长圆形或狭椭圆形，（7~11 cm）×（3~4 mm），具明显的短柄，基部狭楔形，先端短尖或钝，边缘具齿或浅裂，锯齿或裂片顶端有芒刺；叶草质，两面光滑或下面疏生微小鳞片；叶脉分离，两面可见。孢子囊群小，顶生小脉，靠近小羽片边缘；囊群盖淡棕色，早落。

生境及分布：生于海拔900~1000 m的生河谷林下湿石隙。分布于江口、道真、绥阳等地。

采收加工：全年均可采收，洗净，晒干。

功能与主治：根茎入药，清热解毒。主治内热腹痛。

附注：民间草药。

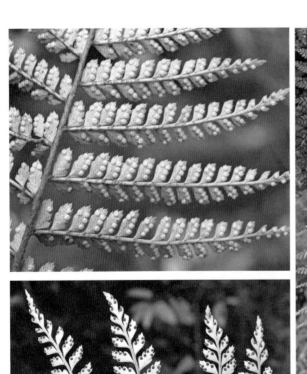

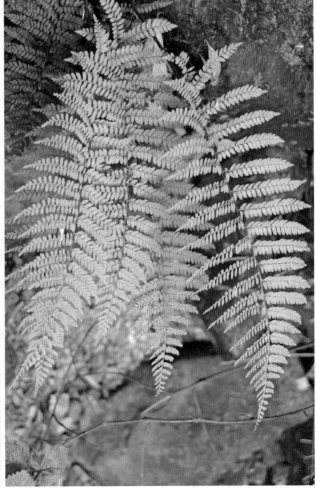

植物名称：柳叶耳蕨 *Polystichum fraxinellum* (Christ) Diels

别称：柳叶蕨

植物形态：植株高达60 cm。叶簇生；叶柄禾秆色，长14～34 cm，基部密被鳞片，向上稀疏，鳞片棕色或深棕色，披针形，边缘具齿，先端渐尖；叶片长圆形，（12～27 cm）×（7～12 cm），奇数一回羽状；侧生羽片3～6对，卵状披针形，基部楔形或圆楔形，有短柄，先端渐尖，边缘近全缘或具缺刻状齿；顶生羽片与侧生羽片同形；叶革质，两面光滑，或在幼时下面沿叶脉有棕色钻形微小鳞片；叶轴下面疏被披针形鳞片；叶脉网状，在中肋每侧有1行狭斜方形网眼，每一网眼内有内藏小脉1条。孢子囊群顶生内藏小脉，在中肋与羽片边缘间1行；囊群盖棕色，全缘，易落。

生境及分布：生于海拔500～1500 m的石灰岩地区林下石隙。分布于施秉、黄平、织金、金沙、黔西、安龙、贞丰、荔波、三都、贵定、龙里、长顺、桐梓、道真及安顺、贵阳等地。

采收加工：全年均可采收，除去杂质，晒干。

功能与主治：根茎入药，清热解毒。主治内热腹痛。

附注：民间草药。

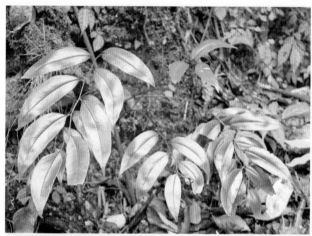
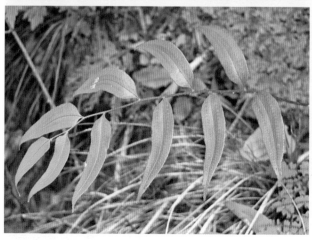
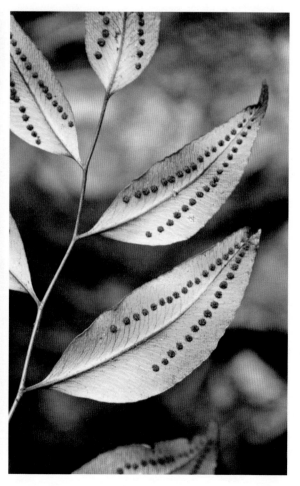

植物名称：芒刺耳蕨 *Polystichum hecatopterum* Diels

别称：芒齿耳蕨

植物形态：植株高17～50 cm。叶簇生；叶柄禾秆色，长4～13 cm，基部密被鳞片，鳞片棕色，披针形，先端长渐尖，边缘睫状，向上至叶轴渐变小并混生线形鳞片；叶片狭披针形至线形，（13～37 cm）×（1.5～4.2 cm），基部狭缩，一回羽状；羽片32～50对，中部镰状长圆形至披针形，基部不对称，上侧三角形耳状，下侧楔形，边缘具整齐的长芒状细齿；下部羽片向下渐缩短并反折；叶纸质，上面光滑，下面沿叶脉疏生淡棕色披针形小鳞片；叶脉羽状，分叉。孢子囊群小，顶生小脉，在中肋两侧各1行；囊群盖近全缘，易落。

生境及分布：生于海拔1300～2100 m的林下溪沟边、山脚背阴处或山脊林下。分布于江口、印江、雷山、赫章、都匀、桐梓、绥阳、道真等地。

采收加工：夏季、秋季采收，洗净，晒干。

功能与主治：全草入药，润肺止咳。主治感冒咳嗽。

附注：民间草药。

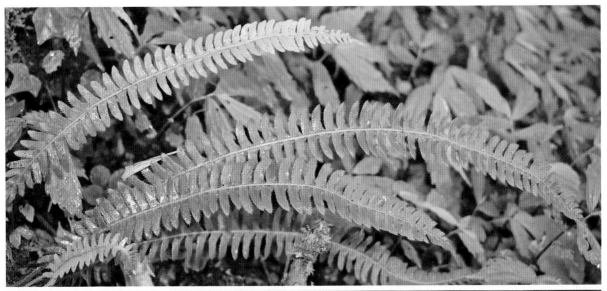

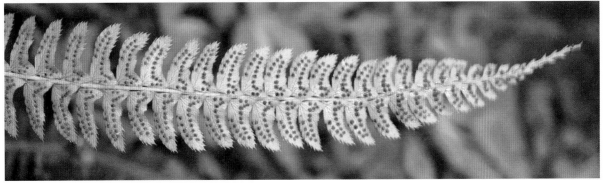

植物名称：草叶耳蕨 *Polystichum herbaceum* Ching & Z. Y. Liu

植物形态：植株高28～35 cm。叶簇生；叶柄淡禾秆色，长8～18 cm，基部密被鳞片，向上光滑，鳞片黑色，或有褐边，光亮，披针形，全缘；叶片长圆形，（12～18 cm）×（5～10 cm），先端渐尖，基部圆形，不缩短，二回羽状；羽片18～22对，有短柄，披针形，中部的羽片，（3～5.5 cm）×（0.8～1.6 cm），先端渐尖，基部楔形，一回羽状；小羽片7～10对，无柄，基部上侧1片小羽片特长，常伸达上侧羽片的基部，长达1.7 cm，其余小羽片较小，披针形或狭椭圆形，多少呈镰状，彼此疏离，基部近对称，狭楔形，上侧略凸起或不凸起，先端锐尖，全缘；叶薄革质，干后淡绿色，两面光滑，或下面疏具纤维状小鳞片；叶轴、羽轴几光滑；叶脉羽状，不明显。孢子囊群在中肋两侧各1行；囊群盖棕色，全缘，易落。

生境及分布：生于海拔1200～1500 m的阴湿林下石隙。分布于仁怀、桐梓、湄潭、正安、道真、印江及贵阳等地。

采收加工：全年均可采收，洗净，晒干。

功能与主治：根茎入药，清热解毒，止咳。主治乳痈，外伤出血，外感咳嗽。

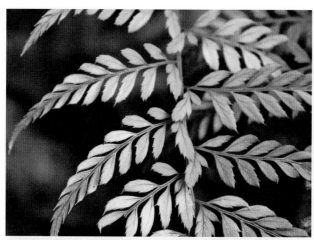
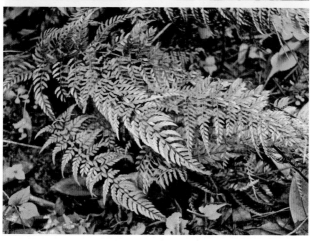
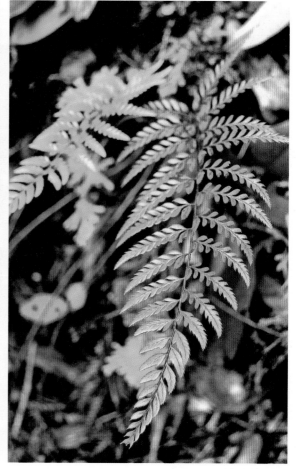

植物名称：虎克耳蕨 *Polystichum hookerianum* (C. Presl) C. Christensen

别称：尖羽贯众

植物形态： 植株高62～82 cm。叶簇生；叶柄禾秆色，长21～32 cm，连同叶轴疏被鳞片；鳞片卵形或披针形，棕色，膜质；叶片披针形或阔披针形，（36～56 cm）×（12～22 cm），基部圆形，先端羽裂渐尖，一回羽状；羽片12～18对，互生或下部的对生，斜展，有短柄，中部羽片狭披针形，基部略不对称，上侧多少凸起，楔形或圆楔形，下侧狭楔形，先端渐尖至长渐尖，略上弯，边缘在中部以下近全缘，向上具矮尖齿；下部羽片通常不缩小也不反折；叶纸质或革质，上面光滑，下面疏被卵形或披针形棕色微小鳞片；叶脉网状，在中肋每侧有2行网眼，每一网眼内有内藏小脉1条。孢子囊群在中肋与羽片边缘间1～3行；囊群盖全缘，易落；下部羽片不育。

生境及分布： 生于海拔700～1700 m的阴湿林下、林缘、山路旁或沟边。分布于江口、印江、松桃、黔西、贞丰及毕节等地。

采收加工： 全年均可采挖，去除杂质，晒干。

功能与主治： 根茎入药，活血散瘀，利水通淋。主治流行性感冒，水肿，跌打损伤，血崩，蛔虫病。

附注： 民间草药。

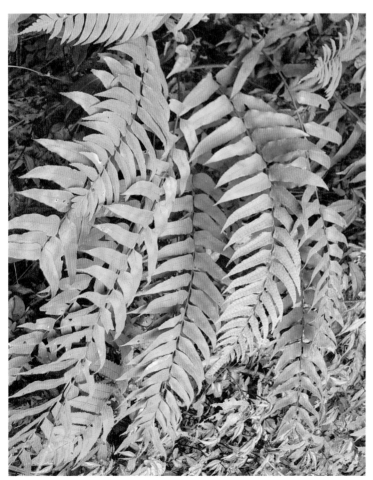
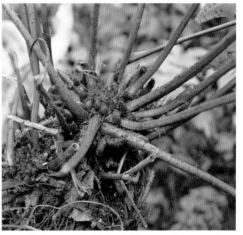
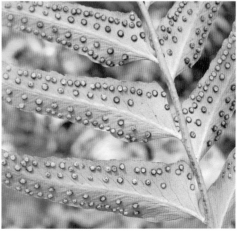

植物名称：鞭叶耳蕨 *Polystichum lepidocaulon* (Hooker) J. Smith
别称：华北耳蕨

植物形态：植株高9～20 cm。根状茎先端连同叶柄密被鳞片；鳞片棕色，披针形，边缘流苏状。叶簇生；叶柄禾秆色，长2～7 cm；叶片狭披针形，（7～13 cm）×（1.4～2.8 cm），基部略狭缩，先端渐尖，一回羽状；羽片13～22对，互生，平展，几无柄，中部羽片镰状长圆形，基部不对称，上侧截形，多少有耳片，下侧楔形，先端钝或短尖，边缘有内弯的尖齿；下部数对羽片略渐缩小并反折；叶纸质，上面有棕毛，下面密生毛状小鳞片；叶轴被较密的棕色狭披针形鳞片，先端延伸成鞭状，能以芽孢长成新株；叶脉分离，侧脉单一或分叉。孢子囊群通常在羽片上缘1行；囊群盖大，全缘，宿存。

生境及分布：生于海拔1100～2300 m的林下钙质岩石上。分布于江口、印江、威宁、赫章、纳雍、镇宁、平塘、都匀、龙里、桐梓、绥阳、道真、清镇、开阳、修文、息烽等地。

采收加工：全年均可采收，洗净，鲜用或晒干。

功能与主治：全草入药，清热解毒。主治肠炎，乳痈，下肢疖肿。

附注：《新华本草纲要》收载品种。

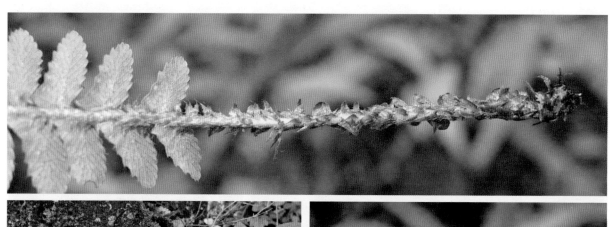

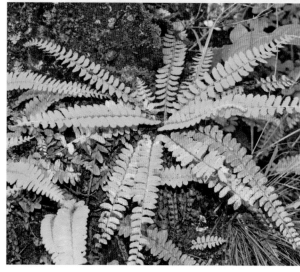
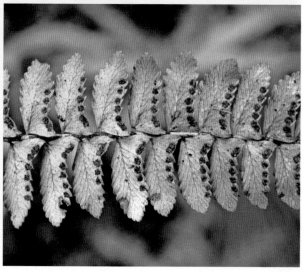

植物名称：正宇耳蕨 *Polystichum liui* Ching

植物形态：植株高10～16 cm。叶簇生；叶柄禾秆色，长1～3 cm，密被红棕色卵状披针形鳞片；叶片线状披针形，（6.5～14 cm）×（1.3～1.7 cm），向基部渐稍狭缩，先端渐尖，一回羽状；羽片15～45对，接近或覆瓦状，有短柄，中部羽片9 mm×（3～4 mm），近长方形，基部不对称，上侧截形，与叶轴平行或覆盖叶轴，具小三角形耳片，下侧通直，上缘和下缘的上部，或者仅上缘具齿，并为芒刺状，先端钝或常平截形，具1～3枚芒刺状齿；下部羽片缩小，多少反折；叶纸质至革质，上面光滑，下面略有狭披针形微小鳞片；叶轴鳞片披针形或阔披针形，渐尖；叶脉羽状，侧脉单一或分叉。孢子囊群在中肋上侧2～5枚，下侧0～2枚，靠近羽片边缘；囊群盖棕色，近全缘，早落。

生境及分布：生于海拔700～1300 m的阴湿石壁及石缝。分布于道真、正安、绥阳及贵阳等地。

采收加工：全年均可采收，洗净，晒干。

功能与主治：根茎入药，解毒，止痢。主治风寒感冒，乳痈，肠炎，胃痛等。

附注：民间草药。

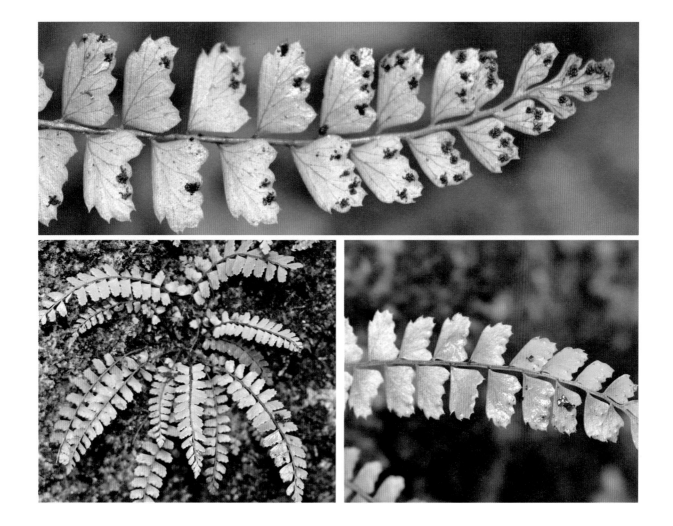

植物名称：**长鳞耳蕨** *Polystichum longipaleatum* Christ

别称：线鳞耳蕨

植物形态：植株高50~120 cm。叶簇生；叶柄禾秆色，长15~33 cm，连同叶轴密生鳞片；鳞片棕色，形状大小不一，有线形、披针形、卵形等；叶片阔披针形，（33~37 cm）×（13~15 cm），基部不变狭或略变狭，先端渐尖或尾状，二回羽状；羽片通常30对以上，互生，略斜展，有短柄，披针形，（6.5~8 cm）×1.5 cm，先端长渐尖，基部不对称，一回羽状；小羽片15~20对，互生，斜展，镰状长圆形，基部对称或近对称，边缘有刺齿或近全缘，先端短尖，有刺；叶纸质，两面密生线状鳞片；叶脉羽状，侧脉分叉，下面明显，上面可见。孢子囊群在中肋两侧各1行，中生或靠近中肋；囊群盖小，早落。

生境及分布：生于海拔900~2000 m的林下、林缘、溪边或路边。分布于江口、印江、雷山、黎平、黔西、兴义、荔波、三都、都匀、桐梓、清镇等地。

采收加工：全年均可采收，洗净，晒干。

功能与主治：根茎入药，清热解毒。主治泄泻，痢疾，乳痈。

附注：民间草药。

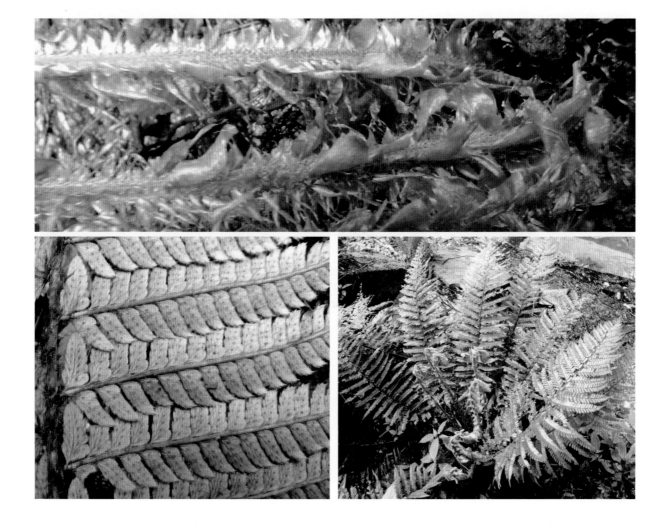

植物名称：黑鳞耳蕨 *Polystichum makinoi* (Tagawa) Tagawa

别称：黑鳞大耳蕨、大叶山鸡尾巴草

植物形态：植株高40~73 cm。叶簇生；叶柄淡棕色，长18~31 cm，密被披针形、线形鳞片及大鳞片，大鳞片卵形至长圆状披针形，中央亮黑色，边缘棕色；叶片长圆状披针形，（20~42 cm）×（8~16 cm），先端渐尖，基部不变狭，二回羽状；羽片20~30对，互生，近平展，披针形，（5~8 cm）×（1.7~2.3 cm），先端渐尖，基部略不对称；小羽片9~16对，镰状三角形，基部不对称，上侧有三角形尖耳，边缘近全缘，有芒刺，顶端急尖有芒刺；羽片基部上侧的小羽片最大；叶草质或纸质，两面多少具纤维状鳞片；叶轴、羽轴下面密生线形鳞片，叶轴鳞片不为卵状披针形，有时少数为两色，即棕色和黑棕色；叶脉羽状，侧脉二叉或三叉分枝。孢子囊群生小脉顶端，在小羽片中肋与边缘间1行；囊群盖深棕色，近全缘，易落。

生境及分布：生于海拔900~1800 m的林下湿地。分布于贵州各地。

采收加工：嫩叶春季采收，鲜用。根茎四季均可采挖，鲜用或晒干。

功能与主治：嫩叶、根茎入药，主治下肢疖肿，刀伤出血。

附注：《新华本草纲要》收载品种。

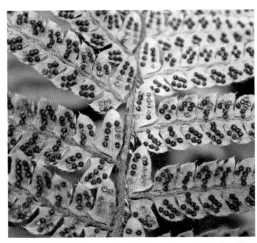

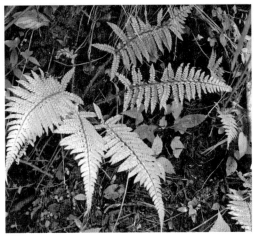

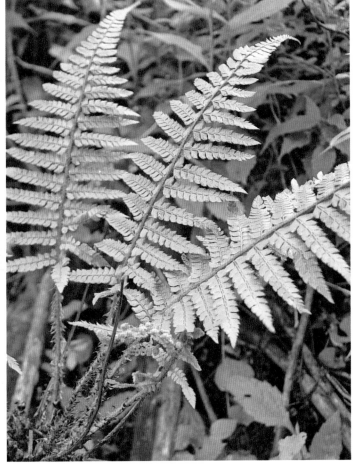

植物名称：戟叶耳蕨 *Polystichum tripteron* (Kunze) C. Presl
别称：三叉耳蕨、三叶耳蕨、蛇舌草

植物形态：植株高40~60 cm。叶簇生；叶柄长9~27 cm，基部深棕色，密被鳞片；鳞片深棕色，披针形，边缘睫状；叶柄向上禾秆色，连同叶轴、羽轴疏被披针形鳞片；叶片戟状披针形，长达35 cm，基部宽10~15 cm；基部1对羽片特别伸长，达12 cm，一回羽状，小羽片5~12对，互生；基部以上的羽片与基部的小羽片相似，20~30对，镰状披针形，（2~3.5 cm）×（0.7~1 cm），基部不对称，上侧截形，有耳片，耳片三角形，基部下侧狭楔形，边缘具粗齿或浅羽裂，齿端或裂片顶端有刺；叶片草质，上面光滑，下面沿叶脉疏被鳞片，微小鳞片披针形；叶脉羽状，侧脉分叉。孢子囊群顶生小脉；囊群盖略呈啮蚀状，早落。

生境及分布：生于海拔1100~1800 m的沟谷密林下。分布于榕江、从江、黎平、龙里、施秉、江口、印江等地。

采收加工：全年均可采挖，洗净，晒干。

功能与主治：根茎入药，清热解毒，利尿通淋。主治内热腹痛，痢疾，淋浊。

附注：民间草药。

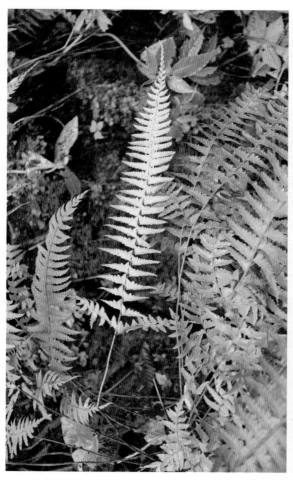
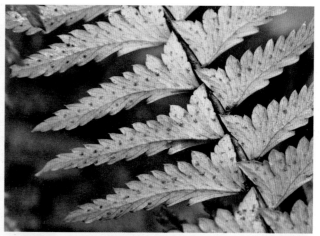
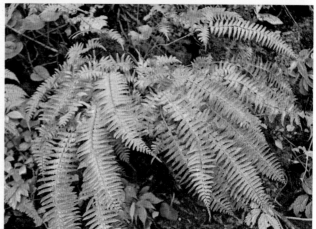

植物名称：**对马耳蕨** *Polystichum tsus-simense* (Hooker) J. Smith

别称：马祖耳蕨、毛脚鸡

植物形态：植株高25～72 cm。叶簇生；叶柄禾秆色，长10～34 cm，基部密被褐黑色、有光泽、卵状披针形或棕色钻状鳞片，基部以上至叶轴、羽轴被黑褐色狭披针形或线形鳞片；叶片长圆状披针形，（15～38 cm）×（5～12 cm），先端长渐尖，基部不狭缩，二回羽状；羽片20～25对，镰状披针形，中部以下的羽片（3～11 cm）×（0.8～2.5 cm）；小羽片约10对，长圆形、斜卵形、三角形，基部不对称，上侧有三角形尖耳，边缘近全缘或具齿，有刺，顶端急尖有刺；羽片基部上侧的小羽片最大；叶薄革质，上面光滑，下面具纤维状鳞片；叶脉羽状，侧脉多为二叉。孢子囊群生小脉顶端，在小羽片中肋与边缘间1行；囊群盖中央黑褐色，边缘淡棕色，早落。

生境及分布：生于海拔400～2500 m的林下岩石上或灌丛中。分布于贵州各地。

采收加工：根茎全年均可采收，以秋季采收较好，除去杂质，洗净，鲜用或晒干。嫩叶于春季采收，鲜用。

功能与主治：根茎、嫩叶入药，清热解毒。主治目赤肿痛，痢疾，疮痈肿毒。

附注：《新华本草纲要》收载品种。

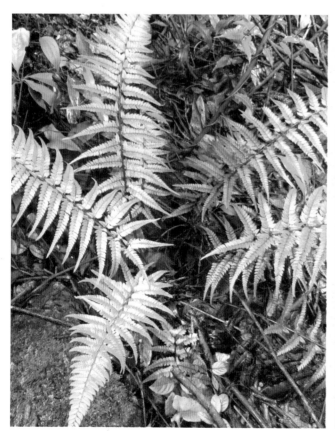
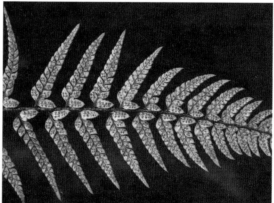
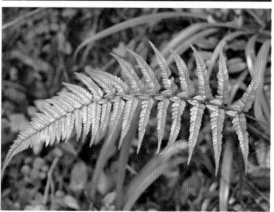

植物名称：剑叶耳蕨 *Polystichum xiphophyllum* (Baker) Diels

植物形态：植株高46~86 cm。叶簇生；叶柄禾秆色，长15~41 cm，基部密被鳞片，鳞片深棕色，阔披针形；边缘睫状，并混生黑褐色、线状披针形鳞片；叶片长圆状披针形，（31~45 cm）×（12~18 cm），先端渐尖，基部不变狭，通常一回羽状，或有时二回羽裂甚至二回羽状；羽片24~26对，镰状披针形；基部羽片不缩短，与其上的数对同形同大，（7.5~10 cm）×（1.4~2.5 cm），基部不对称，上侧常有1游离而较大的卵形或椭圆形小羽片，下侧楔形或具较小的卵形小羽片或裂片，向上通常具齿，或浅裂至深裂，甚至羽状；锯齿、裂片和小羽片顶端有短尖刺；中部以上的羽片向上渐缩小，基部上侧具耳；叶革质，上面光滑，下面被棕色纤维状小鳞片；叶轴密生深褐色至黑褐色狭披针形及线形鳞片，叶脉羽状。孢子囊群在羽片中肋与边缘间不规则的1~2行；囊群盖两色，中央黑色，边缘棕色，易落。

生境及分布：生于海拔500~2200 m的林下或疏灌丛下岩石上。分布于江口、印江、德江、麻江、丹寨、凯里、福泉、施秉、金沙、安龙、普安、兴义、贵定、龙里、仁怀、桐梓、道真、绥阳、赤水及贵阳等地。

采收加工：全年均可采收，洗净，晒干。

功能与主治：根茎入药，主治内热腹痛。

附注：民间草药。

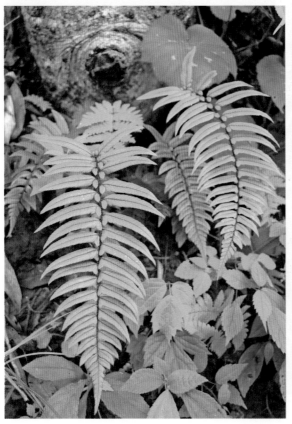
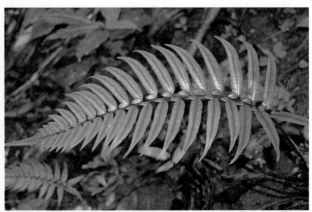
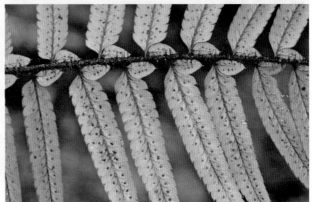

肾蕨科 Nephrolepidaceae

中型蕨类。土生或附生。根状茎短而直立或长而横走，生有圆球形小块茎，均被鳞片；鳞片边缘色变淡而较薄，有睫毛状齿。叶一型，簇生，或为远生；叶片长而狭，披针形或椭圆状披针形，一回羽状，羽片多数，基部不对称，无柄，以关节着生于叶轴；叶脉分离，侧脉羽状，几达叶边，小脉先端具明显的水囊体。孢子囊群表面生，单一，圆形，顶生于上侧一小脉，或背生于小脉中部；囊群盖圆肾形或少为肾形，以缺刻着生，向外开，宿存或几消失；孢子囊为水龙骨型，不具隔丝；孢子两侧对称，椭圆形或肾形。

爬树蕨属 Arthropteris 并入三叉蕨科 Tectariaceae。

本科1属约20种，广泛分布于热带地区。我国有1属5种，1引入种，主要分布于西南、华南及华东等地。

植物名称：肾蕨 *Nephrolepis cordifolia* (Linnaeus) C. Presl

别称：冰果草、凉水果

植物形态：植株高30~110 cm。根状茎短而直立或斜升，连同叶柄密被棕色线状披针形鳞片；匍匐枝上产生具鳞块茎。叶柄长4~20 cm；叶片线状披针形，（20~90 cm）×（3~8 cm），一回羽状；羽片40~120对，邻接或覆瓦状，披针形，多少呈镰状，中部羽片基部不对称，上侧有尖耳，边缘具锯齿或圆齿，先端钝圆；下部羽片向下渐缩短，基部的几为三角形，长不及1 cm；叶纸质；叶轴疏被纤维状鳞片。孢子囊群肾形至圆肾形；囊群盖棕色，宿存。

生境及分布：生于海拔150~1450 m的溪边、林下石缝中或树干上，或栽培作观赏用。分布于贵州各地。

采收加工：根茎全年均可采挖，刮去鳞片。全草或叶于夏季、秋季采收，洗净，鲜用或晒干。

功能与主治：全草、叶入药，清热利湿，消肿解毒；主治黄疸，淋浊，骨鲠喉，痢疾，乳痈，外伤出血，毒蛇咬伤。根茎入药，清热利湿，止血；主治感冒发热，淋巴结炎，咳嗽吐血，泄泻，崩漏，带下病，乳痈，痢疾，血淋。

附注：《植物名实图考》收载品种。贵州水族用药。

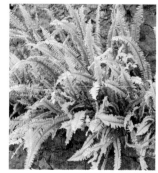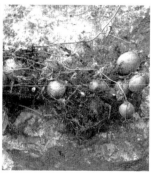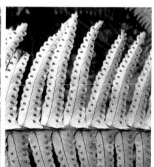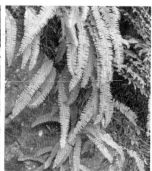

三叉蕨科 Tectariaceae

　　小型至中大型蕨类。土生小型。根状茎短、直立、斜升或长而横走，被鳞片；鳞片披针形，膜质，棕色，边缘全缘或睫状。叶簇生或近生，有柄；叶柄基部无关节，上面有浅沟，光滑或被毛或鳞片；叶为一型或二型，一回羽状至多回羽裂或为单叶；叶脉联结或分离，小脉单一或分叉，或小脉联结成无内藏小脉的狭长网眼，或联结为多方形或近六角形的网眼，网眼内有单一或分叉的内藏小脉或有时无内藏小脉；主脉两面均隆起，上面被有关节的淡棕色毛或有时光滑；叶轴上面通常被同样的毛，少为光滑；羽轴及各回小羽轴两面均隆起。孢子囊群圆形，着生于小脉的顶端或中部，或生于形成网眼的小脉上或交结处；囊群盖圆肾形或圆盾形，膜质，宿存或早落；孢子为两面体型，椭圆形至卵形，单裂缝，周壁具褶皱或刺状纹饰。

　　肋毛蕨属 Ctenitis、轴鳞蕨属 Dryopsis 及节毛蕨属 Lastreopsis 已经并入鳞毛蕨科 Dryopteridaceae。原肾蕨科 Nephrolepidaceae 的爬树蕨属 Arthropteris 并入该科。地耳蕨属 Quercifilix、沙皮蕨属 Hemigramma 及轴脉蕨属 Ctenitopsis 并入叉蕨属 Tectaria。

　　本科8～15属约300种，主要分布于热带地区。我国有4属41种，7特有种，主要分布于西南、华南等地。

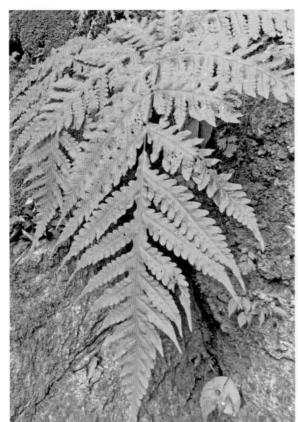

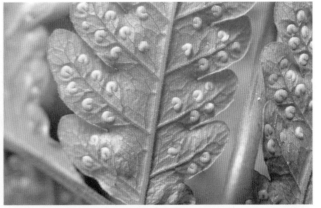

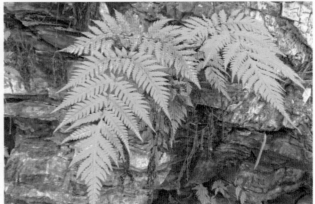

植物名称：**大齿叉蕨** *Tectaria coadunata* (J. Smith) C. Christensen

别称：阴地三叉蕨

植物形态：植株高达185 cm。根状茎粗短，横卧；鳞片褐色，披针形，全缘或略具齿。叶柄淡褐色至亮栗色，长（6～）30～50（～75）cm，下部具柔毛，上部光滑；叶片卵状三角形，（12～110 cm）×（8～70 cm），三至四回羽裂，先端羽裂渐尖；羽片3～8对，下部羽片有柄，基部1对最大，不对称的三角形；小羽片通常与羽轴合生，或在大型植株上的有短柄；第二对及向上的羽片渐变小；末回裂片卵状长圆形至披针形，先端钝圆，边缘全缘或具圆齿；叶薄草质，两面及叶缘被节状柔毛；叶轴、羽轴及叶脉两面多少被毛；叶脉网状。孢子囊群多数生内藏小脉顶端，在末回裂片的中肋每侧1行；囊群盖大，棕色，膜质，无毛。

生境及分布：生于海拔500～1400 m的石灰岩洞内、瀑布旁、深谷或溪边石壁上。分布于沿河、平坝、镇宁、兴义、册亨、安龙、贞丰、普安、晴隆、贵定、惠水、独山、平塘、荔波、赤水、清镇等地。

采收加工：秋后采挖，洗净，晒干。

功能与主治：根茎入药，清热解毒。

附注：民间草药。

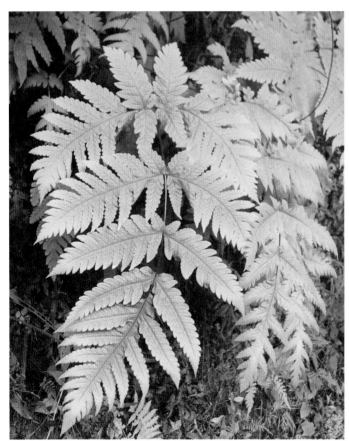
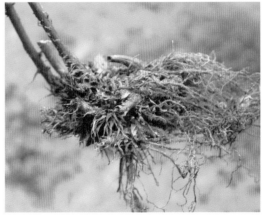
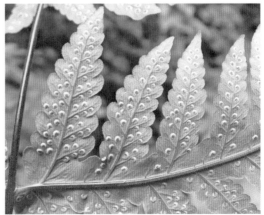

植物名称：**毛叶轴脉蕨** *Tectaria devexa* (Kunze) Copeland

别称：毛叶粗脉蕨

植物形态：植株高达85～110 cm。根状茎直立或斜升；鳞片褐色，线状披针形，全缘。叶柄紫褐色或栗褐色，长20～40 cm；叶片五角状三角形，（25～45 cm）×（15～34 cm），三至四回羽裂，先端羽裂渐尖；分离羽片3～4对，对生，有短柄，基部1对最大，三角形，其基部下侧小羽片最大；其余的羽片长圆状披针形，多少呈镰状，先端尾尖；叶草质，两面及叶缘疏被节状柔毛；叶轴及各回羽轴两面多少被毛；叶脉仅部分网状，靠近羽轴或小羽轴的叶脉联结，网眼内无内藏小脉。孢子囊群生分离小脉顶端，稍近叶缘；囊群盖鲜时略呈红色，成熟后棕色，宿存。

生境及分布：生于海拔200～700 m的溪边、林下、林缘或岩洞内外。分布于从江、天柱、沿河、黔西、盘州、水城、镇宁、关岭、兴义、安龙、册亨、望谟、贞丰、兴仁、罗甸、惠水、贵定、荔波等地。

采收加工：夏季、秋季采收，洗净，晒干。

功能与主治：全草入药，清热解毒。

附注：民间草药。

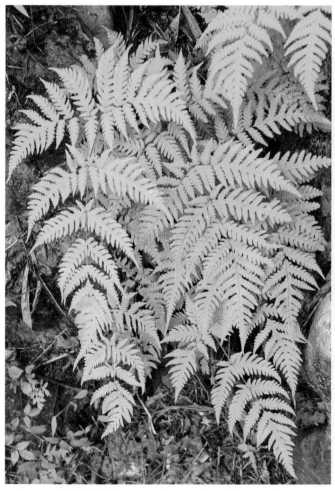
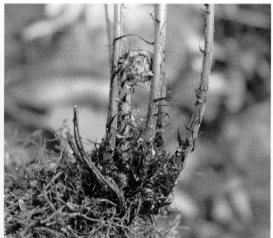
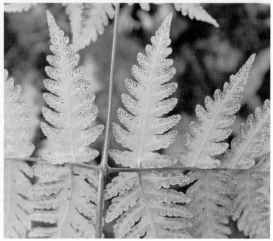

植物名称：三叉蕨 *Tectaria subtriphylla* (Hooker et Arnott) Copeland
别称：鸡爪蕨、昏头鸡

植物形态：植株高60~90 cm。根状茎横卧；鳞片黑褐色，狭披针形，全缘。叶近生；叶柄深禾秆色，长20~60 cm，基部具鳞片和毛，向上渐光滑；叶片卵状三角形至三角状五角形，（25~35 cm）×（20~25 cm），一回羽状；顶生羽片卵状披针形或三角形，先端渐尖，基部楔形，略下延，有柄，边缘具粗齿或下部深羽裂；侧生羽片1~3对，对生，基部1对最大，三角形或三角状阔披针形，有柄，基部不对称，圆形或心形，先端渐尖或短尾尖，边缘波状或浅裂，基部下侧有1伸长的大裂片；其余的羽片长圆状披针形；叶草质至薄纸质，两面近光滑；叶轴、羽轴具短节状毛，两面凸起，下面疏具短毛；叶脉网状，内藏小脉单一或分叉。孢子囊群小，圆形，生小脉交接处；囊群盖小，棕色，早落。

生境及分布：生于海拔650 m左右的灌丛下石隙或岩洞内。分布于荔波、罗甸等地。
采收加工：夏季采收，晒干或鲜用。
功能与主治：叶入药，祛风除湿，止血，解毒。主治风湿骨痛，痢疾，刀伤出血，毒蛇咬伤。
附注：贵州药用新资源。

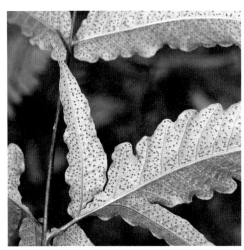

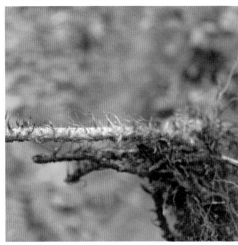

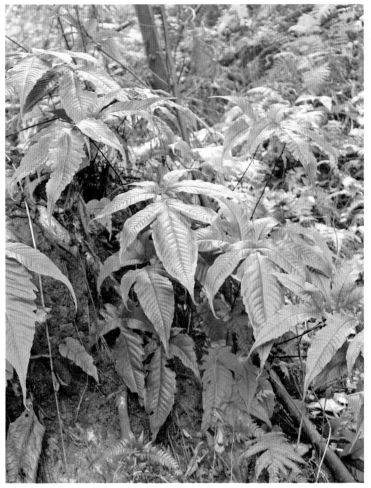

植物名称：掌状叉蕨 *Tectaria subpedata* (Harrington) Ching

别称：鸟足状三叉蕨

植物形态： 植株高达45 cm。根状茎横卧至斜升，连同叶柄基部被鳞片；鳞片狭披针形，质坚，中间深褐色至黑褐色，边缘淡棕色，近全缘，先端毛发状。叶簇生；叶柄深禾秆色，长19～36 cm，下部疏被鳞片，向上光滑；叶片三至五裂，（27～34 cm）×（15～26 cm）；各裂片先端尾状，边缘全缘至波状，有时具三角状粗齿；顶生裂片最大，椭圆形至披针形，（18～24 cm）×（6～12 cm）；两侧的裂片与顶生裂片相似或二裂；叶草质或纸质，上面光滑，下面被短毛；叶轴、羽轴、主脉上面光滑，下面被节状短毛；叶脉网状，内藏小脉单一或分叉。孢子囊群生网脉上；囊群盖大，早落。

生境及分布： 生于海拔600 m左右的溪沟边、路边灌丛下。分布于盘州、荔波等地。

采收加工： 夏季、秋季采收，晒干或鲜用。

功能与主治： 全草入药，清热解毒。主治感冒发热。

附注： 贵州药用新资源。

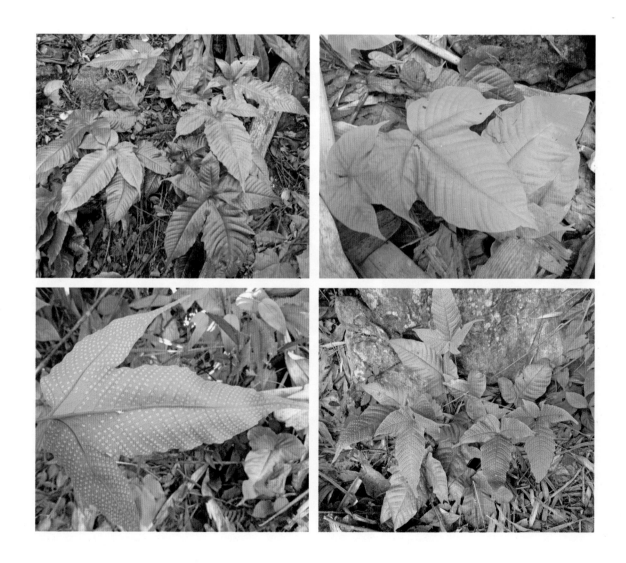

植物名称：**地耳蕨** *Tectaria zeilanica* (Houttuyn) Sledge
别称：干肚药、散血草

植物形态：植株高达24 cm。根状茎长而横走；鳞片红棕色至深棕色，披针形，有光泽，边缘具疏毛。叶近生，明显二型。营养叶叶柄长达12 cm，疏具鳞片，密生灰白色或棕色多细胞柔毛；叶片形如槲叶，卵状三角形至长圆形，（5～7 cm）×（3～5 cm），先端圆，基部心形，边缘在上部为波状，向下渐由浅裂至深裂，基部常有1对分离的对生羽片；羽片钝三角形，基部下侧有1较大的圆裂片。孢子叶高于营养叶，叶柄长15～20 cm，叶片强度狭缩。叶草质，主脉、侧脉及叶缘密生多细胞柔毛；叶脉网状。孢子囊群初为线形，成熟时汇生，满铺孢子叶片下面；无囊群盖。

生境及分布：生于海拔300～700 m的低山河谷地带或山坡林缘。分布于兴义、安龙、册亨、望谟、罗甸、独山等地。

采收加工：夏季、秋季采收，洗净，晒干。

功能与主治：根茎、全草入药，清热利湿，凉血止血。主治痢疾，小儿泄泻，淋浊，便血等。

附注：《新华本草纲要》收载品种。

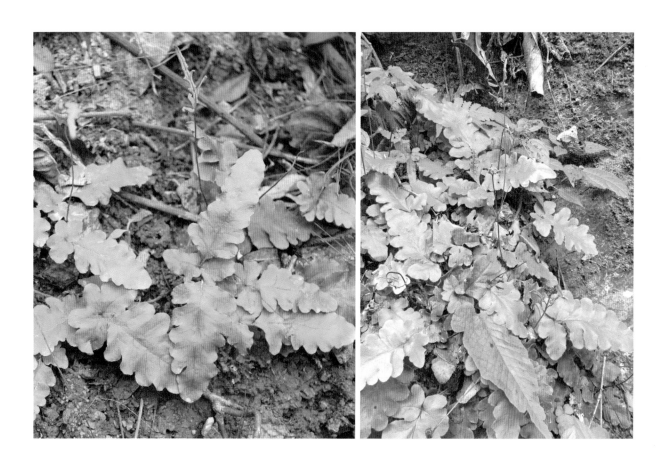

骨碎补科 Davalliaceae

中型蕨类。附生或土生。根状茎横走或直立，通常密被鳞片，鳞片以伏贴的阔腹部盾状着生，罕为基部着生。叶远生；叶柄基部以关节着生于根状茎上；叶片为三角形或二至四回羽状分裂，羽片不以关节着生于叶轴；叶脉分离。孢子囊群为叶缘内生或叶背生，着生于小脉顶端；囊群盖为半管形、杯形、圆形、半圆形或肾形；孢子囊柄细长。孢子两侧对称，椭圆形或长椭圆形，单裂缝，裂缝梭形或线形，具边缘或无边缘，通常不具周壁。

大膜盖蕨属 Leucostegia 并入肿足蕨科 Hypodematiaceae。

本科5属约35种，主要分布于亚洲的热带及亚热带地区。我国有4属17种，3特有种，主要分布于西南，华南等地。

植物名称：**鳞轴小膜盖蕨** *Araiostegia perdurans* (Christ) Copeland
别称：小膜盖蕨

植物形态：植株高达90 cm。根状茎长而横走，粗壮，密被鳞片；鳞片棕色，阔披针形，先端渐尖，边缘具不整齐的齿。叶远生；叶柄深棕色，长25～40 cm，基部密被鳞片，向上渐稀疏；叶片卵形，（30～52 cm）×（20～35 cm），先端渐尖，基部阔圆形，四回羽状细裂；羽片12～18对，下部的对生，向上的互生，基部1对与其上的同形，长圆形或长圆状披针形；一回小羽片达18对，基部的对生；末回裂片短披针形，先端短尖；叶薄草质；叶轴、羽轴、小羽轴下面分叉处有几个卵形鳞片；叶脉分离。孢子囊群顶生小脉上；囊群盖半圆形，膜质，全缘，基部着生。

生境及分布：生于海拔1300～1950 m的混交林下、灌丛下石上或树干上。分布于纳雍、赫章、水城、兴义、安龙、兴仁、贞丰、长顺、清镇等地。

采收加工：夏季、秋季采收，洗净，晒干。

功能与主治：全草入药，清热，祛风，驱蛔。主治风热感冒，蛔虫病。

附注：民间草药。

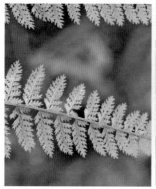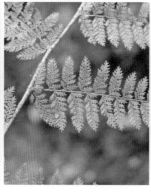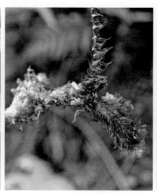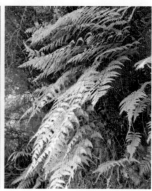

植物名称：**美小膜盖蕨** *Araiostegia pulchra* (D. Don) Copeland

别称：云南小膜盖蕨、小冷蕨叶

植物形态：植株高50～60 cm。根状茎长而横走，粗约4 mm，密被鳞片；鳞片阔卵形，圆头，全缘，中部褐色，边缘棕色，膜质，盾状着生。叶远生；叶柄禾秆色或稍带灰色，基部密被鳞片，向上稀疏至光滑；叶片长卵形，（25～30 cm）×（10～15 cm），先端渐尖，基部楔形，四回羽裂；基部1对羽片近对生并与其上1对羽片同形而稍大，椭圆状披针形，柄长1.5～2 cm，先端渐尖，基部阔楔形，略偏斜；一回小羽片12～15对，上先出，三角状披针形，基部下侧一片较大，渐尖头或急尖头；二回小羽片6～8对，椭圆形，钝头；叶脉两面稍隆起，分枝，每裂片有小脉1条，不达叶边；叶坚草质，无毛；叶轴禾秆色，光滑。孢子囊群小，背生于裂片下面，着生于上侧短小脉顶端或叶脉分叉处，不接近叶边；囊盖杯形，薄膜质，全缘。

生境及分布：生于海拔600～1300 m的山谷林下、石上或峭壁上。分布于紫云、安龙、罗甸、荔波等地。

采收加工：春季、秋季采收，洗净，鲜用或晒干。

功能与主治：全草入药，清热解毒，消炎。主治跌打损伤，烧烫伤，刀伤，食物中毒。

附注：《新华本草纲要》收载品种。

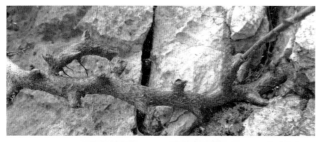

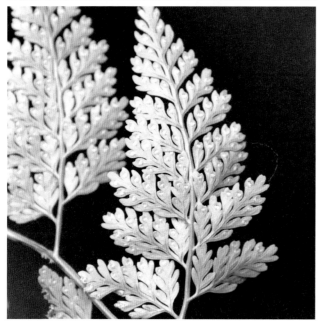

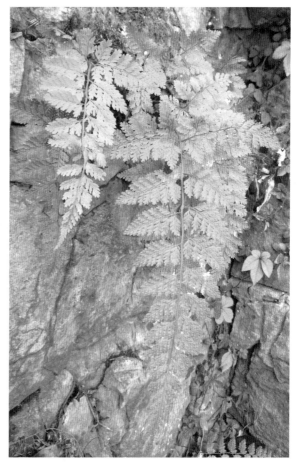

植物名称：阴石蕨 *Humata repens* (Linnaeus f.) Small ex Diels

别称： 平卧阴石蕨、一把针

植物形态： 植株高达20 cm。根状茎长而横走，密生鳞片；鳞片棕色，披针形，贴伏。叶远生；叶柄长3～12 cm，疏被鳞片；叶片卵状三角形，（5～10 cm）×（2.5～4.5 cm），二至三回羽裂；基部1对羽片最大，不对称的三角形，先端上弯，其基部下侧1片小羽片最大，羽状浅裂或仅具粗齿；向上的羽片渐狭缩，长圆状披针形，深裂、浅裂或仅具粗齿；叶革质，两面光滑；叶脉羽状，上面不显，下面清晰，小脉较粗。孢子囊群顶生小脉，靠近叶缘；囊群盖半圆形或近圆形，基部着生，宿存。

生境及分布： 生于海拔150～800 m的山谷溪边林下，附生于岩石上或树干上。分布于纳雍、赫章、贞丰、荔波、独山等地。

采收加工： 全年均可采挖，洗净，去除杂质，鲜用或晒干。

功能与主治： 根茎入药，活血散瘀，清热利湿，接骨续筋。主治风湿痹痛，腰肌劳损，牙痛，便血，肺脓肿，尿路感染。

附注：《新华本草纲要》收载品种。

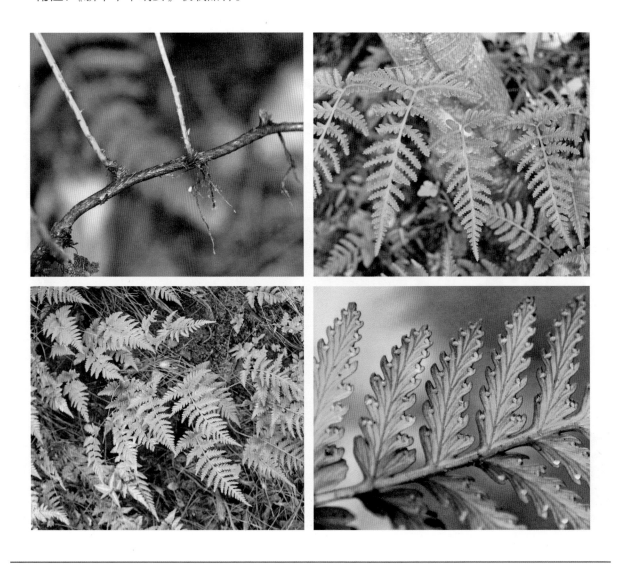

植物名称：圆盖阴石蕨 *Davalia tyermannii* **(T. Moore) Baker**

别称：白毛蛇

植物形态：植株高达20cm。根状茎长而横走，密被蓬松的鳞片；鳞片线状披针形，白色或淡棕色，中部颜色略深。叶远生；叶柄长6～8cm，棕色或深禾秆色，光滑或仅基部被鳞片；叶片长三角状卵形，长宽几相等，均为10～15cm，或长稍过于宽，先端渐尖，基部心脏形，三至四回羽状深裂；叶脉上面隆起，下面隐约可见，羽状，小脉单一或分叉，不达叶边；叶革质，两面光滑。孢子囊群生于小脉顶端；囊群盖近圆形，全缘，浅棕色，仅基部一点附着，余均分离。

生境及分布：生于海拔300～1760m的树干上或石上。分布于兴义、黎平、贞丰等地。

采收加工：全年均可采挖，洗净，去除杂质，鲜用或晒干。

功能与主治：根茎入药，活血散瘀，清热利湿，接骨续筋。主治风湿痹痛，腰肌劳损，牙痛，便血，肺脓肿，尿路感染。

附注：民间草药。

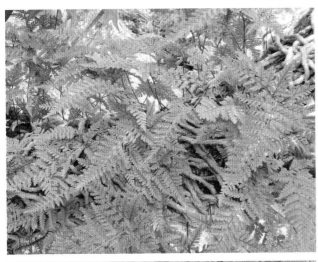

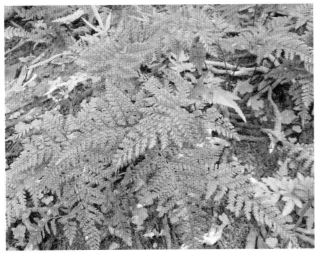

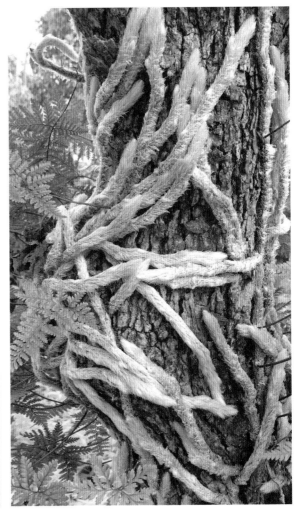

水龙骨科 Polypodiaceae

　　中型或小型蕨类。附生或土生。根状茎长而横走，被鳞片；鳞片盾状着生，通常具粗筛孔，全缘或有锯齿，少具刚毛或柔毛。叶一型或二型，以关节着生于根状茎上，单叶，全缘，或分裂，或羽状；叶草质或纸质，无毛或被星状毛；叶脉网状，少为分离的，网眼内通常有分叉的内藏小脉，小脉顶端具水囊体。孢子囊群通常为圆形或近圆形，或为椭圆形，或为线形，或有时布满孢子叶片下面一部分或全部，无盖而有隔丝。孢子囊具长柄。孢子椭圆形，单裂缝，两侧对称。

　　剑蕨科 Loxogrammaceae、槲蕨科 Drynariaceae、雨蕨科 Gymnogrammitidaceae、睫毛蕨科 Pleurosoriopsidaceae及禾叶蕨科Grammitidaceae并入该科。石蕨属 Saxiglossum并入石韦属 Pyrrosia。假瘤蕨属 Phymatopteris并入修蕨属 Selliguea。崖姜蕨属Pseudodrynaria并入连珠蕨属 Aglaomorpha。尖嘴蕨属 Belvisia及丝带蕨属 Drymotaenium并入瓦韦属 Lepisorus。骨牌蕨属 Lepidogrammitis并入伏石蕨属 Lemmaphyllum。似薄唇蕨属 Paraleptochilus和线蕨属 Colysis并入薄唇蕨属 Leptochilus。高平蕨属 Caobangia、锡金假瘤蕨属 Himalayopteris是新发表的属。在原来的禾叶蕨科 Grammitidaceae下，原蒿蕨属 Ctenopteris已经被分到其他属，又增加了裂禾蕨属 Tomophyllum、毛禾蕨属 Dasygrammitis、蒿蕨属 Themelium、小蒿蕨属 Ctenopterella、金禾蕨属 Chrysogrammitis、剑羽蕨属 Xiphopterella、辐禾蕨属 Radiogrammitis及滨禾蕨属 Oreogrammitis。

　　本科50属约1200种，广泛分布于热带，极少数分布于温带。我国有39属267种，82特有种，主要分布于华中，华东，华南及西南等地。

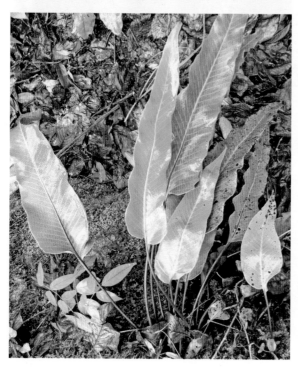
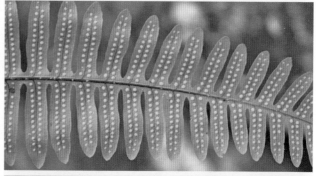
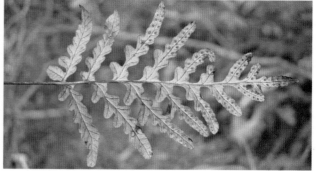

植物名称：崖姜 *Aglaomorpha coronans* (Wallich ex Mettenius) Copeland

别称：穿石剑、崖姜蕨

植物形态：植株常高过1 m。根状茎横卧，粗壮，肉质，密被鳞片；鳞片线状钻形，边缘睫状。叶一型，簇生，排列成鸟巢状，无柄；叶片长圆状倒披针形，长90～120 cm，中部以上宽25～30 cm，基部扩大，浅裂，向上深羽裂；裂片多数，披针形，全缘，边缘加厚，先端圆、短尖或渐尖；叶硬革质，光滑，干后有光泽；叶脉网状，下面明显，方形小网眼内具分叉的内藏小脉。孢子囊群近圆形，在每对侧脉间1行。

生境及分布：生于海拔800 m以下的河谷、树干或石上。分布于水城、望谟及毕节、遵义等地。

采收加工：全年均可采收，晒干。

功能与主治：根茎入药，清热解毒，祛风除湿，舒筋活络。主治跌打损伤，骨折，中耳炎，风湿性关节炎等。

附注：民间草药。

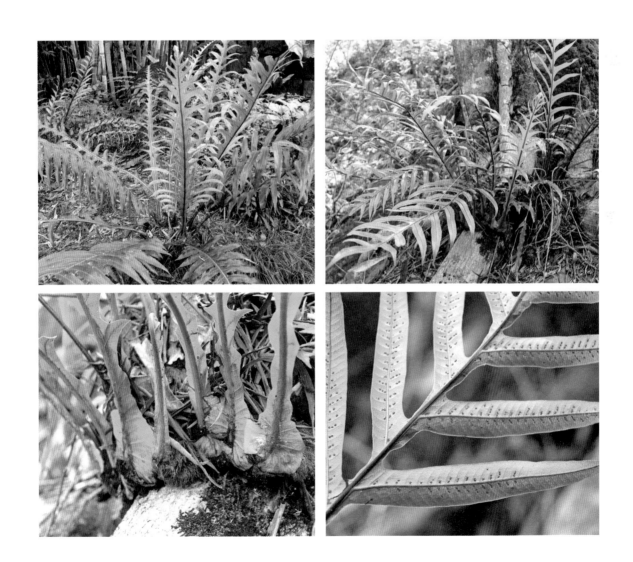

植物名称：节肢蕨 *Arthromeris lehmannii* (Mettenius) Ching

别称：岩脚箕、搜山虎

植物形态：植株高达60 cm。根状茎长而横走，鳞片棕色，披针形或钻形，边缘疏睫状。叶远生；叶柄长10~20 cm，禾秆色；叶片长圆形或长圆状披针形，40 cm×（15~25 cm），奇数一回羽状；侧生羽片3~8对，平展或略斜展，无柄，披针形，先端长尾状，基部稍变狭，多少呈心形，略覆盖叶轴，边缘全缘，平坦，有膜质阔边；顶生羽片与侧生羽片同形，有短柄；叶纸质，两面光滑。孢子囊群在中肋每侧2~3行。

生境及分布：附生于海拔1200~1500 m的树干上或石上。分布于江口、威宁、兴义、安龙、兴仁、贞丰、贵定、道真、清镇及毕节等地。

采收加工：夏季、秋季采挖，洗净，晒干。

功能与主治：全草入药，活血散瘀，解毒。主治狂犬咬伤。

附注：《新华本草纲要》收载品种。

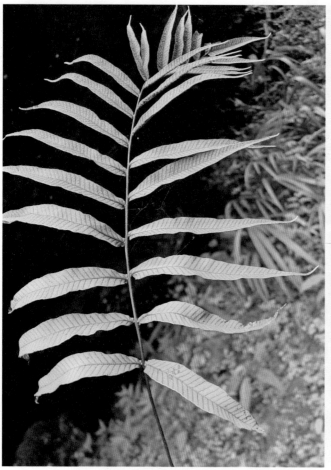
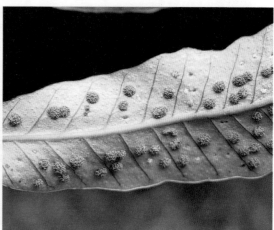
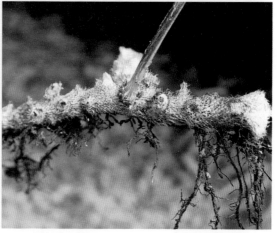

植物名称：龙头节肢蕨 *Arthromeris lungtauensis* Ching

别称： 搜山虎、倒省莲

植物形态： 附生植物。根状茎长而横走，粗4～5 mm，密被鳞片，鳞片脱落处露出白粉；鳞片卵状披针形，长约4 mm，盾状着生处深棕色，其余部分淡棕色或偶有灰白色，顶端渐尖，边缘睫状或具疏齿。叶远生；叶柄长10～20 cm，淡紫色，光滑无毛；叶片一回羽状，（30～40 cm）×（25～30 cm）；羽片5～7对，披针形或卵状披针形，（10～12 cm）×（2～3 cm），顶端渐尖，基部圆形或浅心形，边缘全缘；侧脉明显，小脉网状，不明显；叶片纸质，两面被毛，通常羽片背面中脉和侧脉的毛较长而叶肉的毛较短，毛被较密而整齐。孢子囊群在羽片中脉两侧各多行，不规则分布。

生境及分布： 生于海拔700～1600 m的山坡林下或溪边石缝。分布于江口、印江、松桃、雷山、榕江、威宁、兴仁、贞丰、都匀、道真、赤水、习水、清镇、息烽及安顺等地。

采收加工： 秋季、冬季采挖，洗净，晒干或鲜用。

功能与主治： 根茎入药，清热利尿，止痛。主治尿路感染，骨折，小便不利。

附注：《新华本草纲要》收载品种。

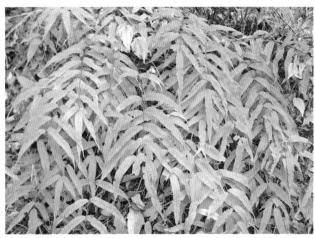

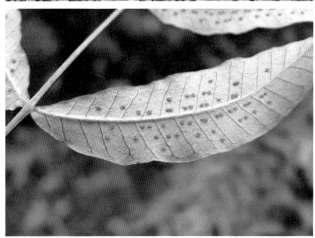

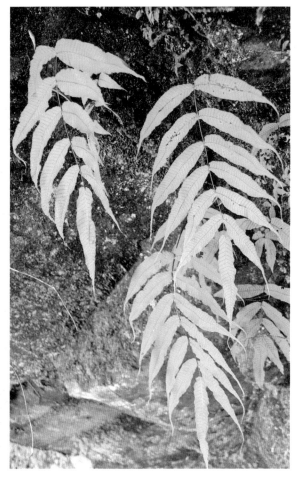

植物名称：团叶槲蕨 *Drynaria bonii* Christ

别称：肉碎补、骨碎补

植物形态：植株高达1 m。根状茎短，横走，密被鳞片；鳞片盾状，阔卵形，向上突然狭缩，先端纤维状，边缘睫状。叶二型。营养叶基生，无柄，圆形或近圆形，纸质或近革质，光滑，（4～12 cm）×（4～13 cm），基部心形，边缘全缘至波状。孢子叶远生，叶柄长7～40 cm，明显有翅，基部具鳞片；叶片长圆形，（15～76 cm）×（12～40 cm），羽状深裂几达叶轴；裂片2～7对，互生，斜展，长圆状披针形，（7～29 cm）×（2～6.5 cm），基部稍狭缩并下延，边缘通常全缘或波状，先端渐尖至长渐尖。孢子囊群小，直径不及1 mm，不规则地分散于叶下面。

生境及分布：生于海拔300～800 m的山谷林下，附生于石上或树干上。分布于安龙、册亨、望谟、罗甸等地。

采收加工：全年均可采收，洗净，除去杂质，晒干或鲜用。

功能与主治：根茎入药，益肾气，壮筋骨，散瘀止血。主治肾虚耳鸣，牙痛，跌打损伤，骨折，风湿腰痛，外伤出血。

附注：《新华本草纲要》收载品种。

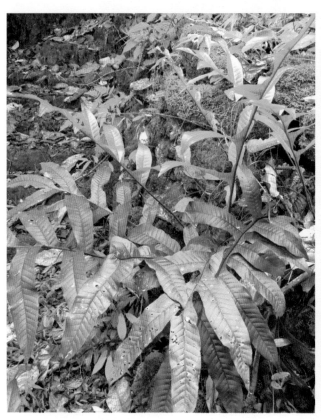
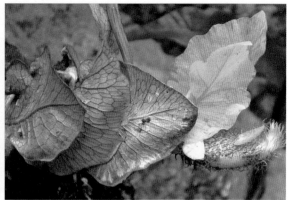
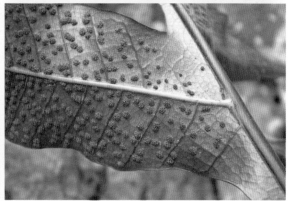

植物名称：川滇槲蕨 *Drynaria delavayi* Christ

别称：爬岩姜、骨碎补

植物形态：植株高30~42 cm。根状茎横走；鳞片线状披针形。叶二型。营养叶基生，棕色，无柄，卵形或椭圆形，羽状深裂。孢子叶具柄，叶柄有翅；叶片椭圆形至披针形，（25~32 cm）×（12~20 cm），羽状深裂几达叶轴；裂片约8对，互生或对生，略斜展，长圆状披针形，（6~10 cm）×（1.5~2.4 cm），边缘具浅齿，光滑或略有毛，先端短尖；叶片两面，尤其沿中肋和叶脉疏被毛。孢子囊群较大，沿中肋每侧1行，紧靠中肋。

生境及分布：生于海拔1900 m的山麓阳处石上。分布于赫章、威宁等地。

采收加工：全年均可采收，洗净，晒干。

功能与主治：根茎入药，补肾强骨，续筋止痛。主治肾虚腰痛，耳鸣耳聋，牙齿松动，跌打损伤，斑秃，白癜风。

附注：贵州药用新资源。

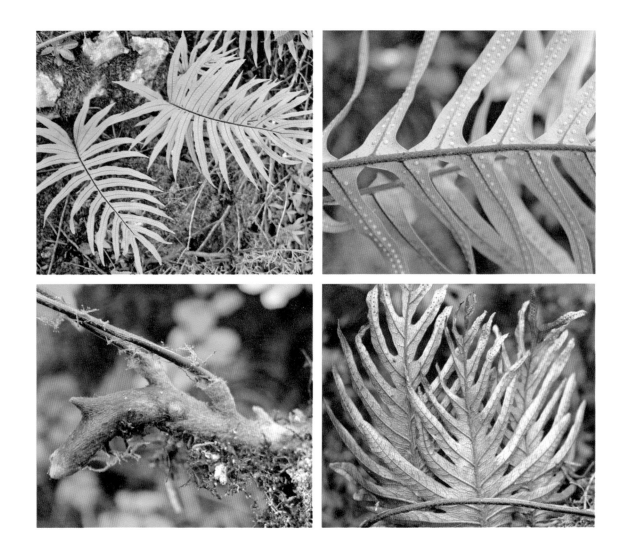

植物名称：石莲姜槲蕨 *Drynaria propinqua* (Wallich ex Mettenius) J. Smith

别称：近邻槲蕨、老鹰翅膀

植物形态：植株高达80 cm。根状茎长而横走；鳞片棕色，披针形，较坚挺。叶二型。营养叶基生，阔卵形，羽状深裂。孢子叶具柄，叶柄长6～30 cm，略有翅或无翅，基部明显有关节并具鳞片；叶片阔卵形至卵状长圆形，（17～50 cm）×（14～30 cm），羽状深裂几达叶轴；裂片约10对，互生，斜展，线状披针形，中部裂片（9～20 cm）×（1.1～3 cm），边缘具浅齿，光滑，先端短尖至渐尖。孢子囊群较大，在中肋每侧1行，紧靠中肋。

生境及分布：生于海拔300～1400 m的树干上或石上。分布于织金、六枝、关岭、紫云、兴义、安龙、兴仁、贞丰、晴隆等地。

采收加工：全年均可采收，除去泥沙，干燥，或燎去毛状鳞片。

功能与主治：根茎入药，补肾强骨，活血止痛。主治肾虚腰痛，足膝痿弱，耳鸣耳聋，牙痛，久泄，遗尿，跌打损伤，斑秃。

附注：《植物名实图考》收载品种。

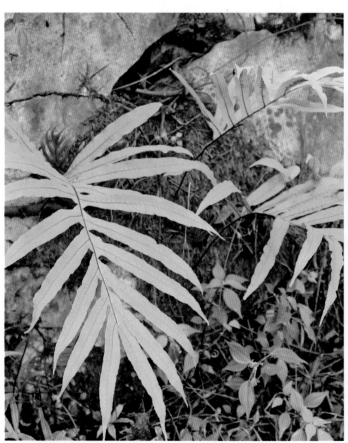
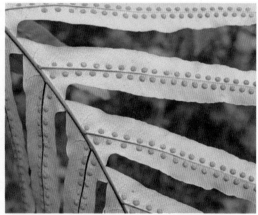

植物名称：槲蕨 *Drynaria roosii* Nakaike

别称：骨碎补

植物形态：植株高25~80 cm。根状茎短，横走；鳞片棕色，线状披针形。叶二型。营养叶基生，棕色或灰褐色，干膜质，阔卵形，（3~10 cm）×（2.5~7 cm），羽状深裂。孢子叶具柄，柄有翅；叶片狭卵形至长圆状披针形，（20~67 cm）×（7~28 cm），羽状深裂几达叶轴；裂片6~14对，互生，略斜展，中部的长圆状披针形，（4~15 cm）×（1.5~3.2 cm），边缘具不明显的齿，先端短尖。孢子囊群较大，沿中肋每侧2~4行，紧靠中肋。

生境及分布：生于海拔300~1800 m的树干或石上。分布于贵州各地。

采收加工：全年均可采收，除去泥沙，干燥，或燎去毛状鳞片。

功能与主治：根茎入药，补肾壮骨，活血止痛。主治肾虚腰痛，足膝痿弱，耳鸣耳聋，牙痛，久泄，遗尿，跌打损伤，斑秃。

附注：《本草拾遗》《中华人民共和国药典》收载品种。贵州仡佬族、苗族、布依族、侗族用药。

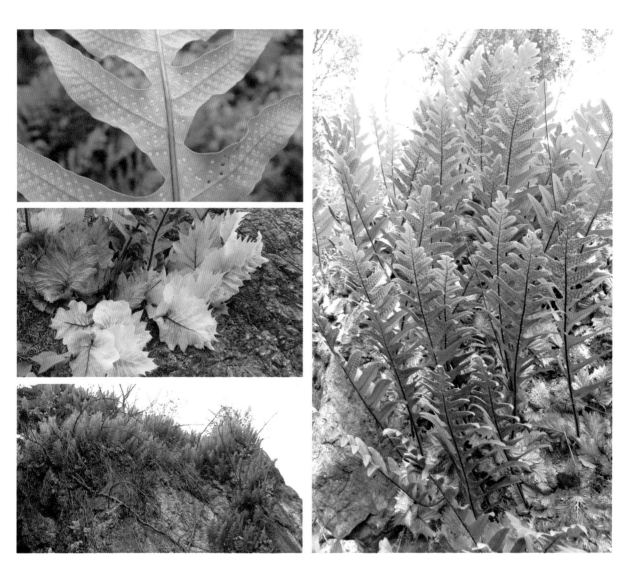

植物名称：披针骨牌蕨 *Lemmaphyllum diversum* (Rosenstock) Tagawa

别称：万年青、千年草

植物形态：植株高10 cm。根状茎细长横走，密被鳞片；鳞片棕色，钻状披针形，边缘有锯齿。叶远生，一型或近二型；叶柄变化大，长0.5~3 cm，禾秆色，光滑；营养叶有时与孢子叶无大区别，叶片通常为阔卵状披针形，短尖头，长约3.5 cm，具短柄；孢子叶外形变化大，通常呈狭披针形至阔披针形，具较长的叶柄，叶片9 cm×（1~2.8 cm），短钝尖头；叶干后近革质，棕色，光滑；主脉两面明显隆起，小脉不显。孢子囊群圆形，在主脉两侧各成一行，略靠近主脉。

生境及分布：生于海拔800~2000 m的阴湿林下，附生于树干或石上。分布于印江、松桃、黄平、纳雍、都匀、独山、平塘、桐梓、绥阳、道真及贵阳等地。

采收加工：全年均可采收，洗净，晒干或鲜用。

功能与主治：全草入药，清热利湿，止血止痛。主治肺热，咳嗽，风湿性关节痛，小儿高热，跌打损伤，外伤出血。

附注：《新华本草纲要》收载品种。

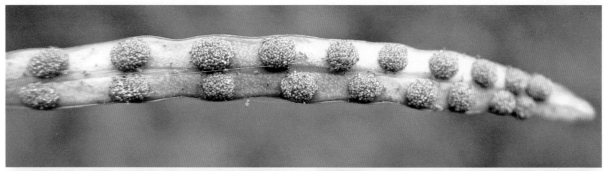

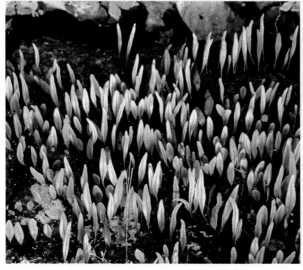

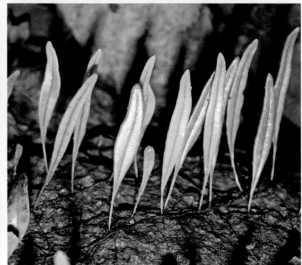

植物名称：抱石莲 *Lemmaphyllum drymoglossoides* (Baker) Ching

别称：石瓜子、鱼鳖金星

植物形态： 根状茎细长横走，被钻状有齿棕色披针形鳞片。叶远生，相距1.5～5 cm，二型；营养叶长圆形至卵形，长1～2 cm或更长，圆头或钝圆头，基部楔形，几无柄，全缘；孢子叶舌状或倒披针形，（3～6 cm）×1 cm，基部狭缩，几无柄或具短柄，有时与营养叶同形；叶肉质，干后革质，上面光滑，下面疏被鳞片。孢子囊群圆形，沿主脉两侧各成1行，位于主脉与叶边之间。

生境及分布： 生于海拔200～1400 m的林下树干或岩石上。分布于贵州各地。

采收加工： 全年均可采收，洗净，晒干或鲜用。

功能与主治： 全草入药，清热解毒，除湿化瘀。主治咽喉肿痛，肺热咳血，风湿性关节痛，淋巴结炎，胆囊炎，石淋，跌打损伤，疮痈肿毒。

附注：《本草纲目拾遗》收载品种。贵州侗族用药。

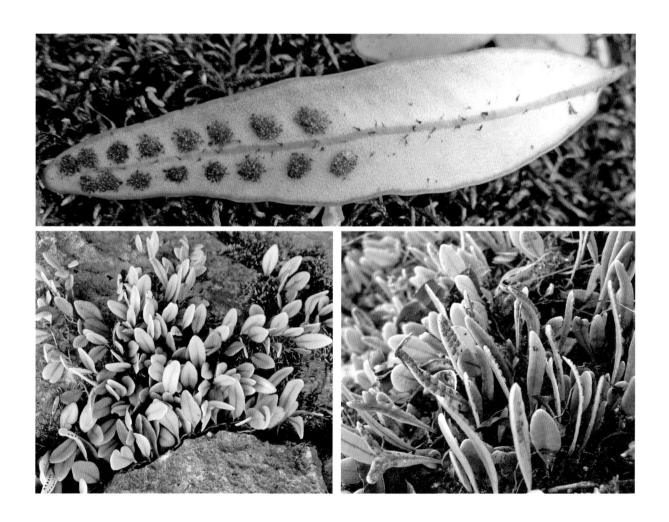

植物名称：伏石蕨 *Lemmaphyllum microphyllum* C. Presl
别称：镜面草、靠背金钱

植物形态：小型附生蕨类。根状茎细长横走，淡绿色，疏生鳞片；鳞片粗筛孔，顶端钻状，下部略近圆形，两侧不规则分叉。叶远生，二型；营养叶近无柄，或仅有2～4 mm的短柄，近球圆形或卵圆形，基部圆形或阔楔形，（1.6～2.5 cm）×（1.2～1.5 cm），全缘；孢子叶叶柄长3～8 mm，狭缩成舌状或狭披针形，（3.5～6 mm）×4 mm，干后边缘反卷；叶脉网状，内藏小脉单一。孢子囊群线形，位于主脉与叶边之间，幼时被隔丝覆盖。

生境及分布：生于海拔720～1000 m的密林下，附生于树干上或石上。分布于施秉、荔波等地。

采收加工：全年均可采收，洗净，晒干或鲜用。

功能与主治：全草入药，清热止咳，凉血止血，清热解毒。主治肺热咳嗽，肺痈，咯血，吐血，衄血，尿血，便血，崩漏，咽喉肿痛，腮腺炎，痢疾，瘰疬，疮痈肿毒，皮肤湿痒，牙痛，风湿骨痛。

附注：《本草拾遗》收载品种。

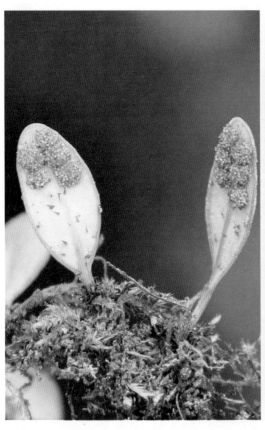
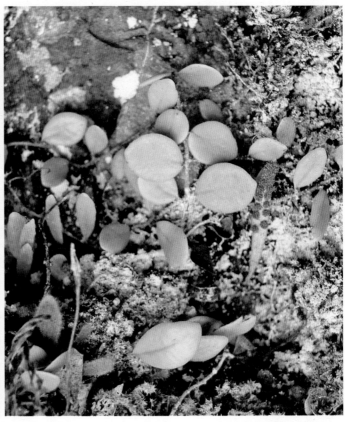

植物名称：骨牌蕨 *Lemmaphyllum rostratum* (Beddome) Tagawa
别称：上树咳、桂寄生

植物形态：植株高约10 cm。根状茎细长横走，粗约1 mm，绿色，被鳞片；鳞片钻状披针形，边缘有细齿。叶远生，一型；叶片阔披针形或椭圆形，钝圆头，基部楔形，下延，长6～10 cm，中部以下为最宽，2～2.5 cm，全缘；叶肉质，干后革质，淡棕色，两面近光滑；主脉两面均隆起，小脉稍可见，有单一或分叉的内藏小脉。孢子囊群圆形，通常位于叶片最宽处以上，在主脉两侧各成1行，略靠近主脉，幼时被盾状隔丝覆盖。

生境及分布：生于海拔1000～1850 m的常绿阔叶林下石上或树干上。分布于印江、榕江、雷山、黎平、剑河、惠水、独山、荔波、三都等地。

采收加工：全年均可采收，洗净，晒干。

功能与主治：全草入药，清热利尿，除烦清热。主治尿癃闭，热咳，心烦，淋证，感冒，疮肿。

附注：《植物名实图考》收载品种。

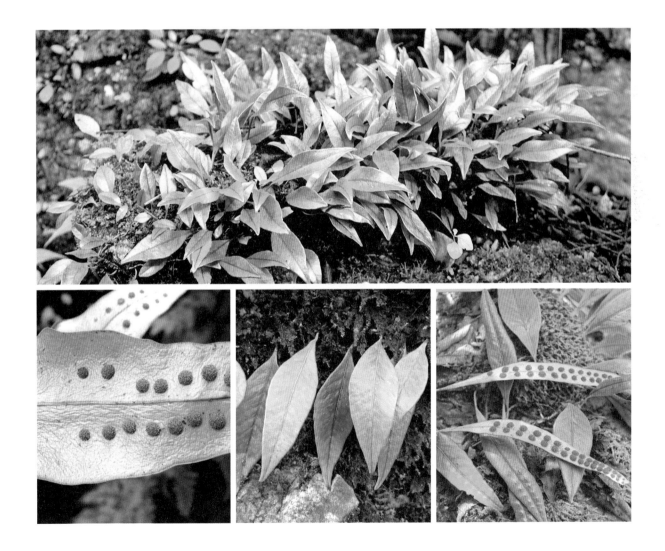

植物名称：滇鳞果星蕨 *Lepidomicrosorium subhemionitideum* (Christ) P. S. Wang

别称：滇星蕨、千里马

植物形态： 根状茎长而横走，密被鳞片；鳞片棕色，披针形，边缘具齿。叶远生，叶柄棕禾秆色至红褐色，长可达10 cm；叶片披针形至狭披针形，长25~40 cm，中部最宽，2.5~5 cm，基部楔形至狭楔形，常下延，先端渐尖至尾尖，边缘全缘或波状；叶草质至薄纸质，干后褐绿色，上面光滑，下面沿中肋偶有披针形小鳞片；叶脉网状，主脉隆起，网脉下面常可见，内藏小脉单一或分叉。孢子囊群圆形或近圆形，直径1.5~2 mm，幼时有盾状隔丝覆盖，散布于叶下面，但叶边有较宽的不育带；无囊群盖；孢子极面观长椭圆形，表面具不规则的瘤块状纹饰。

生境及分布： 生于海拔600~1550 m的林下，攀缘于石上或树干上。分布于江口、印江、榕江、雷山、施秉、紫云、贞丰、贵定、都匀、独山、三都、荔波、道真、赤水及毕节、贵阳等地。

采收加工： 全年均可采收，洗净，鲜用或晒干。

功能与主治： 根茎入药，清热止咳，活血通络，除湿止痛。主治咳嗽，骨折，跌打损伤，劳伤疼痛，风湿痹痛。

附注： 民间草药。

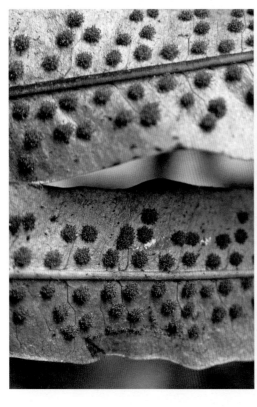
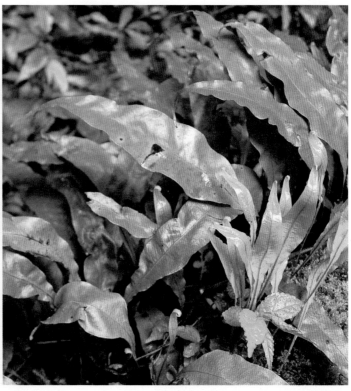

植物名称：表面星蕨 *Lepidomicrosorium superficiale* (Blume) Li Wang

别称：波氏星蕨、东南星蕨、攀缘星蕨

植物形态：根状茎长而横走，密被鳞片；鳞片棕色，膜质，卵形或卵状披针形。叶远生；叶柄棕色，长4～9 cm，基部被鳞片，向上光滑；叶片披针形至狭披针形，（15～30 cm）×（2.5～5 cm），基部楔形，稍下延，先端渐尖，边缘全缘或波状；叶革质或近革质，干后褐色，两面光滑；中肋两面凸起，叶脉不显。孢子囊群圆形，在中脉与叶缘之间不规则地多行，无盾状隔丝。

生境及分布：生于海拔900～2200 m的林下石上或攀缘于树干上。分布于江口、德江、沿河、印江、赫章、黔西、金沙、贞丰、龙里、都匀、赤水、正安及安顺等地。

采收加工：全年均可采收，洗净，晒干或鲜用。

功能与主治：全草入药，清热利湿。主治淋证，黄疸，筋骨痛。

附注：《新华本草纲要》收载品种。

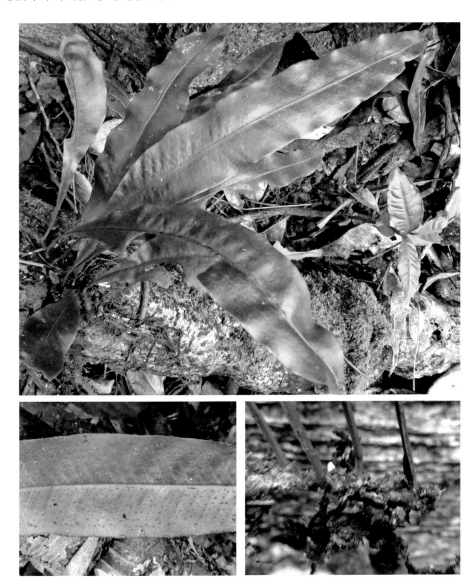

植物名称：星鳞瓦韦 *Lepisorus asterolepis* (Baker) Ching ex S. X. Xu

别称：黄瓦韦

植物形态：植株高10~25 cm。根状茎长而横走，密被鳞片；鳞片棕色，边缘色淡，卵形，全缘，透明。叶疏生；叶柄长3~8 cm；叶片披针形，（10~20 cm）×（1.2~3 cm），中部以下最宽，先端短尖，基部狭楔形，下延，边缘全缘；叶革质，干后两面黄绿色，下面疏生鳞片；中肋两面凸起，侧脉不显。孢子囊群圆形或椭圆形，生中脉与叶缘之间，下陷。

生境及分布：生于海拔1000~2500 m的树干或岩面上。分布于江口、印江、雷山、凯里、施秉、威宁、赫章、纳雍、织金、黔西、大方、盘州、水城、六枝、平坝、普安、兴仁、贵定、都匀、独山、道真、正安、绥阳、桐梓、习水、清镇、开阳、修文、息烽等地。

采收加工：全年均可采收，洗净，晒干。

功能与主治：全草入药，消炎解毒，止血。主治发热咳嗽，大便秘结，淋证，水肿，疔毒痈肿，外伤出血。

附注：民间草药。

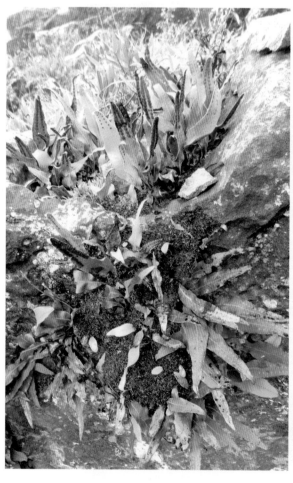
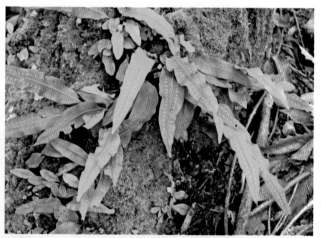
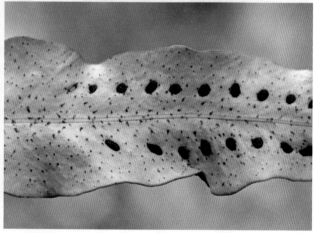

植物名称：二色瓦韦 *Lepisorus bicolor* (Takeda) Ching

别称：骗鸡尾、七星花古丹

　　植物形态：植株高15~32 cm。根状茎横走，密被鳞片；鳞片贴生，两色，中央几为黑色，边缘淡棕色，阔卵形，具细齿；鳞片间有白色粉末。叶近生或疏生；叶柄短或几无柄，禾秆色，疏被鳞片；叶片披针形，（15~30 cm）×（1.5~2.8 cm），中部以下最宽，先端渐尖，基部楔形，下延，边缘全缘；叶草质，两面光滑或几光滑；中肋两面凸起，下面疏生鳞片；叶脉通常不显。孢子囊群圆形或椭圆形，稍近中脉，多少下陷。

　　生境及分布：生于海拔1000~2600 m的高山石上或树干上。分布于江口、印江、雷山、施秉、威宁、黔西、盘州、兴义、龙里、都匀、道真、桐梓、余庆、清镇、开阳、修文、息烽等地。

　　采收加工：全年均可采收，洗净，晒干。

　　功能与主治：全草入药，利尿通淋，清热利湿。主治风湿痹痛，淋证，泄泻，咽喉肿痛，麻疹，烧烫伤。

　　附注：《新华本草纲要》收载品种。

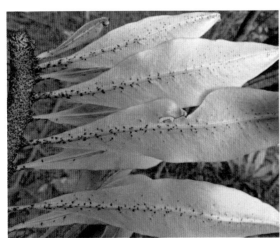

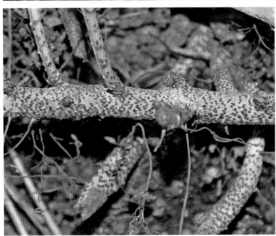

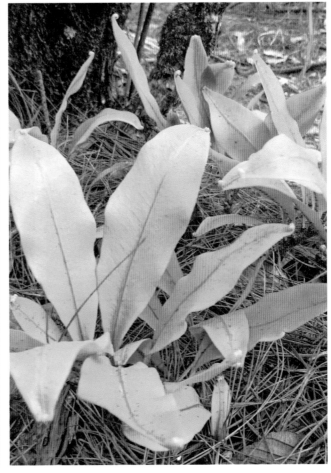

植物名称：扭瓦韦 *Lepisorus contortus* (Christ) Ching

别称：卷叶瓦韦

植物形态：植株高10～27 cm。根状茎长而横走，密被鳞片；鳞片卵状披针形，中央深棕色至黑色，边缘淡棕色，具细齿；先端毛发状。叶疏生；叶柄通常禾秆色，长1～3 cm；叶片披针形至线状披针形，（10～25 cm）×（0.6～1.5 cm）；叶革质，基部楔形，下延，边缘干后常外卷，黄绿色，先端短渐尖；中肋两面凸起，叶脉不明显。孢子囊群生叶片上半部，稍近中肋，幼时长圆形，成熟时近圆形，常彼此相接。

生境及分布：生于海拔500～2400 m的树干或岩石面上。分布于江口、印江、榕江、雷山、威宁、赫章、织金、水城、六枝、普定、平塘、贵定、三都、瓮安、赤水、桐梓、绥阳、道真、清镇、开阳、修文、息烽等地。

采收加工：春季、夏季采收，洗净，晒干。

功能与主治：全草入药，清热解毒，消炎止痛。主治跌打损伤，烧烫伤。

附注：《新华本草纲要》收载品种。

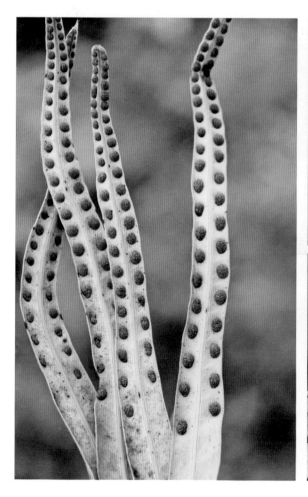
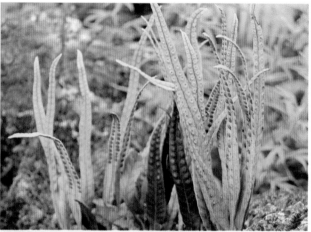
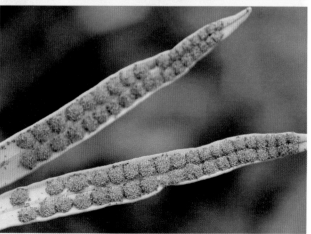

植物名称：大瓦韦 *Lepisorus macrosphaerus* (Baker) Ching

别称：金星凤尾草、大冷蕨叶

植物形态：植株高达45 cm。根状茎长而横走，密被鳞片；鳞片棕色，卵形，先端圆，边缘全缘，透明。叶疏生；叶柄1~8 cm；叶片披针形，（20~40 cm）×（1.5~4.5 cm），中部最宽，先端渐尖，基部楔形，常下延，边缘全缘；叶革质，干后褐色或褐绿色，下面疏生鳞片；中肋两面凸起，侧脉明显，小脉通常不清晰。孢子囊群大，圆形或椭圆形，边生或近边生。

生境及分布：生于海拔800~2550 m的山坡林下或林缘石上。分布于江口、松桃、印江、黎平、凯里、雷山、丹寨、赫章、大方、水城、六枝、关岭、兴义、安龙、兴仁、普安、望谟、平塘、独山、荔波、都匀、贵定、赤水等地。

采收加工：全年均可采收，洗净，晒干或鲜用。

功能与主治：全草入药，清热除湿，利尿解毒；主治小便短赤，疔疮痈毒，硫黄中毒，外伤出血。叶入药，主治膀胱湿热，血崩，月经不调。

附注：《新华本草纲要》收载品种。

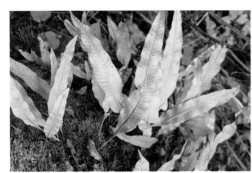

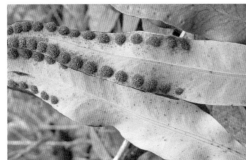

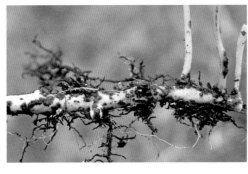

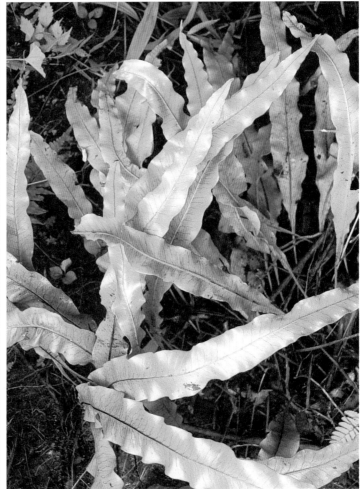

植物名称：丝带蕨 *Lepisorus miyoshianus* (Makino) Fraser-Jenkins & Subh. Chandra
别称：木兰、木莲金

植物形态：小型附生蕨类。根状茎短而横卧，被披针形有齿的黑色鳞片。叶近生；叶柄基部和关节与根状茎相连；叶片长线形，似书带蕨状，坚挺，革质，光滑无毛；叶脉不显，在主脉两侧联结成1~2行网眼，有少数内藏小脉。孢子囊群线形，连续，位于主脉两侧的一条纵沟内，靠近主脉，幼时被盾状隔丝覆盖；孢子囊的环带由14~16个增厚的细胞组成；孢子二面体型，椭圆状，透明，光滑。

生境及分布：生于海拔800~2200 m的溪边或山坡密林下，附生于石上或树干。分布于松桃、威宁、贞丰、安龙、长顺、都匀、瓮安、道真及毕节、安顺等地。

采收加工：全年均可采收，洗净，晒干。

功能与主治：全草入药，清热息风，活血。主治小儿惊厥，劳伤。

附注：《新华本草纲要》收载品种。

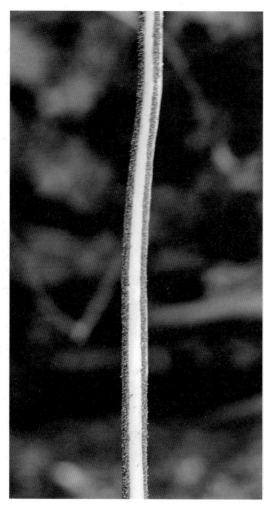
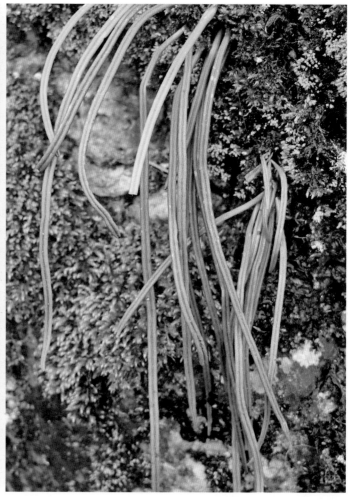

植物名称:稀鳞瓦韦 *Lepisorus oligolepidus* (Baker) Ching

植物形态:植株高10～20 cm。根状茎横走,密被披针形鳞片;鳞片中部褐色,不透明。叶略近生;叶柄长2～3 cm,禾秆色,粗壮;叶片披针形到卵状披针形,中部或近下部1/3处为最宽,1.5～3.5 cm,长8～18 cm,渐尖头,向基部渐变狭并下延,下面被有深棕色透明的披针形鳞片,上面光滑;叶软革质,干后淡黄绿色;叶主脉粗壮,上下均隆起,小脉不见。孢子囊群圆形或椭圆形,其直径达5 mm,彼此密接,聚生于叶片上半部狭缩区域,最先端不育,位于主脉与叶边之间,幼时被圆形深棕色隔丝覆盖。

生境及分布:生于海拔200～2200 m的疏林下或岩石上。分布于威宁、水城、赫章、贵定、石阡、正安、印江、平塘及贵阳、安顺等地。

采收加工:秋季采挖,除去杂质,晒干。

功能与主治:全草入药,清肺止咳,健脾消疳,止痛,止血。主治肺热咳嗽,头痛,腹痛,风湿痹痛,小儿疳积,外伤出血等。

附注:民间草药。

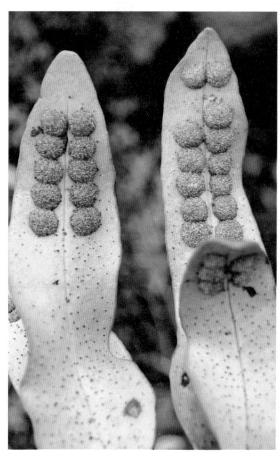
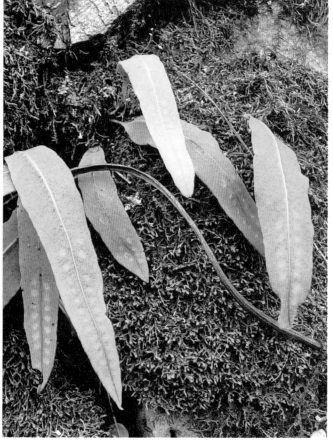

植物名称： 粤瓦韦 *Lepisorus obscurevenulosus* (Hayata) Ching

别称： 小金刀、独立枝生

植物形态： 植株高13～35 cm。根状茎长而横走，先端密被棕色鳞片，先端以下的鳞片较稀疏，两色，中央深棕色，边缘淡棕色，披针形，边缘具齿。叶远生；叶柄长1～6 cm，栗褐色至褐黑色；叶片披针形或狭披针形，（9～29 cm）×（1～2.7 cm），通常中部以下最宽，基部狭楔形，下延，先端渐尖至尾尖，多少歪斜，形如鸟喙；叶干后棕色，革质；中肋两面凸起，叶脉不显。孢子囊群圆形或近圆形，生于中肋与叶边之间。

生境及分布： 生于海拔500～2350 m的溪边石上或林下树干上。分布于江口、印江、松桃、榕江、从江、雷山、威宁、水城、贞丰、兴仁、荔波、安龙、平塘、贵定、都匀、三都、桐梓、道真等地。

采收加工： 夏季、秋季采收，洗净，晒干。

功能与主治： 全草入药，清热解毒，利水通淋，止血。主治咽喉肿痛，痈肿疮疡，烫伤，蛇咬伤，小儿惊厥，呕吐腹泻，热淋，吐血。

附注：《新华本草纲要》收载品种。

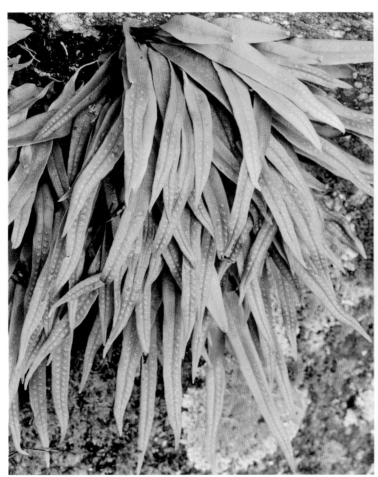
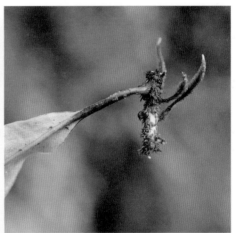
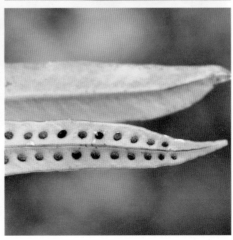

植物名称：瓦韦 *Lepisorus thunbergianus* (Kaulfuss) Ching

别称：小肺筋、小叶骨牌草

植物形态：植株高9～19 cm。根状茎横走，密被鳞片；鳞片深棕色，披针状钻形，基部较宽，心形，边缘淡棕色，具齿，除边缘1列或2列细胞内腔透明外，均不透明。叶疏生；叶柄禾秆色，长1～3 cm；叶片披针形至线状披针形，（8～17 cm）×（0.6～1.6 cm），中部或中部以上最宽；叶革质或薄革质，干后褐色，下面疏具小鳞片，基部狭缩下延，先端短尖至渐尖；中肋两面凸起，叶脉不显。孢子囊群常生于叶片上半部，圆形，成熟后不汇合。

生境及分布：生于海拔250～2400 m的林下溪边石上或树干上。分布于江口、印江、天柱、麻江、丹寨、雷山、剑河、兴义、册亨、荔波、都匀、独山、三都、贵定、龙里、赤水、桐梓、道真、清镇、开阳、修文、息烽等地。

采收加工：夏季、秋季采收，洗净，晒干或鲜用。

功能与主治：全草入药，清热解毒，利尿，止血。主治淋浊，痢疾，咳嗽吐血，牙疳，小儿惊厥，跌打损伤，毒蛇咬伤。

附注：《新修本草》《新华本草纲要》收载品种。

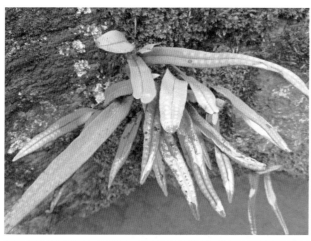

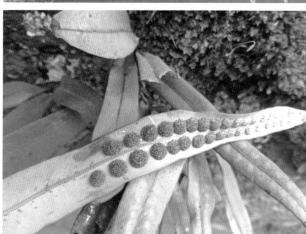

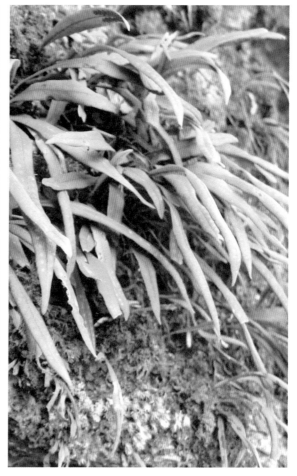

植物名称：似薄唇蕨 *Leptochilus decurrens* Blume

别称：网囊蕨

植物形态：根状茎密被鳞片；鳞片棕色或深棕色，披针形。叶远生，二型；营养叶的叶柄长2～11 cm，叶片披针形，（22～42 cm）×（4.5～8 cm），下部常突然变狭，常下延，边缘全缘或波状；孢子叶的叶柄较长，7～20 cm，叶片线形，（18～24 cm）×（0.4～0.6 cm）；叶草质，光滑；侧脉明显凸出，稍曲折；内藏小脉单一或分叉。孢子囊群满布叶片下面。

生境及分布：生于海拔500～1100 m的溪边、林下石上或石隙。分布于紫云、兴义、安龙、望谟、晴隆、罗甸等地。

采收加工：夏季、秋季采收，洗净，晒干。

功能与主治：全草入药。主治腰酸背痛，跌打损伤。

附注：民间草药。

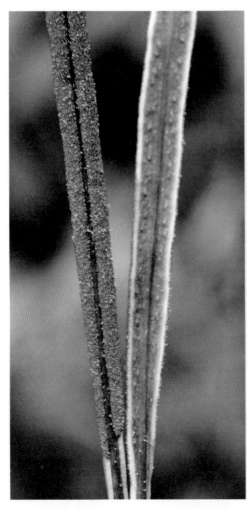
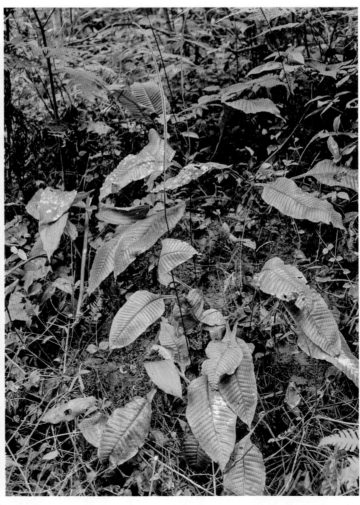

植物名称：掌叶线蕨 *Leptochilus digitatus* (Baker) Nooteboom

别称：石上莲、一包针

植物形态：植株高达50 cm。根状茎长而横走；鳞片黑褐色，卵状披针形，边缘具齿，先端长渐尖至毛发状。叶远生；叶柄禾秆色，长20～40 cm；叶片指状分裂，（10～13 cm）×（12～18 cm）；裂片通常5枚，披针形，（9～13 cm）×（1.5～3 cm），基部狭，先端渐尖至尾状，边缘波状；叶草质至纸质；中肋明显隆起，侧脉斜展，内藏小脉多为单一。孢子囊群线形，沿侧脉生长。

生境及分布：生于海拔700 m左右的沟边林下或石灰岩洞口内外。分布于黎平、平塘等地。

采收加工：全年均可采收，洗净，晒干或鲜用。

功能与主治：叶入药，活血散瘀，止痛。主治跌打损伤，关节痛，毒蛇咬伤。

附注：《新华本草纲要》收载品种。

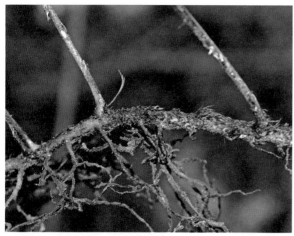

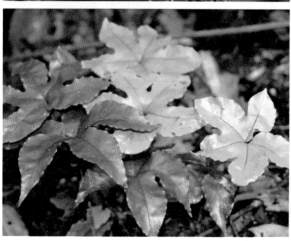

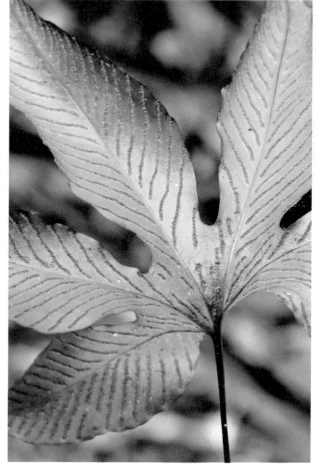

植物名称：线蕨 *Leptochilus ellipticus* (Thunberg) Nooteboom

别称：椭圆线蕨、羊七莲

植物形态：植株高40～60 cm。根状茎长而横走；鳞片深棕色，卵状披针形。叶近二型，远生；营养叶的叶柄较短，羽片或裂片较宽；孢子叶的叶柄禾秆色，长18～35 cm；叶轴具翅，翅宽达3.2 cm；叶片羽状或深羽裂，卵状长圆形至椭圆状披针形，（16～25 cm）×（7～14 cm）；羽片（裂片）4～8对，对生或近对生，斜展，披针形至线状披针形，（5～10 cm）×（0.7～1.5 cm），先端渐尖至长渐尖，基部变狭并下延，边缘全缘或略呈波状；叶纸质，光滑，干后褐色；叶轴具翅，每侧翅宽不及2 mm；中肋两面凸起；侧脉不显。孢子囊群线形，斜展，几达羽片边缘。

生境及分布：生于海拔400～1400 m的林下阴湿山谷或溪边林下。分布于镇宁、紫云、望谟、晴隆、罗甸、惠水、贵定、荔波、独山、赤水、习水、仁怀及贵阳等地。

采收加工：全年均可采收，洗净，晒干或鲜用。

功能与主治：叶、全草入药，清热利尿，散瘀消肿。主治淋证，跌打损伤，肺结核。

附注：《新华本草纲要》收载品种。

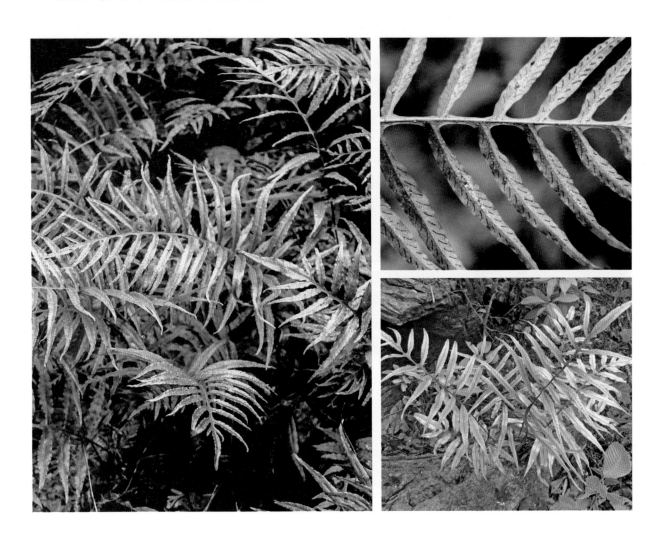

植物名称：曲边线蕨 *Leptochilus ellipticus* (Thunberg) Nooteboom var. *flexilobus* (Christ) X. C. Zhang

别称：曲裂线蕨

植物形态：本变种与原变种线蕨 *Leptochilus ellipticus* (Thunberg) Nooteboom var *ellipticus*相似，但叶轴具宽翅，每侧宽3~6 mm；羽片5~8对，较宽，1.2~2 cm，边缘波曲甚至皱曲。

生境及分布：生于海拔300~1600 m石上或偶见于林下溪边树干上。分布于雷山、安龙、贞丰、兴仁、望谟、罗甸、惠水、独山、荔波、贵定、清镇及安顺等地。

采收加工：全年均可采收，洗净，晒干或鲜用。

功能与主治：全草入药，补虚损，强筋骨，散瘀止痛。主治跌打损伤，风湿腰痛。

附注：民间草药。

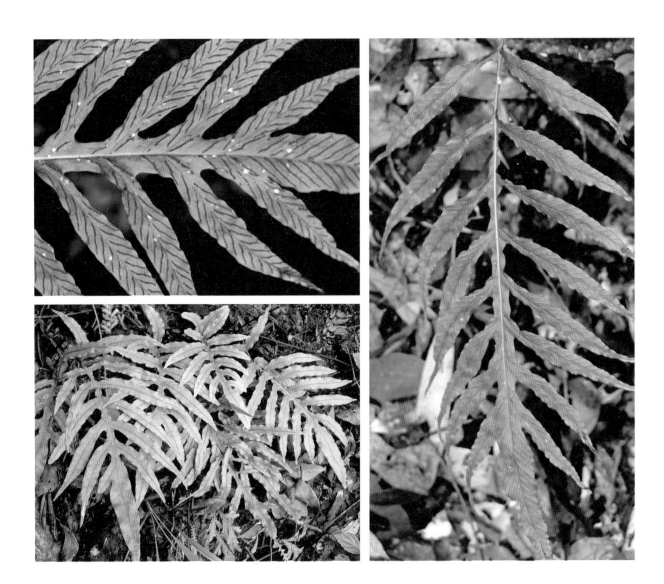

植物名称：宽羽线蕨 *Leptochilus ellipticus* (Thunberg) Nooteboom var. *pothifolius* (Buchanan-Hamilton ex D. Don) X. C. Zhang

别称：一包金、骨碎补

植物形态：本变种与原变种线蕨 *Leptochilus ellipticus* (Thunberg) Nooteboom var *ellipticus* 相似，但植株高大，达80 cm以上，羽片（裂片）长15～30 cm，宽2 cm以上。

生境及分布：生于海拔350～1200 m的林下湿地或岩石上。分布于雷山、安龙、贞丰、兴仁、望谟、罗甸、惠水、独山、荔波、贵定及安顺、贵阳等地。

采收加工：全年均可采收，洗净，晒干或鲜用。

功能与主治：全草入药，补虚损，强筋骨，散瘀止痛。主治跌打损伤，风湿腰痛。

附注：《新华本草纲要》收载品种。

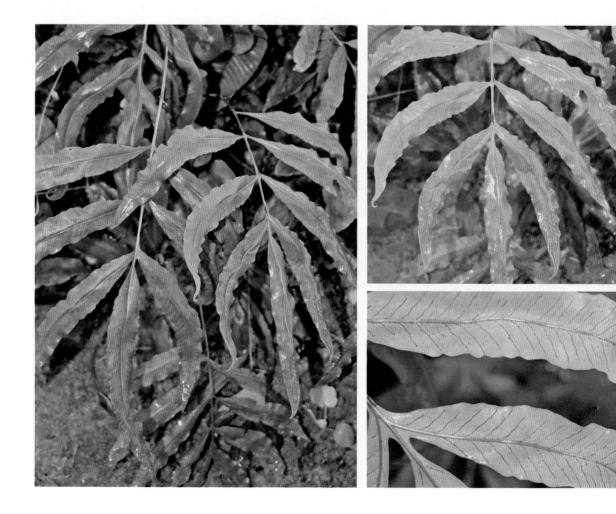

植物名称：**断线蕨** *Leptochilus hemionitideus* (C. Presl) Nooteboom

别称：双剑、斩蛇剑

植物形态：植株高40~78 cm。根状茎长而横走；鳞片棕色，卵状披针形，先端渐尖。叶远生；叶柄长2~8 cm；叶一型，披针形，（33~63 cm）×（4~7 cm），基部渐狭，常下延，先端渐尖，边缘全缘；叶草质或薄草质，光滑；中肋和侧脉明显凸起；侧脉近平展，平行，略曲折，不达叶边，内藏小脉单一或分叉。孢子囊群近圆形，长圆形或短线形，斜展，在侧脉间形成断续的1条。

生境及分布：生于海拔600 m以下的溪边或林下石上。分布于榕江、黎平、平塘、荔波、三都等地。

采收加工：全年均可采收，洗净，晒干或鲜用。

功能与主治：叶入药，清热利尿，解毒。主治小便短赤涩痛，发痧，毒蛇咬伤。

附注：贵州药用新资源。

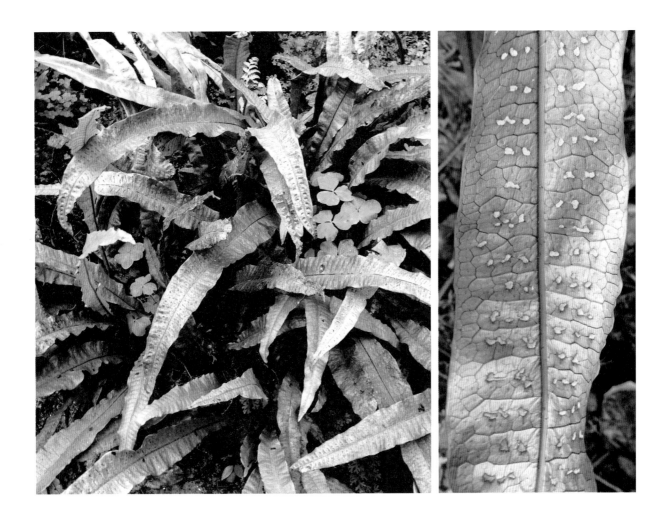

植物名称：矩圆线蕨 *Leptochilus henryi* (Baker) X. C. Zhang

别称：亨氏线蕨、中狭线蕨

植物形态：植株高达70 cm。根状茎长而横走；鳞片棕色，卵状披针形，先端渐尖。叶远生；叶柄禾秆色，有时略呈紫棕色，长2～20 cm；叶一型，椭圆形或卵状披针形，（15～50 cm）×（2.5～11 cm），通常中部以下突然狭缩并常下延，先端渐尖，边缘全缘或略呈波状；叶鲜时薄革质，干后纸质，光滑；中肋两面凸起；侧脉纤细，斜展，内藏小脉单一或分叉。孢子囊群线形，自中肋几达叶边。

生境及分布：生于海拔300～2000 m的林下阴湿岩壁上。分布于沿河、德江、印江、黔西、金沙、六枝、紫云、兴义、册亨、独山、荔波、贵定、瓮安、罗甸、仁怀、湄潭、赤水、务川及贵阳等地。

采收加工：全年均可采收，洗净，晒干或鲜用。

功能与主治：全草入药，清热利尿，止血，通淋，接骨。主治肺痨，咳血，尿血，淋浊，急性关节痛，骨折。

附注：《新华本草纲要》收载品种。

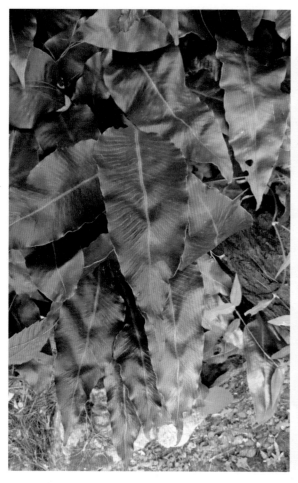
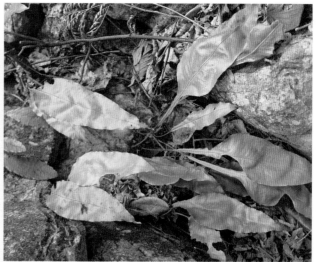
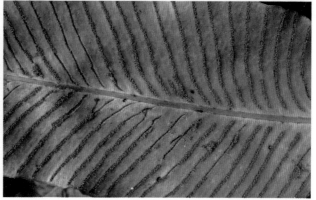

植物名称：绿叶线蕨 *Leptochilus leveillei* (Christ) X. C. Zhang & Nooteboom

植物形态： 植株高30～50 cm。根状茎长而横走；鳞片深棕色至黑褐色，卵状披针形，先端直，毛发状。叶远生，近二型。营养叶较短，叶片较宽，侧脉比小脉粗。孢子叶的叶柄禾秆色，长4～8 cm；叶片单一，线形或线状披针形，45 cm×（2～4 cm），中部较宽，草质，光滑，向下部渐狭，常下延，边缘全缘或略呈波状，先端长渐尖或尾状；侧脉和小脉均细而凸起，彼此难以分辨，内藏小脉单一或分叉。孢子囊群线形，自中肋几达叶边。

生境及分布： 生于海拔300～1100 m的酸性山地或石灰岩山地的山谷阴湿林下，土生或石生。分布于兴义、安龙、望谟、罗甸、平塘、惠水、荔波及安顺等地。

采收加工： 全年均可采收，洗净，晒干或鲜用。

功能与主治： 全草入药，活血通络，清热利湿。主治跌打损伤，风湿骨痛，热淋，血淋。

附注： 贵州药用新资源。

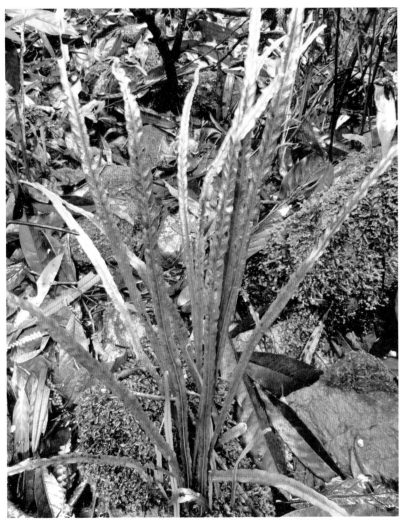
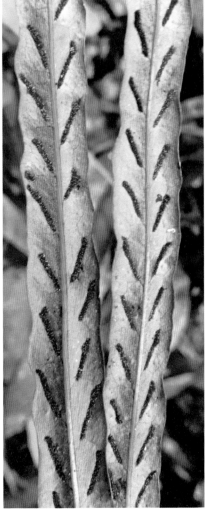

植物名称：褐叶线蕨 *Leptochilus wrightii* (Hooker & Baker) X. C. Zhang

别称：连天草、小肺经草

植物形态：植株高25～50 cm。根状茎长而横走；鳞片棕色，卵状披针形，先端尾状。叶远生；叶柄长3～12 cm，禾秆色或棕禾秆色；叶一型，披针形，（20～40 cm）×（2.5～5 cm），中部以下最宽并突然变狭，常下延，先端渐尖，边缘皱曲，薄草质，深棕色，光滑；中肋和侧脉两面凸起；小脉在相邻侧脉间形成2行网眼，内藏小脉单一或分叉。孢子囊群线形，自中肋几达叶边。

生境及分布：生于海拔400～700 m的石灰岩洞口石上。分布于荔波、独山、平塘等地。

采收加工：全年均可采收，洗净，晒干。

功能与主治：全草入药，补肺镇咳，散瘀止血，止带。主治虚劳咳嗽，痰干不易咳出，妇女红崩白带。

附注：贵州药用新资源。

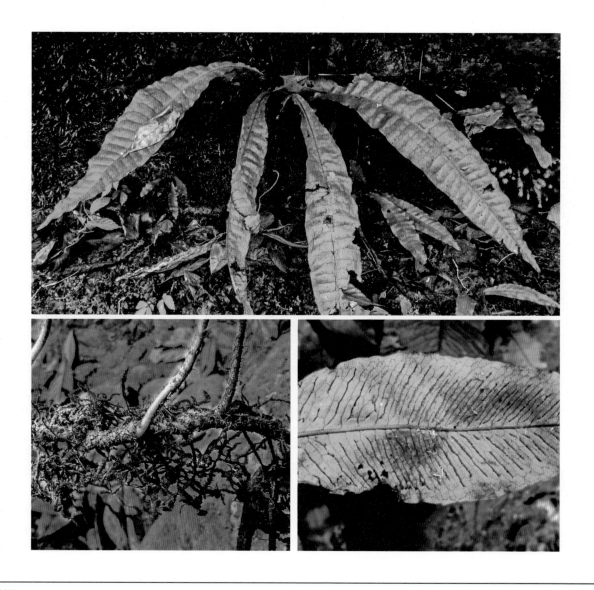

植物名称：匙叶剑蕨 *Loxogramme grammitoides* (Baker) C. Christensen

别称：小叶剑蕨

植物形态：植株高达10 cm。根状茎细长横走，密被鳞片；鳞片深褐色，披针形，渐尖头。叶远生或近生；几无叶柄，或有短柄而无关节；叶片匙形或倒披针形，（3～10 cm）×（0.5～1.2 cm），向下渐狭，下延几达叶基部，先端短尖或钝头，边缘全缘；叶鲜时近肉质，干后薄革质，两面光滑或几光滑；中肋两面稍隆起；叶脉网状，不明显。孢子囊群长圆形或粗线形，生于叶片上部最宽处，极斜展，2～5对；无囊群盖，也无隔丝。孢子极面观近原圆形，表面具不规则的小瘤块状纹饰。

生境及分布：生于海拔1300～2000 m的山坡密林下、溪谷石上、树干上。分布于梵净山、雷公山和道真、正安、绥阳、桐梓等地。

采收加工：夏季、秋季采收，洗净，晒干。

功能与主治：全草入药，清热解毒，利尿止血。主治疮痈肿毒，小便不利，尿血，外伤出血。

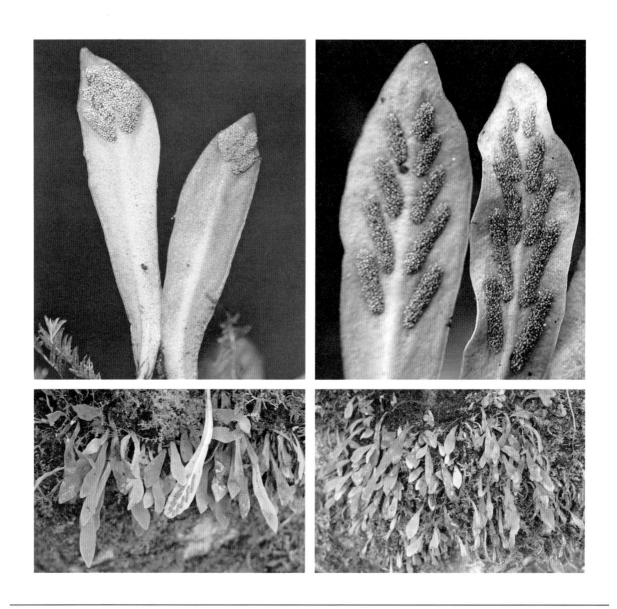

植物名称：柳叶剑蕨 *Loxogramme salicifolia* (Makino) Makino

别称：肺痨草、石虎

植物形态：植株高17～25 cm。根状茎长而横走；鳞片棕色至深褐色，卵状披针形，边缘全缘，先端渐尖。叶远生；叶柄绿色或基部深棕色，长1～5 cm；叶片狭倒披针形，（15～23 cm）×（1.2～2.5 cm），干后革质，基部下延，沿叶柄上部成翅，先端渐尖；中肋上面凸起，下面平，叶脉不显。孢子囊群生叶片上部，线形，7～12对，极斜向中肋，位于中肋和叶缘之间，略下陷。

生境及分布：生于海拔550～1300 m的密林下、溪边、树干或石上。分布于江口、雷山、独山等地。

采收加工：夏季、秋季采收，洗净，晒干。

功能与主治：全草入药，清热解毒，利尿。主治尿路感染，咽喉肿痛，胃肠炎，狂犬咬伤。

附注：《新华本草纲要》收载品种。

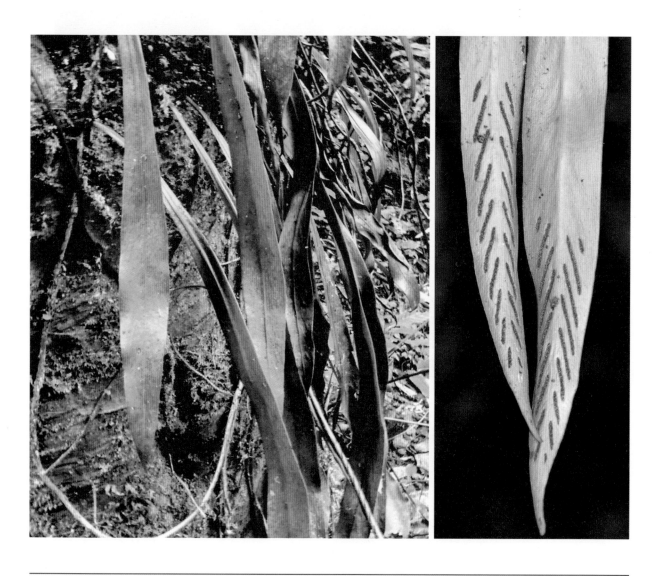

植物名称：羽裂星蕨 *Microsorum insigne* (Blume) Copeland

别称：观音莲、海草

植物形态：植株高达1 m。根状茎粗短，肉质，横卧；鳞片棕色，阔卵形，先端钝，贴生。叶近生；叶柄长25～40 cm，具狭翅几达基部；叶片卵形，与叶柄等长或较长，宽20～30 cm，羽状深裂；裂片略斜展，线状披针形，（9～25 cm）×（2～5 cm），基部稍狭，先端渐尖或有时钝，边缘全缘；叶草质，干后绿色，两面光滑；叶轴在下面凸起，龙骨状，侧脉在下面稍凸起，细而曲折，不达叶边，网眼不显。孢子囊群小，圆形，散布叶下面，有些常汇合成长条形。

生境及分布：生于海拔1200 m以下的山谷溪边林下，土生或石隙生。分布于雷山、镇宁、紫云、贞丰、兴仁、晴隆、仁怀、赤水等地。

采收加工：全年均可采收，洗净，鲜用或晒干。

功能与主治：全草入药，活血，祛湿，解毒。主治关节痛，跌打损伤，疝气，无名肿毒。

附注：《新华本草纲要》收载品种。

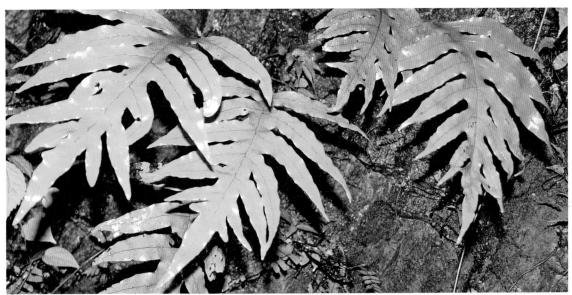

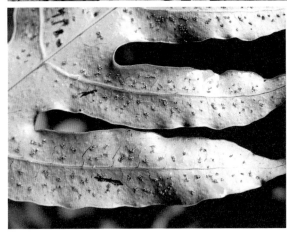

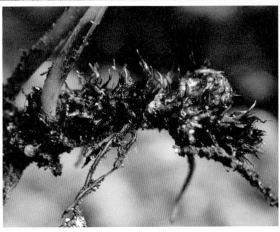

植物名称：膜叶星蕨 *Microsorum membranaceum* (D. Don) Ching

别称：断骨粘、大叶包针

植物形态：植株高60～92 cm。根状茎粗大，肉质，横卧；鳞片棕色，披针形，先端渐尖。叶一型，近生；叶柄长1～6 cm，禾秆色，具翅；叶片披针形或倒披针形，（50～90 cm）×（8～14 cm），中部或中部以上最宽，先端渐尖或短尾尖，基部渐狭，常下延，边缘全缘或波状；叶薄草质或几近膜质，干后绿色；中肋隆起，侧脉明显，彼此平行，几达叶边。孢子囊群小，圆形，散布叶下面。

生境及分布：生于海拔640～1200 m的山谷湿地或密林下。分布于六枝、镇宁、兴义、册亨、罗甸、惠水、荔波等地。

采收加工：全年均可采收，洗净，鲜用或晒干。

功能与主治：带根茎的全草入药，清热利尿，散瘀消肿。主治膀胱炎，尿道炎，跌打损伤，外伤出血，疔疮痈肿。

附注：《新华本草纲要》收载品种。

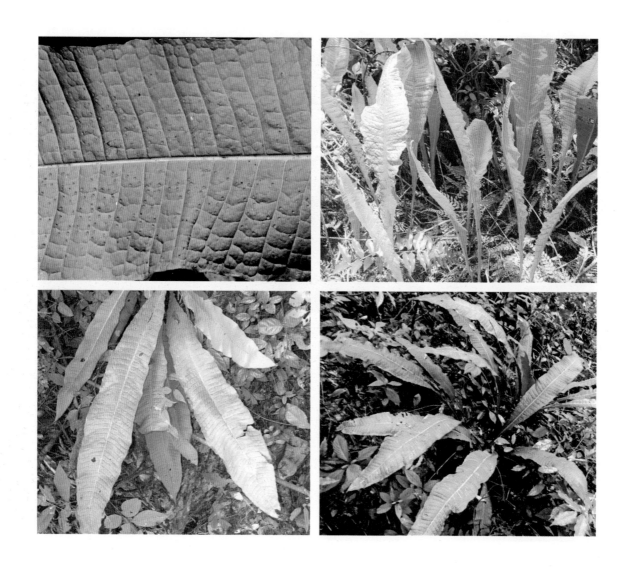

植物名称：有翅星蕨 *Microsorum pteropus* (Blume) Copeland

别称：三叉叶星蕨、铁皇冠

植物形态：植株高19～27 cm。根状茎长而横走，密被鳞片；鳞片灰褐色，披针形，先端渐尖，全缘。叶近生或远生；叶柄长2～8 cm，深禾秆色，被鳞片，具翅；叶一型，披针形，二叉状或三叉状；若为单叶，则达23 cm×3 cm，先端渐尖，基部渐狭，常下延，边缘全缘；叶片若为二叉状或三叉状，则顶生裂片大，侧生裂片小而狭；叶薄草质或几近膜质，干后暗褐色；中肋隆起，下面被褐色披针形鳞片，侧脉明显，彼此平行，几达叶边。孢子囊群圆形或伸长，有时数枚融合，散布于叶下面。

生境及分布：生于海拔150～500 m的溪边，涨水季节常短期淹没水中。分布于黎平、罗甸及毕节等地。

采收加工：全年均可采收，洗净，晒干。

功能与主治：全草入药，清热利尿。主治小便不利。

附注：民间草药。

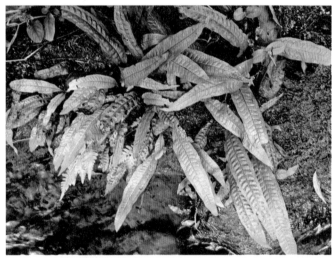
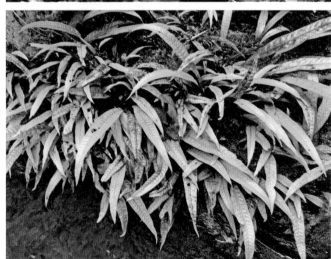
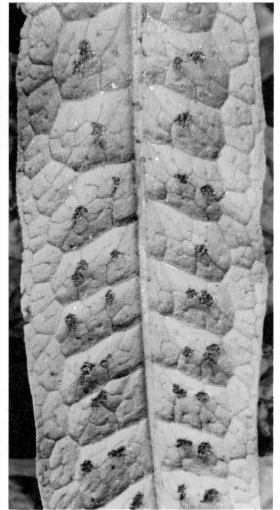

植物名称：**星蕨** *Microsorum punctatum* (Linnaeus) Copeland

别称：野苦荬、尖凤尾

植物形态：植株高（13～）40～100 cm。根状茎粗大，肉质，横卧或横走，鳞片下有白粉；鳞片阔卵形，先端急尖，边缘有不整齐的齿。叶一型，近生；几无柄或有长仅约1 cm的短柄；叶片狭椭圆形至线状披针形，（12～100 cm）×（2.5～8.5 cm），中部或中部以上最宽，先端急尖或渐尖，基部渐狭，常下延，边缘全缘或波状；叶纸质至薄革质，干后灰绿色；中肋隆起，叶脉明显或不显。孢子囊群圆形，多少下陷，通常散布于叶中部以上。

生境及分布：生于海拔800 m以下的山坡林下或溪边，附生于石上或树干基部。分布于沿河、金沙、镇宁、罗甸、贵定、荔波等地。

采收加工：全年均可采收，洗净，晒干。

功能与主治：全草入药，清热利湿，解毒。主治淋证，小便不利，跌打损伤，痢疾。

附注：《新华本草纲要》收载品种。

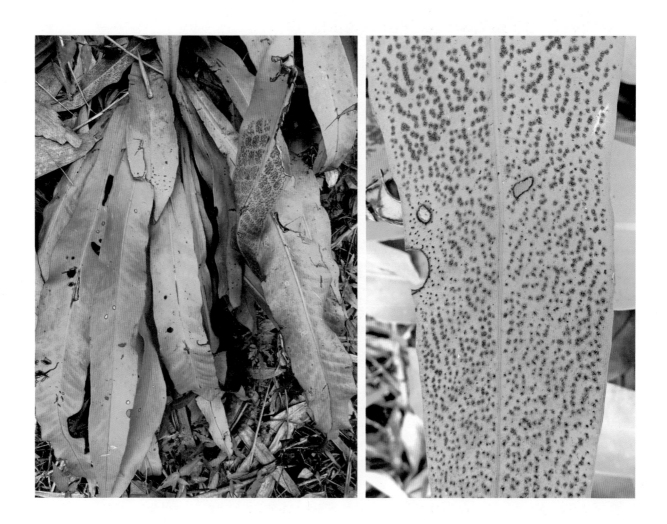

植物名称：广叶星蕨 *Microsorum steerei* (Harrington) Ching

别称：鸡蹼、珍珠草

植物形态：植株高38～50 cm。根状茎粗大，肉质，横卧，鳞片下有白粉；鳞片卵状披针形，先端长渐尖，边缘有齿。叶一型，近生；几无柄或有短柄；叶片倒披针形，（32～48 cm）×（4～8 cm），中部以上最宽，先端急尾尖，基部渐狭，常下延几达叶柄基部，边缘全缘；叶薄革质，干后灰绿色；中肋隆起，侧脉纤细，可见。孢子囊群小，圆形，散布于叶下面。

生境及分布：生于海拔400 m左右的溪边、林下或附生于石上。分布于望谟、罗甸等地。

采收加工：全年均可采收，洗净，晒干或鲜用。

功能与主治：全草入药，主治小便淋漓涩痛，淋浊，风湿骨痛，小儿疳积，跌打损伤，脾脏肿大。

附注：《新华本草纲要》收载品种。

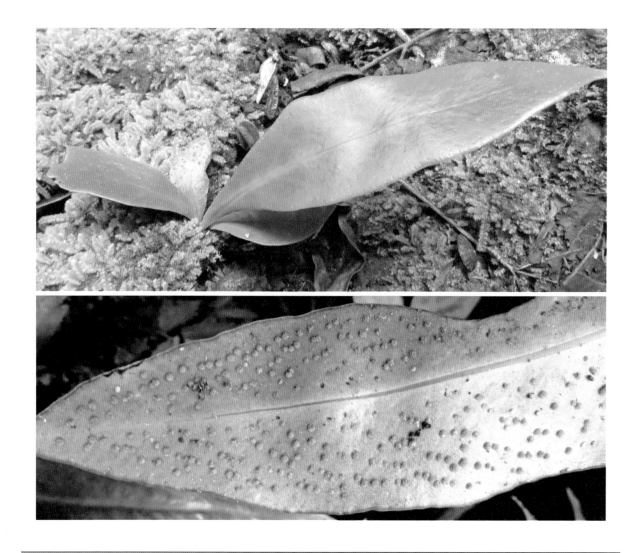

植物名称：扇蕨 *Neocheiropteris palmatopedata* (Baker) Christ

别称：半把伞、八爪金龙

植物形态：植株高35～75 cm。根状茎被鳞片；鳞片棕色至深棕色，卵形或卵状披针形，粗筛孔状，有虹彩，边缘具细齿，先端长渐尖。叶远生；叶柄棕禾秆色，长16～45 cm；叶片扇形，达30 cm×（20～40 cm），鸟足状分裂；裂片披针形或狭披针形，中部1片裂片最大，（15～25 cm）×（2.3～4 cm），两侧的渐变小；叶草质至纸质，上面光滑，下面有棕色小鳞片；中肋两面隆起，小脉网结，网眼有分叉的内藏小脉。孢子囊群长圆形或圆形，生裂片中部以下，靠近中肋，幼时有盾状隔丝。

生境及分布：生于海拔1100～2000 m的山坡林下、河谷、土生或石隙生。分布于大方、威宁、黔西、赫章、兴义、兴仁、水城、盘州、晴隆等地。

采收加工：全年均可采收，洗净，鲜用或晒干。

功能与主治：全草、根入药，破瘀，清热利湿，消食导滞。主治小便淋漓涩痛，食积饱胀，痢疾，便秘，卵巢囊肿，咽喉炎。

附注：国家珍稀濒危二级保护植物。

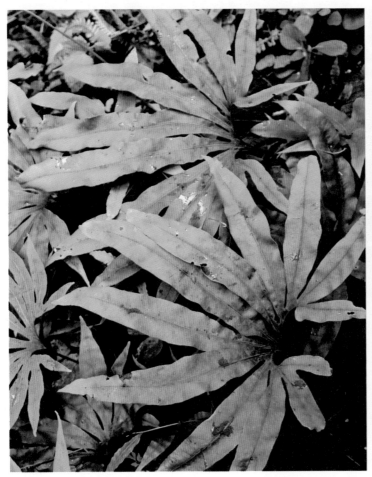
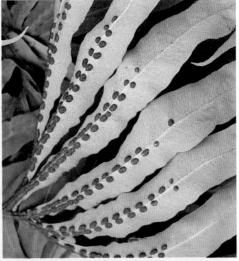
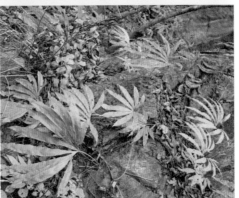

植物名称：盾蕨 *Neolepisorus ensatus* (Thunberg) Ching

别称：青竹标、水石韦、剑叶盾蕨

植物形态：植株高45～68 cm。根状茎长而横走，被鳞片；鳞片深棕色，卵状披针形，先端渐尖。叶远生；叶柄长15～25 cm，疏被鳞片；叶片椭圆状披针形,（30～43 cm）×（4～6 cm），近中部最宽，向基部渐变狭，先端渐尖，边缘全缘；叶纸质，两面光滑，幼时下面有少数小鳞片；中肋两面凸起，侧脉明显。孢子囊群圆形至长圆形，在中肋每侧1～3行，幼时被盾状隔丝。

生境及分布：生于海拔300～1100 m的林下、溪边石上或酸性山地。分布于贵定、榕江等地。

采收加工：全年均可采收，洗净，晒干或鲜用。

功能与主治：全草入药，清热利湿，活血散瘀。主治劳伤吐血，血淋，跌打损伤，烧烫伤，疗毒痈肿。

附注：《植物名实图考》收载品种。

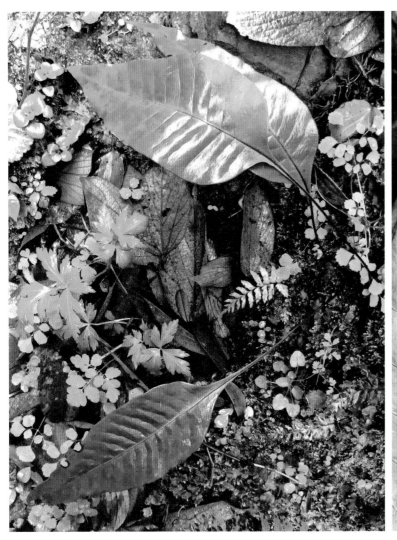

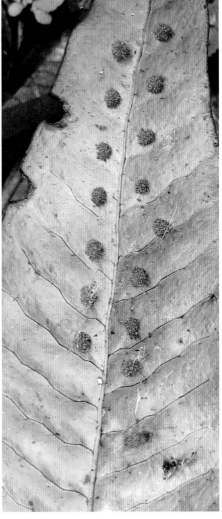

植物名称：**江南星蕨** *Neolepisorus fortunei* (T. Moore) Li Wang

别称：七星剑、福氏星蕨

植物形态：植株高25～70 cm。根状茎长而横走，疏被鳞片；鳞片贴生，卵形，棕色，先端钝。叶远生；叶柄禾秆色，长3～12 cm；叶片狭披针形至线状披针形，（20～60 cm）×（1～5.6 cm），基部变狭，下延，先端长渐尖，边缘全缘或波状；叶纸质，干后绿色，两面光滑；中肋两面凸起，叶脉不显。孢子囊群圆形，分离，通常在中肋与叶边间1列，稍近中肋，无囊群盖，也无盾状隔丝。

生境及分布：生于海拔200～1800 m的林下溪边树干或岩石上。分布于贵州各地。

采收加工：全年均可采收，洗净，晒干或鲜用。

功能与主治：全草、根茎入药，清热解毒，祛风利湿，活血，止血。主治风湿性关节痛，热淋，带下病，吐血，衄血，痔疮出血，肺痈，瘰疬，跌打损伤，疮痈肿毒，毒蛇咬伤。

附注：《新华本草纲要》收载品种。

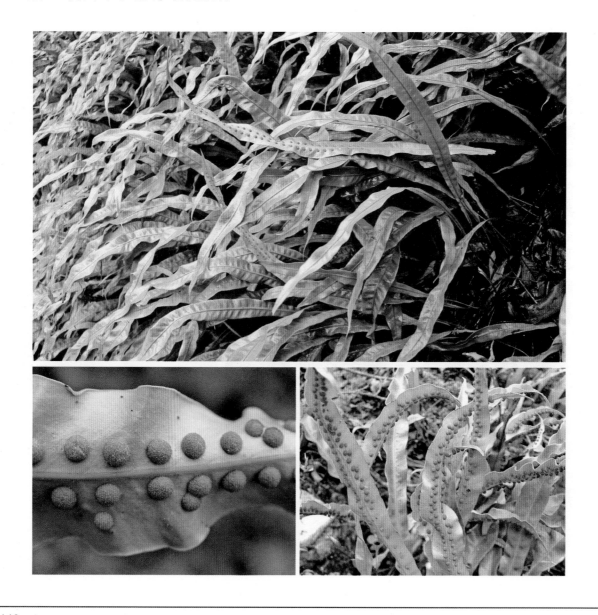

植物名称：卵叶盾蕨 *Neolepisorus ovatus* (Wallich ex Beddome) Ching

别称：爪盾蕨、三角叶盾蕨

植物形态：植株高达62 cm。根状茎长而横走，密被鳞片；鳞片棕色，卵状披针形。叶远生；叶柄禾秆色至灰褐色，长12～30 cm，疏被鳞片；叶片卵形、卵状三角形、卵状长圆形至卵状披针形，（12～32 cm）×（4.5～9 cm），基部最宽，圆形或圆楔形，稀心形，稍下延，先端渐尖，边缘全缘；叶纸质，干后绿色，上面光滑，下面疏生褐色小鳞片；中肋两面凸起，侧脉明显，几达叶边。孢子囊群圆形，通常在中脉与叶缘之间不规则地2～4行，幼时被盾状隔丝。

生境及分布：生于海拔1500 m以下的林下、河谷溪边，有时生石上及树干基部。分布于贵州各地。

采收加工：全年均可采收，洗净，晒干或鲜用。

功能与主治：全草入药，清热利湿，活血散瘀。主治劳伤吐血，血淋，跌打损伤，烧烫伤，疔毒痈肿。

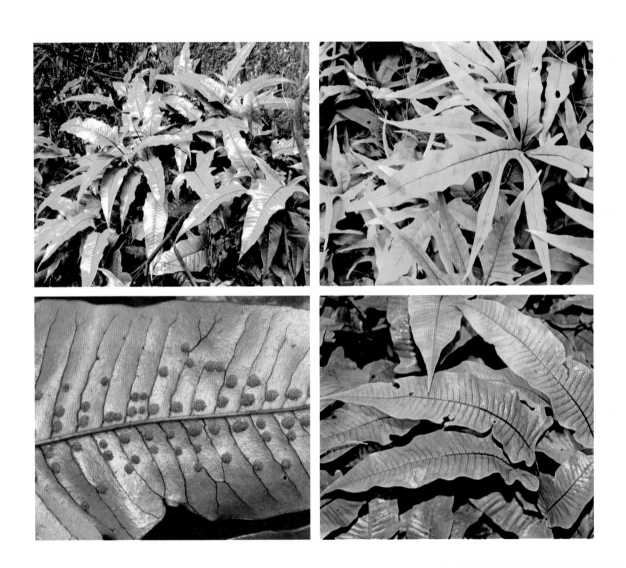

植物名称：光亮瘤蕨 *Phymatosorus cuspidatus* (D. Don) Pichi Sermolli
别称：爬岩蛇、光亮密网蕨

植物形态：植株高56～100 cm。根状茎横走，粗壮如指，鲜时绿色，肉质，干后黑色，疏具鳞片或几光滑；鳞片褐色，卵形至近圆形，全缘，最后常脱落。叶柄禾秆色或淡棕色，长20～36 cm；叶片长圆形至长圆状披针形，（36～64 cm）×（15～30 cm），奇数一回羽状；侧生羽片9～14对，狭披针形，（13～28 cm）×（1.3～3.1 cm），有短柄，基部楔形，先端渐尖至尾状；顶生羽片与侧生羽片相似；叶近革质，干后褐色，两面光滑；中肋两面凸起；叶脉不显。孢子囊群圆形，在中肋每侧1行，稍近中肋。

生境及分布：生于海拔1100 m以下的林下石灰岩上，少有土生。分布于纳雍、赫章、威宁、水城、六枝、盘州、镇宁、紫云、关岭、兴义、安龙、册亨、望谟、兴仁、贞丰、普安、晴隆、罗甸、惠水、荔波、贵定、清镇、开阳、修文等地。

采收加工：全年均可采收，洗净，晒干。

功能与主治：根茎入药，活血消肿，续骨。主治无名肿毒，小儿疳积，跌打损伤，骨折，腰腿痛。

附注：贵州省三级保护植物。

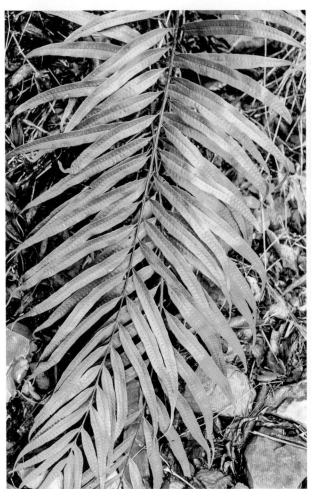
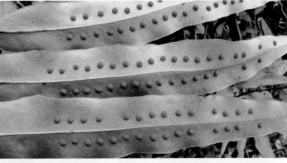
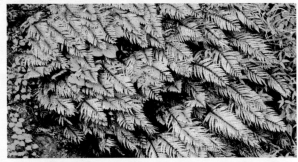
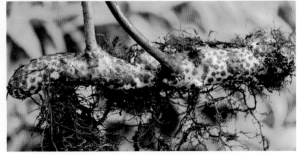

植物名称：川拟水龙骨 *Polypodiastrum dielseanum* (C. Christensen) Ching

别称：川水龙骨、牛尾巴

植物形态：植株高27～69 cm。根状茎长而横走，连同叶柄基部密被鳞片；鳞片棕色，卵状披针形，有虹彩，边缘具细齿，先端渐尖。叶远生；叶柄禾秆色，长7～24 cm，光滑；叶片长圆形，（20～45 cm）×（10～18 cm），基部不狭缩，先端渐尖，一回羽状；羽片15～22对，平展，线状披针形，基部1对有时反折；中部羽片（5～11 cm）×（0.8～1.1 cm），基部与叶轴贴生，边缘缺刻状，先端渐尖；叶草质至纸质，干后绿色；叶轴和中肋下面疏被柔毛；叶脉网状，在中肋每侧有1行网眼。孢子囊群圆形，顶生内藏小脉。

生境及分布：生于海拔1500～2000 m的林缘及路边石上。分布于织金、赫章等地。

采收加工：全年均可采收，洗净，晒干。

功能与主治：根茎入药，清热，化湿，祛风通络。主治肺热咳嗽，痢疾，淋浊，风痹腰痛，目赤肿痛，跌打损伤，疮痈肿毒等。

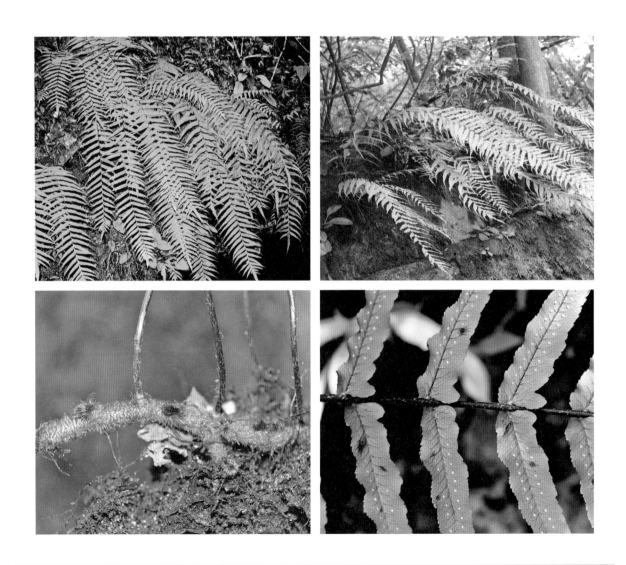

植物名称：友水龙骨 *Polypodiodes amoena* (Wallich ex Mettenius) Ching

别称：阿里山水龙骨、猴子蕨

植物形态： 植株高（20～）27～70（～130 cm）。根状茎长而横走，连同叶柄基部密被鳞片；鳞片卵状披针形，边缘具齿，先端渐尖。叶远生；叶柄禾秆色，长9～34（～60 cm），光滑；叶片狭三角形至长圆形，（10～70 cm）×（7～22 cm），基部通常最宽，先端尾状，羽状深裂几达叶轴；裂片15～27对，长圆状披针形至线状披针形，中部、下部的（5～18 cm）×（0.8～2 cm），边缘缺刻状或具矮齿，先端钝或短尖，但在大型植株上裂片先端可为渐尖乃至长渐尖，基部1对裂片常反折；叶纸质，两面光滑，叶轴和中肋禾秆色，下面具鳞片；叶脉在中肋每侧形成1～2行网眼。孢子囊群圆形，在中肋每侧1列，中生。

生境及分布： 生于海拔2000 m以下的林下溪沟旁树干或岩壁上。分布于贵州各地。

采收加工： 全年均可采挖，洗净，晒干或鲜用。

功能与主治： 根茎入药，舒筋活络，消肿止痛。主治风湿性关节痛，牙痛，跌打损伤。

附注：《新华本草纲要》收载品种。

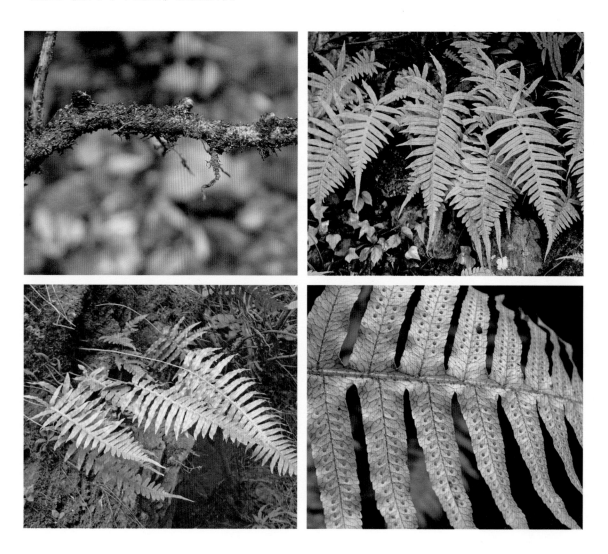

植物名称：**中华水龙骨** *Polypodiodes chinensis* (Christ) S. G. Lu

别称：鸡爪七、假友水龙骨

植物形态：根状茎长而横走，密被鳞片；鳞片黑色，卵状披针形，边缘疏具齿，先端渐尖。叶远生；叶柄禾秆色，长7~18 cm，光滑；叶片下部羽状深裂至全裂，长圆形至阔披针形，（11~25 cm）×（5~9 cm），基部心形，先端尾状；裂片10~20对，线状披针形，（2.5~5 cm）×（5~8 mm），边缘缺刻状或具矮齿，先端短尖至渐尖，基部裂片反折，有时缩短；叶草质，上面光滑，下面多少具鳞片；叶轴和中肋下面疏被鳞片；叶脉网状。孢子囊群圆形，顶生内藏小脉，靠近中肋着生。

生境及分布：生于海拔1600~2200 m的石上或树干上。分布于江口、石阡、松桃、印江、正安，道真等地。

采收加工：全年均可采挖，洗净，晒干或鲜用。

功能与主治：根茎入药，舒筋活络，祛风除湿，清热解毒，消肿止痛。主治风湿痹痛，跌打损伤，骨折，疮痈肿毒，尿血，淋证等。

附注：民间草药。

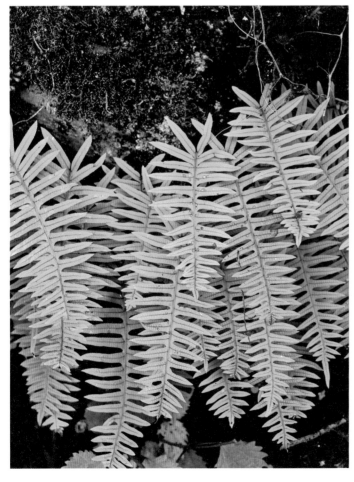
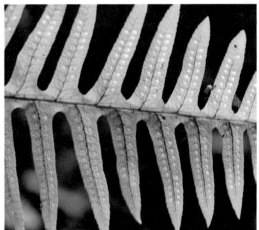
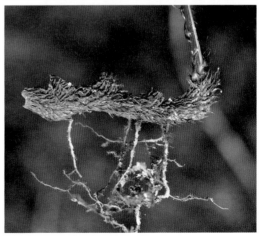

植物名称：**柔毛水龙骨** *Polypodiodes amoena* (Wallich ex Mettenius) Ching var. *pilosa* (C. B. Clarke) Ching

植物形态：与原变种友水龙骨*Polypodiodes amoena* (Wallich ex Mettenius) Ching var. *amoena*的区别在于，该变种叶两面被毛，或至少在叶轴及裂片中脉疏被短柔毛。

生境及分布：生于海拔2000 m以下的林下溪沟旁树干或岩壁上。分布于贵州各地。

采收加工：全年均可采挖，洗净，晒干或鲜用。

功能与主治：根状茎入药，舒筋活络，消肿止痛。主治风湿性关节痛，牙痛，跌打损伤。

附注：民间草药。

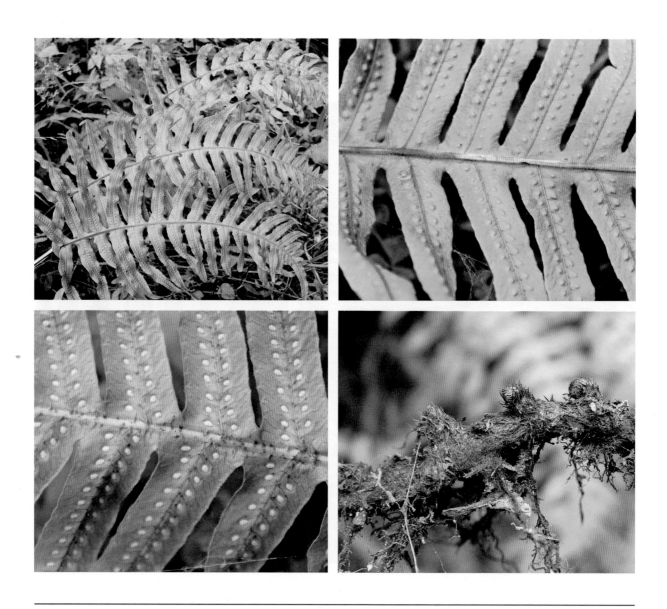

植物名称：日本水龙骨 *Polypodiodes niponica* (Mettenius) Ching

别称：青豆梗、青竹标

植物形态：植株高28～54 cm。根状茎长而横走，鲜时绿色，干后多少变黑，被白粉，疏被鳞片；鳞片深棕色，卵状披针形，边缘具细齿，先端长渐尖。叶远生；叶柄禾秆色，长9～20 cm，光滑；叶片长圆状披针形，（18～34 cm）×（6～11 cm），羽状深裂；裂片18～29对，平展，长圆状披针形，先端钝或短尖，全缘，中部、下部的（3～5 cm）×（0.6～1.1 cm），基部1～3对裂片多少反折；叶草质至纸质，两面通常密生柔毛；叶脉网状。孢子囊群圆形，顶生内藏小脉，靠近中肋着生。

生境及分布：附生于海拔450～1500 m的林下溪沟旁树干或岩壁上。分布于江口、石阡、松桃、印江、沿河、雷山、剑河、织金、册亨、普安、惠水、都匀、三都、湄潭、道真、赤水、清镇、开阳、修文及安顺等地。

采收加工：全年均可采挖，洗净，晒干或鲜用。

功能与主治：根茎入药，祛风除湿，清热，活血。主治痢疾，淋浊，风湿痹痛，腹痛，关节痛，目赤红肿，跌打损伤。

附注：《本草纲目拾遗》收载品种。

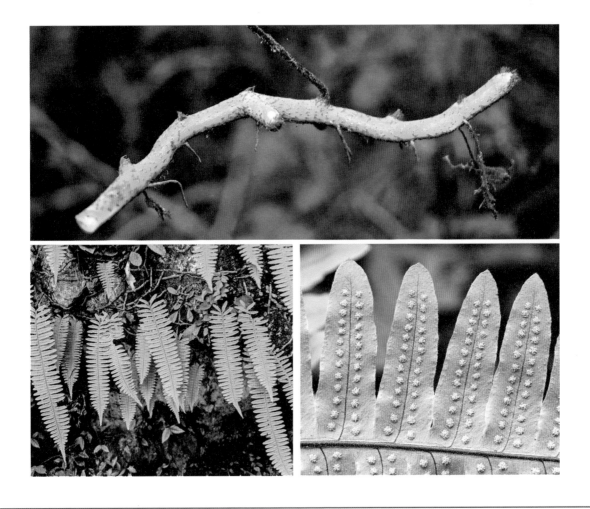

植物名称：石蕨 *Pyrrosia angustissima* (Giesenhagen ex Diels) Tagawa & K. Iwatsuki
别称：鸭舌鱼鳖、石豇豆

植物形态：根状茎长而横走并分枝，纤细，密被鳞片；鳞片红棕色，卵状披针形，先端长渐尖，边缘具齿。叶远生，几无柄；叶片线形，（2~9 cm）×（2~4 mm），先端钝或短尖，边缘强度反卷；鲜时肉质，干后厚革质；两面被星状毛，上面的易落；叶脉网状，中脉明显，上面下凹，下面隆起。孢子囊群线形，沿主脉两侧各1行。

生境及分布：生于海拔600~2500 m的林下石壁上或附生于树上。分布于德江、松桃、印江、石阡、黎平、黄平、威宁、紫云、长顺、惠水、平塘、贵定、都匀、独山、荔波、岑巩及贵阳等地。

采收加工：全年均可采收，除去杂质，洗净，鲜用或晒干。

功能与主治：全草入药，活血调经，镇惊。主治月经不调，小儿惊厥，疝气，跌打损伤。

附注：《新华本草纲要》收载品种。

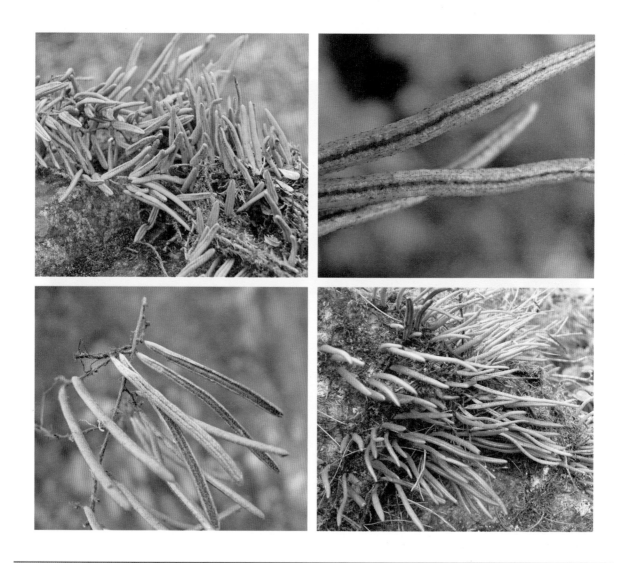

植物名称：相近石韦 *Pyrrosia assimilis* (Baker) Ching

别称：相异石韦、破血丹、小蛇头草

植物形态：植株高8~22 cm。根状茎长而横走；鳞片狭披针形，深褐色，先端尾状。叶一型；具短柄或几无柄；叶片线形，（4~21 cm）×（3~10 mm），基部常下延，先端钝，全缘，革质；毛被一型，星状毛具针芒，下面的宿存；侧脉不显。孢子囊群圆形，表面生。

生境及分布：生于海拔500~1050 m的溪边、路边、林下石上或树干上。分布于江口、德江、松桃、印江、凯里、施秉、黎平、平塘、独山、贵定、都匀、罗甸、福泉及遵义等地。

采收加工：夏季采收，洗净，晒干。

功能与主治：叶入药，清热，镇惊，利尿，止血。主治癫痫，小儿惊厥，淋证，外伤出血，肺热咳嗽。

附注：《新华本草纲要》收载品种。

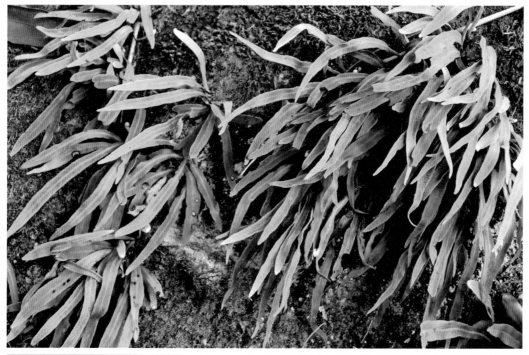

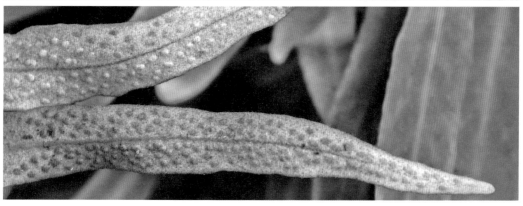

植物名称：波氏石韦 *Pyrrosia bonii* (Christ ex Giesenhagen) Ching

植物形态：植株高30～50 cm。根状茎横卧；鳞片钻状披针形，先端毛发状，全缘。叶近生，一型；叶柄长10～30 cm，与叶片近等长；叶片狭披针形，达30 cm×（3～5 cm），中部最宽，基部通常对称，楔形或狭楔形，先端短渐尖，全缘；叶片革质，上面近光滑，下面灰色密被毛；毛被二型，上层星状毛的芒张开，等长，下层的为绵芒；中脉下面隆起，侧脉不明显。孢子囊群表面生。

生境及分布：生于海拔1000 m左右的林下。分布于贵定、罗甸等地。

采收加工：夏季采收，洗净，晒干。

功能与主治：叶入药，清热，镇惊，利尿，止血。主治癫痫，小儿惊厥，淋证，外伤出血，肺热咳嗽。

附注：产藏量较小，需加以保护。

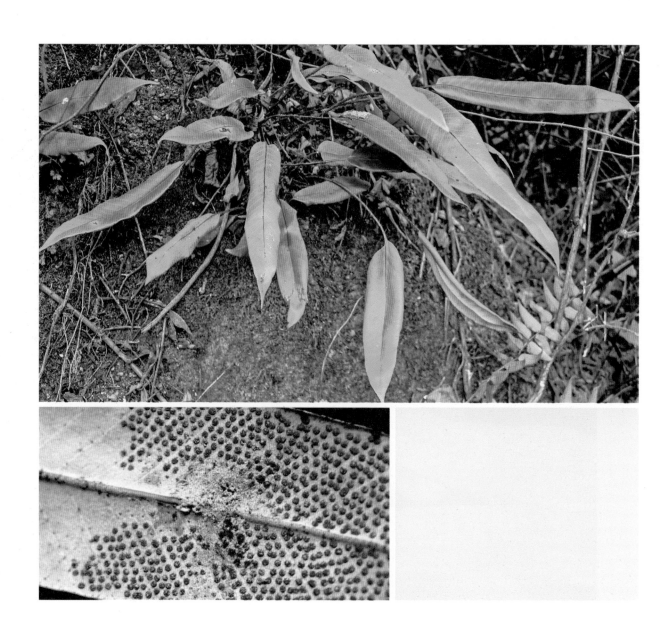

植物名称：光石韦 *Pyrrosia calvata* (Baker) Ching
别称：牛皮凤尾草、大肺痨草

植物形态：植株高34～70 cm。根状茎横卧；鳞片棕色，狭披针形，先端毛发状，边缘全缘或具齿。叶近生或簇生，一型；叶柄长4～15 cm；叶片狭披针形或条带状，（30～60 cm）×（2.5～4.5 cm），约在中部最宽，基部狭楔形，常下延，先端渐尖，全缘；叶坚革质，上面光滑，水囊体明显，表面生；下面毛被二型，上层的星状毛芒针状，下层的为绵芒，均易落，致使叶两面绿色；中脉下面凸起，侧脉可见。孢子囊群表面生。

生境及分布：生于海拔400～1900 m的林下石上、树干上或石灰岩山地。分布于思南、黄平、织金、纳雍、镇宁、紫云、册亨、兴义、安龙、兴仁、贞丰、望谟、惠水、独山、荔波、龙里、福泉、绥阳、务川、清镇、开阳、修文等地。

采收加工：全年均可采挖，洗净，晒干或鲜用。

功能与主治：叶入药，清热除湿，利尿止血。主治感冒咳嗽，小便不利，石淋，吐血，外伤出血。

附注：《新华本草纲要》收载品种。

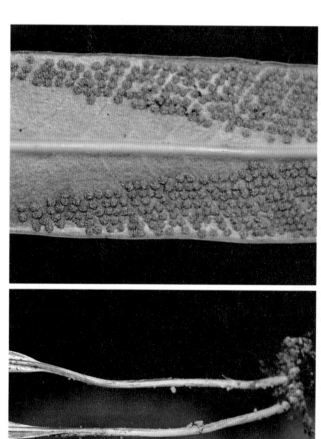

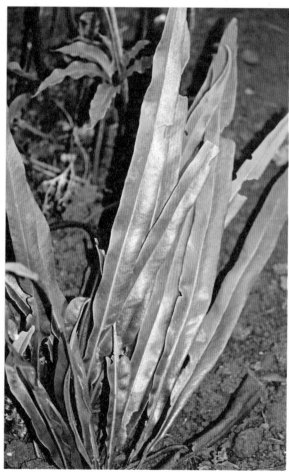

植物名称：毡毛石韦 *Pyrrosia drakeana* (Franchet) Ching

别称：大金刀、牛耳朵

植物形态：植株高20～40 cm。根状茎横卧；鳞片棕色，披针形，边缘睫状。叶近生，一型；叶柄长10～18 cm；叶片阔披针形，（7.5～17 cm）×（3.2～5.3 cm），基部最宽，圆形或多少呈截形，常不对称，先端急尖或短尾尖，全缘；叶软革质，上面几光滑，水囊体明显，表面生至稍凸起；下面毛被密，棕色，有光泽，二型，宿存，上层的星状毛芒针状，下层的为绵芒；中脉在下面隆起，侧脉可见。孢子囊群表面生。

生境及分布：生于海拔1500～2500 m的石上。分布于盘州等地。

采收加工：夏季、秋季采收，洗净，晒干。

功能与主治：叶入药，清热利尿，通淋。主治淋证，石淋。

附注：民间草药。

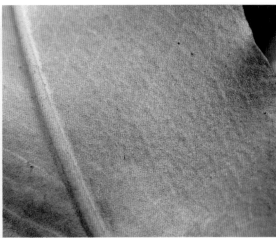

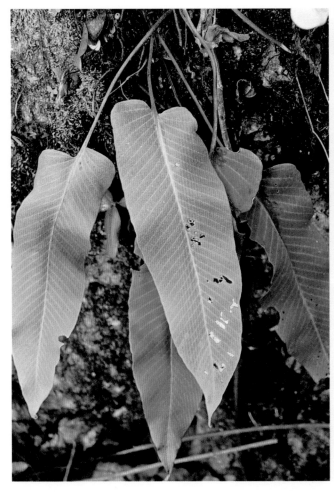

植物名称：石韦 *Pyrrosia lingua* (Thunberg) Farwell

别称：小叶下红

植物形态：植株高10～30 cm。根状茎长而横走，密被鳞片；鳞片披针形，棕色，边缘睫状。叶远生，近二型；叶柄长1～11 cm，深棕色，幼时有星状毛；叶片长圆形或披针形，中部最宽，（5～20 cm）×（1.3～4 cm），基部对称，楔形或圆楔形，先端短尖、渐尖或短尾尖，边缘全缘；叶革质；水囊体略下陷，在腹面稀疏排列；毛被在背面，宿存，一型，星状毛平贴，具披针形芒；侧脉明显；孢子叶与营养叶同形而叶柄较长，叶片较狭。孢子囊群圆形，表面生。

生境及分布：生于海拔300～2000 m的林下树干上或溪边石上。分布于贵州各地。

采收加工：全年均可采挖，洗净，晒干。

功能与主治：叶、全草入药，利尿通淋，清热止血。主治热淋，血淋，石淋，小便淋漓涩痛，吐血，衄血，尿血，崩漏，肺热咳嗽。

附注：《本草图经》《中华人民共和国药典》收载品种。产藏量较大，可开发利用。

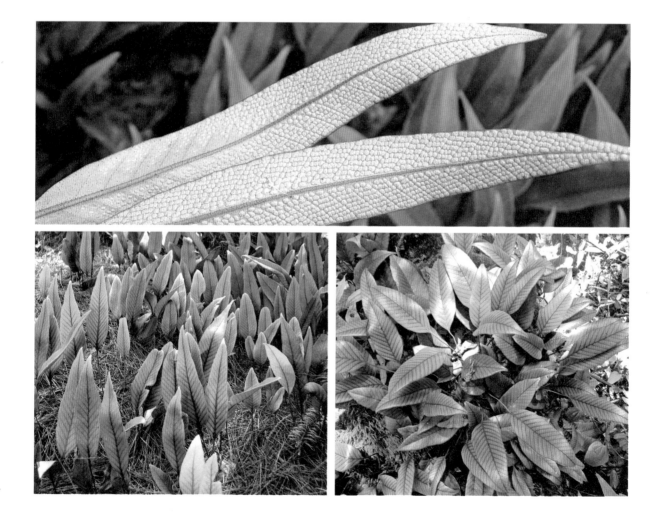

植物名称：有柄石韦 *Pyrrosia petiolosa* (Christ) Ching

别称：小石韦、猫耳朵

植物形态：植株高10~18 cm。根状茎长而横走，密被鳞片；鳞片卵状披针形，中央深棕色至黑褐色，边缘淡棕色，睫状。叶远生，二型；营养叶叶柄长1~5 cm；叶片多形，宽卵形、卵形、长圆形或长圆状披针形，（1.8~6 cm）×（1~2.6 cm），基部楔形至宽楔形，略下延，先端钝圆，通常中部最宽，边缘全缘；孢子叶与营养叶相似而较高，叶柄往往比叶片长，可达10 cm或更长，叶片狭；叶革质；水囊体明显下陷，在腹面排列较密而整齐；毛被在背面，宿存，一型，星状毛密，具披针形芒；侧脉不显。孢子囊群圆形，成熟时汇生，满铺叶下面。

生境及分布：生于海拔250~2200 m的裸露岩石上。分布于松桃、黄平、黔西、赫章、镇宁、紫云、兴义、册亨、安龙、望谟、兴仁、贞丰、长顺、惠水、平塘、独山、三都、都匀、瓮安、岑巩、赤水、习水、桐梓、清镇、开阳、修文等地。

采收加工：全年均可采挖，晒干。

功能与主治：叶入药，利尿通淋，清热止血。主治热淋，血淋，石淋，小便淋漓涩痛，吐血，衄血，尿血，崩漏，肺热咳嗽。

附注：《中华人民共和国药典》收载品种。产藏量较大，可开发利用。

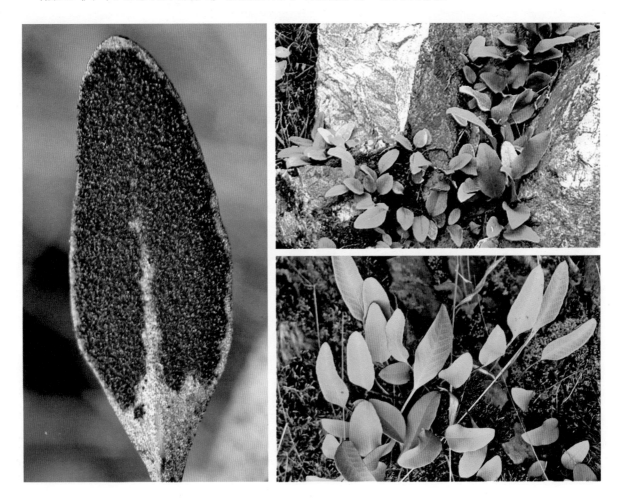

植物名称：**庐山石韦** *Pyrrosia sheareri* (Baker) Ching

别称：叶下红、血公鸡

植物形态：植株高20～65 cm。根状茎横卧；鳞片棕色，披针形，边缘睫状。叶近生，一型；叶柄深禾秆色至紫褐色，8～26 cm；叶片阔披针形或长圆状披针形，（10～40 cm）×（2～7 cm），基部最宽，圆形或心形，常不对称，先端渐尖，全缘；叶坚革质；水囊体明显，下陷；下面毛被密，棕色或黄棕色，一型，宿存，星状毛的芒披针形；中脉在上面平或微凹，在下面隆起，侧脉可见。孢子囊群表面生。

生境及分布：生于海拔1000～2300 m的林下石上或树干上。分布于贵州各地。

采收加工：全年均可采收，晒干。

功能与主治：叶入药，利尿通淋，清热止血。主治热淋，血淋，石淋，小便淋漓涩痛，吐血，衄血，尿血，崩漏，肺热咳嗽。

附注：《植物名实图考》《中华人民共和国药典》收载品种。贵州仡佬族、苗族用药，产藏量较大，可开发利用。

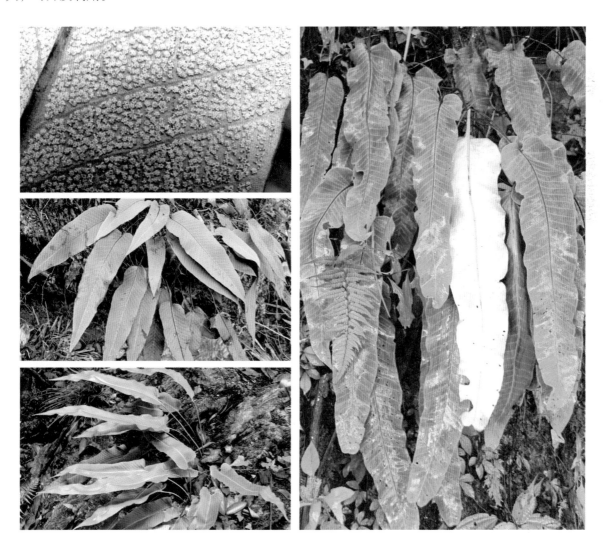

植物名称：相似石韦 *Pyrrosia similis* Ching

植物形态：植株高20～45 cm。根状茎短而横卧，先端被披针形棕色鳞片；鳞片长渐尖头，边缘有锯齿。叶近生，一型；叶柄长8～22 cm，禾秆色，基部被鳞片，向上几光滑；叶片披针形，中部或下部为最宽，向上渐变狭，长尾状渐尖头，基部圆楔形，不下延，长15～25 cm，宽3.5～5 cm，全缘；叶片上面淡灰黄色，几光滑无毛，下面灰白色，密被两种星状毛，上层的星状毛分枝臂不等长，棕色的臂长，无色的短，底层的星状毛为茸毛状；叶主脉在下面明显隆起，在上面不凹陷，侧脉隐约可见。孢子囊群近圆形，聚生于叶片上半部，整齐排列于侧脉间，成熟时孢子囊开裂而彼此汇合，呈砖红色。

生境及分布：生于海拔480～980 m的石灰岩山地林下或岩上。分布于兴仁、独山、平塘、荔波等地。

采收加工：全年均可采挖，洗净，晒干或鲜用。

功能与主治：全草入药，清热止血，祛风解痉，安神定惊。主治癫痫，小儿惊厥，外伤出血。

附注：民间草药。

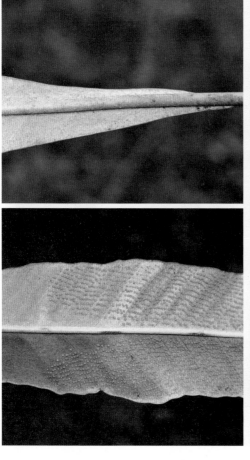

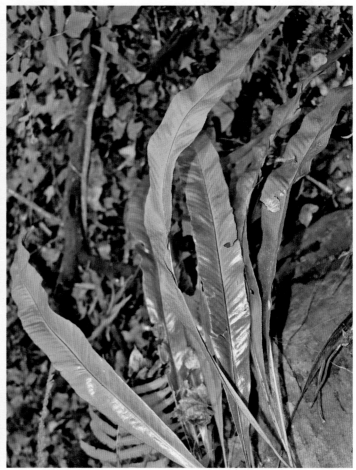

植物名称：**绒毛石韦** *Pyrrosia subfurfuracea* (Hooker) Ching

别称：线叶石韦

植物形态：植株高60~80 cm。根状茎横卧；鳞片棕色，狭披针形，先端毛发状，边缘全缘或睫状。叶近生，一型；叶柄10~15 cm；叶片狭披针形或条带状，（40~65 cm）×（6~7 cm），约在中部最宽，基部狭楔形，常下延，先端渐尖，全缘；叶软革质，上面光滑，水囊体明显，表面生；下面毛被二型，上层的星状毛芒针状，下层的为绵芒，宿存，灰蓝色或常为棕色；中脉两面凸起，侧脉可见。孢子囊群表面生。

生境及分布：生于海拔500~1050 m的溪边、路边、林下石上或树干上。分布于惠水、罗甸、福泉及贵阳、遵义等地。

采收加工：夏季采收，洗净，晒干。

功能与主治：叶入药，清热，镇惊，利尿，止血。主治癫痫，小儿惊厥，淋证，外伤出血，肺热咳嗽。

附注：《新华本草纲要》收载品种。

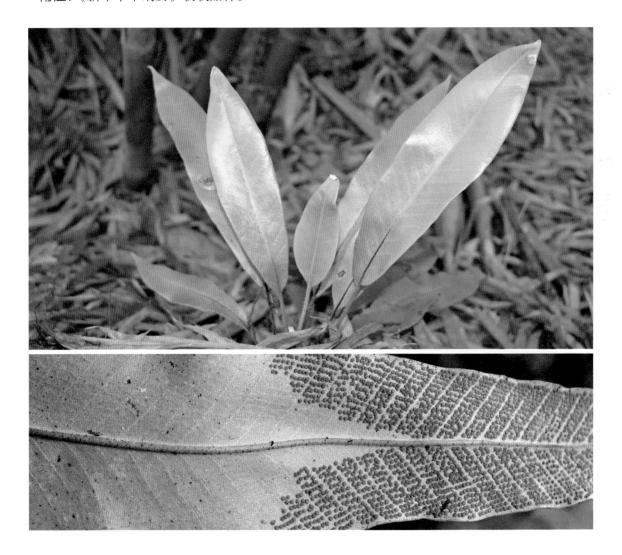

植物名称：中越石韦 *Pyrrosia tonkinensis* (Giesenhagen) Ching

别称：柔软石韦、牛舌条、多形石韦

植物形态：植株高8～26 cm。根状茎长而横走；鳞片披针形，中央深棕色，边缘淡棕色，近全缘，先端长渐尖。叶近生，一型，几无柄；叶片线状披针形，（7～26 cm）×（0.3～1.2 cm），基部渐变狭，常下延，先端短尖至渐尖，全缘；水囊体明显，表面生；毛被二型，宿存，上层星状毛的芒为钻状披针形，下层的为绵芒；中脉上面下凹，下面凸起，侧脉不显。孢子囊群表面生。

生境及分布：生于海拔200～1600 m的阴石上或树干上。分布于贵州各地。

采收加工：全年均可采收，晒干。

功能与主治：叶入药，清热，利尿通淋，止血。主治水肿，石淋，小便淋漓涩痛，外伤出血，鸡眼，寻常疣。

附注：民间草药。

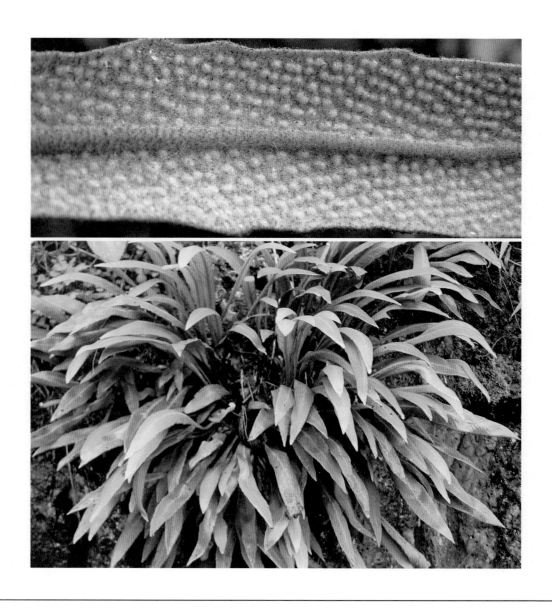

植物名称：紫柄假瘤蕨 *Selliguea crenatopinnata* (C. B. Clarke) S. G. Lu

别称：女金芦、凤尾金星

植物形态：植株高14～35 cm。根状茎上的鳞片贴生，卵形至卵状披针形，中央深棕色至黑色，边缘淡棕色，睫状，先端渐尖。叶一型；叶柄紫色或栗褐色，长5～18 cm，光滑，有光泽；叶片三角形至长圆形，（7～18 cm）×（7～10 cm），基部平截形或圆楔形，先端渐尖，一至二回羽裂；裂片3～7对，略斜展，长圆形，先端钝或短尖，边缘具圆齿或波状，基部裂片常不规则地羽裂；叶纸质，两面光滑；主脉和侧脉两面凸起。孢子囊群圆形或椭圆形，中生或略近主脉。

生境及分布：生于海拔1100～2600 m的林下石上、树上或阴湿荒坡。分布于清镇、开阳、修文、威宁、赫章、水城、盘州、普安、晴隆、兴仁、兴义、安龙、关岭、平坝、织金、贵定等地。

采收加工：全年均可采收，夏季、秋季较多，洗净，晒干或鲜用。

功能与主治：全草入药，清热解毒，舒筋活血，止血，消食。主治咽喉肿痛，瘰疬，小儿惊厥，风湿骨痛，淋证，吐血，跌打损伤，毒蛇咬伤，狂犬咬伤。

附注：《新华本草纲要》收载品种。

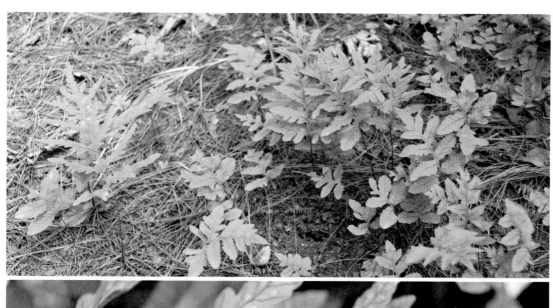

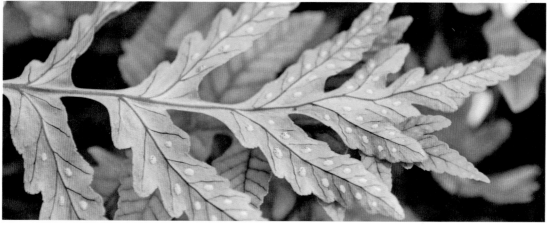

植物名称：**金鸡脚假瘤蕨** *Selliguea hastata* (Thunberg) Fraser-Jenkins

别称：鸭脚金星草、鸟见飞

植物形态：植株高8～43 cm。根状茎上的鳞片卵状披针形，红棕色，边缘疏具齿或几全缘。叶一型；叶柄禾秆色，长3～24 cm，基部被鳞片，向上光滑；叶片单叶至指状，通常戟形；单叶者，卵形至狭披针形，（3～15 cm）×（0.8～1.8 cm），基部楔形、圆楔形或圆形，先端短尖或渐尖，边缘缺刻状；戟形或指状叶片（6～21 cm）×（4～15 cm），基部楔形或阔楔形；裂片披针形，（5～18 cm）×（1～2.5 cm），先端渐尖，边缘全缘或波状，或疏缺刻状；叶纸质，两面光滑，下面多少呈灰白色；主脉和侧脉稍凸起。孢子囊群圆形，生于中肋与叶缘间。

生境及分布：生于海拔1300 m以下的酸性山地林缘、路边、灌丛下或土坡。分布于贵州各地。

采收加工：全年均可采收，除去杂质，洗净，鲜用或晒干。

功能与主治：全草入药，清热解毒，祛风镇惊，利水通淋。主治外感热病，肺热咳嗽，咽喉肿痛，小儿惊厥，疮毒痈肿，蛇虫咬伤，水火烫伤，痢疾，泄泻，淋浊。

附注：《本草纲目拾遗》收载品种。贵州侗族用药。

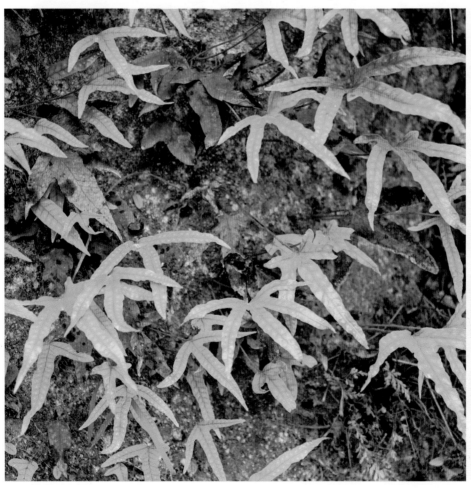
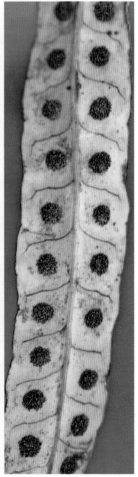

植物名称：**宽底假瘤蕨** *Selliguea majoensis* (C. Christensen) Fraser-Jenkins

别称：三叉箭、小宝箭

植物形态：植株高11~30 cm。根状茎上的鳞片卵状披针形，中央深棕色，边缘淡棕色，全缘，先端毛发状。叶一型；叶柄禾秆色，长2~12 cm，光滑；叶片长圆状披针形，（7~18 cm）×（2.5~4 cm），基部圆形或圆楔形，先端短尖或短尾尖，边缘全缘或波状，偶有少数缺刻；叶厚纸质至近革质，两面光滑，下面灰白色；主脉上面有浅沟，下面隆起，侧脉两面明显。孢子囊群圆形，靠近主脉。

生境及分布：生于海拔500~1900 m的林下、石上或附生于树干。分布于雷公山、梵净山和赫章、贞丰、龙里、道真等地。

采收加工：全年均可采收，洗净，晒干。

功能与主治：全草入药，清热解毒，凉血止血，利水通淋。主治疮痈肿毒，肺热咳嗽，淋证，肠风下血。

附注：民间草药。

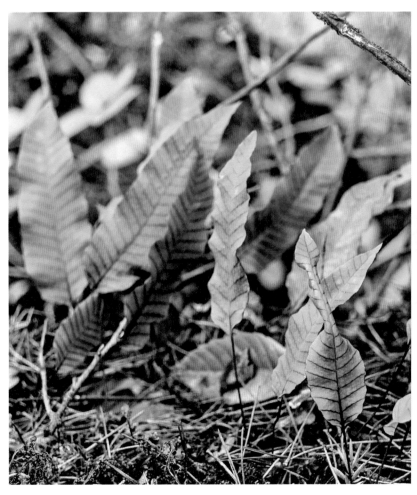
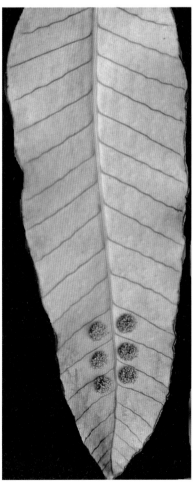

植物名称：喙叶假瘤蕨 *Selliguea rhynchophylla* (Hooker) Fraser-Jenkins

植物形态：植株高9～20 cm。根状茎被鳞片；鳞片淡棕色，卵状披针形，先端尾尖，边缘具齿。叶二型；营养叶远比孢子叶小，叶柄长0.5～3 cm，卵形或长圆形，（1～5 cm）×（1～1.6 cm），基部楔形，先端钝，边缘缺刻状；孢子叶叶柄长2～8 cm，叶片狭披针形，（5～14 cm）×（0.5～1.2 cm），先端变狭，喙状，近革质，两面光滑。孢子囊群圆形，生于孢子叶片上部，位于中肋与叶缘之间。

生境及分布：生于海拔800～1500 m的河谷石上或林下树干上。分布于江口、沿河、盘州、安龙、贞丰等地。

采收加工：全年均可采收，洗净，晒干。

功能与主治：全草入药，清热利尿。主治淋证。

附注：民间草药。

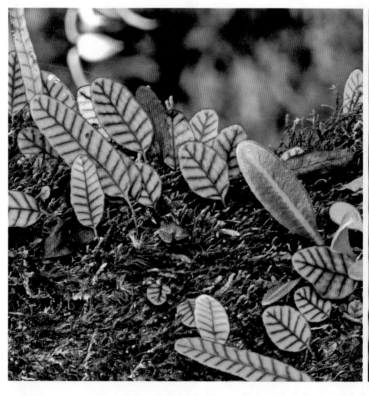
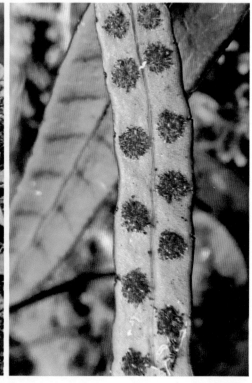

植物名称：斜下假瘤蕨 *Selliguea stracheyi* (Ching) S. G. Lu, Hovenkamp & M. G. Gilbert

别称：交连假瘤蕨

植物形态：植株高15～30 cm。根状茎被鳞片；鳞片卵状披针形，中央栗褐色，边缘及先端棕色，睫状，先端渐尖。叶一型；叶柄禾秆色至棕禾秆色，长4～15 cm，光滑；叶片三角形至三角状长圆形，（8～15 cm）×（6～13 cm），羽状深裂几达叶轴；裂片2～6对，对生，披针形，基部1对裂片较大，常多少反折，（4～7 cm）×（1～2.2 cm）；其余裂片平展或斜升，边缘疏具齿；叶纸质，上面光滑，下面沿叶轴及主脉多少具棕色卵形鳞片；主脉和侧脉明显，斜展。孢子囊群圆形或近圆形，靠近主脉。

生境及分布：生于海拔2000～2400 m的冷湿山顶附近石上或石壁上。分布于江口、印江、雷山、赫章等地。

采收加工：秋季采收，洗净，晒干。

功能与主治：根茎入药，主治消化不良。

附注：民间草药。

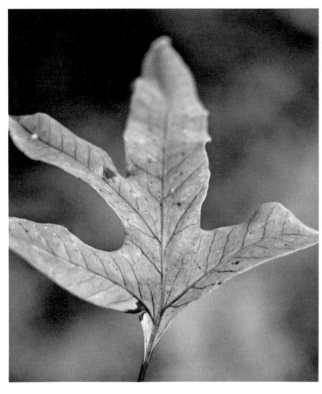
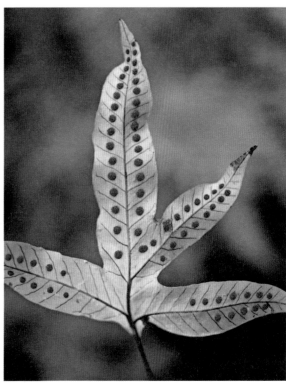

植物名称：**细柄假瘤蕨** *Selliguea tenuipes* (Ching) S. G. Lu, Hovenkamp & M. G. Gilbert

植物形态：植株高7~16 cm。根状茎被鳞片；鳞片亮红棕色，披针形，全缘。叶一型；叶柄禾秆色，细而坚，1~7 cm，光滑；叶片长圆状狭披针形，（3~9.5 cm）×（0.5~0.9 cm），基部圆，先端钝，边缘缺刻状；叶纸质，两面光滑，上面总有钙质小圆点；主脉和侧脉明显。孢子囊群圆形，生于主脉与叶缘间。

生境及分布：生于海拔1400~2100 m石灰岩山顶或山顶的林下石上。分布于赫章、清镇、道真及安顺等地。

采收加工：全年均可采收，洗净，晒干。

功能与主治：全草入药，清热凉血，利水通淋。主治肺热咳嗽，小便淋漓涩痛，肠风下血。

附注：民间草药。

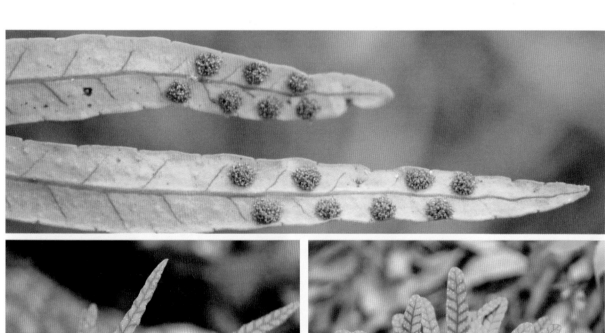

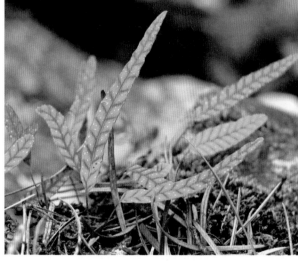
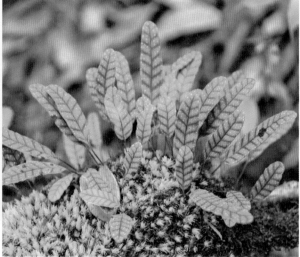

植物名称：三出假瘤蕨 *Selliguea trisecta* (Baker) Fraser-Jenkins

别称：鹅掌金星草、金鸡脚

植物形态： 植株高18～28 cm。根状茎被鳞片；鳞片卵状披针形，中间深棕色，边缘色淡，睫状。叶一型；叶柄禾秆色，长4～12 cm，基部被鳞片，向上被毛；叶片戟形或三角形，（11～20 cm）×（10～19 cm），基部宽楔形或浅心形，通常三裂；裂片披针形，（7～16 cm）×（2～4 cm），先端渐尖，边缘全缘或波状，中央裂片最大；叶片有时二裂或四裂；叶草质，两面被柔毛；中肋凸起，侧脉明显，多少曲折。孢子囊群圆形，略近中肋着生。

生境及分布： 生于海拔1700 m的灌丛下。分布于威宁等地。

采收加工： 全年均可采收，洗净，鲜用或晒干。

功能与主治： 全草入药，利尿通淋，清热解毒。主治淋证，尿浊，水肿，带下病，咽喉肿痛，中暑，疮痈肿毒。

附注： 贵州药用新资源。

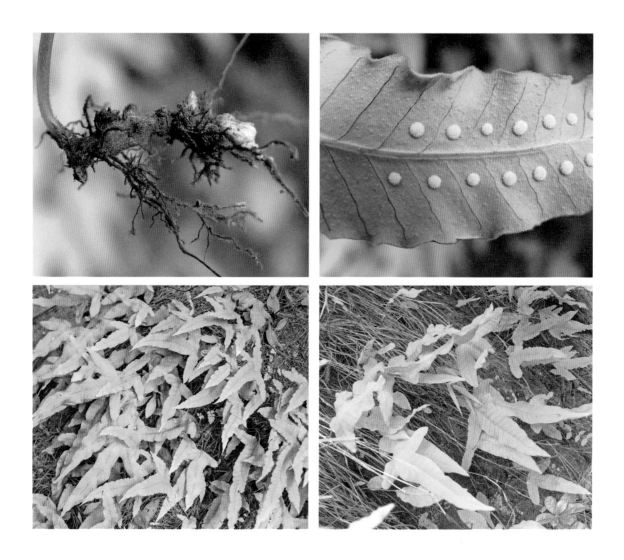

植物名称索引

铁角蕨科 Aspleniaceae

蹄盖蕨科　Athyriaceae

球子蕨科　Onocleaceae

乌毛蕨科　Blechnaceae

肾蕨科 Nephrolepidaceae

三叉蕨科 Tectariaceae

中文名索引